# 몸
# 살
# 림

치유 · 수련 · 편집
SOMATICS

'몸은 이미 깨어 있다'

# 몸살림

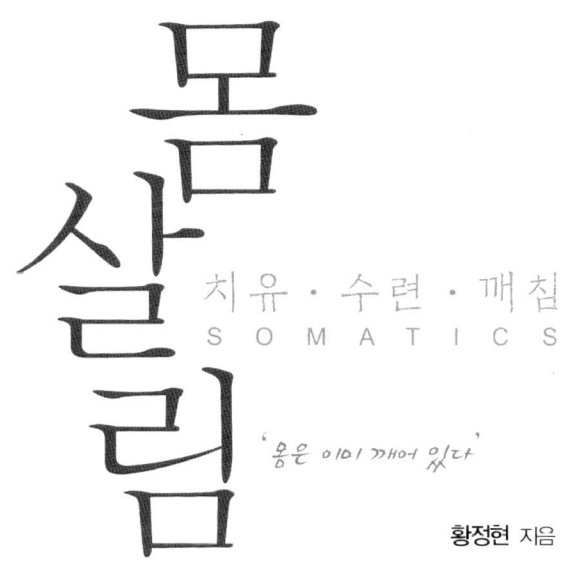

치유 · 수련 · 깨침
SOMATICS

'몸은 이미 깨어 있다'

황정현 지음

한국학술정보(주)

# 프롤로그

내가 몸살림 지도를 시작한 것은 1988년 동국대와 장충동에 소재한 대학문화원 한사상연구원에서였고, '몸살림'이란 용어를 공식적인 행사에서 사용한 것은 1995년 YWCA가 주최한 제1회 전국대학생여성포럼에서였다. 이 포럼에서는 '나를 새롭게, 세상을 새롭게'란 캐치프레이즈 아래, 여성이 당면한 문제, 생명 중심의 세계관, 여성문화 일구기 등의 주제로 다양한 프로그램이 진행되었는데 이 중 나는 '몸살림'이라는 주제로 움직임을 통한 몸 자각체험 실기프로그램을 진행하였다. 그리고 1997년 아태평화재단 여성아카데미 주최의 '우리의 몸, 우리의 환경을 살리자'는 워크숍에서 자신의 몸을 살리고 변혁하는 생명운동이자 사회적 자각운동으로서 '몸살림 운동'을 처음 제시하였다. 또한 2000년 성신여대 여성학 연구소가 주최한 추계학술대회에서는 '여성의 몸살림 운동'이라는 주제발표와 몸살림 실기를 진행하였고, 크리스챤아카데미, 여성평화의 집, 참여연대, 이화여대, 한양대, 서강대, 명지대 등에서 꾸준히 수련지도를 해왔다.

몸살림이라는 용어를 창안하여 사용하게 된 계기는 1980년대의 사회현상과 사회운동의 배경에 있다. 한국사회가 민주시민사회로 갈 수 있기 위한 사회운동의 정점은 1987년 6·10항쟁이었다. 이 시기의 민주화 시민운동은 정치적인 상황에만 국한되어 있지 않고 사회의 모든 영역에서 새로운 변화로 나타나 인권문제, 여성문제, 환경생명문제 등이 사회의 큰 이슈로 떠올랐다. 그리고 다른 한편에서는 명상, 단전호흡, 기공, 요가 등이 유행하며 수련문화가 생겨나고, 민족주의를 내세운 수련과 무술단체들이 많이 나타났다.

당시 나는 민주화운동과 여성운동에 참여하고 명상과 호흡 수련을 하면서 사회 현장의 문제를 실제로 늘 겪고 있는 '우리의 몸을 어떻게 볼 것인가'에 주목하며 파악하였고, 이로부터 사회의 당면한 문제를 풀 수 있는 시각을 찾아보고자 노력하였다. 오랫동안 지속되어온 외부권력에 의해 억압된 개인의 역사는 곧 몸의 역사이기도 하다. 이 땅에 민주화와 더불어 개인의 인권이 존중받기 시작한 것은 민주세력이 집권하면서부터이지만, 몸의 권리 찾기 운동은 우리 사회에서 아직 찾아보기 힘들다. 최근에는 정부의 권력이 오히려 민주주의를 후퇴시키고 더불어 언론과 의료, 교육, 기업 등의 이해집단이 사회에 미치는 영향이 커져, 이에 시민주체, 시민주권의 목소리 또한 높아지고 있지만 정작 몸의 주체인 개인들은 사회 곳곳에서 소외되고 있다. 더구나 권력의 문제는 몸을 다루는 의료의 영역에도 나타나 일방적인 의료독점체제에 대한 한계로 드러나고 있고, 개인에게 있어서는 몸 위에 우선시한 가치가 스스로의 생명을 억압하고 군림하는 자기 권력이 되기도 하여 치유의 주체에 대한 새로운 논의와 생명실천의 각성이 요구되고 있다.

우리 사회에서 빚어지고 있는 각종 질환, 자살, 폭력, 성불평등은 매우 심각한 수준으로 불안정한 개인의 위기, 사회의 위기, 생명위기의 현실임을 여실히 보여주고 있으며, 이러한 문제는 곧 개개인의

'몸의 문제'로 귀결된다. 이 사회가 경제적으로 부유해지고 과학적 성취가 높아지며, 민주화되고 교육수준이 높다 하여도 많은 사람이 병으로 죽고, 자살을 하며, 건강하지 못한 생활과 폭력이 빈발하는 사회현상은 우리 삶의 근간을 흔드는 천재지변이나 전쟁과 다를 바 없다. 모든 사회구조의 불평등문제가 그렇지만 몸의 문제, 생명의 문제 역시 지금까지의 삶에서 취한 가치와 익히 누려왔던 개인적 특권들과 맞물려 있어 스스로 자신을 깨뜨리지 않는 이상 변화하기는 쉽지 않다. 몸의 문제는 삶과 죽음을 가르는 생명의 문제이며 바로 우리 자신과 사회를 깨달을 수 있는 기회이다. 이는 몸을 통한 각성, 생명의 가치를 깨닫지 못한 우리들 자신의 문제이기 때문이다.

일상에서 '우리의 몸을 어떻게 살릴 것인가?' 하는 문제는 우리가 풀어야 할 시급한 과제로 등장한다. 사회의 모든 현상은 결국 사회와 개인의 문제로, 사람과 '우리의 몸을 어떻게 보는가?'가 문제를 푸는 핵심이 된다. 나 스스로 몸과 마음의 상태가 어떠한지를 앎으로써 그 관계로 얽힌 사회의 문제, 자연생태의 문제 또한 해결의 실마리를 찾을 수 있다. 몸을 살리는 것은 곧 자신과 세상을 살리는 것과 연결된다. 이에, 몸이 삶의 주체라는 인식을 토대로 '스스로 몸을 살리자'라는 '몸살림'이 등장하게 되었다.

자신의 내면의 소리를 듣지 않고 이를 무시한 깨달음은 내면의 평화를 기반으로 하지 않는 거짓수행이며, 외적가치에 치우쳐 사람을 대상으로 보는 것은 일방우선의 힘의 가치, 독재의 논리일 뿐이다. 정치, 경제, 문화, 교육, 의료에 있어서 그 목적은 사람을 이롭게 하고 살리는 일인데 오히려 해가 되고 극단의 경우, 죽음의 상황으로 몰리게 되는 것은 바로 이 때문이다. 스스로의 체험에서 우러나오는 것을 자연스러운 가치라 할 때, 특히 언어화된 가치에 묶여 있는 사고는 몸의 자발적인 섬세한 의식과 정서, 생명력이 발휘되는 관계가 차단된다. 자신의 사고가 언어화된 의식의 차원에 머물러있지 않고 몸의 정서와 감각, 깨어 있으므로 이어질 때 비로소 그 의식은 자신과 상대를 살리는 살림의 깨침이 된다.

이 책에서 말하는 삶의 주체는 살아 숨 쉬는 우리의 몸으로, 몸살림은 방법이나 이론보다 앞서 '몸을 어떻게 보느냐?'가 우선적인 가치이다. 이 책은 나의 몸, 사회, 자연을 어떻게 한 몸으로 보고 깨치며 치유할 것인가? 라는 문제제기를 통하여 이 시대의 반생명의 문화를 바라보고 이를 해결하기 위한 방안으로 '주체로서의 몸'에 대한 새로운 인식, 스스로의 깨침을 통한 '몸살림'을 사회운동의 일환으로 제시하였다. 사회의 문제, 건강의 문제 등을 풀기 위하여 삶의 현장에서 드러나는 다양한 몸의 문제를 살펴보고, 지금까지 우리는 몸을 어떻게 보아 왔으며, 어떻게 보아야 할 것인가? 그리고 이에 대한 우리의 구체적 대응행동은 '어떠해야 하는가?'에 대하여 방향 제시와 다양한 정보, 체험 등을 소개하고자 한다.

먼저 〈몸, 치유〉 편에서는 우리 사회에 반생명문화로 드러나는 몸의 문제와 이에 대한 해석, 이를 극복할 수 있는 시각 등을 알아보며, 특히 우리가 흔히 겪고 있는 가장 암울한 질환 중, 암을 예로 들어 그 원인을 이해하고 치유하기 위한 시각이 무엇인지에 대하여, 체험사례와 함께 치유주체와 자기다움의 소중함을 말하고자 한다. 그리고 〈수련, 깨침〉 편에서는 인권과 사회, 생태 문제를 몸의 문제로 인식하고 출발한 몸살림의 배경과 의미 등을 생명운동과 수련현장에서 느낀 점들과 함께 수련주체의 의미와 과정을 기술하고, 우리 몸을 있는 그대로 인식하고 배우는 몸의 교육으로서 몸살림수련을 소개하며, 끝으로 나의 삶의 과정을 통하여 얻은 일상의 수련체험과 우리가 몸을 통하여 깨달을 수 있는 몸의 느낌들을 정리하여 보았다.

지금껏 치유나 수련, 깨침, 몸 등에 대하여 개별서가 아닌 '주체로서의 몸'의 입장에서 통합적으로 다룬 책들은 찾아보기 어려웠다. 그래서 몸에 대한 시각, 상태, 몸 살리기를 위한 대안, 구체적 체험사례 등을 포괄적으로 다루다 보니 내용의 가지가 넓고, 나의 체험을 진솔하게 풀어쓰고자 노력했지만 문체가 매끄럽지 않은 점은 독자들의 너그러운 양해를 구한다. 그리고 나의 몸을 통한 깨침은 시대적인 상황과 맞물린 삶의 체험으로 내용의 일부는 나에게는 구체적이지만 독자에 따라서는 다가오지 않을 수도 있다. 몸에 대한 이해와 체험은 각기 달라 보일지 몰라도 결국 개개인의 삶은 자신만의 고유한 과정으로 이루어진다. 모든 이의 깨침은 항상 스스로의 몸으로 삶과 함께하고 있기 때문이다. 또한 의료의 문제와 치유, 수련에 관한 내용은 다양한 시각과 접근이 가능한 바, 여기에서 다루어지는 내용 또한 우리 사회에서 논란이 되는 부분이기도 하다. 그러나 수련과 건강, 치유는 우리의 생명과 직결되어 있는 만큼 열린 담론의 장이 절실히 요구된다고 본다. 그런 의미로 이 책에 다루어지는 내용이 우리의 몸을 이해하고 살리는 담론 형성에 작은 단초가 되었으면 하는 바람이 있고, 이에 더하여 우리가 깨어 있는 몸을 자각하는 데 도움이 되기를 바란다.

이 책을 출간하는데 도움을 주신 분께 감사의 마음을 전하고 싶다. 내적수련의 길을 인도해 준 지하두 교수, 한국에 몸학을 소개하고 연구모임을 이끌고 있는 명지대 김정명 교수, 전통선술에 깊은 조예와 보급에 힘써온 명지대 허일웅 교수, 동양무예와 한국의 양생문화를 연구한 한양대 이진수 교수, 생명학과 생태신학을 연구한 아태생명학대학원대학교 김용복 총장, 한국의 전통연희 발굴과 보급에 힘써온 한국예술종합학교 최창주 교수께 감사드리고, 흔쾌히 원고 수정에 심혈을 기울여준 대학 때부터 몸살림 운동을 함께한 정재훈 박사와 조언을 해준 몸살림 멤버인 김매련 선생, 김혜련 박사, 서울대 박사과정인 신영진 선생과 수련일지를 작성한 명지대 교양단전호흡반과 교양우슈기공반, 경동대 생활요가반 학우들에게도 감사드린다. 또한 출간을 맡아준 한국학술정보(주)에 감사드리고 출간기획과 진행을 맡아준 이주은 님, 매끄럽게 본문 디자인을 구성해준 김소영 님, 멋진 표지디자인을 꾸며준 박능원 님께 고마운 마음을 전한다.

그리고 가족의 도움을 수용하면서 자신의 힘으로 암을 극복하는 과정을 몸소 보여준 어머니와 아버지께 감사드린다. 어머니가 암의 진단을 받았을 때 느꼈던 갑작스러운 막막함과 두려움이 생생히 떠오르지만, 어머니의 죽음의 문턱에서 우리 몸은 사랑의 마음이라는 소중한 깨침을 얻었다.

그간 살아 숨 쉬는 몸의 가치보다 우선했던 것을 내려놓고
몸에 내재되어 있는 동심을 회복하여
깨어 있는 몸으로서
자기다움이 활짝 피어나길 바란다.

2012년 1월
시민의 바람을 느끼며
황정현

# 차 례

# I

## 몸 · 치유

# 1. 몸의 비주체 문제

## 반생명의 오늘

### 자연과의 유리

나는 어린 시절을 제주도의 한적한 작은 시골, 하얀 모래가 빛나는 바닷가 '한모살'이 있는 월정(月汀)에서 보냈다. 끝없이 펼쳐진 아름다운 푸른 바다와 하얀 모래에서 나의 살은 알몸으로 동료들과 어울려 헤엄을 치고 뛰놀고, 소 무리와 장난을 치면서 자연과 나의 몸은 하나라 느꼈다. 현대의 도시는 많은 옷을 입고 있다. 도시화되기 전의 시골은 자연의 살로서 우리의 살, 우리의 고향이었다. 어릴 때 우리는 벗은 몸이었으며 엄마의 품에 안겨 젖을 빨면서 따스한 살을 느꼈다. 흙의 살과 바다의 살에 뒹굴고 헤엄치며 나의 살은 흙이 되고 바다가 되었다. 여자와 남자아이들이 벌거벗은 몸으로도 어색함 없이 함께 뛰놀고, 자연과 친구가 되어 몸으로 즐거움을 느끼는 시간이 대부분이었다. 자연과의 접촉을 통해 몸의 감각을 깨치고, 몸을 통한 자발적인 즐거움은 그 자체로 최고의 기쁨이고 성취였으며 배움이었다.

그런데 지금의 아이들은 어떠한가? 우리나라의 경우 경제개발로 산업화, 도시화가 급속도로 진행되면서 이 이후에 태어난 사람들, 특히 도시에서 살아가는 사람들은 빠르게 변해가는 콘크리트 틈 사이에서 자연의 생활을 잃어버리고, 바쁘고 긴장된 삶에 의해 몸은 자연스러움과는 거리가 먼 상태가 되었다. 아파트 단지와 학교 운동장마저 인공의 땅으로 덮여 있고 흙과 물, 곤충 등은 유해한 것으로 여겨져 자연과의 직접적인 접촉은 과거에 비해 훨씬 줄어들었다. 취학 전 유아들도 조기교육 열풍과 열성적인 어른들의 성화에 못 이겨 자발적이고 자연스러운 몸의 감각을 깨치기보다는 외형적으로 덧씌우는 학습의 효과에 우선적인 가치를 갖게 되었다. 아이들의 놀이도 예전과는 많이 달라져 컴퓨터 앞에 앉아 마우스로 게임을 즐기고, 굽혀진 자세로 인터넷을 보는 것이 일상화되었다.

이러한 밀폐된 공간의 고정된 생활은 아동비만, 아동당뇨, 빈혈, 체력과 시력저하 등의 원인이 된다. 오감의 느낌이 모두 교류하며 거침없이 언덕을 오르고 뛰어내리면서 그 순간을 느끼는 나와 자연이 하나 된, 신 나고 생기있게 놀며 배우는 몸짓과는 거리가 먼 게 현실이다. 오늘날 아이뿐만 아니라 어른도 자기가 무엇을 원하는지 몸이 진정 무엇을 하고 싶은지조차 무감각해져 외부의 처방에 의해 억지로 땀 흘리며 러닝머신에서 기계적으로 뛰는 것에 점점 익숙해진다.

아이와 어른 대부분 자신 스스로의 자연스러운 몸의 논리는 사라지고 비뚤어진 논리에 갇혀있다. 자신의 느낌을 확인하는 자발적 체험학습보다는 외부의 인위적인 자극과 일방적 정보습득에 익숙하여, 스스로 살아있음을 맘껏 느끼기보다는 무기력과 절망의 무게에 짓눌려 각종 질환과 중독에 노출되는 반 생명현상을 맞이하곤 한다. 그 이면에는 자연과 인간을 분리하고 나와 남을 가르며 몸과 마음을 구분하는 이분법적 사고 길들이기의 학교 교육, 몸을 대상화하는 교육 현장이 있다.

## 학교 교육과 자존감의 상실

오늘날 입시 위주의 학교 교육의 현장은 몸과 마음을 분리시켜 몸의 감수성을 존중하지 않는 지식 습득과 외형적인 신체교육이 주로 이루어지고 있어, 아직도 대부분의 학교생활은 몸의 감각을 다양하게 느끼는 체험학습이 이루어져 있지 못한 상황이다. '몸 공부(工夫)'에 해당되는 체육시간도 외적인 신체단련이나 구기종목에 치우쳐있고 횟수나 기록 등 수치로 평가되는 체력검사가 중시되지만 그나마도 입시교육에 치중되어 교과시간배정에서 점차 제외되고 있다.

학교 체육은 움직임을 통한 '실천지(實踐知 embodied knowing)'[1]를 몸으로 체득하는 과정이어야 하는데도 움직임 교육을 외형적인 눈에 보이는 신체에 국한시켜 지식은 몸과 분리되어 있는 것으로 취급하고 학습된다. 실천지의 체험은 생명을 이루어가는 성장과정으로 심신의 조화와 학습효과를 높이기 위해서라도 필요하지만 교육의 현실은 그렇지 않다. 현재 학교 교육에서 이루어지는 몸과 마음을 나눈 이원론적인 신체관은 학생들로 하여금 신체는 살아가는데 필요한 물질적 수단일 뿐이며 길들여야 하는 대상으로 간주해, 몸의 각성보다는 외적인 지식습득을 우선시한다.

실천지는 몸의 감각을 깨우는 움직임, 움직임을 통한 자각으로 몸을 통해 우리의 의식을 깨우고 확장하는 자발적 학습이다. 움직임에 호흡과 의식이 하나가 되어 저절로의 몸의 자각이 이루어지며 의식은 보다 섬세하게 깨워진다. 자각과 몰입의 움직임은 움직임에 내가 사라진 내맡김의 상태이며 절정의 상태는 몸에 내재된 암묵적 지식이 깨어나 비움을 통한 각성을 갖는다.

그러나 입시 위주의 교육은 머리만을 혹사시키는 주입식 교육으로서, 몸 전체의 감각을 깨우고 삶 전체를 느껴볼 수 있는 자발적 참여와 통합의 기회를 막는 원인이 된다. 그래서 학습하는 과정 중에 몸의 자각을 중시하는 것이 아니라 지식 위주의 가치가 신체를 지배하거나 조정하는 것으로 잘못 인식하게 한다. 또한 자신과 관련된 삶의 문제를 능동적으로 이루어가기보다 주변의 배경에 따라가는 피동적 생활에 이끌려 인생의 흥미와 즐거움을 불어넣지 못하고 있다. 학생들이 두통과 소화불량, 시력저하, 과체중 등으로 고통받고 무기력해져 있는 상황들은 흥미진진한 삶이 차단된 학교 교육과도 무관하지 않다.

청소년 시기는 가정과 학교에서 자존감을 존중받고 평등한 정서와 유대관계를 체험할 시기인데도 이 사회는 최고가 되어야 한다는 관념을 심어 학벌, 권력, 자본을 붙잡고자 하는 성향이 더욱 커진다. 그래서 경쟁 심리가 부추겨지고 몸과 마음이 부자연스러운 조화롭지 못한 무리한 삶을 무차별적으로 강요받는다. 이 과정에서 평화로운 자존감이 극도로 깨진 삶은 깨어 있는 일상이 아니라 사람과 일에 대한 집착이 과도하게 커진다. 나아가 몸은 감정의 노리개로 전락되어 자신이나 타인의 몸, 특히 여성의 몸을 성적 유흥의 대상으로 삼거나 술과 약물, 인터넷 등에 중독되는 현상을 낳기도 하고 우울증이 자살의 원인으로 작용되기도 한다.

청소년 시절에 자아존중감 형성은 사람으로서의 기본 권리이며 성장의 필요충분조건으로서 마땅히 자존감이 상처받지 않고 가정과 학교에서 존중받아야 하며 이러한 생활은 일생에서 가장 중요한 가치이다. 그러나 우리 주변에서 일어나는 아동과 청소년에 가해지는 폭력은 매우 심각한 수준이다. 부모로부터 가해지는 폭력은 자존심을 짓밟는 것으로 자신을 스스로 존중할 수 있는 몸과 마음의 뿌리에 큰 상처를 남긴다. 교육이란 이름으로 가해지는 체벌과 학교와 가정의 폭력문화는 학생들의 인권을 존중하지 않은 우리 사회의 비뚤어진 교육환경의 모습이다.

스스로 자신을 살리고 존중하는 환경이 교육과정에 선결과제로 조성되지 않고서는 폭력의 문화가 근절되기 어렵고 건강한 성장을 이룰 수 없으며 결국, 삶의 과정을 수행함에 있어서도 동심을 부정하듯이 생명을 부정하는 몸의 반생명적 현상을 맞이하게 된다. 부정된 동심에서 스스로는 굴절되고 억압되어 왜곡된 자아가 싹튼다. 이를 조장하는 가정과 교육환경은 이 사회 전반에 폭력을 양산시키는 토대가 되어 개개인의 몸에서 위장된 주체를 만들어가는 반생명 물결을 주도하게 된다.

가르침과 배움은 삶의 근원이다. 청소년의 자존감을 높이고 성장하는 힘을 갖추는 교육을 위해서는 성장의 주체, 그 몸을 이루어가는 권리를 그들에게 돌려주어야 하고 그들의 몸의 논리에 관심을 가져야 한다. 학교는 학생 개개인의 인권을 존중하고 심신의 관계를 중시하는 전인적인 교육풍토에서 나다움을 느끼고 살리는 생명활동의 장, 삶을 학습하는 생명실천의 장이기 때문이다.

## 몸의 반 생명 현상

몸은 살아있는 생명이며 그 자체가 자연의 산실이다. 꽃과 나무가 적절한 물과 햇빛, 공기를 받으며 스스로 자라는 것처럼 우리의 몸은 바로 생명현상이 이루어지는 현장이다. 하지만 싱그러운 웃음으로 풍성한 열매를 나누어야 하는 우리 사회 곳곳에서의 삶은 활짝 피어나야 하는 꽃잎이 오히려 스스로 가지에서 떨어져 버리는 반생명적 현상으로 얼룩져 있다.

과거의 억압된 사고와 감정은 때때로 우리를 위축시키고 이러한 환경이 반복되면 위축된 상태를 자신이라 여기는 왜곡된 자아에 의해 본래 생명의 몸은 굴절된다. 생명과 차단되어 외부의 권력과 우선시된 가치 등으로 무장한 '만들어진 주체'는 몸 스스로의 느낌을 인정하지 않고 몸 위에 군림하여 억압된 몸은 점차 비 주체화되어 힘을 잃고 스스로의 자기다움을 점차 잃어간다. 지금 우리의 몸은 어떠한 상황에 처해 있는가? 우리 주변을 살펴보면 몸과 '나'가 분리되는 왜곡된 삶, 만들어진 주체에 의한 반생명적인 현상을 쉽게 찾아볼 수 있다.

통계청 자료에 의하면 2010년 우리나라는 한해에 1만 5,566명, 하루에 43명, 알려진 사람, 무명의 사람 할 것 없이 멀리서 가까이서 스스로 목숨을 끊는다. 자살률이 OECD 국가 중 최고이며 청소년, 20·30대, 노인 자살률 또한 마찬가지로 자살공화국이란 오명을 듣는다. 특히 질병의 추이는 인류문명의 발전이 무색하리만큼 이 사회에 만연되어 그 해결의 실마리는 좀처럼 보이지 않는다. 병원은 점점 대형화되고 건강 보험료는 불어나고 조기검진은 확대되고 있지만 암, 순환기질환, 성인병들은 오히려 증가하고 있으며 우울증, 화병,

두통, 고혈압, 소화불량, 변비, 무기력 등의 질환들은 이미 많은 현대인들이 흔히 겪는 일상생활이 되어버렸다. 치열한 삶의 경쟁은 곳곳에서 한계상황으로 다가와 마약과 음주를 비롯한 각종 중독증상은 이제 생존을 위한 의식주에도 뿌리 깊게 자리 잡고 있어 현실을 피하는 출구 아닌 출구로 많은 이들을 유혹하고 있고, 성폭력을 포함해 일상에 만연해 있는 폭력빈도는 우리 사회 인간관계의 현주소를 말해 준다. 살인, 성폭력, 가정과 학교, 직장과 군대에서의 폭력, 낙태, 자살 등 우리의 몸을 죽이고 혹사하거나 생명의 존엄성을 무시하는 반생명적인 모습들은 우리 주변 곳곳에 퍼져 있다. 이러한 죽음의 문화는 본래의 몸에서 우러나오는 개개인의 자존감을 상호존중하지 않고 무시하는 일방적 폭력문화와 이를 덧씌우는 외부의 권력으로부터 질식된 몸의 절규이며 몸부림치다 돌아선 몸의 반란이다. 여기에 생명을 보존하고 풍요를 위하여 매진하여야 하는 국가와 이를 수반하는 정책, 각 전문영역에서의 입안자, 집행자 등은 오히려 오늘날 생명의 몸 위에 군림하고 권력에 도취된 눈으로 그 중심에만 서려 한다.

폭력이 권력과 연계되어 국가폭력이 자행한 4·3 제주도와 5·18 광주에서의 학살에 의해 선량한 도민과 시민들은 무자비하게 희생되었고 폭력에 의한 심신의 상처는 지금까지도 골이 깊게 패여 있다. 가족을 눈앞에서 잃거나 심각한 외상을 직접 겪어 외상 후 스트레스로 고통에 시달리다 결국 자살을 선택하기도 한다. 살아남은 피해자들의 현실에는 폭력의 상처를 안고 사는 몸의 현주소가 있다. 폭력은 몸의 장애뿐만 아니라 그때의 충격이 몸에 그대로 각인되어 평생 없어지지 않고 몸과 시름하며 살게 된다. 지금도 국가공권력에 의한 폭력의 문제는 계속 논란이 되고 있으며 이로부터 사회 전반에 행해시는 각종 물리적·시각적·언어적 폭력은 우리 모두의 삶에 너무도 깊숙이 들어와 있다.

그중 성폭력은 억압된 몸의 왜곡된 관계가 밖으로 표출되는 자기 폭력의 상징으로서 군대, 학교, 직장, 병원, 복지시설, 지하철, 거리 할 것 없이 이 사회 곳곳에서 빈번하게 일어나 심각한 사회문제로 대두되고 있다. 직장 내 성희롱뿐만 아니라 아동 및 미성년 성폭력사건의 경우는 몸을 탐하려는 반생명현상이 극명하게 드러나는 문제로 서울의 경우, 2010년 발생건수가 경찰청 통계상 하루에 약 4건으로 일어나지만 실제는 이보다 많고 급속히 늘고 있으며 성폭력상담소기관의 통계에서는 가해자가 면식범이 많아 지속적인 폭력이 자행되는 것으로 나타나 더욱 심각하다. 폭력을 겪은 아동과 청소년들은 대인기피증을 갖게 되는 등 다양한 외상 후 스트레스 증후군에 시달리고 적절한 치료가 없으면 성장하면서 역으로 폭력 가해자가 될 수 있는 요인을 안게 되고, 가출로 이어져 성매매조장세력들에 의해 2차, 3차 성폭력의 피해자가 되기도 한다. 성장과정에서의 폭력피해는 몸을 억압하여 자신을 부정하고 왜곡하게 하여 스스로 단절되거나 외부의 대상에 의존, 중독되어 사람과의 관계에서 지나친 집착으로 나타나기도 한다. 그러나 이의 개선에 힘써야 할 사회지도층 인사들은 오히려 이러한 구조에 뿌리깊이 관여되어 있어 공개적으로 성희롱 정치인을 감싸는 정당, 성 접대 스캔들을 취재하는 방송 피디에게 폭언을 퍼붓는 검찰당사자의 행태 등은 국가권력의 실종된 성문화 인식, 반생명 문화에 대한 몰지각을 드러낸다.

폭력은 몸의 권리를 송두리째 짓밟는 행위로 국가에 의한 폭력은 사회의 안정뿐만 아니라 몸의 안정을 훼손하여, 폭력피해자와 상부의 명령에 의해 폭력에 가담한 가해자 모두 외상 후 스트레스에 노출된다.

그리고 일상에서의 폭력은 힘의 논리가 작용되는 권력의 문제이기도 하지만 몸의 문제로 전이되어 존중받지 못한 억압된 감수성은 또 다른 자신인 타인을 존중하지 않는 인권의식의 결함과 정서부족으로 나타난다. 타인에게 피해를 주고도 이를 잘 인식하지 못하는 삶은 평화롭지 못한 자신으로 스스로에게도 억압하는 삶이 되어 결국은 본인의 삶에 부정적인 영향이 미치고 본래의 생명력을 잃어버린다.

40~50대 남성사망, 자살, 흡연, 음주, 교통사고 등의 비율이 세계에서 최고를 오르내리는 우리의 상황은 얼마나 많은 사람들이 마음의 평화를 잃었으며 비인간적인 관계와 꽉 막히고 삭막한 사회에 살고 있는가를 알 수 있다. 우리 몸과 사회는 서로 연결된 순환체로 서로 간에 숨통이 트여있지 않으면 한순간도 지탱하기 힘들어진다. 우리나라 사망원인의 4분의 1이 되는 순환기질환의 경우를 보면 이는 많은 사람들이 감정과 생각에 여유가 없는 급박한 상황임을 암시한다. 바쁜 일과 속에서 겪는 긴장과 스트레스는 머리와 가슴에 부담을 받게 되어 뇌와 심장의 혈관질환을 초래하는 원인으로 작용하게 되며 심한 경우는 좌절감과 우울증으로 이어져 자살로도 치닫게 된다. 특히나 남성의 중년 시기 자살과 암 질환 사망률이 동년 여성과 대비하여 3배나 높은 현실은 남성들이 매우 심각한 스트레스 상황에 놓여 있다는 것을 여실히 보여준다.

해맑은 표정으로 출발했던 생명의 어린 몸들은 성공과 경쟁가도에서 어느덧 스스로를 얽어매는 이 시대 중년의 무표정한 얼굴이 되어 생기 없는 죽음의 박재가 되고 있다. 삶의 현장이 반생명의 문화로 점철되어 있는 몸의 토양에서 이 사회의 질환에 의한 죽음, 최후의 자해는 어쩌면 예고된 일이다. 생명경시의 풍조는 우리가 얼마나 자신을 죽이고 남을 죽이는 세상을 살고 있는가를 여실히 보여주고 있으며, 이는 사회의 문제이며 또한 우리 자신들의 문제, 개개인의 '몸의 문제'이다.

우리나라의 '삶의 질' 지표는 한국개발연구원(KDI) '우리나라의 국가경쟁력 분석체계 개발' 보고서에 의하면 2008년 기준 경제협력개발기구(OECD)와 주요 20개국(G20)에 포함된 39개국 가운데 2000년과 2008년 모두 27위로 하위권을 기록했다. 이 부문의 소분류 순위는 수명(20위)과 사회지출(31위), 보건(28위), 사회적 안전(26위), 경제적 안전(29위), 분배(23위), 빈곤율(24위) 산업구조(28위)와 복지(28위), 안전(28위), 형평(23위), 사회적 자본(25위), 유아사망률(28위) 등이 미흡한 것으로 나타났다. 성장 위주의 정책으로 소득이 오르긴 했지만 성장에 따른 분배, 사회통합, 복지, 사회안전망구축, 삶의 질은 하위권을 맴돌고 있다. 또한 사회 전반에 퍼져 있는 성불평등은 더욱 심각하여 세계에서 최하위권이다.

세계경제포럼이 발표하는 남녀격차지수(Gender Gap Index: GGI)는 경제참여와 기회, 교육성취도, 생존과 건강, 정치권한부여 등을 통해 남녀격차와 평등정도를 나타내는 지수로 2009년 기준 134개국 가운데 115위이다. 양성평등 지수에서 알 수 있듯이 우리 사회는 상하수직관계의 남성문화에 권력이 편중되어 불평등한 사회구조일 뿐만 아니라 상호존중의 정서결여로 인권부재의 폭력문화를 양산하고 있다. 우리 사회의 실적과 성공, 경쟁을 지향하는 수직관계의 문화 속에서 형성된 일방의 문화 구조는 몸의 생명가치, 평등의 동료의식, 심신의 조화를 존중하지 않은 개인의 균형을 깨트리고 삶의 질을 떨어트리고 있다. 그러나 자신의 문제로 이어지지는 않는 편이다. 이는

'우리가 느낄 수 있는가?', '느껴지는가?'에 대한 감수성의 문제로 사회는 개개인의 몸이 어우러진 또 하나의 몸으로 그 문화는 이미 이를 반영하여 열린 생활공간에서 시대적 정신으로 깨어날 것을 요구하지만 반생명문화를 양산하고 이익을 취하려는 기득권자들은 자신들만의 왜곡된 중독의 울타리를 강요하려 한다.

한국의 사회가 그간 정권 유지의 차원에서 과거에 반공이념을 강요하던 시절부터 민주주의를 왜곡하여 시민의 자유를 억압한 시기가 있었는데 최근에는 복지를 지향하는 삶의 질 향상을 위해 노력해야 하는 이 사회에 다시 이념논쟁을 붙여 거꾸로 돌아가려는 보수의 목소리가 커지고 있다. 때때로 이들은 절차와 토의를 무시한 채 일방폭력의 싱격마저 불사한다. 복지의 나라 노르웨이에 폭탄을 던지며 많은 이들을 죽음으로 몰고 간 극렬우익 젊은이에게 한국은 배타성의 폭력이 정당화되는 모델이 되었으며 한국의 보수는 민주주의를 수호하고 생명의 안정과 평화를 위해 힘써야 하는데 또 다른 생명의 몸을 상대로 편을 가르며 좌파라 하여 적대시하고 다양함을 인정하지 못하는 개혁의 대상으로 돌아가고 있다.

이러한 폐쇄적인 배타성은 한국인끼리뿐만 아니라, 이주 외국인에게 더욱 심하게 행해져 동남아 노동자들에게 가해지는 산업현장의 폭력과 임금착취, 인권탄압, 한국남성들에게 시집온 결혼이주 동남아여성들이 겪는 가정폭력은 이 사회가 얼마나 자기중심적이고 배타적인 가를 여실히 보여준다. 이제 이 땅에 살아가는 몸의 모습은 매우 다양해지고 있어 빠른 변화에 몸부림치는 생명의 발걸음들 또한 민주화 시대를 거쳐 다문화 시대에서 또 다른 시대정신을 요구하고 있다. 삶의 질을 한 걸음 나아가기 위해서는 복지정책에 있어서도 이제와는 다른 새로운 전환논리가 필요한 시점으로, 반생명의 문화로 왜곡된 사회의 기득권 울타리를 변혁하기 위해서는 스스로의 몸을 알아가는 새로운 감각에 대한 열린 경험과 자기변혁을 주도하는 감수성이 먼저 체화되어야 한다. 우리의 생명, 지금 여기에서 숨 쉬고 있는 나의 '몸', '생명의 감수성', '몸의 감수성'이 깨어나야 한다.

　삶에서 목숨처럼 소중한 것은 없다. 몸을 살리는 것만큼 큰 가치는 없고 우선되는 정책도 없으며 생존을 향한 몸부림으로 전락한 삶의 질 향상은 이제 이 시대의 커다란 사회쟁점이다. 그러나 몸으로 겪는 죽음의 현상이 만연되어도 이를 심각하게 함께 해결해보고자 하는 사회운동은 일어나지 않고 있다. 임금을 올리기 위한 집단투쟁, 진학과 취업, 각종 선거에 대해서는 관심을 갖고 실력을 행사하기도 하지만 죽어가는 몸의 문제에 관해서는 개인의 책임으로만 맡겨져 있을 뿐 그 심각성에 비해 구조적·포괄적으로 사회의 주요쟁점이 되지 않는다. '죽은 사람은 말이 없다'는 것처럼 죽는 사람들은 몸의 문제를 안고 죽기 때문에, 산 사람들은 죽음의 문제를 깨치거나, 심각하게 생각할 수 없는지 모른다. 그만큼 우리는 몸의 생명적 가치에 대해서는 무지한 모습이다. 심신관계에 의한 질환과 자살, 폭력의 반생명적인 문화를 살림의 문화로 바꾸기 위해서는 우리의 몸에 대한 새로운 인식을 통해 모든 사회구성원에 대한 인권존중으로 이어지는 생명으로의 대전환이 요구되는 시대상황이다.

　이제 이 시대의 정신은 생명존중과 살림의 가치로 스스로의 몸을 새롭게 인식하는 일이다. 몸보다 우선했던 숱한 가치와 관심을 모두 내려놓고 생명을 자각하고 몸을 살리는 일, 수만 년 살아온 몸의 생존 기술을 자각하는데 모든 노력을 힘써야 한다. 이는 우리 삶에서 벌어지는 모든 움직임이요, 관계요, 사고와 실천인 우리 삶의 무대이기 때문이다. 무대가 막을 내리기 전에 이를 자각하고 필요한 정책을 입안, 시행하여 죽음으로 가는 무자비한 반생명의 문화와 질병으로 오염된 심신의 불균형을 바로 잡아야 한다. 개인과 사회 그리고 자연의 몸이 모두 관계의 단절과 생명의 위기에 봉착한 지금 다시 이 문제를 내 자신을 살리는 몸의 문제로 인식하고 그 고리를 나 개개인의 몸을 발견하고 자각하는 데에서 스스로가 풀어내야 한다.

스스로 몸의 감각에 대한 가치를 알아 스스로 느끼면서 살리려는 의식을 갖고 움직임을 학습하는 것은 마치 추락하는 새가 다시 날아오르는 것처럼 이제 이 시대의 생명의 교육이며 몸의 교육으로 생존의 훈련이다. 이 스스로 깨치고 살리는 몸의 교육은 누구를 위한 것이 아닌 나 자신을 구하는 일이며 어떤 집단과 단체를 위한 것이 아닌 우리 모두의 생명을 구하는 일이다. 반생명의 문화에서 생명으로의 대전환은 생명에 의해 생명이 살아나는 당연한 이치로 돌아가는 것이며 그 중심에 생명의 주체로 몸이 서는 것, 내가 바로 서는 것, 이는 죽음에서 생명으로 가고자 하는 전환시대의 생명논리이다.

## 상품화된 몸

동양의 신체관에서는 몸과 마음을 하나로 보는 심신일원론이 나타나지만 일상생활에서는 가부장적인 지배논리로 남자는 하늘, 여성은 땅으로 보아 여성의 몸은 남성에 비해 상대적으로 비하(卑下)한 것으로 취급되었다. 시대의 사회적 가치기준은 때때로 아름다움을 평가하는 데 있어 몸의 자연스러움을 왜곡하는 일방적 잣대를 적용하기도 하고, 이상적 가치를 내세워 몸을 억압하기도 한다. 현재 우리 사회는 남성중심의 사회로서 여성이 세상과 삶의 주체로서 자신을 표현하기보다는 일방적 수용과 스스로 억압하여야 하는 일상을 요구받는다. 여성들은 흔히 남편과 아들, 시부모를 위한 존재가 되어 자신이 몸의 주체로서 스스로 몸을 느껴보는 것을 잃고 지낸다. 일그러진 남성성에 의해 성적정복의 대상이 되거나, '집사람'으로 규정되는 남성을 위한 존재, 스스로의 삶을 포기해야 하는 여성의 일상과 여성과 남성의 차이를 차별화하는 문화행태는 현재진행형으로 아직도 개선되어 있지 않은 상황이다.

이러한 성차별적 몸의 모습은 자본주의 사회체제 전반에서 소비구조로 드러나고 있어 우리의 몸은 자본이 되고 상품이 되기도 한다. 개인은 생산과 소비의 대상으로 전락되어, 사회는 끊임없이 사회적 상품가치의 몸을 재생산해 내어 사회적 이상미를 만들어낸다. 자신의 몸이 물질적 대상이 되면서 남에게 보여주고 군림하는 욕망의 기호, 사회의 기호품으로 전락된다. 몸을 통한 물질적 가치를 충족하고 내재된 감각을 표현하는 것은 생명을 풍요롭게 하는 몸의 해방적 요소가 있으며, 거기에서 희열을 느끼는 것은 몸을 통한 하나의 기쁨이기도 하다. 그러나 문제는 몸의 자발성이 존중되지 못하고 자본집단논리의 인위적인 연출에 의해서 길들여지며 왜곡되고, 이 꾸며진 몸에 개인들은 다시 소비자가 되어 주체적이지 못한 삶이 반복적으로 양산되는 데 있다. 특히 양성평등지수가 낮은 한국의 남성중심사회에서 여성의 성 상품화는 일반화되어 미모만을 중시하는 풍토는 여성을 이 세상의 동료로, 주체로 보지 않으려는 가부장문화의 산물이며 이는 향락산업과도 깊이 이어져 있다.

몸에 대한 잘못된 생각과 행동은 청소년들뿐만 아니라 어른들의 세계에서도 나타나며, 특히 상품의 자본주의 논리가 지배하는 사회체제에서는 자연의 가치와 동떨어진 몸에 대한 그릇된 가치를 더욱 더 심각하게 가중시킨다. 자본주의 사회의 특징 중의 하나가 매스미디어를 통한 상품의 유통이다. 매스미디어는 광고를 통해 몸을 상품화하여 사회적인 이상미(理想美)를 만들어 부추긴다. 남녀 모두 내면에서 우러나오는 건강미나 자연스러운 미가 아니라 외형적으로 '강하게', '멋있게', '예쁘게' 보이는 것을 선호하는 사회풍토에서는 자신의 신체에 대해서 콤플렉스를 느끼는 사람들은 많아질 수밖에 없다.

이러한 왜곡된 몸의 문제에 있어서, 남자인 경우는 소통의 감수성을 존중하기보다 외직으로 힘 있는 모습으로 그려져, 여자를 정복의 대상으로 느끼게 하는 사회적 기호, 보신 문화를 키워가고, 가부장적 사회에서 아버지의 책임감과 사회적 출세 지향적인 가치관을 가중시키는 역할을 한다. 또한 사회생활에서 인간관계는 실리에 맞춰지고 거짓자아의 가면을 쓰게 된다. 이러한 비자기적인 생활은 삶에 만족을 주지 못하고 긴장되고, 많은 스트레스를 불러 심신의 부조화로 건강을 해치게 된다. 그리고 이를 풀기 위한 수단으로 지나친 음주와 흡연을 하게 되고 친밀함이 없는 가면의 관계는 여성을 성적대상으로 상품화하는 향락산업으로 이어져 이 사회에 성행하는 원인이 된다.

여성인 경우, 모델들의 날씬한 몸매와 연예인들의 얼굴이 사회의 미적기준이 되어 성형수술과 다이어트 문화가 붐을 이루고 있는 실정이다. 건강미나 내면에서 우러나오는 자기다움의 미가 아니라 외적인 치수에 치우친 외모를 선호하는 사회풍토로 여성들은 극단적인 몸 관리 방식을 마다하지 않은 상황에 내몰린다. 얼굴과 몸매가 취업이나 이성교제에 결정적인 영향을 미치고 있는 현실과 여성들을 대상으로 미모공세를 퍼붓고 있는 사회분위기에서는 몸 고치기 유혹을 뿌리치기가 쉽지 않다. 그래서 여성들은 자신의 몸을 손쉽게 고치는 방법을 선택한다. 자신의 신체에 대한 콤플렉스는 자신을 자신의 몸으로부터 분리시키고 몸을 통한 기쁨이 아니라 몸에 대한 자기혐오로 형성된다. 이러한 자기갈등은 스스로의 아름다움을 찾고 느낄 수 있는 기회로 이어지지 않고 급기야는 우울증, 대인기피증, 거식증 등과 약물에 의존한 다이어트나 지방흡입술, 성형수술 등으로 이어져 신체의 부작용을 겪기도 한다.

우리 사회의 외모, 여성의 상품화에 대한 문제는 꾸준히 여성단체 일각에서 제기되어 왔으며 1999년 도서출판 '이프'에서 주관한 제1회 '안티 미스코리아 페스티벌'을 계기로 사회 공론화되면서 2002년부터 미스코리아선발대회 공중파 중계방송이 중단되기도 하였다. 그러나 미모지상주의는 고질적인 우리의 관습으로, 케이블방송이 시작되면서 성을 상품화하는 방송은 더욱 늘어났고, 성형한 젊은 연예인들이 대중문화의 주가 되면서 성형미인의 선호도는 더욱 높아져 여성들의 뼈를 깎는 고통은 확산된다. 사회적 기준에 따른 이러한 시각에 개개인의 몸은 한낱 길들여지는 기호품으로 추락하고 그 몸의 주체는 군림과 소비구조에서 감시와 차별, 조장 속에 위탁된다. 이러한 비주체화된 몸의 논리는 몸을 통한 인격적인 생명가치를 억압하고 소외시키는 반생명의 문화로 심화시키고, 몸과 마음을 분리시켜 이 사회에 각종 현대질환의 범람을 불러일으켜 많은 사람의 고통을 낳는 원인을 제공한다. 현대사회에서 벌어지는 반생명현상의 이면에는 비주체화 되어버린 개개인의 몸, 그 지난 역사가 있다.

# 비주체가 된 몸

## 분리되지 않은 몸과 마음

몸이라는 우리말의 쓰임을 보면, '저 사람은 몸이 날렵해'와 같이 사람의 신체를 묘사하기도 하지만 '우리는 한 몸이야, 몸가짐을 바로 한다.' 등 모습과 마음의 태도 등에 빗대어 쓰기도 한다. 이처럼 몸을 지칭하고 사용하는 방법에 따라 몸이 뜻하는 바도 조금씩 다르기 마련인데 시대와 나라에 따라 쓰였던 표현들을 본다면 몸을 어떻게 지칭했는지 그 생각의 차이를 알 수 있다. 오래전부터 우리 인간은 몸과 관련하여 어떤 생각들을 하고 있었는지 그 언어의 쓰임새를 통해 살펴보자.

고대 희랍인들은 몸, 숨, 바람, 영혼 등을 표현할 때 '프쉬케(psyche)'라고 하였다. 다시 말하면 몸과 영혼을 서로 대칭하는 것으로 보거나 따로 구분하지 않고 사용한 것으로 보인다. "고대철학에는 몸과 영혼을 나누어서 보거나 영혼이란 개념에 대칭되는 개념도 존재하지 않았다. 영혼을 뜻하는 그리스어 프쉬케(psyche)는 '바람이 분다.', '숨을 쉰다'는 등의 뜻을 가진 동사에서 온 말이다. 호메로스에서는 '내 머리를 내기에 건다'는 표현과 '내 프쉬케를 내기에 건다'는 표현을 같은 뜻으로 사용하였다.[2]

또한, 인간이 숨을 쉬는 것을 일체의 인격체와 이어진 것으로 보고, 자연의 바람과 인간의 숨이 이어지는 것을 영혼으로 본 것은 성경에 창세기 2장 7절에서 나오는 숨의 의미, 루아흐(ruah: 숨, 기운, 생기, 성령, 영혼)의 쓰임새와 통한다.

주 하나님이 땅의 흙으로 사람을 지으시고, 그의 코에 생명의 기운(루아흐)을 불어넣으시니, 사람이 생명체가 되었다.[3]

동양에서도 숨 쉼의 과정을 통한 깨침은 심신수련의 핵심으로 보고 인도와 중국에서는 각각 '숨'을 프라나, 기로 칭하면서 생명의 영성으로 보아 동서양 모두 생명에 영성과 의식이 내재되어 있다는 의미를 함축한다.

그리고 감성, 이해, 앎, 통찰과 관계되는 단어는 보고, 듣고, 느끼고, 행동하고, 방향을 설정하는 몸의 기능과 관련되어 표현되고 있었기 때문에 매우 감각적인 의미를 가진다. 고대 희랍어에서 '안다'는 말은 원래 '보았다'는 말로 쓰였고, '인식한다'는 '안으로 들여다보았다'이고, '무엇에 대해서 이해한다'는 '무엇을 할 수 있다'는 말이다.[4] 이러한 표현에서 알 수 있듯이 의식의 작용이 몸과 행동으로 이어진 사실을 볼 때, 그들의 생각에서는 심신이 나뉘어 있지 않음을 의미한다. 그리고 인간의 감정과 행동을 다 같이 '체험'으로 보고 같은 의미로 표현하였다.

고대 이후의 철학이 신체에 비해 영혼과 인간의 의식세계를 상위 가치로 보았지만 고대철학에서의 사고와 행동은 분리되지 않고 하나의 같은 의미로 쓰였다. 이는 앞서 숨의 의미처럼 고대 서구철학은 동양의 인식과 통하는 부분이 있다. 불교의 가르침은 행동과 사고가 분리되지 않는 일체성을 중시한다. 관(觀)하는 것은 깨침(覺)과 연결되어 있어서 '본다는 것'은 곧 '아는 것'이다. 그리고 몸의 감각과 행동을 인식하여 몸과 마음을 깨우는 것은 심신이 구별되지 않은 '일체의 깨침'으로 표현된다. 그러나 이러한 심신의 분리되지 않은 가치는 고대 당시 유행했던 종교 오르페우스교에서 인간 존재의 죄의식과 구원의식을 대비하며 몸의 여러 기관을 나타내면서 몸을 뜻하는 소마(soma)와 죽음의 혼 프쉬케(psyche)가 몸과 영혼의 새 개념을 형성하는 데 이용되어 각각 몸과 영혼이 되었다.

"오르페우스교도의 교의는 삶을 긍정하는 것이 아니라 금욕주의와 신비주의, 영혼숭배와 저 세상에 대한 희망 등이 뒤엉키어 있었다. 영혼이란 이미 피가 아니라 정신이다. 이 정신은 하나의 다른 세계에서 생겨나서, 지난날의 죄에 대한 벌로 이 세상으로 쫓겨나 육체에 얽매여 있으며, 감각에서 풀려날 때까지 육체와 더불어 떠돌아다니지 않으면 안 된다는 것이다."5) 이렇게 신체는 죄를 안고 살아갈 수밖에 없는 원죄의 근원이 되어 억압과 통제, 저주의 대상이 된다. 이러한 신체에 대한 원죄의식은 특히 기독교와 이어져 구원에 대한 신앙이 중시되고 있다.

"헤라클레이토스는 인간이 영혼과 육체로 구성되어 있고, 영혼은 육체적 기관과는 근본적으로 구별되는 것으로 보았다. 영혼은 무한하고 육체는 유한한 것이었다. 영혼과 육체가 구별되었다 하더라도 거기에는 오르페우스교와 플라톤 철학 같은 영원의 우위가 결정적으로 규정되어 있지 않았다."6) 하지만 몸보다 영혼을 중시하는 시각은 플라톤으로 이어지고, 서구 종교의 절대적 가치로 자리 잡게 된다.

고대철학에서 나타난 심신 일체관은 영혼이 신체보다 우위로 규정하여 몸을 죄악시하는 종교와 사상가에 의해 심신 이원론이 대두되며 서양에서는 점차 희미해졌다.

## 분리된 몸과 마음 — 심신 이원론

　플라톤은 영혼과 신체를 분명하게 나누어 영혼은 불멸하며, 비물질적이고, 정신적이며, 순수한 사고로서 이 세상을 넘어선 실체라고 보았다. 그러나 신체는 매우 부정적으로 취급하여 우리들이 신체에 사로잡혀 있는 한 진리에 도달할 수 없다고 하였다. 왜냐하면 신체는 애욕, 욕심, 불안, 공상과 쓸데없는 것 등으로 채워져 있어 신체는 깊이 있는 생각을 만들어 주지 않으며, 전쟁, 폭동, 싸움 등은 신체와 신체의 욕망 때문에 생긴 결과로 보았다.

　플라톤은 〈티마이오스〉에서

> 신(神)은 신체에다 다른 종류의 영혼을 주었는데, 이 영혼은 "죽는 영혼이며, 피할 수 없는 충동들이 깃들어 있는 장소"라고 하였다. 다른 영혼에 있는 충동들은 쾌락이며, 악으로 유혹하는 자이며, 고통으로서 선을 좇아 버리고, 만용과 공포로서, 깊이 생각지도 않는 충고자이며, 그다음은 분노로서, 소란을 일으키는 자이며, 그다음은 희망으로서, 위안의 어머니이다. 또 이성이 없는 지각과 모든 것을 감행하는 사랑의 정열이 위의 모든 것들과 짝지어, 해체할 수 없는 동맹을 맺게 되는데, 이렇게 해서 죽어버릴 것들이 만들어진다.[7]

　영혼은 욕망으로 생긴 감옥 속에 갇혀 있어, 창살을 통해 바깥을 내다본다. 유일한 자유의 길은 몸의 감각에서 벗어나고, 감각을 통해 진리를 추구하려는 모든 노력을 포기하는 것이다. 그래서 죽음도 신체로부터의 행복한 탈출로 볼 수 있다.[8]

　플라톤의 이원론은 데카르트의 존재론적인 이원론이 아니라, 윤리적이고 종교적인 성격을 띤다. 인간의 존재에 깊숙이 뿌리박고 있는 죄책감에 대한 인식과 인간이 진정으로 자유롭기 위해서는 영혼을 향한 초월적인 현실을 추구해야 한다는 사상이 이 이원론에 깔려 있다. 플라톤의 이원론은 신체의 존재를 경멸하는 사상으로 서양 사상에 커다란 영향을 끼쳤다. 오랫동안 기독교 교리로 인정되던 영혼 불멸과 금욕주의, 성을 육체적 징욕의 죄로 규정한 것 등은 플라톤 사상과 맥을 같이 한다. 신체에 담겨있는 감각은 영혼을 제한하며, 신체에서 나타나는 생명의 에너지는 플라톤의 입장에서는 혼돈스럽고 안정되어 있지 않아 사회와 개인 불안의 원인으로 보았다. 이러한 플라톤적 사고는 서양의 세계관으로 이어져 생명의 자연성은 사회의 질서를 깨는 두려운 것, 저급하고, 미개한 것으로 여기게 된다. 플라톤이 신체를 불안한 충동으로 본 것은 인간의 원초적 불안과 연결된다. 인간들은 불안에서 벗어나기 위해 영혼과 이성 등을 중시하면서 신체는 억압하고 통제되어야 하는 대상으로 취급하였다.

플라톤이 인간을 신체와 영혼으로 나눠 영혼을 이상적 가치로 삼았다면 데카르트는 이성을 중시하는 세계관을 가졌다. 그는 신과학과 생명사상을 거론하거나 의식의 전환을 언급할 때 거론되는 인물로서 그는 이성 중심적인 사유주체를 내세워 자연과 신체가 정신과 대립되는 이원론적 세계관을 펼쳤다. 정신과 신체를 분명하게 분리하여 정신은 비물질적인 실체인데 우리가 존재하기 위해서는 반드시 가져야 하는 본질적 속성이며 신체는 물질적 실체로서 공간적 차원에서 본질적 속성을 가진나고 보았다. 그리고 정신과 신체라는 실체 위에는 유일하면서도 진실 된 신이 있다고 보았다. 이러한 신의 절대가치는 서양의 뿌리 깊은 하나님 말씀중심주의로서 로고스(이성), 신, 진리, 이데아(관념), 세계정신 등의 형이상학 전통과 이어진 이원론적 세계관이다. 정신/신체, 신/인간, 지성/감성, 본질/현상, 등의 이분법적 대립관계는 인간의 합리적 이성이 자연과 인간의 몸 위에 일방적으로 군림하여 온 것으로 몸의 생명가치, 인격적 가치를 보지 않았다.

데카르트가 인간의 몸을 물질적인 대상으로 격하시켜 하나의 기계적 메커니즘으로 본 것은 현대의 의료체제에서 나타나는 신심상관을 무시하는 이분법적 의료관과 이어져 있다. 해부학적 시각과 생리적인 차원에서 신체를 보는 서양의학의 시각은 자신이 자신의 몸에서 분리되어 있으며 타자인 관찰자의 시각에 우리 자신은 사물화된 하나의 관찰대상으로 전락시켜 몸을 통한 인식주체의 인간 본연의 가치를 소외시킨다.

그는 〈서설〉에서 영혼은 육체와는 완전히 다르며, 육체보다 쉽게 설명되기마저 한다. 그리고 이 영혼은 설사 육체가 없다고 하더라도, 지금과 똑같이 있을 것이라고 하고 〈정념론〉에서는 육체의 움직임은 영혼에서 생기는 것이 아니라고 하였다. 그리고 영혼이 떠나버려서 육체가 움직임을 중지해버렸기 때문에, 우리들의 의식도 중지하는 것이라고 하였다.[9]

신체는 영혼과 분명하게 나뉘어 있으며 신체는 하나의 기계로 보았다. 정신에 속하는 것으로 신체의 개념에 포함되는 것은 아무것도 없으며, 신체에 속하는 것으로 정신의 개념에 포함되는 것은 아무것도 없다. 물질에는 목적, 생명 또는 정신이란 존재하지 않는 것이었다. 그에게서의 자연은 기계적 법칙에 따라 움직이며 물질세계의 모든 것은 각 부분의 배열과 운동으로 설명 가능한 것이었다.[10]

데카르트는 "나는 인간의 육체를 하나의 기계라고 생각한다. 내 생각은 병든 사람은 잘못 제조된 시계, 건강한 사람은 잘 제조된 시계에 비유될 수 있다"[11]고 보았다. 기계적 조직으로 보는 데카르트적 세계관은 서구 문화의 특성이 되는 자연의 조종과 착취를 위한 과학적 승인이 부여된다. 사실 데카르트 자신도, 과학의 목적은 자연의 지배와 조종이며 과학적 지식은 우리로 하여금 자연의 주인이며 소유자가 되게 히며, 수학직으로 파악할 수 있는 것만 신뢰한다고 하였다.

> 빛 색깔 소리 냄새 맛 따뜻함, 차가움 그리고 촉각적인 질은 의심스러운 것이다. 이것들은 분명하지 않고 혼돈된 것이다. 물체란 수학적으로 파악할 수 있는 연장이다. 물체의 세계 전체가 좌표의 체계 속에 짜 넣어져 있으며, 좌표의 세계에서 추정될 수가 있다. 자연 속에 있는 모든 곡선들을 서로 포함하고, 이것들을 순서에 따라 일정한 유로 구별 짓기 위해서는, 나는 사람들이 기하학적이라고 말할 수 있는 곡선의 모든 점들이 하나의 방정식에 의해서 표현될 수 있는 직선의 모든 점들에 대해 반드시 관계하게 된다고 하는 것보다 더 잘 표현할 줄을 모르겠다.[12]

이렇게 해서 데카르트의 철학의 특징이 되는 기계론이 주어지게 된다. 이 기계론은 기하학적 기계론이며, 원자론에서 나타나는 질량의 기계론과는 구별된다. 신체는 하나의 기계로 태엽이 감겨 있는 시계와 같다는 것이다. 그래서 몸이 움직이게 된다. 죽음은 언제나 하나의 중요한 기관이 파괴됨으로써 오는 것이지, 영혼이 몸을 떠나기 때문에 오는 것이 아니다. 몸에 관한 한 데카르트는 철저한 유물론자 내지는 물리주의자다. 그는 의식이 정신의 본질이라는 전제로부터, 정신은 그것이 존재하는 시점에서는 언제는지 의식적이라는 결론을 내린다.

생각하기 전 이미 살아 있는 몸의 현상을 이성이 조절하는 몸으로 설명하려는 노력은 어떤 의미에서는 후에 인과관계를 증명하려는 심리학이 출발하는 사고의 배경을 이루는 데 기여하였지만, 인과관계에 대한 집착에서 벗어나려는 새로운 시도들에 의하여 기계론적 세계관은 전혀 새로운 국면으로 접어든다. 다시 몸과 마음이 하나일지도 모른다는 사실은 현대 물리학자들에 의해 타진되었다.

빛과 원자라는 미세한 세계에 있어서 입자와 파동, 불확정성의 발견, 1927년 코펜하겐선언은 인과관계에 익숙한 사람들에게 보고자 하는 이와 보여지는 대상이 분리될 수 없는 유기적인 관계를 생각하게 하였다. '관찰자의 관찰행위 자체가 관찰결과에 영향을 미친다'는 코펜하겐선언은 자연과학에서마저도 관찰자의 주관적인 가치, 사고, 감정, 신앙에 따라 객관적 관찰결과가 변할 수밖에 없다는 것을 밝힌다. 주관이 배제된 객관은 허상이다. 현대 물리학자들은 자연은 그들에게 더 이상 대상이 아닌 자신과 이어져 있는 여전히 직관적이고 신비한 관계로 파악하기 시작했다. 강자와 약자, 남과 여, 인간과 자연이란 이분법적 갈등, 무리한 개발과 경쟁, 참혹한 세계대전의 참사의 아픔을 겪으면서, 자연의 현상, 몸의 현상, 이 모든 살아있는 현상을 중시하기 시작했고 새로운 해석을 하기 시작했으며 기존의 가치들을 해체하고 실존주의와 현상학 등 몸에 대한 담론을 다양하게 표출하기 시작했다.

한편, 영혼과 이성, 머리 중심적인 정신적 가치는 강한 남성과 연관시켜 자연과 신체 그리고 여성이 가지고 있는 자연성을 억압하고 착취하는 결과를 낳았다. 몸과 정신, 그리고 생명력과의 관계, 인간과 인간, 남성과 여성, 자연과 인간, 사회와 개인과의 관계는 인류의 역사와 더불어 가장 근본적인 과제로 대두된다.

## 생물학적 성차 - 차별된 몸

몸을 바라보는 데 있어서 생물학적 시각은 인체의 능력과 한계로 개인을 규정하고 인간의 모든 행동과 사회적 관계가 생물학적으로, 유전적으로 그리고 진화적으로 결정되어 있다고 보는 데서 출발한다. 인간의 행위와 사회적 차이가 생물학적인 몸의 결정력에 의해 정해진다는 견해는 환원주의적이고 냉백히 결성본적인 시각으로 실재로는 여성과 남성 간의 불평등을 설명하고 합리화하는데 오랫동안 이용되어, 남자의 몸은 정상이고 여자의 몸은 남자의 열등한 변형으로 다루어져 왔다. 그러나 그 이전에는 여성과 남성의 신체적 차이는 구조적인 모습이 다를 뿐 같은 생식기라고 보았다.

> 라쿼는 남자와 여자의 육체가 생물학적으로 차별 관념이 생긴 것은 19세기 이후에 나타났다고 보았다. 그 이전에는 남자와 여자가 생물학적 성은 같으면서 사회적 성만 다른 존재로 상정되었다는 것이다. 여성들은 남성들과 같은 생식기를 가지고 있는데 다만 밖으로 나와 있지 않고 안에 있다는 점이 다를 뿐이라는 주장이 수백 년 동안 인정되어 왔다.[13]

18세기 이후 과학의 진보는 몸의 해부학적 특성들을 중시하게 되었다. 여성들의 몸은 연약하여 자녀의 출산과 양육, 그리고 가정생활에 적합한 것으로 봤다. 월경은 질병의 원인으로 취급되었고 여성들의 행동에도 부정적 영향을 미치는 것으로 보게 되었다.

"프랑스의 브몽은 여성은 열등하여 어린아이나 야만인에 가까워 남자들과 동일한 교육을 주는 것은 위험하다고 하였다."[14] 남자는 활동적이고 활기가 있으며 독립심과 용기가 있고 정열적이고 여자는 수동적이고 보수적이며 게으르지만 안정되어 있고 이타적이며 애정이 한결같고 동정심이 많다고도 보았다. 그러나 그 때문에 여성들은 불안하고 연약하여 남성들의 보호를 받아야 하는 것으로 간주되어 가정 안에서 남편에게 복종하며 사는 것이 적합한 것으로 보았다.

허라금은 여성의 몸을 삶의 주체와 관련하여 다음과 같이 언급한다.

> 근대 이전이나 이후나 항상 여성의 몸은 인격적으로 개별화되는 의미가 아니라 자연종으로 분류된다. 여성은 자신의 몸을 갖는 개인이고 그렇게 하여 자신의 역사와 욕구와 기억을 갖는 주체로서 고유명사로 호명되는 존재라기보다는, 몸에 의해 여성은 오히려 생식적 기능을 갖는 생물학적 종차에 참여하게 된다. 남성의 몸은 '나는 나의 주인이다'라는 근대 이후의 주체의식을 구체화해주는 중심근거로 나타나 소유주체의 장소이지만 여성에게서의 몸은 여성 자신의 몸이 되지 못한다. 남성에게는 내 몸에 의해 생산된 것은 나의 것이 되지만 여성에게는 나의 것이 인정되지 못한다. 남편이나 아버지의 것이나 아들의 것이 된다.[15]

여성의 몸은 늘 주체적인 삶을 영위하지 못하고 남성의 뒷전에서 제2의 성으로 남성의 것이 된다. 이러한 생물학적 성차에 기반 한 차별은 산업화의 과정에서도 이어진다. 20세기 전후로 남녀의 산업 활동의 범위가 확대되고, 여성의 경제활동에 참여가 많아지면서 남성들이 직업세계에서 누려왔던 특권을 보호하기 위해 여성의 몸을 병리적 속성과 동일시해 사적생활 영역을 제한하는 주장들이 나온다. 특히 여성의 월경은 자연적인 성 질서를 위협하는 잘못된 생산물로 비유되어 월경 전의 여성은 감정적으로 지적으로 불안정하고 신뢰할 수도 통제할 수도 없는 행동을 하는 것으로 여겼다. 똑같은 행동을 하더라도, 남성이 한 경우는 화난 행동이나 공격적인 행동으로 묘사

될 수 있는 반면 여성의 경우에는 히스테리나 신경장애로 다르게 정의되고, 치료를 필요로 하는 것으로 간주된다.

반면 "남성의 몸은 완전하고 규범적인 것으로 규정하고 여성을 불안한 몸으로 간주하여 사회적, 정치적, 경제적 권리를 제한하려는 시도가 현재까지 계속되어 왔다."[16] 이러한 성차별은 백인 중심가치의 흑인 차별로도 이어진다. 흑인늘에 대한 생물학적 입장에서 차별은 피부 색깔에 의해 결정되었고, 흑색은 불결하고 추하고 악한 것을 의미한다. 이러한 생물학적 몸의 관점은 남성/여성, 백인/흑인, 상류/하류 등으로 나눠 인간의 공통점보다는 차이점을 강조하여 기득권 집단의 특권을 누리는 데 악용되어, 성차와 인종 차의 불평등을 사회 구조화시켰다.

여성에 대한 차별의 근거를 생물학적 차이에서 찾아 사회의 성차별로 나타나는 문제는 오늘날에 있어서도 공공연히 벌어진다. 직업 선택에 차별을 둔다거나, 기혼여성을 차별하는 문제는 생물적 성차에 의한 사회적 성차별이다. 특히 여성의 몸을 성적 대상화한 시각들은 여성에 대해 이중적인 잣대를 가진다. '성적욕구를 실현하는 기호 대상'이면서 '여성의 몸을 억압하는 시각'을 가진다. 여성이 성적대상이며 자신을 뒷바라지하는 대상으로 보는 것은 여성이 삶의 주체임을 외면하고 주체로서의 자연성을 억압하는 것이다.

생물학적 시각에 의한 성차는 양성의 관계에 있어서 상호주체로서의 몸의 자발적 의식과 정서, 감각을 차단한다. 그리고 이는 사회에 의해 몸에 내한 결성본적 풍토를 낳는다. 일상의 관계 곳곳에서 일방적 소통을 강요하는 남성중심, 권위주의의 경쟁과 폭력을 지향하는 문화적 특성은 모두 자발적 의식과 정서, 감각으로부터 차단된 자신의 몸이 비 주체화된 데 기인하여 자존감이나 상호 존중함 모두를 상실하고 만다.

생물학적 몸의 시각은 인간관계의 장을 결국 우성과 열등으로 갈라, 차별을 위한 기계적 생산현장으로 가르거나 일상에서 여성을 동료로 보지 않고 남성의 성적대상으로 착각하는 반인권적 환상에 사로잡힌 인위적 시각을 지어낸다. 이러한 시각은 결국 서로 다른 차이점일 뿐인 상대에게 차별을 조장하고 이를 허용하는 인위적 오류로 악순환되어 변질된 몸의 시각을 재생산한다. 차별에서 시작된 시각은 성의 상품화, 성희롱, 성폭력과 인신매매로 끝없이 이어져 차별된 몸을 생산해 낸다. 그러나 차별받는 것은 누구도 원하지 않는 인간 본질에 관한 문제로서 자유와 평등은 인권의 기초적 가치이다. 자신을 이루고 있는 몸과 성에 대하여 그 주체는 자신 외에 대체될 수 없다. 여성들이 야한 옷을 입고 다녀 성범죄가 일어난다는 시각을 가진 사람들이 있는데 옷을 어떻게 입느냐는 것은 극히 개인적인 것이며 개별적 권리이다.

더운 여름이 되면 시민들의 옷은 한결 가벼워진다. 살결이 드러난 셔츠, 하의실종의 옷이 유행되어 엉덩이를 살짝 가린 스커트, 핫팬츠를 입은 여성들이 자유롭게 거리를 거닌다. 자유로운 옷차림을 보고 '저러니 성범죄가 늘지'라는 사회의 일부 굴절된 시선이 있다. 2011년 1월 캐나다의 한 경찰관이 '여성이 성범죄의 피해자가 되지 않으려면 난잡하게(slut) 옷 입지 말아야 한다'는 여성비하적 주장이 발단이 되어 세계적으로 이를 비난하는 슬럿워크(slut walk)운동이 확산되고 있다. 슬럿(slut)은 노출이 심한 옷을 입은 단정치 못하고 헤퍼 보이는 여자를 칭하기도 하는 용어인데 성매매여성들이 입는 옷차림에 빗대어 남성을 유혹하는 용도로 입는 옷이라는 남성중심적인 시각의 용어로 지칭되면서 문제의 발단이 되었다. 한국에서도 7월 광화문에서 슬럿워크 행사인 '잡년행진'이 열렸다.

"옷은 양념이 아니다, 그녀는 먹는 것이 아니다."
"내가 벗었다고 당신이 만질 수 있는 건 아니야."
"우리는 잡년이다, 그래도 내 몸에 손내지 마."
"성범죄 두려움 없이 자유롭게 옷 입고 싶어요."

모든 사람은 자신이 원하는 대로 옷을 입을 자유가 있다. 누구도 성을 강제로 침해할 수 있는 권한은 없다. 개인의 성적자기결정권은 보호되고 존중되어야 할 우리의 인권으로, 성별과 성소수자의 입장을 고려한 성인지 관점이 매우 중요하다. 특히 이 사회에서 기득권을 쥔 남자들이 여성의 입장에 귀 기울이는 감수성이 필요하며 또한 여성도 그 스스로가 삶의 주체이며 사회의 동반자임을 깨달아 함께 사회를 이끌어간다는 의식이 요구된다. 그리고 여성 스스로도 보다 적극적인 사회참여와 주체의식을 가져야 할 것이다. 성 평등은 건강한 민주사회의 근간이며 건강한 관계의 출발이다.

권력의 통제를 받는 몸 – 감시받는 몸

우리 몸에 대한 접근에서 생물학적 시각이 남녀의 신체의 차이를 이원론적인 차별가치로 사회의 불평등을 갖는데 쓰였다면, 사회구성주의 시각은 사회적으로 형성된 관행과 가치가 신체에 영향을 주어 신체의 가치가 정해진다고 보았다. 사회구성주의자들의 입장은 다양하지만 몸이 생물학적 입장에서만 분석될 수 없고 사회적 산물이라는 견해에 대해서는 공유한다. 푸코의 몸 접근방식은 몸과 그것을 지배하는 제도와 몸의 담론에 의해 생산되고 담론으로 존재하는 것으로 보는 인식론적 견해이다.17) 푸코는 몸의 역사에서 몸에 행사되는 권력의 영향에 관심을 둔다. 전근대사회에서 근대사회로의 변화는 권력이 군주의 몸에 귀속되던 주권적 권력에서 권력이 전인구의 몸에 귀속되는 감시적 권력으로 대체된 과정이라는 것이 푸코의 중심적 주제이다.18)

근대사회에서는 절대 권력의 군주사회처럼 힘에 의한 통제가 아닌 감시와 자극에 의한 통제가 이루어진다. 군주제에서는 범법자를 군중들이 모여 있는 공개적인 장소에서 화형과 고문, 수족절단, 말을 이용한 사지절단 등 가혹한 처벌을 보여줌으로써 국민들에게 권력의 힘을 보이고 국민을 통제하였다. 그러나 19세기에서는 범법자의 몸은 계획적이고 조직적으로 운영되는 감옥의 공간에 가두어 죄수들을 감시하고 통제하였다. 권력의 수단으로 부각된 감시에 의한 통제는 은밀한 것으로 이 후 감시권력은 감옥, 병원, 군대, 학교 등의 사람들의 수용기관에서 나타난다. 이 안에서 몸은 규제되고 감시당하면서 훈련받고 교육을 받는다. 푸코는 이것을 해부정치학(anatomo-politics)이라고 부른다. 이러한 감시권력은 전 인구집단의 감시로 이어져 통계를 통해 출산, 건강과 질병, 거주유형, 거주이동, 생활습관 등을 파악하여 숫자와 표식, 암호를 정하여 개인을 식별하고 분리하여 개체화시켰다.

푸코는 육으로서의 몸이 정신적인 가치를 중시하면서 의식과 의도,

언어에 의해 통제된다고 보았다. 예를 들어, 중세 때 기독교의 성직자는 사람들의 성생활에 관심을 가졌다. 성은 육으로서의 몸에 관한 것이었지만 근대에서 사람들의 성행위는 육체적, 물리적 몸과의 연관성은 희미해지고 정신에서 성욕이 차지하는 위치가 언어를 통해 탐구되었다.

> 17세기 초에는 아직 어느 정도의 솔직함이 널리 퍼져 있었던 것 같다. 성적 관행에서 비밀이 추구되지 않았고, 말로 표현하는 것은 지나치게 망설이거나 상황을 유난스럽게 꾸며대는 일은 없었으며, 부정(不正)에 대한 어떤 관용적이고 부담 없는 태도가 유지되고 있었다. 상스러운 것, 음란한 것, 추잡한 것에 대한 규범은 19세기 그것에 비해 매우 느슨했다. 직접적인 몸짓, 뚜렷이 눈에 보이는 위반, 노골적으로 노출되고 쉽게 뒤섞이는 인체, 큰 소리로 웃으며 즐길 뿐 아무도 계면쩍어하거나 부끄러워하지 않는 어른들의 주위를 어슬렁거리는 영악한 어린이들, 한 마디로 육체들이 공작새처럼 날개를 활짝 펴고 있었다. 이 대낮에 뒤이어 짧은 황혼이 찾아오고, 급기야는 빅토리아 왕조 부르주아지의 단조롭기 짝이 없는 밤으로 이어졌을 것이다. 그리하여 성적 욕망이 조심스럽게 제한된다. 그것은 가정으로 들어간다. 부부를 단위로 하는 가족이 그것을 독차지한다. 성에 대해 사람들은 입을 다문다. 합법적이고 생식력 있는 부부가 규범으로 자리 잡는다. 그러나 그것은 공리적인 생식의 자리이다. 나머지 것들은 흐려질 수밖에 없다. 예의 바른 태도가 육체를 교묘히 피하고, 고상한 말들이 담론을 표백하기 때문이다.[19]

성적 욕망은 자유로운 내면의 표현을 함께 지향하여 상호 소통하는 계기를 제공하고 거기에는 솔직한 표현이 전제되지만 통제되어야 하는 대상으로 간주하는 생식의 공리에 의해 은밀한 영역으로 감추어지기도 한다. 통제는 점차 교묘히 개인의 일상 영역을 감시하고 지배하는 의식으로 스며든다.

20세기 초 자본주의 사회에서는 억압을 통한 통제는 감소하고 개인의 욕망을 자극함으로써 통제를 유지하는 데 초점이 맞춰져 있다. 경제발전과 소비문화가 확대되면서 매스미디어의 자극은 몸이 자본에 예속되는 결과를 낳는다. 몸은 끊임없이 시대에 따라 사회의 기득권자들에 의해 통제되기도 하여 자본주의 사회의 남성 중심적 욕망에 굴복하고 나아가 하나의 소비재로 전락할 우려를 낳는다.

이제, 몸과 권력의 문제는 시대에 따라 권력의 기호가 변화되면서 스스로 통제받는 몸의 문제로 왜곡된다. 중앙집권적인 정치에 의한 권력이 개인의 인권을 탄압하여 몸의 자율성을 억압하는 문제와 함께 사회가 꾸준히 사람들의 욕망을 자극하여 욕망의 소비자로 전락되어 자신 스스로가 몸의 자연성을 억압하는 비 주체의 문제가 등장한다. 스스로 자신을 억압하는 비 주체의 문제는 가부장적인 문화와 사회구조적 문제만큼 심각한 것으로 자신이 자신의 몸을 억압하고 군림하는 또 다른 권력관계가 나타난다. 권력화된 개인이나 집단이 개인의 몸을 억압하는 문화는 자신이 자신의 몸을 억압하는 자신 스스로의 문제로 이어져 있다.

몸과 권력의 문제는 결국 외부에서 자신에게 가해지는 사회적 측면과 자신이 자신의 몸에 가하는 자기원인의 측면을 가진다. 그리고 이 둘은 개인적인 것이 사회적인 것으로, 사회적인 것은 개인적인 것으로 나타난다. 그러므로 주체로서의 몸을 존중하는 사회개혁과 자기 깨침은 함께 진행되어야 할 내용이다.

우리가 행복을 추구한다고 하더라도 삶의 과정에서 겪는 마음의 고통은 우리 모두에게 비켜서 있지 않고, 세상의 관계 속에서 고통의 강도는 경우에 따라 개인주변과 사회의 상황에 따라 상상하기 힘들 수 있다. 특히 권력구조와 관련되어 겪는 개인과 집단의 경우에서는 그 고통에서 빠져나오기 힘든 상황을 우리는 역사의 시간에서 목격해 왔지만 잘 드러나지 않는 세세한 고통들은 우리 사회의 총체적인 관계에 놓여 있어 개인의 차원에서 쉽사리 이를 풀지 못하는 게 삶의 현실이기도 하다. 그래서 우리는 자신이나 타인의 마음의 아픔을 헤아리는 데 있어서 나의 내면과 외면, 주변, 사회, 권력 등의 전일적인 관계를 함께 보아야 할 필요가 있다.

## 사회적 기호로서의 몸 – 길들여진 몸

푸코가 앞서 언급한 내용은 권력에 의해 인간의 몸이 통제되고 감시를 받은 것에 초점을 맞추었다면 고프만은 일상생활에 니티나는 외적인 몸의 모습에 초점을 맞춘다. 이는 사회의 분위기와 성장 과정에서 형성된 몸짓들에 대한 것으로 의도적이거나 무의식적으로 사회에서 요구되는 가치를 따르거나 자신의 이익을 위해 자신 스스로 사회적 몸짓을 가진다. 즉 우리의 몸은 자율적인 존재로서의 체현된 몸이 아니라 몸의 외양과 행위에 의해 사람들의 인식이 좌우되는 사회적으로 길든 몸이다.

고프만은 "개인의 몸이 물질적 자산이 되어 사회적 상호작용을 하기 위해서 자신들의 몸이 수행하는 바를 통제하고 감시하는 능력을 갖추고 있다"라고 주장한다.[20] 사회적으로 공유된 관용구는 의복, 태도, 동작과 위치, 목소리, 손짓, 육체적 제스처 등을 가리킨다. 또한 이러한 관용구로서 개인의 정보를 파악하고 서열화하는 범주를 제공하기도 한다. 봄은 개인에게 속해있시만, 몸의 의미와 가치는 사회에 의해 결정된다. 몸의 사회적 상호작용에서 자신의 사회적 역할을 이루기 위해서는 자신의 역할에 신념을 가지고 있는 것처럼 보이려면 그러한 만남을 지배하는 육체적 규칙들을 준수할 필요가 있게 된다.[21] 몸은 나와 사회의 관계를 매개하는 중요한 역할을 한다. 특정한 몸의 형태와 실행들에 부여된 사회적 의미들이 개인에게 내면화되면서 그가 느끼는 자아감과 내적 가치에 강력한 영향을 미칠 수 있다.

선거에 뛰어든 정치가들이 자신들의 이미지를 좋게 하려고 유권자들에게 가까이 다가가 인간적인 친근감, 부드러운 이미지를 보인다. 선을 보는 남녀들은 상대에 대한 호감 정도에 따라 자신의 이미지를 다르게 표현한다. 매장 직원의 표정과 몸의 모습은 고객들의 상품구매를 유도하는 유연한 몸의 흐름을 유지하고 있는가가 사회적 역할을 완전하게 수행하는데 매우 중요한 요소로 평가된다. 또한 직장에 취직하기 위해 몸의 외형을 고치는 성형수술을 하고 다이어트를 하는 풍조는 사회의 관용구가 신체에 미치는 영향이 크다는 사실을 보여준다. 그리고 중·고교의 여학생들과 직장의 여성들에게만 치마를 입게 하고 유니폼을 입게 하는 것은 사회의 관용구로 소속과 통제의 수단으로 발휘된다.

외적으로 나타나는 몸의 이미지는 그 사람의 이면에 앞서 등급을 매겨 사회적 지위를 평가하는 수단이 된다. 이렇게 외적으로 나타나는 몸의 이미지로 평가하여 순위를 나누는 분류체제는 직함, 직업, 직장, 학벌, 거주지, 자동차, 집의 크기, 스포츠의 승부 등 외적인 삶의 영역에서도 그대로 나타난다. 사회에 보이는 외적 가치가 집중되고 개인이 그 시선에 집착하는 것은 그만큼 몸의 자연성이 왜곡되어 내적인 우러니옴의 가치가 사장된다.

이러한 외적 가치에 집착된 문화는 여성들이 겪고 있는 남성들이 만든 가부장적인 사회에 의한 성차의 불평등뿐만 아니라, 그 문화 안에서 형성된 상하가치에 의해 모든 사람은 숨 막히는 일상을 주문받는다. 남자는 성장 과정에서 외적으로 보이는 힘을 가져야 한다는 주문을 가정에서나 학교, 사회에서 받아 상호 소통하는 관계의 가치보다는 누구보다 우선하는 상하관계의 지배종속가치에 젖어 있게 된다. 사회에서 주도적 입장이 되기 위한 끝없는 자신의 객체화는 사회적 타자로 길들어진 우리의 자화상이다. 우리 스스로 자신의 몸에 족쇄를 채워 몸에 외적인 가치가 수반되지 않으면 불안하고 가치가 없는 것으로 여기는 문화가 형성되어 있다.

우리나라 중년 남성의 사망률이 세계에서 가장 높은 비율로 나타나는 것은 그만큼 이 사회에 형성된 상하적인 외적가치에 의해 우리의 몸이 구속되고 있다는 것을 말해준다. 자신의 심신을 돌보지 못하는 무리하고 경쟁하는 일상은 스트레스에 시달리고 나아가 생명을 잃게 하는 원인이 되는 동시에 사회 깊숙이 퍼져 우리의 몸에 각인되어 있다. 때로는 자신을 부풀리는 체면문화와 같이 허상을 붙잡기도 한다. 이러한 상하가치는 몸의 자연성을 억압하는 사회적 강요로 나타나지만 이를 추구하는 자신 스스로가 원인을 제공하기도 한다. 집단에 의해 형성된 사회적 선호도는 개인이 이를 극복하고 개선하는 데는 어려움이 따르고 불이익을 받는다는 생각을 갖는다. 그러나 사회에서 요구되는 몸의 기호는 결국 우리가 만들어가는 삶의 가치와 관계되어 있기 때문에 우리 스스로가 개선할 수 있는 가능성은 자신에 따라 달라진다.

몸은 솔직하다. 솔직한 생명의 모습을 그대로 드러낸다. 먹지 않으면 배가 고프고 숨이 막히면 몇 분도 살지 못한다. 감정은 표정으로 나타나고 몸짓에 드러난다. 그래서 우리는 상대의 표정을 보고 기분 상태를 파악하여 적절하게 행동을 취하곤 한다. 그리고 때때로 서로가 감정이 상충되기도 하지만 분위기를 바꿔 다른 감정으로 기분을 풀기도 한다. 이러한 몸의 소통으로 우리의 일상이 유지되고 있지만 우리가 추구하는 방법은 이를 역행하는 일이 부지기수이다. 자신이나 상대의 감정을 억누르는 것은 다반사요, 상대방의 표정을 보고도 못 본체하거나 자신을 느끼는 것을 두렵다고 생각하기도 한다.

그동안 타자에 의해 길들어진 몸의 습성, 언어적 지식, 의료의 전문성, 물질적 풍요, 권력에 대한 욕구, 사랑과 미를 향한 욕망 등에 매이면서 정작 자신의 몸의 소리에는 귀를 기울이지 않아 온 자신을 되돌아볼 필요가 있다. 자신의 내면에서 자연스럽게 보여지는 자기다운 느낌은 자신의 몸을 억압하지 않는다. 소통하는 즐거움은 인생의 또 다른 만족감으로 상하가치의 순위를 매길 수 없는 영역이다. 그중에 가장 기본적인 몸의 기쁨은 자신의 시원스러운 솔직함과 편안한 여유로움이다. 몸은 이미 열려있어 소통을 추구하고 서로 다른 차이는 스스로의 개성으로 자연스럽다. 소통하는 삶의 가치는 우리가 주체적으로 만들어가는 것이고 이럴 때 사회에서 요구되는 몸의 기호에서 벗어나 자기다움을 갖는다.

## 2. 주체로서의 몸

### 몸과 주체

#### 선험주체로서의 몸 - 자기다움의 몸

몸은 생명 그 자체이고 몸을 떠난 삶은 따로 생각할 수 없다. 지금 여기, 삶의 현장을 살아가는 것은 살아 숨 쉬는 몸을 통하여 사물을 보고, 느끼고, 말하고, 듣고, 생각하고, 관계를 갖기 때문이다. 이처럼 우리가 인간관계를 맺거나 일상을 수행할 때 '몸'은 일상의 현장을 가장 먼저 경험하는 '삶의 선험주체(先驗主體)'이다. 이 일차적인 경험은 뇌에서 판단하기 전 오감을 비롯한 다양한 감각의 느낌을 시시각각 접한다. 뇌에 입력된 기억은 오감이 접하는 경험의 일부분으로 우리는 뇌에 입력된 특정한 기억들에 의해 형성된 가치나 감정, 감각으로 판단하게 되고 행동을 취하곤 한다.

우리는 몸의 일상에서 온몸으로 세상을 접하고 있지만 정작 행동하는 삶의 현장에서는 우리에게 익숙한 사고와 우선시된 가치판단에 매여 한정된 정보만으로 소통하는 경향이 있다. 이 과정에서 몸의 다양한 감각이 전하는 있는 그대로의 교감체계 등은 삶의 우선적 가치로 등장되지 못하고 나머지 정보는 억제되거나 통제되며 몸의 이면에 가려져 있다. 몸은 나 사신이고 오감은 세상을 접하는 느낌이며, 우러나오는 느낌은 몸의 표현이다. 접하는 느낌과 우러나오는 느낌이 함께 일어나는 몸은 세상을 인식하는 지각자체로서 선험의 주체이고 동시에 자신의 상태, 반응이 늘 관계현상으로 나타나는 상호주체로서의 삶을 갖는다.

몸은 삶의 주체로 우리는 몸으로 세상을 접하고 있으며 몸에서 솔직한 나의 모습이 드러난다. 지금 살아 있는 생명현상은 그 주체와 객체를 나눌 수 없듯이 몸은 생명이 일어나는 현장으로 그 생명 자체를 말한다. 이 현상에서의 주체 즉, 선험주체로서의 몸은 주체와 객체를 분리한 이성 중심의 인식주체에서 타자(몸)를 객체화하는 형이상학과 상반된 의미이다. 형이상학의 주관적인 주체는 이분법적인 세계관으로 형이상학은 형이하학과 구별하여 주체와 객체를 대립적으로 구분하고 객체에 대한 차별을 이념적으로 정당화하였다. 인식의 유일한 주체인 '나'가 종전의 이데아나 신을 대체하게 되면서 이데아나 신에게 주어졌던 초월적 지위가 자기 동일적 지위를 부여받게 된다.

데리다는 형이상학에 대하여 다음과 같이 언급한다.

> 찾을 수 없는 일종의 궁극적 관념을 중심으로 엉겨 붙은 가치 간의 대립 관계를 설정할 뿐만 아니라, 나아가 정상/비정상, 표준/기생(寄生), 충만/공허, 진지/경박, 직설/비유, 양/음, 관념/비관념, 등과 같은 가치 간의 종속 관계를 설정하는 윤리 존재론적 차등책, 즉 위계의 가치학이다. 플라톤에서 루소와 데카르트를 거쳐 후설에 이르기까지 모든 형이상학자들은 이러한 방식으로 나아가면서, 악 이전에 선이, 음 이전에 양이, 비순수 이전에 순수가, 혼합 이전에 단순히, 우연 이전에 본질이, 모방 이전에 모방 대상이 있다.[22]

형이상학의 의미의 확실성과 대립적 상하가치는 정상 및 표준을 제시하며 그 주도권을 쥔 개인과 집단이 절대주체가 되어 합법적인 특권과 초월적 권위를 갖는다. 그래서 형이상학 주도권을 쥔 개인과 집단은 신, 진리, 주관, 이성, 직관 등의 절대가치와 권력이 되어, 몸을 합리적 이성이 통제하는 하위단계로 취급하고, 생물학적인 성차별과 인종차별을 하고 시민을 감시하고 통제하였다.

> 데리다는 자기 동일적인 절대 주체는 '해체'되어야 하며 '폐기'되어야 한다고 보았다. 주체란 애초부터 차이, 반복, 흔적 등의 변별관계를 이루고 있는 것인데 이것이 형이상학 전통에서는 마치 자기 동일성과 현존성을 깃고 있는 것처럼 조작되었다는 것이나. 그러므로 주체의 개념은 자기 동일적, 배타적, 지배적, 초월적 개념이 아니라 상호적, 변별적, 반복적, 복합적, 다중적, 물적 개념으로 바뀌어야 한다는 것이다.[23]

이처럼 주체는 상대적 우위에 군림하는 개인과 집단의 초월적 주체나 몸과 마음을 분리하여 이성중심의 주체의 의미가 아니다. 주체와 객체가 나뉘어 대립하거나 이 구분에 따라 상하가치의 서열이 매겨지는 근대적 논의에서의 주체는 마땅히 해체되어야 함을 말한다. 몸이란 주체 개념 또한 몸이 곧 주체로서 대상화하지 않은 몸 자체와 그 관계적 의미로 통하는 상호 주체의 의미가 우리의 현실에 필요한 가치로 언급된다. 이처럼 몸을 통한 선험주체에는 마음과 신체를 나누거나 대립하는 형이상학의 우월성은 사라져 있다. 우리는 상호관계 속에서 삶의 의미를 찾고 창조성을 가진다.

현대 물리학에서의 양자론에서는 입자와 파장의 관계에 의해서 물질이 설명되어진다. 물질은 절대불변의 법칙으로 설명할 수 없고 관계 속에서 설명될 수 있으며 또한 스스로 자기조직하고 창조성을 발휘하면서 세상과 유기적인 관계에 있다. 이처럼 인간도 결코 개인의 차원에 머물러있지 않고 늘 자신의 내외면의 의식과 인간관계, 즉 선험주체의 관계에 놓여있다. 그 관계에서 삶의 과정이 온몸으로 체화되면서 살아간다.

인간의 몸은 삶의 가운데에 살아있는 존재로 세계 내에 존재하는 개인적인 몸의 존재이며, 나의 몸으로 살아가면서 또한 타인에 의해 파악된 존재로 살아간다. 타인의 모습은 내게 비춰져 나의 상으로 타인에게 비치며 타인은 다시 나의 상에 의해 타인의 상이 내게 비처지는 관계의 과정 속에 우리는 놓여있다. 관계 속에서 몸은 고정된 실체로 나타나지 않는 애매모호한 면을 지닌다. 몸은 시시각각 즉각적 현상이자 반응이 함께 공존하는 존재로 고정된 대상으로 파악할 수 없는 그 이전의 모호성이 있다. 나의 몸은 존재자체로서의 몸과 삶의 과정에서 살아있는 현장에서의 몸이며, 타인과 몸을 통해 관계를 서로 공유하는 상호 유기적인 몸이 된다. 관계 속에서의 우리의 몸은 선험주체이며 상호주체의 몸으로서 이미 우리가 몸을 인식하기 전에 저절로의 삶을 가진다. 선험주체로서의 몸은 복합적인 상황에서 상호교류가 즉각적으로 이루어져 저절로 된다.

걷고, 뛰고, 먹고, 자고, 말하고, 만지고, 우리가 일상에서 행해지는 몸의 표현들은 몸을 인식하면서 그다음에 행하는 것이 아니라 이미 이루어져 있다. 만난 사람의 얼굴을 설명할 수 없어도 우리는 얼굴만 보면 안다. 목소리도 마찬가지다. 아는 사람의 목소리를 듣는 것으로 누구의 목소리인지 안다. 사람들은 몸과 몸을 통해 마음을 나누고 마음은 체화되어 느낌으로 남게 되고 느낌으로 표현된다. 나는 몸으로 살아가고 몸으로 체험하며 몸으로 관계하고 있는 실존의 주체이며, 선험과 현상의 주체로서 인식은 몸의 지각을 통해 이루어진다. 몸을 하나의 대상으로 보는 것은 살아 있는 순간의 느낌을 놓치게 된다. 그러므로 몸과 관계되는 것은 3인칭의 입장에서가 아니라 1인칭의 입장이다.

천안문 사태 때 길게 늘어져 있는 수많은 탱크 앞에 죽음을 두려워하지 않고 두 손을 번쩍 들고 서 있는 한 청년의 몸, 상암 월드컵축구장에서의 한 여성이 페인팅 된 몸으로 신명 나게 응원하는 몸짓은 당시의 우리들 가슴에 이어졌다. 당사자에게는 나의 내면에서 우러나오는 1인칭의 나의 몸짓이며 이를 보는 자에게도 보는 자의 내면으로 이어져 몸으로 느껴지는 1인칭의 느낌이 된다. 언어보다 몸의 이미지, 몸짓은 사람들의 살아있는 언어가 되어 살아있는 몸의 체험으로 이어진다. 몸의 주체적 자발성은 살아있는 '지금 순간'의 마음과 생명의 기운이 담겨 있으며, 의식의 트임, 가벼움을 나눈다.

어린아이는 언어화된 표현을 잘하지 못한다. 하지만 부모들은 아이와 교류를 한다. 언어로 서로 교류를 잘 못하지만 아이가 어떤 상태인지를 몸의 느낌을 통해 알며, 또한 몸의 느낌으로 아이에게 표현한다. 사람들은 애완견을 집에서 기르는 경우가 많다. 서로 인간처럼 우리말로 소통이 안 돼도 친하게 지내며 정서적 교류를 한다. 이러한 교류에는 1인칭인 몸의 느낌들이 통한다. 몸의 느낌이 없이 아이와 개를 대한다면 서로 정서적인 관계가 이루어지지 않는다. 몸의 느낌은 고정된 의식이 아니며 모호한 느낌을 상호 소통하는 선험주체로서의 몸의 지각이다.

우리는 때때로 대상을 고정화시키는 우를 범한다. 대상을 있는 그대로 보거나 느끼지 않고 자신의 생각이 앞서 대상을 고정화시키려 한다. 현대 회화를 감상할 때 일반적으로 사람들은 그림을 있는 그대로 감상하기보다는

"이 그림이 뭘 말하는 거야"

"뭘 그렸지"

"주제가 뭐야" 하고

어떠한 고정된 의미를 함께 감상하는 사람과 같은 의미를 가지려고 애를 쓴다. 그림이 지닌 다양한 모습과 의미는 감상자의 고정된 의미부여로 사라지게 되며 자신이 부여한 의미만 자리 잡게 된다.

신, 진리, 주체, 여성, 남성, 병, 치료 등 언어로 표현되는 것은 기표(記票 signifier)이면서 기의(記意 signified)를 가진 기호(記號 sign)이다. 기표는 바라보는 자에 의해 다양한 해석이 가능하고 의미를 새롭게 만들 수 있어, 기표에 대한 기의는 고정되어 하나에 묶여있지 않다. 도(道)라고 말하는 그 순간 도는 이미 도가 아니라는 도덕경에서의 도와 의미가 이어진다. '도라는 언어는 긋고 이를 말소 하에 둔다.' 도라고 하는 언어가 도가 아니기 때문이다. 도가 가리키는 도를 깨달으면 도라는 언어는 사라진다. 그러나 도를 가리키는 도의 흔적은 남겨두고 있어 도를 가리키는 도로서의 기호는 의미를 가진다.

그래서 도는 고정되어 있지 않은 변화와 새로움이 함께하는 살아 있는 도가 되는 것처럼 우리의 몸과 삶을 고정화시키지 말고 깨어 있을 때 자연스러운 변화와 새로움이 함께하는 삶의 도가 된다. 선험주체의 몸은 개인에 매여 있는 고립된 주체가 아니라 깨어 있는 관계의 주체이다. 주객이 분리되어 나와 타자를 분리하는 주체가 아니라 같은 동질성을 가진 생명의 인격체이면서 '다름의 자기다움'이 있는 개별화된 존재이다. 차이를 인정하면서 서로를 고정화시키지 않는 깨어 있는 관계의 이어짐 속에 있다. 몸을 대상화하여 몸의 자발성의 있는 그대로의 느낌을 보지 못하고 느끼지 못하는, 마음이 얼어붙은 주체가 아니다.

한국에서 개최된 월드컵에서 한국 선수들의 경기와 시민의 응원 모습에서 볼 수 있었던 자발적인 몸짓들은 생명력과 마음, 의식이 조화롭게 하나 되는 모습이었다. 이는 타율적인 관계에서 벗어나 자율적인 몸짓으로 나타난 모습이며 몸이 지닌 자기다움과 우리다움의 몸짓을 세계인에게 보여 주었다. 이러한 몸의 자발성은 몸을 인식하기 전에 이미 몸이 저절로 되는 것이며, 몸 그 자체에 인격적 주체의 의미가 담겨 있다. 저절로 이루어지는 몸은 언어에 매이지 않는다. 관찰대상이 되어 이를 언어로 붙잡으려고 하면 할수록, 알려고 하는 몸의 진면목은 멀어지게 된다.

> 마치 불교에서 달을 가리키는 손은 말, 문자, 글, 불상과 같은 것으로 진면목을 가리키는 수단이지만 도리어 이들이 진면목을 교란시킬 수 있다.[24]

선험주체로서의 몸은 살아있는 생명으로서 스스로 생명가치의 자기의 멋을 누리는 온전성을 갖고 있으며 삶의 과정을 잇는 주체이다. 몸에서 느껴지는 평화로움과 여유, 열정, 기분, 감각, 생명력 등은 자신의 성장을 도와주고 또한 남의 성장도 도와줄 수 있다. 우리 서로는 사회의 기호에 매인 비주체적인 모습이 아니라 살림의 주체로서 몸을 통해 우러나오는 자기다움을 나누는 선험주체, 현상주체, 상호주체로서의 몸이며 우리는 그 관계를 가진다.

## 이원론의 해체와 몸 - 깨어 있는 관계의 몸

달을 가리키는 손은 노자의 도덕경에서의 도와 데리다의 '말소하에 둠'에서와 같이 언어의 해체와 연결되어 있다. 여기의 손은 고정되어 있는 관념의 언어로 손이 가리키는 달을 볼 때 손의 언어는 해체되어 사라진다. 그러나 우리는 이 관념의 손, 언어의 달을 달로 인식하며 살아왔다. 그래서 관념화된 언어는 해체되어 새로운 의미로 해석되어야 한다. 언어의 해체는 몸을 외면하고 생명력을 상실한 관념의 해체로 죽은 신이며, 몸을 억압하고 죽이고, 살리지 못하는 이성, 정신, 영혼이다. 이성/감성, 하늘/땅, 정신/물질, 남성/여성, 외면성/내면성, 신/인간, 음성/문자 등이 대립하여 두 항 중의 하나가 다른 하나를 가치론적인 혹은 논리적인 방식 등으로 지배하며 더 우위를 점하고 있는 관계에 대한 해체이다.

> 비트겐스타인은 철학의 목적은 '병 속에 갇힌 파리'로 비유할 수 있는 우리의 의식을 '병 밖으로 유도하는 것'이며 '언어에 혼이 빠진 우리의 의식을 구제하는 것'이라 선언했다. 니체 역시 '여성의 성보다도 더 유혹적인 언어의 마력 때문에 철학자들은 어디에서 출발하여 어디로 가는지도 모르는 채, 부평초처럼 끝없이 표류하다 좌초하는 운명을 면치 못한다'라고 단정했다.[25]

니체가 신은 죽었다고 할 때 그 신은 우리의 몸을 떠난 신이다. 우리의 몸은 신음하고 있고, 이 신음을 그치게 하지 못하는 언어화되고 관념화된 신은 해체된다. 해체론을 언급할 때 대표적인 인물로 데리다를 꼽는다. 그는 서구의 합리적인 전통에서 나타나는 현존의 형이상학에 의해 세상이 지배된다고 간주한 서구철학의 중심가설인 이성을 해체의 주공격 대상으로 삼았다.

> 이성은 말씀 중심주의와 맥을 같이 하고 있다. 말씀 중심주의는 현
> 존의 세계를 완벽하게 보일 수 있는 합리적인 언어를 갈망하여, 말
> 할 수 있는 관찰자 주체에게 투명하게 재현될 것을 절대적으로 보
> 장해줄 수 있는 신성불가침의 토대, 제일원인이 되는 로고스, 신,
> 이데아, 세계정신, 자아, 질료, 본질, 진리 등의 사유체계를 형성
> 시켜 사물을 질서 지우고 고정시켰다. 데리다는 모든 사상계의 토
> 대로서 작용되는 이런 선천적인 의미는 허구라고 주장한다.[26]

그는 이성의 확실성은 단지 불확실한 것, 잘 맞지 않는 것, 다른
것, 주관, 육체, 물질, 현상 등을 억압하거나 이를 배제한 악에 의해
서만이 지탱될 수 있는 포악 행위라고 보았다. 이러한 이성 중심주의
는 타자에 대해 열린 마음을 갖지 않고 객관적 관찰대상으로 취급된
고정된 실체로 보았으며, 우월한 것은 현존과 로고스(이성)에 속하고
열등한 것은 몸으로 종속적인 지위를 강요받았다.

> 의미의 확실성이라는 것은 본질주의적인 고정된 개념이다. 의미는
> 의도에 의해 기호 안에 내재하며 다른 의도에 의해 의미는 달라질
> 수 있다. 이성화된 모든 것이 항상 보편적이고, 시간을 초월하고
> 안전성이 있다고 가정하는 것은 정확하지 않다. 모든 의미나 정체
> 성은 잠정적이고 상대적이다. 왜냐하면 그것은 결코 철저하지 못
> 하기 때문이며, 이전의 상태로 항상 돌아갈 수 있고 무의미한 상태
> 로 또다시 돌아갈 수 있기 때문이다. 이것이 바로 양파처럼 구성된
> 의미의 층을 벗겨 내는 해체구성이다.[27]

해체의 진정한 의미는 '깨짐'과 '이어짐'의 깨침에 있다. 삼자고 일
어난 하루의 시작이 어제의 오늘이 아닌 새로운 오늘인 것처럼 해체
는 늘 새롭게 깨어나기 위한 나의 해체로 지금 깨어 있는 나, 깨어 있

는 삶이다. 우리가 습득한 지식, 문화와 성격, 습관 등에 의해 자신의 몸을 병 안에 가둬 열린 마음, 열린 세계로 나오지 못한 삶을 깨뜨리는 해체의 삶, 깨침의 출발이다.

도가의 선(仙)과 불교의 선(禪)의 수련세계에서 몸과 마음은 나뉘어 있지 않듯이, 해체에서의 긋고, 이어짐의 과정은 무위자연의 도와 막힘없는 통합의 무(無)가 되어 우리의 삶으로 나타난다. 불교에서는 부처님이 나타나면 '돌로 쳐서 죽이라'라는 화두가 있다. 이는 머리에 잡힌, 의식에 잡힌 자신을 깨뜨리라는 의미다. 무소유, 무집착은 자연과 우리의 몸이 곧 의식이며, 삶의 선험주체라는 것을 깨닫고 몸을 통한 깨어 있는 자연스러운 삶을 가리킨다. 하지만 우리는 대개 무소유나 무집착을 생각할 때 비움의 의식수양에만 의미를 두기 쉽다. 마음을 비우면 평화로움이 싹트지만 이때 중요한 것은 평화로움과 함께 몸의 생명력과 감각 또한 살아나야 한다. 비움만이 강조될 때는 아름다움과 멋이 살아나지 않을 수 있다

어느 마음수련에서 마음과 몸의 비움, 무소유를 강조하며 정해진 단계에 진입하도록 일일이 지금까지의 마음을 무장해제 시켜준다. 그래서 많은 사람이 스트레스가 해소되고 마음이 안정되는 것을 느끼지만 이는 진정한 비움이라 할 수 없다. 삶에서 자신 스스로를 헤아려 직면하지 않고 외부에 의해 얻어진 비움은 스스로의 깨침이 아닌 타자에 의존한 또 다른 집착, 중독될 위험이 있다. 자신이 삶의 주체에서 소외되고 상실된 상황은 우리 사회에 널리 퍼져 있는 우리들의 자화상이다.

수도승들이 수도 정진을 통해 비움과 깨달음을 얻는가?

자신을 비워 기도를 열심히 드리면 하나님의 성령체험을 하게 되는가?

깨달음과 성령체험은 분명히 있다. 그러나 깨달음과 성령체험은 궁극적인 삶의 목적이 아니요, 그 과정이다. 그래서 어느 순간, 더 이상 특별한 것에 머물지 않고 어린아이들처럼 우리의 일상에서 행복과 평화로움을 사람들과 함께 나눈다.

어린이의 동심은 평화로우면서 자유로움이 몸으로 우리에게 비치고 있는 것이지, 우리에게 보이려 하지는 않는다. 그 자체이기 때문이다. 진정한 자유로움은 그 자제에서 나오는 사연스러운 보습이며 깨어있는 비움이다. 자연의 모습을 보면 우리는 마음이 가벼워지고 맑아지는 것을 느낀다. 자연은 비어있으며 스스로 다양한 색상과 모습을 우리에게 보여주는 것이 아니라 드러낸다. 그러기에 비움은 목적이 아니라 집착되어 있는 자아를 발견하는 것이며 자기다움이 드러나는 깨침이다. 스스로의 자기다운 모습은 자연의 아름다움으로 우리를 한결 환하고 가볍게 한다.

## 자아실현인의 특징

자아는 대상의 세계와 구별되는 나로서, 경험되는 의식이나 관념으로 지각을 통해 외부세계를 접촉하면서 반응, 체험, 사고, 의욕의 작용을 하는 의식의 통일체로 인식과 행위의 주체로 작용한다. 그리고 자아는 과거의 사건, 생활에 의해 형성되어 나라는 동일성을 만들지만 특히 위협, 질병, 고통, 기쁨, 슬픔 등의 희로애락에 의해 변화하기도 한다. 따라서 자아는 개인에 따라, 경험에 따라 그 성향의 차이가 있으며 고정적이면서 또한 상대적이다. 그래서 자아는 여러 모습을 가져 자신의 모든 생각, 정서, 성격, 감각, 행동, 상황에 따라 자기와 타인을 어렵게 하거나 곤경에 빠지게 하기도 하고 반대로 기분이 좋고 행복하고 사람들과 소통이 잘 이루어지기도 한다.

'자아를 죽여라', '없애라', '비워라'라는 의미는 부정적인 요소를 붙잡지 말고 사라지게 하라는 것으로 자아는 새로워질 수 있다. 자아실현은 부정적인 자아에서 벗어나 긍정적인 자아를 발휘하는 것이다. 부정적인 자아에 묶인 내가 아니라 자신을 긍정적으로 살리는 삶이다. 수련세계에서 자아초월은 자아에서 벗어난 깨어 있는 상태를 의미하며, 긍정적이거나 부정적인 것에 사로잡혀 있지 않고 또한 붙잡는 것이 아닌 상태이다. 결국은 부정적인 나에게 벗어나고, 초월해서 나를 잘 살리는 자아실현, 자아초월이라 하겠다. 자아실현과 자아초월의 차이는 자아실현은 자신을 기준으로 하여 긍정적인 자신의 바람, 욕구를 실현하는 것이라면 자아초월은 나의 외적실현에 맞춰져 있기보다는 나에서 벗어난 내적 초월로 깨어 있는 삶에 의미를 둔다.

자아실현은 성장심리학의 중심개념이다. 성장심리학자들은 행동주의나 정신분석학이 인간의 행동을 기계론적으로 보거나 병적인 정신질환이 있는 사람들만을 대상으로 정신분석을 하여 일반 개인의 자율성과 잠재능력은 무시되었다고 보았다. 행동주의자들은 외부의 자극에 의해 인간이 어떻게 반응하는가에 초점을 맞추었기 때문에 인간의 몸은 기계적인 사물로 전락한다. 그리고 정신분석학에서는 신경증적이고 정신병적인 행동에 초점을 맞춰 본능적인 충동과 어린 시절의 갈등에 사로잡혀 있는 인간의 모습을 그린다. 사람들은 지난 과거로부터 완전히 벗어난 존재는 아니다. 그렇지만 과거에 묶여 있는 존재 또한 아니다. 우리는 과거에 묶여 있을 수도 있고 이를 승화시켜 보다 나은 성숙하고 자아가 실현된 삶을 가질 수 있다.

성장심리학자들은 연구의 대상을 병리적인 현상이 있는 사람에 두지 않고 보다 건강한 사람, 성숙한 자아실현인에게 관심을 가졌다. 자아실현인들은 자신의 잠재능력을 발휘하여 스스로의 존재에 충만을 느끼면서 자기다운 삶을 가진다. 우리에게 정서적인 질환에서 벗어나는 것만이 충분한 삶의 가치는 아니다. 그리고 안정된 직업을 갖고 있고 화목한 가정을 이루고, 질병이 없는 생활을 하더라도 내적인 존재의 기쁨과 생기가 없고 삶의 정열을 느끼시 못하면서 살아가기도 한다. 자아실현을 이룬 사람들도 죄의식과 불안, 갈등, 슬픔 등의 삶의 아픔이 있다. 하지만 이들은 삶의 아픔에 자신을 고립시키지 않고 아픔을 삶의 원동력으로 삼아 자신을 초월하는 새로운 삶을 스스로 만들어간다. 어린 시절의 악몽이나 갈등으로 우리는 영향을 받기도 하지만 이를 삶의 활력으로 승화시킨 사람도 있다.

메슬로는 우리가 심리학에서 모델로 삼아야 하는 것은 자신의 과거를 극복하여 건강하게 자아실현을 이룬 사람들이라고 생각했다. 그래서 자아실현인의 특징을 알고 삶의 도움을 받아야 한다고 보았다. 그가 찾아낸 자아실현인의 특징을 살펴보자.

첫 번째로는 현실을 자신이 원하거나 필요한 방식으로 보는 것이 아니라 있는 그대로 보는 현실지각능력을 갖춘다. 신경증이 있는 사람은 정서적으로 병이 난 것이 아니라 인지적으로 잘못된 것이며, 주관적인 상은 스스로 자신과 세계와 타인과의 관계에서 폐쇄성을 가진다. 있는 그대로의 삶을 바라보는 것은 자신의 약점과 장점을 알고 있어 자신을 속이려고 들거나 왜곡시키지 않는다.

두 번째로는 스스로의 독립적인 생활을 즐긴다. 자신이 하는 일에 열정이 있으며 이를 좋아하고 사적으로 자신의 만족을 위해 타인을 끌어들이지 않으며, 스스로 생활하는 것을 자연스럽게 받아들이고 한편으로 즐긴다. 그리고 남들이 위기라고 생각하는 것도 자아실현인에게는 심각한 문제가 되지 않는다. 그들은 삶을 늘 새롭게 보며 신비로운 절정의 체험을 가진다. 남들이 지나칠 수 있는 자연의 모습에서 정서적인 충만을 느끼며, 예술에 대한 관심과 신체의 감각을 즐길 줄 안다.

세 번째로는 사회와 타인에 대해 관심을 가진다. 사회에 대한 관심과 어린아이들에게 친절하고 사람들의 사랑과 정열을 존중하고 지위와 교육수준, 인종, 종파 등에 의해 사람들을 쉽게 판단하지 않고 관대하고 수용적이며 자기 나름대로 윤리 기준이 있다. 그렇지만 위선적이고 거만한 사람들에 대해서는 분명한 비판을 할 수 있고 받아들이지 않는다. 자아실현인은 자율적인 사고가 있어 사회의 강압적 방식에는 저항을 한다. 일반적인 사회의 문화에 대해서는 지키지만 의식과 사회규범에 대한 것은 도전적인 태도를 보이기도 한다. 이러한 자아실현인의 특징은 자아실현에 집착하는 인간이 아니라 삶의 의미를 갖는 데서 자연스럽게 이루어진다.

자아실현인의 기본적인 특징은 자신과 자신이 처한 입장을 왜곡하지 않고 있는 그대로 보고 긍정적인 희망을 갖는다. "빅터 프랭클은 자신이 나치 수용소에서의 경험을 토대로 우리 인간은 죽는 순간까지 삶의 의미를 가질 수 있다고 하였다. 삶은 고통이기도 하지만 그 고통 속에서 의미를 찾는 것이 곧 삶이기도 하다. 그는 인간이 삶의 주된 동기는 자아(self)를 찾는 것이 아니라 의미를 찾는 것이다. 어떤 의미에서 이것은 자아를 잊는 것이다. 심리적으로 건강한 사람은 자신에게 초점을 맞추는 것으로부터 초월한다."[28] 어려운 여거에서도 삶의 의미를 포기하지 않는 자세는 결국은 자신의 꿈이 실현되는 과정을 가진다. 삶의 의미와 함께 사는 과정이 어쩌면 꿈의 실현이라 하겠다. 과정은 늘 자신이 깨어 있으며 살아 있는 지금을 느낀다.

권력을 위해서든 쾌락을 위해서든 자아 속에 어떤 상태나 조건을 세워서는 안 된다. 현실 세계나 대인관계가 아닌 자아에만 관심을 집중시키는 것은 자아 폐쇄적이다. 삶의 의미가 있고, 사는 과정에서 행복과 쾌락이 따르는 것이지 자아실현만을 목표로 한다면 더욱 자아실현이 될 수 없다. 자신을 초월하여 목표보다는 '삶의 의미'를 갖고 자신의 삶에 열정을 가질 때 자발적으로 자연스러운 삶의 성취를 얻게 된다. 그리고 자아초월을 이룬 사람들은 거의 모든 일에서 의미를 찾을 수 있고 창조적 가치를 표현한다.

그리고 자신을 열어 사회와 인간관계를 중시한다. "이 관계성은 타인에게 의존하거나 지배적인 사랑이 아니라 통합감(integrity)과 개별감(individuality)을 갖는 사랑이다."29) 이 관계는 연인과의 사랑, 자기 자신에 대한 사랑, 동료애, 인류애에까지 이어진다. 이 속에서 자신을 초월하고 마음의 안정을 이룬다. 우리는 개인의 독특한 정체성을 갖고 있어 자신의 삶에 스스로 통제력을 가지면서 자신의 삶을 경험한다. "서로가 개성을 유지할 수 있는 자유롭고 동등한 생산적 사랑을 할 수 있다. 사랑에 빠지는 것이 아니라 서로 돌보고(care) 책임과 존경, 지혜를 가진다. 서로의 평안에 관심을 갖고 상대방의 개성을 존중한다. 자신의 내면에서 우러나오는 스스로 하고자 하는 마음이 우리의 인본적인 양심이다. 사랑을 받고 있을 때는 타인을 통해서 우리가 이 세상에 하나뿐인 실존적 존재라는 것이 인식되며 사랑하는 이에게 우리는 필요하고 누구도 대신할 수 없는 존재가 된다."30)

성숙하고 건강한 성격의 소유자는 어린 시절의 악몽이나 갈등으로 지배되지 않으며 현재와 미래에 대한 기대와 의욕으로 행동한다. 삶의 목표, 동기, 희망, 열망, 꿈 등이 성격의 핵심이 된다. 과거에 집착하지 않고 미래에 희망을 갖고 자기중심적인 데서 벗어나 지금 현재의 삶에 열중하고 주변과 사회에 관심을 확대하면서 삶의 의미를 가진다. "건강한 사람은 타인의 욕구나 요구, 사회규범의 구속 같은 외부의 힘으로부터 간섭받지 않고 스스로 조절한다."31) 지금의 삶은 과거도 아니며 또한 미래도 아니다. 여기 지금의 현실이다. 지금 이 순간을 깨어 있지 않다면 우리는 과거나 미래로 도피한다. 펄스는 "우리가 과거에 집착하여 지난 감정에 집착하거나 부모나 자신을 원망하고 또한 미래 속에 사는 전망적 성격도 현재의 영상을 놓칠 수 있다. 우리가 현재라는 시간 속에서 삶의 즐거움과 만족감이 있다"32)고 보았다.

펄스는 자발적인 가치를 자동차를 운전하는 것을 예로 들었다. 차가 없는 고속도로에서는 빨리 달리고 밀집된 거리나 피곤할 때는 천천히 달린다. 그리고 각각의 상황에 따라 자발적으로 조정한다고 하여 현재 상황에 따라 적절하게 행동을 취하는 것처럼 누구의 간섭에 의한 삶이 아니라 스스로의 삶이 건강한 삶이라고 하였다. 우리가 누군가에게 끊임없이 칭찬, 사랑, 혹은 격려를 필요로 하게 되면 자발적이지 못하며 자연스러운 행동을 할 수가 없게 된다.

건강한 사람은 자기를 과장하지 않으며 장점과 약점을 잘 이해하여 도달할 수 없는 목표를 설정하지 않는다. 펄스가 주장하는 건강한 성격은 "현재에 대해 완전히 인식하고 우리 자신과 주위의 세계에 직관적으로 접하는 것, 자기가 누구이고 어떠하든 그대로 수용하는 것, 자신의 인생에 책임을 지는 것, 외적인 힘보다 자신에 의해 지시받는 것 등이다."[33)

자아실현인의 특징은 건강한 성격으로 대변되어 삶의 어려운 과정을 주체적인 입장에서 긍정적으로 해석하여 더욱 성장하는 계기로 삼는다. 이들은 공통으로 삶을 있는 그대로 인식하는 사고를 지녔으며 삶 그 자체로 의미를 가진다. 자아실현에 대한 집착된 욕구가 아니라 자신의 내면에서 우러나오는 인간적인 정서와 가치를 스스로 존중하고 열린 마음으로 희망의 삶을 맞이한다. 이러한 삶의 과정에서 자아실현은 자연스럽게 이루어지는 자아 초월적 실현이다.

### 개별화된 인간

융은 자아실현인의 모습을 개별화된 인간으로 봤다. 그는 프로이트의 정신분석에서 나타나는 무의식의 세계를 보다 더 심층적으로 연구하여 동양의 정신세계와 교류되는 의식의 층을 넓혔다. 그는 집단무의식이란 용어를 사용하여 인간들의 삶의 역사를 통하여 형성된 의식들을 아니마(anima, 남성 속의 여성성)와 아니무스(animus, 여성 속의 남성성), 퍼소나(persona, 가면), 그림자(shadow), 자신(self) 등으로 표현했다. 이 의식들은 개별화의 과정에서 나타나는 상징들로서 우리의 가려진 이면의 모습이며 인류의 역사를 통해 형성된 상이다.

융은 "우리 시대의 신경증은 과거와의 영적 결합을 잃은 직접적인 결과이다. 이것은 의식의 분열과 해체가 낳은 병리로서 그 치료책은 자신의 성격을 무의식 세계와의 접촉을 통해 회복한다. 무의식에 통제받는 것이 아니라 서로 융화되어 양면이 자유로이 발달하도록 허용되어야 한다"[34)는 것이다. 이러한 융화가 일어나는 과정은 개별화

(individuation) 혹은 자아인식(self-realization)으로 자신답게 되는 과정(coming to selfhood)은 자연스럽다. 개별화를 통해 심리적인 성숙과 건강을 이뤄 자기다움의 온전한 인간성에 도달한다.

융은 개별화된 가치로 상대적인 조화를 강조하였는데 내향성과 외향성, 이성적인 것과 비이성적인 것의 관계, 여성성과 남성성의 조화 등이다. 여성성과 남성성은 인류의 역사를 통해 오랫동안 이성(異性)이 함께 살아오면서 서로 융화의 과정을 가져왔다. 이 양성적 특징은 우리 모두에게서 나타나며 여자와 남자라는 생물학적 특징에 고정되어 있지 않다. 자신의 내향성과 외향성의 조화는 자신뿐만 아니라 너와 나의 관계에서 필요하다. 내·외향성의 조화는 수련의 핵심 내용이다.

요가에서의 여성신과 남성신의 조화, 명상에서의 비움과 깨어 있음, 단전호흡의 들숨과 날숨 등의 관계성은 인간의 삶의 과정에서 보편적인 가치와도 통한다. 누구나가 살면서 자신을 내리고 올리는 것은 기본적인 가치이다. 내·외향, 여신과 남신, 명상과 단전호흡은 자신의 몸과 마음의 조화이며 나와 너의 상호주체의 관계를 조화롭게 하는 지향성을 가진다. 이 지향성은 내면의 평화와 생기(生氣)로 자신과 상대를 살리는 구체적인 몸의 체험이며 마음이다.

퍼소나(persona)는 사회적인 가면으로 자신 본래의 모습이 아니라 숨기는 것이다. 집에서 가족들에게 보이는 모습과 직장의 상사에게 대하는 모습이 크게 다르게 나타나기도 한다. 퍼소나를 진정한 자기 자신이라 본다면 자신으로부터 소외되어 거짓된 삶을 살게 된다. 개별화된 건강한 사람은 퍼소나를 축소시키고 자신이 연기한다는 것을 아는 동시에 자기 내면의 진실을 안다.

그림자(shadow)는 충동으로 삶의 원동력이 되기도 하지만 사회의 문제를 일으키기도 한다. 사람들을 지배하거나 폭력적이고 권력 지향적으로 나타나기도 해 사람들을 괴롭히게 된다. 그러나 그림자는 생기 있고 삶의 열정과 사회적 가치를 추구하는 힘의 근원이기도 하다. 억압하는 것이 아니라 정서적이고 의식적인 에너지로 자신을 자기답게 하는 근원적 힘이다.

이처럼 가면과 그림자는 개별화되어 자신의 모습을 드러낸다. 그러기에 옳고 그름이 아니라 우리의 양면성을 이해하여 있는 그내로를 인정하고 바라볼 때 내가 나로서 다가오고 나로부터 깨어난다. 자신이 자신답게 되는 자아인식은 생애 전반기에 지침이 되었던 행동, 가치, 사고방식을 버리고 무의식의 세계를 체험해야 하는 삶의 전환기를 맞는다. 무의식의 소리를 의식의 세계에 끌어들여 자발적인 창소성을 갖는 것은 자신이 자신으로부터 초월성을 가진다.

성인 초기에 나타나는 외향성이나 내향성, 감각과 직관, 사유와 감정 중에는 어느 한 쪽에 치우쳤던 기능이 지배하고 있었고, 다른 것은 부수적이어서 통합적인 성향을 갖지 못했을 것이다. 개별화된 사람은 어떤 유형으로 분류될 수 없는 다양성이 공존해 있다. 그러므로 개별화된 사람은 어느 한 쪽에 치우쳐 있지 않은 통합적인 성향을 갖고 있다. 개별화된 사람들은 자신을 숨기고 사회의 가면과 정화되지 않은 개인적 욕구와 충동의 성질을 안다. 또한 자신을 숨기지 않고 자발성에서 오는 삶의 기쁨과 활력을 느끼며 스스로 존재의 충만함을 가진다.

살면서 우리는 많은 두려움을 대면하게 된다. 그리고 두려움은 죽음을 연상케 하여 때때로 두려움을 피하려다 더 커다란 화를 불러일으키기도 한다. 그러나 애써 피하였던 두려움을 여는 순간 그동안 죽어 있었던 새로운 삶이 열리고 그러한 삶에 몰입할 맨 죽어도 여한이 없는 상태의 초월된 힘과 기쁨을 경험하기도 한다. 자아는 초월하는 과정에 만나는 수많은 내 마음의 얼굴이다. 끊임없이 들락거리는 숨처럼 우리 안팎으로 형성되는 다양한 자아는 나와 주변을 억압하고 고통을 주기도 하지만 역으로 나와 주변을 살리기도 한다. 그래서 부정적인 자아는 털고, 초월하여 초자아와 연결된 자아를 갖는 것이다. 제한된 자아로 인해 어려움을 겪을 때 자아를 뛰어넘는 것은 나를 변화하여 새로워지는 것으로 자신의 세계가 확장된다. 그래서 자신은 늘 초월하는 벗어남과 이어짐의 과정을 갖는 깨침의 삶이 된다.

## 심신일여의 몸

### 정신의 기인 몸 – 정 · 기 · 신

#### 정 · 기 · 신의 의미

우리는 역사상 커다란 영향력을 미친 위인의 삶을 평가할 때 흔히 그들의 정신(精神)을 언급한다. 이때의 정신은 그 인물 자체를 말하는 것으로 그 인생행적 전체의 핵심내용을 말한다. '정신'이란 말에서 알수 있듯이 정(精)과 신(神)이 함께 어울려 있어 정이라는 몸의 생명력과 의식의 작용인 신이 서로 관계하면서 함께 나타나는 것을 뜻한다. 정이 잘 발휘되는 것이 곧 신을 밝히는 것이고 신은 정을 살리기 위한 것이라는 의미가 정신에 담겨 있다. 그리고 동양에서는 오래전부터 인간과 삼라만상을 풀이하는 말로 정신과 함께 기(氣)가 언급된다.

기(氣) 역시 정과 신을 떠나서는 있을 수 없다. 기는 운기(雲氣), 천기(天氣), 지기(地氣), 정기(精氣), 기력(氣力), 심기(心氣), 기질(氣質),

기분(氣分), 덕기(德氣), 신기(神氣) 등 그 용어가 표현되는 방식에서 알듯이 기는 자연이란 구체적인 대상과 사람의 신체와 정서 그리고 의식의 구체적인 작용과 연결되어 있어 정기신은 인간의 몸과 마음의 관계를 잘 드러내고 있는 동양의 심신론의 핵심이 된다. 또한 정기신은 인간에게만 국한되어 있지 않고 자연의 현상과 사물의 구체적인 작용까지 관련지어 있으면서 인간과의 유기적인 관계를 가진 것으로 풀이되기도 한다. 그래서 기를 말할 때 바람과 숨을 중시하어 우리가 호흡하는 것은 곧 자연의 기를 숨 쉬는 것이고 성령의 기를 숨 쉬는 것으로 영적인 의미가 담겨있다.

정기신(精氣神)은 몸과 마음과 의식이라는 관계에서 이해되고, 바라보는 입장에 따라 대상에 대한 이해와 느낌이 달라진다. 정기신은 사람의 모든 작용이면서 또한 몸 그 자체이기도 하지만 고정적인 실체는 아니다. 몸은 구체적으로 물질적인 상태와 몸의 감각과 감정의 느낌이 있으며 사고의 작용을 한다. 정기신의 이해는 자신을 이해하는 것이며 사물의 본질을 이해하는 데 있어 기본이 되지만 정기신은 몸이라는 존재 위에 성립된다. 서양의 철학에서 나타나는 신체와 이성을 나누어 몸을 분리하거나 이성이 중심으로 작용하는 이원론이 아니라 정기신은 몸의 성격과 상태 등 있는 그대로의 몸을 표현하고 있으며 그 관계를 설명하고 있다. 정기신은 몸이 전제된 경우에만 그 의미가 살아 있다.

그러면 정과 기, 신 각각으로 풀어보는 몸의 의미를 알아보고 이를 통해 우리 몸과 나 자신을 이해하는 데 있어서 어떻게 바라보고 풀이할 수 있는지, 그리고 우리 삶에서 어떤 의미가 있는지 알아보도록 한다.

### 정은 생명력

정은 생명의 물질적 에너지를 가리킨다. 역경(易經)에는 "남녀구정만물화생(男女構精 萬物化生)" 남녀의 정이 모이면 만물이 이루어진다는 말이 있다. 그리고 이허암은 "개정위만물지미(蓋精爲萬物之美)하고 양신입명지보(養身立命之寶)"라 하여 정이란 만물을 아름답게 만들고, 또 몸을 기르고 생명을 이루게 하는 보배로운 것이라 하였다. 여기에서 알 수 있듯이 부모로부터 숨 쉬는 생명체인 인간의 몸과 동식물의 모든 자연은 정으로 구성되어 있으며, 정이 충만하면 생명의 고유한 아름다움이 발한다. 정은 생명의 결정체이자 자양분이다.

허준은 〈동의보감〉에서 다음과 같이 말한다.

> 정은 몸의 근본이며, 지극한 보물이다. 정은 능히 기를 낳고, 기는 능히 신을 낳는다. 영위의 한 몸이 이보다 더 큰 것이 없다. 양생하는 선비는 먼저 그 정을 중요시한다. 정이 가득하면 기가 튼튼하며, 기가 튼튼하면 신이 왕성하다. 신이 왕성하면 몸이 건강해져 병에 걸리지 않는다. 이렇게 되면 오장이 건강해지니 몸 밖의 피부는 윤택해지며, 얼굴에서 빛이 나고, 귀와 눈이 맑아지며 늙을수록 더욱 젊어진다.[35]

정은 구체적으로 몸과 직결되어 있다. 몸의 오장육부와 골격, 근육, 피부 등은 정이 있음에 의해서 그 기능이 발휘되고 유지되며, 양생에서는 정을 기르는 것을 건강의 핵심으로 삼는다. 또한 허준은 정을 정액과 연결시켜, "사람의 정액은 대단히 귀하나 매우 적다. 정액이 마르면 몸이 고단하다. 그러므로 욕심을 절제하지 않으면 정액이 소모된다. 정액이 소모되면 기가 쇠약해지며, 기가 쇠약해지면 병이 든다. 병이 들면 몸이 위험해진다"[36]고 하였다. 정액이 정이라고 한

허준의 정(精) 이론에서는 몸을 살리는 양생(養生)에 있어 정액의 비중이 크다. 정액은 말 그대로 정이 담긴 물질이며 새로운 세대를 탄생시킬 수 있는 유전자 정보가 담긴 생명 다발로서 이의 생성과 소멸에 대한 개인 자세와 생활에 따라 다음 세대는 물론 본인의 생명활동에 미치는 영향이 크다는 것을 지적하고 있다.

또한 관자는 정은 성인으로 성장하는 근원으로 보고 경건할 것을 주문한다.

> 뭇 사물의 정이 생명이 되니, 아래서는 옥을 낳고 위에서는 뭇 별이 된다. 하늘과 땅 사이에 흐르면 그것을 귀신이라 하고, 가슴속에 들어 있으면 그것을 성인이라 한다. 경건하게 마음을 비우면 정이 저절로 온다. 정성스럽게 그것을 생각하고 편안하게 그것을 다스리면 정이 저절로 안정된다. 정이 있어 스스로 생겨나면 밖이 편안하고 번영하니, 연못이 마르지 않으면 사지가 굳세 지고, 샘이 마르지 않으면 아홉 구멍이 통해진다. 이에 능히 하늘과 땅을 꿰고 온 세상을 덮어, 안에서는 미혹된 뜻이 없고 밖에서는 사악한 재앙이 없다. 안으로는 마음이 완전하고 밖으로는 몸이 완전하여, 하늘이 내리는 재앙을 만나지 않고 남이 주는 해를 받지 않으니 성인이라 한다.[37)]

정은 곧 자연과 인간의 생명력이다. 생명을 생명답게 하는 마음이 담긴 물질로서 사람이 정이 있으면 마음이 화평하고 몸이 건강해지고 이를 성인이라 하여 정을 인격적인 것으로 본다.

〈황제내경〉에서는 "무릇 정이란 신체의 근본이다. 사람이 처음 태어나면 먼저 정이 이루어진다. 오장이란 정기를 저장하고 새지 않게 하는 것이다. 음양이 서로 분리되어 버리면 정기도 없어져 버린다"[38)]고 하였다. 정이 지극해지면 신의 영이 밝아진다. 몸과 직접 관련이 되어 액체화된 물질들은 끊임없이 생명력을 발휘하며 우리 몸을 유지하고 있고 인간의 몸에 수분이 가장 많다는 것에서 액체로 된 물질뿐 아니라 피부, 뼈, 근육, 세포 등과 오장육부는 모두 그 자체가 정이다. 정은 또한 사람의 마음과 정신과도 관계되어 있기 때문에 단지 물질적인 차원에서만 정을 충만 시키려고 하는 것은 온전하지 않다. 정은 이미 생명을 지향하고 이를 담은 물질이기 때문에 분명히 우리의 인격과 관련이 깊다.

그래서 어떤 것으로 채우느냐, 어떤 마음으로 하느냐가 중요하다. 수련세계에서 호흡을 강조하는 것은 우주와 자연의 영기와 정기, 인간의 내면의 가치를 중시하는 데 있다. 숨은 생명과 영적 가치의 근원이며 자연과 인간을 이어주는 생기이다. 이 숨을 단전으로 호흡하는 것은 단전이 정이 생기고 모이는 곳이면서 생기가 발하는 곳으로 초월의식이 생명력과 만나는 자리이기 때문이다. 같은 밥을 먹고 공기를 숨 쉬어도 사람마다 발휘하는 에너지가 다르며 우러나오는 인격이 모두 다른 이치이다.

정은 아랫배와 성, 정력과 관계된다. 정력이란 말이 대개 성적인 에너지로 이해되는데, 이 성적인 에너지는 성행위를 할 때에 성기의 힘이나 감수성, 정액 등으로 표현되곤 하지만 성은 보다 포괄적인 의미이다. 정과 성의 에너지는 몸의 건강함, 정서적인 힘, 의식의 힘과 관계된다. 특히 정의 자리가 성 기관과 아랫배와 연관된 것은 이 자리가 의식과 마음의 뿌리로 해석될 수 있음을 말한다. 앉아 있을 때의 아랫배는 머리에서 가장 먼 지점에 있는 몸의 중심이다. 이는 내면의 깊은 심연의 의식이 몸화되고 생명의 에너지와의 합일을 이루는 중심이다.

여성의 자궁(子宮)은 아랫배에 있으며 생명을 잉태(孕胎)하는 자리
이다. 또한 자신의 원기가 솟아나는 자리이기도 하다. 임신하여 자궁
에 태아가 있다면 단지 태아를 물질적인 차원에서 보아 영양분만 제
공하는 데 그치지 않고 태아가 정서적으로 안정되고 건강한 신체를
갖기를 바라는 마음을 갖는 것을 중요하게 여긴다. 그래서 태교가 예
로부터 중시됐는데 태아에게 정서적으로 좋은 느낌을 전하는 것이
다. 그래서 태아를 가지면 화내지 말고 착한 마음, 편안한 마음을 가
지며, 약이나 술, 담배, 짜고 매운 음식 등을 피한다. 이처럼 태아에
대한 마음을 갖는 것처럼 자신의 몸을 대하는 것이 수련에서 지향하
는 바이다. 내 안에 나를 품는 것이다. 아랫배에 의식을 편하게 내리
고, 마음을 편하게 갖고, 단전호흡을 하여 내면의 순수한 의식, 자신
이 초월된 의식이 무가 되어 진리의 태아, 생명이 충만한 정신적인
몸이 된다.

유화영의 〈혜명경(慧命經)〉에서는 "법은 있되 할 일은 없다. 부지
런히 꿰뚫고 모양 있는 것을 돌아보지 마라. 보이지 않는 곳에서 신
령한 도움이 있으리라. 열 달 동안 진리의 태아를 따뜻이 기르고, 일
년간 따뜻한 물에 잠겨 머리와 몸을 씻는다"[39]라고 하였다.

여기에서의 진리의 태아(胎兒)는 실제의 태아가 아니라 다름 아닌
신과 기와 정이다. "먼저 신이 그 기 속으로 들어가고 나서 그 신을
감싸게 된다. 신과 기가 서로 맺어지면 뜻이 아주 조용하여 움직이지
않게 되니, 이것을 태아라고 부르는 것이다."[40] 태아의 자리는 정의
자리이면서 몸을 뜻하고 신은 의식, 사고이며, 기는 마음과 숨을 의
미한다. 먼저 의식을 가다듬어 편안한 마음으로 숨의 기를 아랫배로
공들여 호흡을 하면서 순수한 의식을 깨이 진리의 태아가 생기는 것

이다. 이 태아는 각(覺)으로서 주위의 사람과 세상의 몸에 생명의 인
격적 가치가 스며들게 한다. 정은 생명의 잉태하는 자리이면서 또한
진리의 태아를 품는 수련의 핵, 생명의 핵이다. 그것은 정신의 뿌리
를 의미하며 나를 초월하게 하면서 또한 새롭게 깨어나게 하는 의식
의 열림과 생명력이 발휘되는 중심이다.

## 기는 몸짓

동양의 사상이나 의학, 수련, 예술 등을 거론할 때, 기(氣)를 빼고
동양의 사유(思惟)를 말할 수 없을 만큼 기는 동양인의 삶과 함께 해왔
다. 기문화로 대표되는 동양의학과 심신수련에 대한 다양한 견해와 방
법 등은 이제 서양에서도 관심을 가지면서 기는 동서양의 관심의 대상
이다. 우리나라의 경우에도 1980년대부터 우리나라의 전통문화와 종
교에 대한 관심, 현대물리학으로 대표되는 신과학의 소개, 서양사회의
동양문화 배우기 열풍 등의 영향과 선도(仙道)와 단전호흡 등이 소개되
면서 수련문화가 급속히 퍼지게 되었다. 이를 계기로 기는 하나의 문
화코드로 이어지며 학문의 여러 분야에서 논의되고 있으며, 기 문화는
건강, 산업, 의학, 체육 등으로 널리 확산되고 있다.

기에 대한 정의는 동양의 철학에서 가장 핵심이 되면서, 논의의 중
심에 있어 왔다. "기(气)의 의미는 운기(雲氣), 바람의 움직임, 연기의
피어남, 물의 흐름과 같은 자연의 작용을 의미하고 식물의 성장, 곡
식의 생명력, 호흡 등 생명에너지의 작용, 인간의 생리와 심리, 의식
작용 등으로 이어지게 되었다.41)

기의 의미를 문헌을 통해 살펴보면, "노자는 도덕경에서 기를 천지
만물(天地萬物)이 충기(冲氣) 시람의 혈기(血氣), 기력으로 봤으며, 장

자는 일기(一氣), 천기(天氣), 지기(地氣), 하늘의 육기(六氣), 운기(雲氣), 음양(陰陽)의 기라는 표현을 써 자연현상은 기의 작용이며 기는 음양의 관계를 가진다고 하였다."[42] 자연의 모든 동식물, 땅, 바람, 바다, 바위 등의 모든 만물은 기가 충만해 있으며 사람의 활동, 몸과 마음의 움직임 역시 기의 작용이다.

허준은 기를 두 가지의 실체로 봤다. 하나는 곡식의 기이고 다른 하나는 공기의 기이다. 그는 〈동의보감〉에서 "사람은 곡물에서 기를 받는다"고 하고 또한 "사람에게 가장 중요한 것은 호흡만 한 것이 없다"고 하였다.[43] 기(氣=米+气)의 글자는 곡식(쌀:米)과 숨(흐름:气) 이라는 의미로 통한다. 그리고 허준은 칠기(七氣)가 곧 인간의 감정이라고 말하여 기가 인간의 감정과 밀접하게 관계되어 있다고 하였다. 공자는 〈논어〉에서 숨과 혈기처럼 사람의 호흡과 생리작용의 힘을 기로 봤으며, 밥 기운을 식기(食氣)로 말투를 사기(辭氣)라 하였다, 맹자는 공자의 혈기와 기력의 기 의미를 더욱 승화시켜 기를 드넓고 커다란 인간 본성으로서 호연지기(浩然之氣)라 하였다.[44]

중국의 대표적인 의학서인 〈황제내경〉에서는 천지자연과 인체의 작용은 기로 이루어져 있고 음양오행 역시 기의 작용이라고 하였다. "모든 병은 기에서 생긴다. 화를 내면 기가 올라가고 기뻐하면 기가 완만해지고 슬퍼하면 기가 소모되어 약해지고 두려워하면 기가 내려가며 추우면 기가 수렴하고 더우면 기가 밖으로 배설되고 놀라면 기가 어지러워지며 과로하면 기가 소모되어 흩어지고 생각을 많이 하면 기가 맺힌다."[45]

기는 감정과 관련된다. 우리나라에서 일상적인 언어로 기를 쓸 때는 기세(氣勢), 기분(氣分), 기품(氣品), 기질(氣質), 기풍(氣風), 인기

(人氣), 심기(心氣), 용기(勇氣) 등 마음과 관련된 용어가 많다.

좌전에서의 육기설은 기의 다양한 의미가 잘 나타난다.

> 육기(六氣)설에 따르면 하늘에 음(陰,) 양(陽), 풍(風), 우(雨), 회
> (晦), 명(明)의 육에서 사계절이 되고, 다섯 절기로 순서를 이루며,
> 사람의 한(寒)열(熱)말(末)복(腹)혹(惑)심(心)의 여섯 가지 질병과
> 좋음(奸), 싫음(惡), 기쁨(喜,) 성냄(怒), 슬픔(哀), 즐거움(樂)의 다
> 섯 가지 감정(六志)과 오미(五味), 오색(五色), 오성(五聲), 소리사
> 회의 예(禮)의(義)형(刑)법(法) 등이 모두 육기의 변화에서 나온다
> 고 보았다.[46]

일상에서의 기후의 변화, 날씨, 희로애락 등은 기의 작용에 포함된
다. 장립문(張立文)은

> 기 개념은 어디든지 들어갈 수 있고, 없는 곳이 없어서 일체의 천
> 지 만물에 관통해 있는 가입성(加入性), 기체이건 고체건 일체의
> 것을 자신 속에 포괄하고 있으며 자연, 사회, 인간의 몸을 모두 남
> 김 없이 포괄하는 포용성(包容性), 다른 사물 속으로 삼투해 들어
> 가거나 다른 사물의 성분을 흡수할 수 있는 삼투성(滲透性)의 특징
> 이 있다.[47]

고 하였다. 기는 모든 만물에 들어가 있고 천지를 포용하며 사물에
들어가며 또한 흡수하는 성질을 갖는다. 모든 작용은 한 마디로 기의
작용이라 보았다.

한국의 철학에서 또한 기는 중요한 관점으로 김시습은 〈매월당문
집(梅月堂文集)〉의 복기혼신설(服氣魂神說)에서 당시 조선을 지배하던
정주학의 리(理)가 기(氣)보다 앞선다는 객관적 관념론과 다른 유물
론적 기일원론을 주장하였다.

천지 사이를 가득 채우고 있는 것은 모두 기이다. 종으로 말하면 해와 달이 오고 가는 것이나 별들이 운행하는 것이나 추위나 더위가 번갈아 드는 것이나 음과 양이 서로 바뀌는 것이나 줄고 자라고 차고 비고 생겨나 왕성히 활동하다 잠자코 쉬며 죽은 듯이 되돌아가 씨만 남기는 것이나 다 기이다. 산과 내가 모여 어울리는 것이나 바람이 불고, 비 서리 이슬이 내리는 것이나 초목이 자라고 시드는 것이나 사람과 동물이 죽는 것이나 성현과 우매한 무리들이 맑고 탁하고 깨끗하고 더러운 차이가 나는 것이나 모두 기가 그 사이에 깃들어 있기 때문이다.[48]

천체와 자연현상은 한결같은 기의 작용으로 사물현상의 본질은 기라고 하였다. 그리고 사람의 성품과 정신도 기로 구성되어 인품도 기의 작용에 의해서 결정된다고 보았다. 그는 "기의 작용은 불멸하여, 기가 변하여 만물이 되고 만물은 다시 기로 돌아오는 영원한 운동의 순환을 한다. 또한 사물의 운동변화가 천리나 천신과 같은 어떤 외부원인에 말미암지 않는다"라고 하였다. 내부원인 즉 기의 음양(陰陽) 상호작용으로 운동변화의 원동력이 생겨난다고 본 것이다.[49]

서경덕은 〈화담집(花潭集)〉의 원리기(原理氣)에서 "우주공간을 태허(太虛)라고 하고 태허는 아무 형체도 없고 시작과 끝이 없고 어디서 왔는지 구명할 수 없다"고 하면서 "그 맑고 비어있고 고요함이 기의 본원이다"라고 하였다. "기는 우주공간에 충만해 있으면서 해와 달, 땅, 별, 풀, 나무 등 만물이 된다. 기의 속성은 잡으면 허하고 붙들면 없으며 소리가 있어 귀로 들을 수 있는 것도 아니고 냄새가 있어 맡을 수 있는 것도 아니다"라고 비실체적인 물질로 언급하면서 다른 한편으로 "실제로는 없다고 할 수 없다"라고 하여 물질적 실체임을 밝힌다. 그는 기의 불멸론을 내세웠다.[50] "기는 시작도 없고 태어남도 없다. 이미 시작이 없는데 어떻게 끝이 있으며, 이미 태어남이 없는

데 어떻게 소멸함이 있겠는가"[51]라고 하였다. 기를 근원적 사유요소이면서 물질로 언급하기 시작하여 없으면서도 있고 보다 실체적이며 비실체인 두 가지 면이 있다고 본 것이다.

최한기는 기일원론으로 〈기측체의(氣測體義)〉에서 다음과 기를 밝힌다.

> 기는 세계의 본질이며 천지에 가득 차있고 물체에 스며 있으며 모였다가 흩어지는 것이나 모이지도 흩어지지도 않는 것이 나를 막론하고 기 아닌 것이 없다. 기가 있으면 반드시 리가 있다. 기가 없으면 반드시 리도 없다. 리는 기 가운데 있다.[52]

"기의 작용에는 이(理)가 늘 따르게 되어 이를 배제하거나 기와 이가 분리되어 있는 것은 아니며, 천(天), 제(帝), 도(道), 명(命), 성(性), 심(心), 신, 귀, 양, 음, 동, 정은 다 기로 말미암아 생긴 이름이며, 천지지기(天地之氣)하고 형체지기(形體之氣)라 하였다."[53] 하늘과 땅은 본디 기로 무한하며 자연의 만물은 기에 의해 형체가 생겨 유한하며 없어지면 천지의 기로 돌아간다고 주장한다. 기의 작용에 리가 따른다는 것은 우리의 삶에서 실존하는 체험의 세계를 중시한다.

최한기는 "기를 모르면 이를 모르고, 말로만 기를 논하면 외우는 것에 불과하기에 기를 몸으로 체험하여 기를 변통하게 되면 모든 사람이 이를 알 수 있고, 어렵거나 쉽거나 되지 않는 것이 없다"라고 하였다.[54] 몸으로 기를 체득하여 이(理)를 자유자재로 운행하여 자신의 몸과 마음을 살리는 것이 기와 이(理)를 실질적으로 체득하는 것이란 걸 강조한다.

기의 의미를 정리하면 기는 정과 같이 물질 그 자체는 아니고 자연과 물질, 정서 그리고 의식의 상태와 작용이다. 천기, 냉기, 심기, 의기, 신기 등에서 알듯이 물질과 자연의 상태와 작용, 심정의 나타남. 의식의 작용, 정과 신의 모든 상태와 작용은 기로서 표현된다.

'바람이 분다'라고 할 때는 '바람이 분다'는 상태가 있고 이것을 느끼고, '분다'라는 의식이 작용된 표현을 한다. 바람의 작용이 곧 기이며, 이를 감지하는 것 또한 기이다. 그러므로 기는 대상과 보는 자의 주관에 의해 알 수 있다. 예를 들어 서예 글씨를 말할 때, 서기에는 필선이 있다. 이 선은 기의 흐름이다. 그런데 이를 느끼지 못하면 서예의 글씨는 기가 나타나고 있지만 보는 사람은 기감이 없다고 말한다. 그래서 기에서는 기라는 실체에 대한 접근보다 보는 자의 기감이 중요하다. 삼라만상의 모든 것이 기를 가진다고 할 때, '기가 무엇이냐?'가 중요한 것이 아니고 기를 느낄 수 있는 보는 자의 감각과 의식이 더욱 중요하다. 그리고 기의 내용, 즉 우리의 생명을 살리는 기냐가 중요하고 개개인이 기를 느끼고 또한 기를 살릴 줄 아는 감각을 갖는 것이 기의 참된 가치이다.

기는 일상생활에서 마음과 연관하여 쓴 경우가 많다. 우리나라 말에 '기 살려줘', '기차다', '기분이 좋다'라는 표현을 흔히 쓴다. '기분(氣分)'은 기운이 나누어었다는 의미가 담겨있어, 기가 나누어져 있을 때는 기분이 좋은 것이고 나누어져 있지 못하고 막혀있거나 움츠려있으면 기분이 좋지 않은 것이다. 기는 몸과 마음의 분리가 아니라 몸에서 나타나는 정서와 마음이 몸으로 이어져 기분의 몸짓으로 나타난다.

### 신은 몸의 빛

우리말에서 '신 난다'는 말은 흥겹고 가벼워 날아갈 것 같이 기분 좋은 상태를 뜻하기도 하는데 이때 '신이 난다'는 표현을 쓴다. 신이 나면 몸 전체가 반응하고, 신이 나기 전과 비교하면 한결 가벼워진 것을 느낄 수 있다. 국제스포츠 경기에서 한국 팀이 우승했다거나 원하는 직장에 취직통보를 받았거나 좋아하는 상대와 사랑을 나눌 수 있음을 알게 되었을 때 몸은 가볍게 껑충껑충 뛰며 '신 난다'라고 말한다. 한국의 전통문화인 연희(演戱)는 신명과 즉흥성, 자연성을 중시한다. 그리고 몸과 마음이 일체가 되어, 한(恨)을 끌어안아 우리 자신 안에 있는 내면의 신명이 바깥의 신명을 만나 열린 '한'이 된다.

이 때의 '신명'은 흥겹게 신 나는 밝은 몸짓으로 '몸의 빛', '몸의 웃음'이다. 그리고 '한'은 인간의 마음과 하늘의 마음이 연결되어, 세상의 큰 하나와 개별화된 인간의 존재인 하나가 연결된다. 이는 개별화된 나, 하나(一)와 세상의 다양한 모습들인 다(多), 자연의 하나와 우리들의 다(多)가 범신(汎神) 안에 함께 존재하며, 모두 범재신(汎在神)의 영성적 의미를 가진다. 자연은 영성적 신으로 여기에서의 영성은 바람, 빛, 물, 땅, 허공 등이 된다. 그래서 인간과 자연은 같은 영성적 생명가치에 존재의 뿌리가 있다.

동양에서 신(神)은 하늘의 신, 하느님, 상제, 신령, 선인, 정기신, 영혼, 마음, 리, 신비스러움 등의 의미로 쓰인다. 하늘은 광대하게 펼쳐진 공간이며 밝은 태양이 세상을 비추고, 비가 내리고, 바람이 대지를 감싸 돌며 신묘한 기운을 준다. 이렇게 우리에게 펼쳐진 하늘은 고대로부터 초월적인 힘이 존재하여 "중국의 은대에서는 상제(上帝)라는 지상신(至上神)이 존재하여 기후, 재앙, 농작물의 풍흉, 선생,

제사 등 자연계와 인간계의 모든 현상을 주재한다고 믿었다."55) 「시경」의 하늘은 하늘 위의 상제개념으로 지성, 감성, 의지를 지닌 인격적 신의 존재를 뜻한다.

종교적인 신앙의 입장에서 신은 하느님으로 해석되어 이 우주와 세상과 만물을 창조하여 살아 있는 천지를 주관하는 절대자로 본다. 불교의 자연관은 이 자연이 신으로 모든 만물에는 신이 깃들어 있는 것으로 본다. 그래서 만물 하나하나에는 스스로의 생명력이 있고 스스로의 모습과 의식을 지니며 신이 내재되어 있어 자연은 곧 신의 모습이다. 종교적 수양과 심신수련에서의 신은 우리 인간의 궁극적 지향성으로 우리 자신을 초월하여 구원을 받고 깨어 있고자 하는 인간의 본성의 마음이다. 자신을 비워 하느님이 임재 함을 깨닫는 기도에서의 체험으로 확인될 때는 신과 교류하는 영성이 우리에게 내재되어 있는 것으로 믿는다. 우리 인간은 정서적인 느낌과 의식의 작용으로 자신을 초월하는 어떤 영적 작용이 가능한 것이다. 절대자로서의 신, 하느님, 하나님에 대한 이해는 결국 우리들의 가치관, 종교관에 따라 달라진다.

우리를 초월하여 이 세상과 우리 인간을 주관하는 절대자 신이 계신다면 그 신을 누가 인식하냐이다. 신을 아는 것은 나를 아는 것과 통한다. 나를 안다는 것과 신에게 의지하여 나를 맡기는 삶은 깨침과 비움의 믿음이다. 신이 내 위에 아니면 내 안에 존재하느냐는 것도 각자의 인식에 따라 달라진다. 그러므로 신은 나를 떠난 별개의 존재가 아닌 다양한 의미로 해석되어 하느님, 천, 자연, 마음, 리(理), 정신, 깨달음, 나, 내면 등과 연관되며 살아있는 몸의 차원에서 신을 정기신의 의미에서 찾을 수 있다. 초월적 존재로시의 인격신인 천

(天)과 신은 성리학에서는 인문학적인 리, 자연의 이치로 해석되어 신과 인간이 절대적이고 상하적인 관계가 아니라 상호 관계적이며 내재적인 자연과 사물의 변화에서의 기(氣)와 리(理)의 관계가 중시된다.

허준은 신(神)은 신체의 주인으로 심장 속에 거처한다고 하여, 신과 심은 불가분의 관계에 있는 것으로 심은 심장을 신은 보다 추상적인 의미에서의 정신작용으로 보았다.[56] 소옹은 "기는 신의 집이라고 하여 기가 물과 신의 양면성을 지녀 물질이 없으면 신이 살 곳이 없다"[57]고 하였다. 또한 "사람의 육체와 정신은 정기에서 나온다"[58]라는 역전에서의 말은 자연적인 물체, 사람의 형체 및 정신의식을 공통의 물질적 기초 위에 놓음으로써 만물을 정기로 통일하였다.

동의보감에서는 신을 정신작용으로만 보지 않고 신령(神靈)의 개념으로도 파악한다. 오장육부에는 저마다 이름이 있고, 신체의 여러 관절에도 신이 존재한다고 보아 정과 신을 따로 분리하여 설명하기보다는 부분 안에 전체의 의미가 같이 깃들어 작용하는 전일적 특성을 언급한다. 따라서 오장육부 각각에는 정신이 깃들어 있어 각각의 부분을 관장하는 감정과 정서, 그 성질은 나무, 불, 흙, 돌, 물 등의 자연에 빗대어 설명되기도 한다.

김시습은 음양을 헤아릴 수 없는 작용을 신이라 하고 신이란 기묘한 작용을 이른다고 하여 음과 양, 두 기가 작용하는 음양의 조화를 신으로 보았다. 주희 성리학의 리(理)는 신앙대상으로서의 "하느님을 내려 이 자리에 리를 앉혔다"라고 하고, 정도전은 하늘, 상제, 리를 하나로 일치시켰다.[59] '만물의 작용이 무엇에 의한 것이냐?'는 한국의 사상사에서 논쟁되이었던 이기론(理氣論)에서 엿볼 수 있다.

퇴계는 이선기후(理先氣後)를 주장하여 리(理)에 의해서 만물이 생기고 작용하며 리는 형체가 없는 가운데 이치로서 존재하여 "사물들은 그렇게 된 까닭과 그렇게 되어야 할 법칙을 가지고 있는데 그것이 리(理)이며 사물들이 그럴 수 있고 또 그럴 수밖에 없는 것은 리(理)가 사물보다 앞서 있기 때문이다"[60]라고 하였다. 또한 율곡은 "기(氣)가 발하여 리(理)가 탄다는 것은 무엇을 말하는가? 음이 멈추고 양이 움직이는 것은 기가 저절로 그러한 것이요 시킨 사가 있는 깃이 아니다", "기가 발하여 리가 탄다는 것은 기가 리보다 앞선다는 것이 아니다, 기는 행위 함에 있으나 리는 행위 함이 없으므로 그렇게 말하지 않을 수 없는 것이다"[61]라고 하였다.

퇴계와 율곡의 이기론은 리가 작용하여 기가 발한 것인지 기의 작용에 리가 발하는 것인 가이다. 퇴계는 리가 발하여 기가 따르고 기가 발하여 이가 거기에 탄다고 하였다. 리는 형태가 없지만 자기 작용이 있어 기를 발하게 한다고 보았다. 율곡은 기가 발하고 이가 거기에 탄다고 주장한다. 율곡에 있어 리는 스스로 작용할 수 없어 기에 의해서 리가 발하는 것으로 기의 유의에 의해서 리의 무위가 작용하는 것이라 본 것이다.[62]

한국의 사상사에서 이기(理氣)의 논쟁은 어떤 결론을 내릴 수 있는 내용이라기보다는 봄(觀)의 깨달음이라 하겠다. 우리가 어떤 사고를 할 때 그 사고는 어디에서 이루어지느냐고 할 때 몸을 떠날 수 없다. 그러나 '근원적으로 몸은 어떻게 생성되었나?'로 이어지면 간단하지 않다. 그래서 몸은 '이미 몸이 있게 한 이치가 있다'거나 '생명은 스스로 그럴 뿐이다'라고 할 수 있다. 우리의 삶에서 마음과 몸의 관계가 리(理)와 기(氣)의 관계의 성격을 지닌다.

마음에 의해서 몸이 작용하느냐?
몸에 의해서 마음이 작용하느냐?

몸과 마음의 관계는 고정되어 있는 원리로 정의될 수 없는 삶의 현장에서의 구체적인 순간의 깨침이다. 우리가 마음의 이치를 알았다고 해서 몸이 변화하지 않고 몸을 움직인다고 마음이 움직이지 않기도 한다. 그래서 몸과 마음의 관계에서의 비움, 깨어 있음은 마음이나 몸, 어디에 쏠려 있지 않은 그러한 상태이며 몸을 통한 기와 리이다. 이처럼 몸과 의식, 사물과 이치, 기와 리, 정과 신의 관계는 분리될 수 없으며 하나이면서 둘이고 둘이면서 하나인 것으로 고정된 틀은 아니다. 그래서 구체적으로 살아 있는 몸의 깨어 있음이 이기(理氣)의 근원이 된다.

문헌을 통해 본 신의 의미는 정이 충만하면 신이 밝아지고 신은 정을 충만하게 하고, 기를 운용하는 의식을 신이라고 보았다. 우리의 의식, 정신의 가치는 생명인 몸이 건강해질 때 그 가치가 있는 것이다. 그렇기 때문에 자연과 인간의 몸을 살리는 정신일 때 그 정신은 살아 있게 된다. 인간을 포함한 자연물은 천지의 기운이 있어 존재하고 또한 인간 역시 정신의 작용이 있기에 살아간다. 그러므로 자연과 나를 존재케 하고 살아가게 하는 것을 '신(神)이다, 리(理)다, 기(氣)다, 도(道)다'라는 사유가 가능하다.

몸과 마음에 해당하는 한자로는 신체, 육체, 감정, 정서, 의식, 사고, 정신, 신 등으로 몸과 마음을 세분화할 수 있는데 마음은 좀 더 포괄적이기 때문에 사람에 따라 의식이나 사고 등의 정신작용에 비중을 둘 수 있고, 감정과 정서와 같은 의미로도 쓰인다. 이러한 이유는 정기신이 서로 연결되어 있기 때문이다. 기는 물질이라는 구체적인 대상과 작용이 연관되어 물질적 감각과 연관되어 있으면서, 기분과 같은 감정의 느낌과도 연결되어 구체적으로 느껴진다.

그리고 신은 정신이란 용어에서 알 수 있듯이 정(물질)에 바탕을 두고 있으면서 신의 작용은 기와 관련되어 기의 작용이 담긴 의미가 의식화된 언어로 표현된다. 신이라고 할 때 서양에서는 몸을 떠난 형이상학적 작용으로 이해되기 쉽지만 동양의 신개념은 정과 기가 함께 이어져 있다. 정기신은 결국 나눠있지 않으며 이어져 있으면서 물질과 정서, 의식으로 나타나는 것이다. 정기신은 몸의 작용이며 모습이다. 그렇기 때문에 신의 작용은 기의 작용이라 할 수 있으며 또한 정의 작용으로 몸의 빛이다. 살아 숨 쉬는 몸은 늘 생명의 빛을 내고 있다. 마치 이 세상이 태양의 빛에 의해 우리의 생명이 존재하듯이 우리도 저마다의 고유한 빛으로 이 세상을 비추며 살고 있다.

## 마음의 몸 – 일곱 차크라

### 차크라(chakras)의 의미

한자 문화권에 정기신이 있다면 인도에는 차크라(chakra)가 있다. 차크라의 부위는 일곱 군데로 하단전에 해당되는 곳에 셋, 중단전에 하나, 상단전에 셋이 있다. 하단전에 해당되는 물라다라(muladhara), 스바디스타나(svadhisthana), 마니푸라(manipura) 차크라는 생명의 기운과 성에너지, 정서의 안정, 무의식의 뿌리에 해당되며 자신감이 여기에서 나온다. 중단전은 아나하타(anahata) 차크라로 마음을 주관하며 현재 느껴지는 감정, 정서가 나타난다. 상단전은 비슈다

(visuddha), 아즈나(ajna), 사하스라라(sahasrara) 차크라로 이성, 직관, 초월의 의식 작용에 해당되며 이를 주관한다. "차크라는 에너지의 센터와 에너지의 순환을 의미하며 신경, 호르몬, 감정, 의식과 밀접하게 연결되어 있다. 차크라의 특징은 몸의 신경, 내분비, 면역 시스템과 관계되어 에너지와 몸을 연결시킨다."63)

정에 생명의 원초적 에너지가 있듯이, 차크라에서는 물라다라에 원초적인 생명의 에너지가 있고, 이 에너지가 사하스라라의 초의식을 만날 때 천 개의 연꽃이 활짝 핀다고 한다. 원초적 에너지는 쿤달리니라고 하는데 쿤달리니의 상징은 뱀이다. 차크라를 설명하는 그림들을 보면 물라다라의 자리를 감고 있으면서 혀를 내미는 뱀의 모습은 무의식의 상태로 의식과 생명력의 원형이다. 뱀을 사탄으로 보는 종교적인 시각도 있지만 지혜의 상징으로 여겨, 이때 뱀의 모습은 무의식, 충동, 의식화되지 않은 생명력, 의식의 뿌리 등이 드러나는 것을 뜻한다.

연꽃을 물고 있는 뱀, 십자가를 감싸고 있는 뱀의 상징들은 인간의 숨겨진 의식과 나타난 의식을 말하기도 하고, 혼돈과 질서를 뜻하기도 한다. 깨어나는 과정은 혼돈일 수 있으나 밝아진 상태는 명쾌함을 가진다. 우리 몸 곳곳에 들어 있는 의식과 연관한 상태를 다양한 상징과 은유 또는 직접적으로 표현하는 차크라의 질서는 무의식과 혼돈을 억압하지 않고 자유분방한 생명의 운동성을 드러낸다.

혼돈과 질서는 우리가 경험하는 일상의 일들로서 유연하게 혼돈을 대면하면 그 속에 질서를 발견하지만 우리는 질서를 위하여 습관적으로 혼돈을 억압하려 한다. 혼돈의 자연성을 억압할수록 몸의 자발성과 깨어 있는 삶은 멀어진다. 마음을 붙잡으려고 하면 할수록 자연성은 깨지고 오히려 몸의 감각은 긴장하여 억압을 받게 된다. 바람이 아주 섬세하면서도 집을 날릴 수 있는 폭풍으로 나타나듯이 차크라는 몸이라는 구체적인 실존을 생명의 에너지와 마음 그리고 의식의 관계와 관련지어 조화의 의미를 가진다. 마음의 섬세함과 강함은 몸을 떠나서 나타나는 것이 아니다. 수련은 몸의 차크라를 각성하여 생명력과 내면의 평화, 사랑의 마음, 초월의 의식이 깨어나게 하는 과정이다.

### 물라다라(muladhara) – 생명력의 뿌리

물라(mula)는 뿌리, 기초를 뜻하는데 물라다라는 인체 내에서 생식기와 항문 사이의 회음(會陰)에 위치하여 내적으로 가장 깊은 곳으로 생명력의 뿌리이면서 의식이 내적으로 초월하는 자리이기도 하다. 초월은 뛰어넘은, 벗어난, 이 상황에서 다른 상황으로, 이어져있는 연속적인 선 위에 있는 것이 아니라 전혀 다른 상황이 전개된 것을 의미한다. 그러므로 초월 전의 상태는 고정되어 있거나, 막혀있거나, 정체되어 풀리지 않은 상태, 열리지 않은, 벗어나 있지 않은 상태로 초월 후에는 초월전의 상태가 한순간에 사라진다. 이 물라의 자리는 내 안에 부정적인 무의식과 신명의 하늘이 함께 내재되어 있어 이곳이 각성되면 자아의 무의식이 초월되어 내 안에서 깨어 있는 의식이 열리는 것으로 인내천의 의미와 통한다.

이돈화는 〈신인철학 神人哲學〉에서 "인내천의 신은 노력과 진화와 자기관조로부터 생긴 신이기 때문에 인내천의 신은 만유평등의 내재적 신이 되는 동시에 인간성에서 신의 원천을 발견할 수 있다. 즉 신의 원천은 인간 밖에 있는 것이 아니라 인간 안에 있다는 것이다"[64] 라고 언급한다. 내 안에 신이 존재한다는 것은 동서고금의 기본 종교관이며 정신, '신 난다'에서의 신처럼 우리의 삶 자체가 신의 표현이다. 우리의 자연, 우리의 생명은 곧 신의 모습이 되어 이 자연성을 온전하게 발휘될 때 신이 몸으로 정신으로 발휘된다.

이 물라다라의 위치는 묵은 생리적인 잔재를 밖으로 나가게 하고 또한 자신의 묵은 감정과 생각이 사라지게 하는 곳이다. 그래서 정신의 뿌리, 생명과 의식의 뿌리인 것이다. 머리는 하늘과 비유되어 머무르는 자리가 아니다. 하늘이 깨어 있지 않고 무엇인가로 가득 차있다면 우리는 살기 어렵다. 빛을 보지 못하는 암흑의 생활을 하게 된다. 이처럼 우리의 머리에 고정된 생각과 감정, 감각이 꽉 차있다면 압력으로 인해 한시도 편하지 않을 것이다. 그래서 '머리를 비워라'라는 말은 '맑은 하늘처럼 깨어 있어라'는 것으로, 문제가 머리에 머무르지 않고 아래로 내려가 사라지는 것을 의미한다.

이 자리는 몸 밖으로 나가게 하는 소화의 물리적인 작용만이 아니라 심리적인 요인도 관계되어 있어 긴장되어 있거나 기분이 좋지 않은 상황이 지속되다 보면 배탈이 나기도 하고 병이 생기기도 한다. 좋지 않은 감정은 이완되지 않고 긴장된 머리와 가슴에 붙잡혀 있는 생각과 감정이다. 우리에게 느껴지는 감정은 내 안의 깊은 무의식과 관련되어 있어 이로부터 초월되기 위해서는 이곳으로 향하는 자신의 의지가 필요하다. 명상으로 머리를 비우고 가슴을 편안하게 한 상태에서 물라다라 차크라 회음의 자리 너머로 의식을 내리고 깊은숨을 쉴 때 몸 밖으로 이어진 관문이 열린다.

이곳은 수련과 자신의 의식을 깨치는 관문이기 때문에 가장 수련에서 핵심이 되는 자리이다. 우리가 섭취한 음식이 이 자리에서 전혀 다른 모양을 띠는 것처럼, 우리의 의식 또한 이곳에 이를 때에는 자아에서 벗어나, 먹어놓았던 자의식은 몽땅 뭉개지고 덩어리져 사라진다. 마음이 사라지고 또한 마음이 일어나는 자리이며 동시에 생명력의 뿌리가 함께 자리한다. 초월된 의식에서 깨어 있는 마음이 비운 마음에서 가장 강렬한 생명이 일어난 것은 참으로 묘하고 신비스럽기 그지없다. 그러므로 비움은 결코 그 자체인 것에 머물러있는 것이 아닌 매력적인 감각, 평화롭고 아름다운 마음, 자신을 신명 나게 하는 생기, 트인 의식을 선사한다.

그리고 여신과 남신이 만나는 조화로운 자리로 원기의 생명력이 터지는 쿤달리니가 각성되는 지점이며, 의식의 꽃인 사하스라라를 피게 하는 뿌리이다. 내 안의 양성 조화는 우리 인간의 지향점으로 상대성을 존중하는 것이다. 어느 일방에 의한 삶은 독재이며 평등하지 않은 것이라 결국은 우리 인간이 가장 큰 피해를 받게 된다. 서로 존중하면서 의논과 토론 그리고 소수를 존중하는 사회풍토, 인간관계는 인권과 민주의 기본이다. 또한 이 기본은 이 자리에서 자신의 몸과 마음을 잘 헤아리는 자신에 대한 정화, 사랑이기도 하다.

의식이 깨어 있지 않고 정서가 안정되어 있지 않은 상태에서는 물라다라의 충동적인 에너지가 의식과 감정을 지배할 수 있다. 수련과 종교행위를 할 때 종종 외부의 강한 자극으로 평정심이 깨져 개인적으로나 사회적으로 문제가 되는 경우가 있다. 그러므로 명상을 통해 의식을 차분히 하고 심신을 깊게 이완시킨 후 아랫배로 자연스러운 초흡을 해야 한다. 단전호흡할 때 주목받는 곳은 배꼽에서 5센티 밑의 단전부위다. 하지만 의식은 물라다라의 자리에 두고 숨쉬기를 해야 한다. 회음을 향해 호흡할 때 아랫배는 자연스럽게 나오며 기운이 들어가 축기가 이루어진다. 그러므로 집중은 단전이 아니라 물라다라의 자리, 회음이다. 회음의 위치는 기와 의식이 통과하는 문이다. 내적 생명력, 초월된 의식을 깨어나게 하는 스위치이다. 명상과 단전호흡의 지향점은 바로 이곳이다. 이 문을 열기 위해 자신을 초월하는 집중이 일어나야 하는데 이는 의식적인 차원이라기보다는 저절로 이루어지는, 마치 열심히 살다 보면 꿈이 이루어진다는 것처럼 우러나오는 양심의 행동에서 두려움을 뛰어넘는 길이 자연스럽게 제시된다.

그리고 물라다라에 집중된 호흡은 축기가 잘 이루어져 배짱이 자리 잡게 되고 기감을 살리는 데 도움이 된다. 더욱이 중요한 것은 머리의 압력이 밑으로 내려간다는 사실이다. 머리는 일상 속에서 상기되기가 쉬워서 말하고, 생각하고, 보고, 듣는 등의 정신 활동은 머리를 무겁게 하고 눈과 머리에 압력이 가해질 수 있다. 그렇기 때문에 마음을 차분하게 이완한 다음, 회음의 자리에 숨을 보낸다는 마음으로 호흡하다 보면 머리와 눈이 편해지는 것을 느낀다. 의식이 밑으로 깊게 내려가기 위해서는 수련을 임하는 진지한 마음이 중요하다. 진지한 마음은 의식을 밑으로 내리는 데 일체의 마음을 갖는 것이며 숨에 마음을 다하는 것이다.

스바디스타나(svadhisthana) – 붉은 기운의 밭

단전부위는 생명력이 가장 잘 나타나는 태양신경총의 자리이며 차크라의 이름은 스바디스타나[65]이다. 배의 힘을 느낄 수 있으며 전신의 기운을 여기에서 소통시킨다. 마음을 회음으로 내리고, 단전으로 호흡하면 몸은 이완되면서 단전에 기운이 모이게 되고 손발이 따뜻해진다. 이완은 깊은 휴식을 이루게 하여 기운을 북돋아 주는 효과가 있으며, 심신의 피로로부터 한결 가벼워지고 정서적인 섬세한 느낌

도 살아난다. 힘을 빼고 부드럽게 움직이는 무술, 무용, 지휘의 몸짓은 정서적인 몸을 느끼게 한다.

스바디스타나는 개성적 인간 존재의 기초와 무의식적 마음과 심리의 저장고로 모든 카르마, 과거의 경험, 무의식적 인성, 무의식 전반이 관계되어 있어 여기에서 폭발하면 무의식의 감정들이 나타난다. 프로이트는 무의식이 의식을 지배한다고 하고 그 무의식에는 성욕이 가장 크게 작용한다고 하였다. 이곳은 성의 욕망이 강하게 나타나고 억압된 감정이 숨겨져 있다. 그리고 자궁과 성기와 관련되어 있어 애정이 없는 관계에서의 성관계는 이 부분의 질환과 관계될 수 있다. 이곳은 인간관계에서 신뢰감이나 혹은 억압, 죄책감의 정도에 따라 영향을 받고, 세상을 향한 외적인 욕구, 성취하려는 태도 등과 관련된다.

> 원하는 것이 있을 때 적극적으로 행동하는가? 아니면 기다리는 편인가? 원하는 것이 있을 때, 부끄럼 없이 달려드는가? 아니면 가질 만한 자격이 없다고 생각하면서 부끄러워하는가? 자신이 독립적인가? 의존적인가? 다른 사람에게 필요한 사람인가? 아니면 다른 사람을 필요로 하는 사람인가? 등은 실존적인 안정과 깊게 관련된다. 그래서 사람들은 육체적 안정감, 돈, 자식, 사회적 신분을 보장하고 소외감을 벗어나게 해줄 대상을 선택한다.[66]

안전에 대한 욕구는 대부분의 사람이 외적으로 추구하는 욕구이다. 일정한 규칙적인 생활과 어느 정도 예측 가능한 삶, 소속감, 안정된 직업, 저축을 하고 물질적인 풍요를 누리고자 한다. 이러한 삶의 안정과 건강에 대한 자신감, 일의 추진력, 성적인 자신감 등이 이 차크라와 연결되어 있다. 아랫배는 배짱이란 말처럼 몸의 자세, 움직임, 발성, 자신감, 건강과 관련하여 몸의 에너지 센터이다. 성적인 에너지는 여성이든 남성이든 아랫배에 붉은 기운과 관련된다. 따뜻한 배는 기운이 잘 도는 것으로서 단전호흡과 운동 역시 기운을 모으고 순환하는 데 도움이 된다. 아랫배의 수축력과 이완은 건강의 기본으로 음식을 섭취하고 소화력을 발휘하여 쾌변하게 한다. 그리고 우리가 생활을 잘하기 위해서는 상체를 지탱하는 허리의 힘이 있어야 하며 몸의 유연성과 감각은 배와 허리가 중심으로 생명활동의 핵이 된다.

스바디스타나는 생명의 에너지가 가장 잘 나타나는 곳이며 무거운 짐을 들거나 하는 외적인 힘도 여기에서 느껴진다. 물라다라의 생명 에너지는 외적으로 드러나 있지 않다. 드러나 있지 않은 물라다라의 에너지는 스바디스타나의 자리에서 나타난다. 그리고 이곳은 무의식의 감정과 관계되어 있어 수련할 때는 수련의 방향, 수련의 의미가 정리되어 있어야 한다. 명상수련이 안 된 상태에서 에너지를 살리는 단전호흡을 하게 되면 정화되지 않은 무의식의 감정들과 집착된 의식이 깨어 있지 않은 에너지로 표출될 수 있다. 참된 자신감은 무엇을 붙잡은 상태에서 오는 것이 아니라 붙잡지 않은 가치에서 온다. 최근에 단전호흡을 하는 수련인들이 많아졌는데 명상도 같이 중시해야 하는 이유가 이것이다. 강한 에너지에 집착된 의식은 자신과 다른 사람에게 내적인 스스로의 깨침을 방해한다. 회음과 백회의 자리가 여신과 남신이 만나는 자리인 것은 명상과 생명력의 만남이며, 하늘과 땅, 자연과 인간의 정신적인 교류를 의미한다.

마니푸라(manipura) – 마음의 안정

활력과 의지와 승리의 센터인 마니푸라의 위치는 배꼽부위이며 마음의 자신감을 주관하는 자리이나. 우리말에 비유하자면 배짱에 해당된다. 세상에서의 안전감(물라다라)과 몸의 기운(스바디스타나), 자긍심(마니푸라)은 물리적인 삶과 관련하여 심신의 안전과 안정의 근원이다. 마니푸라가 각성되면 신체의 여러 가지 기관과 계(系)의 활동을 조정하고 에너지를 주면서 구조 전체에 생명에너지를 내뿜어 분배해 준다. 결함이 있을 때는 꺼진 잿불과 같아 이럴 때는 생명력이 없고 활기가 없으며 기가 빠져 허약해진 몸, 심한 좌절감, 삶의 동기 부족 등으로 고생한다. 그리고 에너지의 중심이 머리와 가슴으로 올라가 이완되지 않고, 또한 아랫배로 깊은숨을 쉬지 않아 배는 무기력해지고, 소화기관이 약해지고, 기운이 소진되고, 감정과 의식을 받쳐주는 배짱이 약해진다.

요사이 대장암과 위암, 변비, 자궁근종에 걸린 사람이 많아지는 것도 하단전에 해당하는 세 차크라를 깨우지 못한 원인과 관계된다. 감정이 물라다라와 스와디스타나의 수준에서 작용하는 한 심리적, 정서적 문제를 안고 있으며 마니푸라가 열리지 않으면 세계를 자신의 문제의 틀에서 보는 습성을 벗어나지 못한다. 그리고 이 차크라는 소화기관을 주관한다. 배를 차게 하거나 신경을 쓰면 배탈이 나는 경우도 생긴다. 감정적으로 방치되어 처져 있으면서 예민해져 있거나 스트레스가 오래가면 장에 문제가 생길 가능성이 있다. 어린아이들이 놀라거나 기분이 안 좋을 때 장이 꼬이게 되는 경우가 있는데 이곳이 기분과 밀접한 관계가 있기 때문이다. 마니푸라는 배와 가슴을 잇는 다리로서 두려움을 지나 우러나오는 감정과 배려하는 따뜻함이 만나는 자리이다. 마음이 안정되면 주변 사람들과 함께 필요한 일을 즐겁고 자연스럽게 진행한다.

삶을 전적으로 누리기 위해서는 마니푸라 각성은 매우 중요하다.

마니푸라가 각성되면 좁은 울타리를 벗어나 거칠고 물질적 경험에 제한되지 않는 무한한 의식 상태가 열린다. 미와 진리, 행복으로 가득 찬 세계가 깨어나 그 앞에 끝없이 펼쳐진다. 이런 광경 앞에서 지향하는 바는 완전히 달라진다. "개인적 편견, 콤플렉스, 선입견 등은 무한한 아름다움과 완성의 길조가 의식 속에 동터오면서 모두 떨어져 나간다. 모든 축복, 고귀한 전망, 완전한 이상, 인간 의식의 보다 위대한 가능성을 보게 된다."67) 의식과 감정에 밝음과 생기가 있느냐는 마니푸라 차크라에 의해 정해진다.

인도에서 수련을 타마스(tamas)라 하는데 열을 의미한다. 사랑의 따뜻한 마음과 의식, 따뜻한 몸을 갖는 것으로 얘기될 수 있다. 수련은 사랑의 따뜻한 마음을 갖는 것이다. 이러한 따뜻한 마음으로 의식을 깨어 있게 하여 삶을 있는 그대로 보고, 아랫배로 호흡하여 배짱을 품고 배를 따뜻하게 하여 안정된 마음을 가진다. 그리고 배의 감각을 살리는 배 압축운동과 유연성을 좋게 하는 스트레칭을 하자.

### 아나하타(anahata) - 사랑의 따뜻한 마음

우리는 사랑의 표현을 상대에게 할 때 손을 머리로 가지 않고 가슴에 대며 상대에게 향한다. 내 가슴에 있는 사랑의 마음을 사랑하는 상대에게 몸짓으로 표현하는 것이다. 마음은 가슴으로 상징되었는데 뇌 생리학의 연구를 통해서 우리의 사고와 감정이 머리에서 일어난다는 것을 밝히면서 정신작용은 뇌에 있다는 주장이 설득력을 갖게 되었다. 그러나 우리가 마음이 아프면 분명히 머리가 아프기도 하지만 심장부위인 가슴이 아프다. 생각은 머리와 관련되지만 감정이 바로 가슴에서 반응되는 것을 우리는 쉽게 느낀다. 긴장된 상황에서 떨린다고 할 때 머리가 떠는 것이 아니라 가슴이 두근두근하며 떤다. 청소년 시절 사랑하는 사람을 만나러 갈 때 가슴이 떨린 경험이 있다. 이 가슴의 자리 아나하타는 지금 현재의 마음을 느끼고 표현하는 순간과 관련된다.

> 아나하타란 말은 끊어지지 않는 상태를 의미한다. 끊임없이 일정하게 계속되는 리듬으로 고동치는 심장과의 관계에서 이 이름이 지어져 있으며 가슴 중앙 바로 뒤 척추 내벽에 위치한다. 생리적 차원을 넘어서 마음의 세계와 연결된다. 요가에서 심장은 순수가 머무는 가슴속의 공간을 의미한다. 이 차크라는 매우 섬세한 센터이며, 모든 창조적 과학과 미술, 음악, 무용, 시 등의 예술적 능력을 담당하는 두뇌 부분과 연결되어 있다.[68]

이 차크라는 솔직하게 감정을 표현하는 능력, 서로의 장단점을 공유하는 진정한 인간관계에 영향을 받는다. 스바디스타나와 마니푸라는 태양에 비교되어 뜨거운 생명력과 자신감에 해당되며 과거의 감정, 무의식의 영역이라면 아나하타는 달에 비유되면서 과거와 지금의 감정이 합쳐져 바로 지금 구체적으로 드러난다. 바로 현재의 감정을 느끼고 사랑의 따스한 감정을 품고 있으면서 무한히 열린 마음도 여기서 나온다. 하지만 이 차크라가 심장과 폐를 주관하고 있어 감정의 교류가 원만하게 이루어지지 않고, 외부에서 표현되는 감정의 스트레스가 풀리지 않을 때는 심장질환과 폐암, 유방암 등 위험한 질환에 걸릴 수 있다. "심리적이고 감정적인 문제, 사랑을 주고받지 못하는 데서 오는 무력감, 용서의 부족, 해소되지 않은 슬픔, 적대감은 이 자리의 질병과 관계된다."[69]

'근심·걱정이 많아지면 한숨을 쉬고 가슴이 답답하다'고 한다. 수련하거나 기도할 때 눈물을 흘리는 사람이 있다. 내면에 억눌려왔던 깊은 감정이 건드려지면서 풀림의 눈물을 흘린다. 그리고 가슴이 답답하여 가슴을 치는 경우도 있는데 감정과 심장은 밀접한 관계가 있기 때문이다. 스트레스로 가슴이 안정되어 있지 않은 사람이 많은데 오늘날 심장질환과 폐질환으로 고생하거나 죽는 사람이 많은 것에서 이를 알 수 있다.

한국에서 폐암으로 인한 사망자는 2009년 10만 명당 30명으로 1999년 22명보다 36.6%가 증가하였으며 암으로 인한 사망률 순위에서 1위를 차지한다. 그리고 폐렴으로 인한 사망자는 12.7명이며 만성하기도 질환 사망자는 13.9명이다. 심장질환에 의한 사망은 2009년 기준 10만 명당 45명으로 심장과 폐 질환으로 인한 사망자가 10만 명당 101.1명으로 상당히 높은 수치를 보인다. 특히 우려되는 상황은 폐와 심장질환에 의한 사망률이 계속 증가한다는 데 있다.

여기에다 자살에 의한 사망자는 2009년 10만 명당 31명으로 1999년 대비 107.5% 증가한 상황과 뇌 질환에 의한 사망자 10만 명당 52명을 놓고 봤을 때 이러한 현상과 질병들은 우리들의 마음의 문제, 사회의 분위기와 결코 무관하지 않으며 '우리가 감정을 어떻게 풀 것인가?'라는 문제는 생과 사의 갈림길에 놓여 있다고 하겠다. 마음은 머리에만 국한되어 있기보다는 머리와 심장, 전신과 관련된다. 뇌의 신경(神經)은 온 몸의 신경과 연결되어 있어 신경의 자극에 의해 주저앉기도 하고 명치가 걸려 순간적으로 숨 쉬기가 힘들기도 한다. 몸의 신경계와 감정의 신경은 서로 관련되어 몸을 긴장시키기도 하고 기분을 좋게 하기도 하여 질환에 걸리기도 하고 치유되기도 하는 정신신경면역(精神神經免疫)의 관계이다.

그리고 자살의 원인이 우울증에 의한 것으로 파악되는데, 자신의 감정을 잘 드러내지 못하고 스스로가 고립되어 주변과의 진솔한 소통이 이루어지지 않는 데서 문제의 심각성이 커진다. 우리는 마음의 문제를 개인의 문제로 치부하기 쉽다. 마치 이 세상에 적응하지 못한 개인의 심리적인 요인으로 본다. 그러나 앞에서도 살펴봤듯이 감정의 문제, 이 사회의 스트레스는 더 이상 개인 문제로 보기에는 너무나 심각한 상황으로 생명위기가 우리의 현실이다. 이는 우리 사회의 총체적인 문제로 특히 기득권과 권력에 억압되거나, 편승하여 사람다운 향기가 사라진 우리 사회의 한 모습이다. 숨 막히는 사회를 만들어 이 속에서 자기다움을 잃게 한 우리 공동의 문제이며 권력의 문제이다. 그 구조의 막힘은 고스란히 우리의 몸에 나타난다.

아나하타 차크라는 정서와 감정을 주관하는 자리로 이곳의 안정과 평화는 '내가 온전히 생명을 유지하고 있는가?'와 연결되어 있어, '마음을 어떻게 갖느냐?'는 나를 살리기도 하고 죽이기도 한다. 가슴의 자리가 평온하지 않으면 머리의 의식이 밑으로 잘 내려가지 못하여 내면화되지 않으며 몸의 기운도 밑으로 잘 돌지 못하고 숨도 깊지 못하게 된다. 그래서 우리가 화가 나거나 긴장될 때, 두려움이 있을 때, 그리고 명상을 하고 단전호흡을 할 때, 이 가슴의 자리에 마음을 두고 안정시키는 것이 가장 먼저 취해야 할 단계이다.

부정적인 감정은 풀지 않으면서 나이가 들어가면 축적되어 몸에 미치는 영향이 커진다. 그만큼 우리는 머리를 가볍게 하고 마음을 평온하게 갖는 여유로움을 가져야 한다. 여유는 내면의 긴장을 이완하는 것이지만 여기에서의 여유는 우리가 일상생활에서 쉽게 가질 수 있는 것을 말한다. 하늘을 보고 나무를 보고 바람과 숨, 햇빛을 느끼는 일상의 여유다. 가슴을 펴자. 그리고 내 가슴에서 편안함을 느끼자.

### 비슈다(visuddha) – 이성의 표현

의식의 단계는 정기신에선 신으로 표현한다. 신은 현실적인 의식 작용, 사고, 추론 등과 직관, 초월적 의식이 포함된다. 그러나 차크라에서는 신에 해당되는 의식의 층을 세 부분으로 세분화된다. 비슈다는 이성, 언어, 논리, 판단, 추론 등에 해당되며, 아즈나는 직관에 해당되고, 사하스라라는 초월적 의식을 말한다. 비슈다는 그 위치가 목과 입, 기관지와 심장과 연결되어 있으면서 표현에 해당되므로 현실의 관계를 주관한다. "감각대상은 공기이며 감각은 청각, 지각기관은 귀, 행동기관은 성대이다. 비슈다의 각성을 통해 얻어지는 능력은 불멸, 경전에 대한 완전한 지식, 과거, 현재, 미래를 아는 능력 등이다. 청각이 매우 예민해지지만 이는 귀를 통한 것이 아니라 마음을 통한 감각이다."70)

> 이 차크라는 커뮤니케이션, 기회포착, 의지력과 관계가 있다. 특히 언어표현과 관계되므로 자신의 지식과 표현능력, 사교성, 판단을 주관한다. 그래서 이 차크라의 각성은 열린 마음을 나타낸다. 삶의 이원성과 다양성을 동등하게 받아들인 결과 올바른 이해와 진정한 분별력이 싹튼다. 고양된 의식으로부터 들어오는 직관과 욕구와 무의식에서 생기는 환청을 구별하는 능력이 있다. 위치는 목구멍 바로 뒤의 경부(頸部) 신경총(神經叢) 안에 있다.71)

이성은 생각, 언어로 우리의 삶에서 인간관계를 할 때 가장 구체적으로 전달하는 내용이 된다. 말은 어휘와 음률, 감정, 기운, 음색의 성향(聲響)이 담겨 자신을 드러내고 전달한다. 말은 단지 의미의 전달에만 있지 않고 자신의 모습을 그대로 투사한다. 우리가 이를 어떻게 느끼는가는 사람에 따라 차이가 있고 서로가 어떻게 구사하느냐에 따라서 다르겠지만 그 사람의 성향(性向)이 담겨 있다. 말해도 전달되지 않는 표현, 막무가내식의 전달 등은 그 사람 인격의 열린 정도를 나타낸다. 감정의 떨림과 내면의 긴장 또는 풍부한 감성과 평화로운 느낌, 자신감 등이 고스란히 이 자리에 실려 함께 표현되어 우리의 사회생활, 자기실현에 있어 언어적 능력과 소통의 감각은 절대적인 영향을 미친다. 어떻게 말하느냐에 따라서 자신의 운명이 순간적으로 달라질 수 있다. 사랑의 관계, 가족 간의 대화, 정치인, 교육, 법률 등 사람들의 관계와 사회적 일에서 말은 자신이 바라는 것이 잘 전달되어 상대와 잘 교류되기도 하지만 전혀 다른 상황에 놓이기도 한다.

어느 회사의 직장회식에서 한 간부가 성과 관련된 음담패설을 했을 때 재미있어 깔깔대고 웃는 사람이 있는가 하면 기분이 불쾌한 사람이 있을 수 있다. 단지 한 명만이 기분이 좋지 않았더라도 당사자에게는 성 수치심을 유발시킨 것으로 잘못된 표현이다. 특히 우리 사회에서 성적 비하, 성희롱에 해당하는 언어적 표현은 법적으로 금지되어 있음에도 비일비재하게 일어나는 상황인 것을 볼 때 우리의 성 의식과 관련되어 상대의 성적 자기결정권을 존중하지 않는 사회풍토가 있다. 보편적인 가치인 인권, 생명존중, 민주적 시민의식, 성 평등, 성인지 관점, 상호존중은 인간관계의 기본적인 소양이다. 말을 잘하기 위해서는 우리의 생명인 몸과 정서 그리고 상호주체로서의 우리를 존중하는 마음과 의식을 가져야 한다.

표현의 기본은 잘 경청하는 것이 전제된다. 잘 들을 수 있을 때 표현도 잘한다. 모르는 것을 아는 것처럼 말하거나 아는 것을 잘 전달하지 못할 때 몸의 동요가 있는 것같이 무엇이 들리는가, 무엇을 말하고자 하는가는 지금의 상태가 어떠한가에 따라 달라진다.

### 아즈나(ajna) – 직관지

아즈나는 제3의 눈으로 칭하며 직관지(直觀知)의 영역을 주관한다. 직관지는 의식의 작용에 있어 가장 승화된 것이다. 사물의 내 외면을 보는 눈, 있는 그대로의 대상을 직관하여 아는 힘은 차크라의 모든 영역이 각성될 때 얻어진다. "각각의 차크라는 좋든 나쁘든, 부정적이든 긍정적이든, 고통스럽든, 나름대로 카르마가 있다. 어떤 차크라를 각성시켜도 반드시 카르마의 폭발과 표현이 표면에서 일어나는데 대부분의 사람은 이 현상에 대해 준비되어 있지 않다. 직관과 이해를 가진 사람만이 대처할 수 있다."[72] 아즈나 차크라는 편안하게 있는 그대로의 대상을 보며 문제의 본질과 대상의 이면을 아는 직관의 열쇠를 가진다.

인간의 마음은 있는 그대로의 삶을 보지 못하는 상태에서 개인적인 자아에 매여 있으면 깨어 있는 의식과 감정의 순환이 잘 이루어지지 않는다. 사랑의 집착, 슬픔과 기쁨, 증오와 미움, 불안과 두려움이 자아의 이면에 자리 잡고 있어 언제든지 직접적으로 폭발할 수 있고, 왜곡되어 나타날 수 있다. 종종 수련단체나 종교단체에서 일어나는 체험의 세계가 사회의 문제가 되는 것은 단체 지도자들이 스스로 자신들의 왜곡된 신념이나 교조주의적 발상의 덫에 걸린 것으로 집단의 분위기에서 나오는 힘과 그로 인한 개인들의 집단최면현상이 집단행동으로 나타나는 데 있다.

아즈나 차크라는 눈과 관련되어 있어 세상과 대상을 어떤 눈으로 바라보느냐에 따라 대상이 달라지기 때문에, 바라보는 눈은 자기의 상으로 주관성이 크다. 그래서 세상을 보지만 자기에게 이미 입력되어 있는 가치, 관념, 종교관, 성격, 욕심, 감정 등이 전제되어 자기

식으로 보고 해석하게 된다. 최근에 친환경 무상급식이 보편적 교육
환경의 일환으로 초중교로 확대되는 추세에서 이를 복지 포퓰리즘이
라고 폄하하며 나라가 망한다고 주장하는 일부 그룹이 있다. 암의 진
단을 받으면 '죽겠구나'하고 잠을 못 이루는 사람이 있는가하면, 긍
정적인 계기로 삼아 자신의 삶을 건강하고 활기찬 생활로 변화를 갖
는 사람도 있다. 사람의 관점에 따라 하나의 대상에 대한 해석과 반
응, 행동은 서로 전혀 다른 큰 차이를 보인다. '무엇을 숭시하느냐?'
에 따라 관점은 달라지지만 그 무엇보다도 사람과 몸을 중요시하는
것은 어떠한 관점이전에 근원적으로 존중하여야 할 우리의 기본 가
치이자 도리이다. 있는 그대로 보는 것은 생명의 실상을 보는 것이며
지금 처한 상황을 바로 보는 것이다.

　대구 지하철 화재 참사가 일어났을 때 뿌연 연기가 전철 안에 퍼져
있어도 요동하지 않고 앉아만 있는 사람들이 있는가 하면 바로 문을
열고 나간 사람이 있다. 그리고 대부분의 사람은 화재를 피해 급하게
층계 위로만 뛰어가지만 이와는 전혀 다른 방향인 철로로 뛰어간 제3
의 길을 선택한 사람들도 있는데 이들은 모두 생존하였다. '상황을
어떻게 보고 판단 하냐?'는 문제는 내용에 따라서는 생과 사가 갈린
다. 위급한 상황을 느끼는 그 순간에 동요하지 않고 순간적으로 마음
이 깨어 있으면 문제를 풀기가 쉬워지고 바로 문제의 답이 떠오르기
도 한다. 위급한 상황에서 답을 찾으려 하면 정신이 흔들릴 수 있다.
이럴 때 답이 저절로 올라올 수 있는 순간의 깨어 있음이 중요하다.
그것은 수동적인 비움, 내려놓음이 아니다. 불안한 상태에서의 답이
아니라 깨어 있는 상태를 유지하면서 내 안에서 제시되는 답이다. 이
답은 '아!'이고 순간의 깨침이다.

"아즈나가 각성되면 마음의 변덕은 사라지고 정화된 붓디(buddhi, 깨어 있는 지성)가 드러난다."[73] 마음과 몸속의 있는 것까지도 포함해서 모든 상태와 사건의 초연한 관찰자가 된다. 밖으로 드러난 것 뒤에 숨어 있는 존재의 정수를 보기 시작하는 각성이 여기서 발달하게 된다. 그리고 상징의 의미를 번갯불처럼 자각하게 되고 직관지가 노력 없이도 생긴다. 이것은 개인의 업 또는 심리적 경향성을 초월하는 깨침의 초감각적 의식이다.

이따금 사람들은 융이 언급한 것처럼 내향과 외향, 욕구와 억압의 자아, 사회에 나타난 이중성 등이 서로 대립되어 나타난다고 한다. 그리고 또 많은 사람들은 본인의 의식이 어딘가를 붙잡고 있거나 붙잡혀 있을 때 안정된 것처럼 느끼며 사는데 익숙하다. 그렇기 때문에 깨어 있음이 어떤 것인지 잘 모른다. 깨어 있지 못한 가치는 폭력을 불러일으키기도 하고 병이 생기게 하기도 하며 인간관계의 고통을 갖게도 한다.

수련은 몸과 마음의 깨어 있음을 추구한다. 깨어 있음은 막힘이 없으며, 어느 쪽에 치우쳐 있거나 집착되어 있지 않은 상태를 말한다. 또한 심신은 분리의 경계가 없이 조화롭게 초감각적으로 이루어져 항상성이 온전하게 작용한 상태다. 제3의 눈이 발휘되기 위해서는 내 외적인 수련을 가져야 하며 자신의 내면과의 만남을 통해 자신의 개인적 무의식의 정화와 몸에 내재되어 있는 초월의식과 창조성을 살려야 한다. 그리고 세상의 문제와 가치의 흐름을 인식해야 한다. 우리에게 알려진 성인들은 세상의 공부와 자신의 내면에 심연의 가치를 함께 깨달았다. 본다는 것은 곧 깨침과 직결되므로 아즈나 차크라는 의식작용의 꽃이다.

### 사하스라라(sahasrara) - 천장의 연꽃

우리말에 '띄우다'는 말이 있다. 한지를 띄고 두부를 띄며 메주를 띄고 분위기를 띄운다. 모두 자연스러운 노력에 의해 결과물이 드러나는 순간을 표현한다. 우리 몸의 아름다운 결과물이 있다면 바로 미소 띤 얼굴이다. 우리나라 사람의 아름다움을 꼽을 때 미소 띤 얼굴을 말하곤 하여 '반가사유상의 미소'는 아름다움의 극치로 일컬어진다. 어떤 이의 좋은 의도를 모르고 지나지고 나서 알게 되었을 때, 흐뭇한 일을 끝내고 노을을 바라고 있을 때, 마침내 어지러운 마음을 정리하고 상쾌한 새소리를 듣는 순간, 내면 깊숙이 전해져 오는 깊은 울림이 천천히 얼굴에 퍼져나갈 때 이는 우리 삶에서 미소 띠는 순간이다. 몸의 모든 자연스러운 노력의 결과물이 드러나는 순간 바로 '내면의 미소'가 피어난다.

사하스라라는 여러 차크라를 통한 개화의 절정으로 차크라의 파워는 차크라 자체에 있는 것이 아니라 사하스라라에 있다. 각각의 차크라는 단지 스위치일 뿐이다. 사하스라라의 문자적 의미는 천(千)이다. 이 때문에 천장의 연꽃으로 불리며 사하스라라라는 말은 실제로 무한을 의미한다. 형상이 없는 동시에 형상이 있으며 또한 형상을 넘어서 있다. 그래서 형상에 영향을 받지 않는다. 그것은 전체성의 공이며 또한 브라만이다. 그것은 모든 것이요, 무(無)이며 논리를 초월한다. 그것은 모든 관념을 초월하며 동시에 모든 관념의 원천이며 의식과 생명력의 합일이다. 사하스라라는 요가의 절정, 완전한 용해이다.

물라다라에 감겨져 있는 쿤달리니 샥티가 사하스라라에 이르면 그것은 의식인 남성성-쉬바(Shiva)와 사랑의 생명력인 여성성-샥티(Shakti)의 결합이 이루어지면서 초의식의 자리가 열린다. 쉬바와 샥티 사이의 합일은 위대한 경험의 시작을 의미한다. 이 결합이 일어나면 참 나의 깨침, 즉 삼매가 시작된다. 이 지점에서 그동안의 개아(個我)는 죽는다. 즉 세속적 의식, 개체적 의식의 죽음을 뜻한다. 그것은 이름과 형상의 세계가 사멸하는 것이고 이때 나와 너의 구별은 초월된다. 경험자와 경험되는 것이 하나로 되어 보는 자와 보이는 것은 하나의 전체로 녹아 버린다. 다(多)와 이중성에 대한 분리 의식이 없이 오직 유일한 깨어 있는 의식만이 있을 뿐이다. 쉬바와 샥티가 합일하면 아무것도 남지 않고 오직 절대적인 침묵만이 존재한다. 샥티는 샥티가 아니며, 쉬바는 더 이상 쉬바가 아니다. 이것을 열반, 삼매, 깨침, 광명 등으로 불렀다.

파탄잘리의 라자요가(raja yoga)에서는 삼매(三昧)라고 불리는 의식 상태의 발달에 중점을 두었는데 삼매는 초월의식을 말한다. 의식을 나누어보면 첫 번째는 감각의식, 두 번째가 심리의식, 세 번째는 초월의식이다. 형상, 소리, 미각, 냄새 등에 대한 의식은 감각의식이고 시간, 공간, 대상에 대한 의식은 심리적 의식이며 초월의식은 과정, 경험의 한 범위로 대상을 초월하여 있는 각성의 상태이다.

물라다라에서 아즈나 차크라까지 의식은 고양된 상태를 체험한다. 그러나 아직 에고로부터 자유롭지는 못하다. 각성의 하위지점에서는 에고를 넘어갈 수 없다. 초월이 시작되는 것은 쿤달리니가 아즈나에 도달했을 때이다. 사하스라라에 이르면 깨침이 일어나 의식의 가장 높은 단계인 각성의 최고점 삼매가 이루어진다. 유화영은 혜명경에서 '천 잎 연꽃은 기가 변하여 피는 것이요'라 하여 초월적인 의식은 생명의 기, 마음의 기, 의식의 기와 연결되어 활짝 열린 깨어 있는 상태를 표현하고 있다.

모든 차크라의 완성인 사하스라라는 생명의 뿌리를 향한 기운을 아랫배에 모으고 따뜻한 사랑의 마음으로 상호교류 하며, 지혜로운 활동을 하는 인간상을 구체적 실천과 이해를 돕는 방법으로 표현하며, 세상과 하나 되는 사람답게 사는 세상으로 가는 길을 가리킨다. 그러나 그 길은 이상적이거나 가상의 길이 아니며 나의 현실과 실제적 생활의 길이다. 차크라는 이미 사는 내 몸의 길이다. 내 몸의 감각을 하나하나 살리고 내 안의 모습을 표현하며 막힘을 대면하고 뚫는 열기를 지펴 세상과 적극적으로 소통하는 삶, 생명의 원초적 에너지가 깨어나는 쿤달리니의 바람이다.

## 초월의식과 생명력의 만남 – 쿤달리니 각성

수련의 과정을 접하다 보면 본인이든 주위에서든 몸 안의 에너지가 폭발하여 몸이 크게 진동하는 절정의 극치를 체험하는 경우가 있다. 이러한 생명의 에너지가 터질 때 이를 쉽게 표현하기가 쉽지 않다. 우리말로는 신명과 통하긴 하지만 신명은 좀 더 넓은 의미로 쓰인다. 신명은 내 안에서 몸과 마음의 일치가 흥으로 나타나기도 하고, 여러 사람이 즐겁게 노는 과정에서도 신명이 있다. '신명 나게 놀아 보세'라는 신명은 우리 삶의 주변에서 접할 수 있는 문화이다.

그렇지만 수련을 통해서 나타나는 신명은 의식이 내면화되면서 잠자던 에너지가 점화되어 나타난다. 이를 인도에서는 쿤달리니(kundalini) 각성이라고 하는데 상징은 뱀으로서 감춰져 있는 내면의 생명력을 의미하며 무의식의 세계와 관계된다. 뱀은 3바퀴 반의 모습이다. 3바퀴는 의식의 세 상태로 각성, 잠, 꿈을 말하며, 반 바퀴는 각성도 잠도 꿈도 없는 초월적 상태로 우주 에너지와 내면의 초월적 체험을 가리킨다. 뱀은 동양에서 생명의 에너지와 명상의 심연과 이어져서 나타나는 인격화된 에너지의 상징이다. 내면의 에너지로 평상시에는 나타나지 않지만 깊은 명상의 수련으로 내면의 초월의식이 깨어나고 회음의 자리까지 호흡의 에너지가 미칠 때 잠자던 쿤달리니가 각성된다. 특히 마음의 깊이와 충만함, 일체감과 깊게 관련된다. 내면은 정기신이 통합되는 곳이다. 이 통합은 마음의 작용이 크게 작용한다. 권투선수, 씨름선수, 차력사들도 아랫배에 힘을 가하는 호흡을 연마하지만 이들이 하는 호흡의 대부분은 쿤달리니를 깨우는 수련과는 거리가 멀다. 쿤달리니의 각성은 명상과 내면에 임하는 마음가짐과 깊은 호흡과 이어져 있다.

우리는 생각을 할 때, 일을 할 때, 사람을 만날 때 몸의 에너지와 늘 함께한다. 쿤달리니가 각성되면 늘 내면의 에너지가 작용되는 것을 느낄 수 있으며 또한 우주의 에너지와 함께한다는 것을 체득한다. 쿤달리니의 각성은 순간적으로 이루어지는 몸의 사건으로 몸과 마음의 막힘이 뚫린다. 생명의 기운이 돈다는 것을 체험으로 확인이 되며 의식과 기운의 중심이 내 안에 있다는 것을 깨닫게 된다.

동양에서는 음양의 조화를 중시한다. 이 상대성의 조화는 수련에서의 기본적인 가치로 여성성과 남성성의 조화로 이어진다. 여성성과 남성성의 조화는 여자나 남자로 해석하는 것이 아니라 여자나 남자 동일하게 자신에게 각각 여성성과 남성성이 있는 것으로 해석된다. 쿤달리니가 잠자는 곳에는 여성성의 상징인 여신 샥티가 머물러 있다. 샥티는 생명의 에너지로서, 의식이 내면화됐을 때 나타난다. 쉬바는 남신으로 의식을 말한다. 의식과 기운이 만나는 것은 수련의 핵심이다. 그리고 중요한 것은 여신과 남신은 모든 차크라에 해당된다. 마치 마음이 몸을 떠나서 존재할 수 없고 몸의 작용이 마음이듯이 몸과 마음의 관계는 곧 여신과 남신의 관계를 의미한다.

쿤달리니는 결국 여신과 남신의 조화를 꾀하는 상징이다. 쿤달리니 각성은 초월된 내적의식과 생명력의 기운이 합일로 마음의 막힘이 열림과 동시에 기운이 소통된다. 각성된 이후로는 마음의 중심이 내 안에 자리 잡아 자신뿐만 아니라 모든 사람 역시 내재된 초월성과 스스로를 살리는 기운이 있다는 것을 깨닫게 된다. 길을 내기 위한 작업이 필요하지만 길이 생기고 나면 막힘없이 다니면 된다. 따라서 막힘이 없이 사는 사람들은 세상의 아픔에 관심을 갖고, 세상의 아픔에 마음이 가있는 사람은 내적인 평화와 내면의 의식에 관심을 가질 필요가 있다.

## 마음과 체험 – 요가수트라에서

인도에서는 오래전부터 인간에게 내재된 신을 믿어왔고, 몸의 기관마다 신이 살고 있다고 믿었다. 몸은 그들에게 궁극적 수단이자 목적으로 삶을 완성하기 위하여 몸에 대한 관심을 가졌는데 요가는 그런 전통과 견주어볼 때 인도인의 가장 오래된 구체적 삶의 수행이다. 요가(yoga)란 말은 본래 매다(yuj)라는 말에서 왔다. 동사 유즈(yuj)에는 말의 '고삐를 잡아두다'의 뜻이 있는데 이때의 말은 인간의 마음을 가리킨다. 말을 통제한다는 의미가 마음과 몸을 조화롭게 한다든지, 정신을 어떤 대상에 집중한다는 여러 가지 의미를 내포하고 있다.[74]

요가는 마음의 작용을 없애는 것으로 명상과 호흡, 아사나로 마음의 고삐를 붙잡아 내면의 각성을 갖는 것이 목표이다. 요가수트라는

4장으로 이루어져 있다. 1장은 삼매품(三昧品)으로 마음의 작용에 대한 내용이며, 2장은 실수품(實修品)으로 수행에 대한 내용이며 3장은 자재품(自在品)으로 마음의 작용에 대한 내용이며, 4장은 독존품(獨尊品)으로 진아에 대한 내용으로 이루어져 있다. 여기에서 의식이 몸의 체현과 관계된 내용은 3장 자재품에서 나온다.

의식의 작용이 이루어지기 위해서는 마음을 내릴 줄 아는 선정(禪定)의 상태를 가질 수 있어야 한다. 의식을 내려 잠재력을 직관하면 내면의 의식을 만나고, 타인의 마음을 헤아릴 수 있다. 그리고 의식을 내린 상태에서 코끼리의 힘에 의식을 주면 코끼리와 같은 힘이 얻어지고, 몸 안을 의식하면 내부의 조직을 안다. 몸과 허공과의 결합에 대한 마음을 갖고 가벼운 솜에 마음을 집중하면 몸이 공중으로 뜨는 느낌을 가질 수 있다.[75]

가부좌한 상태에서 몸이 솜털처럼 가벼워 위로 솟구친다는 느낌에 마음이 집중될 때 몸은 순간적으로 위로 껑충 뛰는 현상(hopping)이 가능하다. 예를 들어 무속에서의 신 내림의 몸짓, 광적인 집단기도의 몸짓 등도 선행된 분위기가 의식을 자극하는 가운데 자기를 느끼지 못한 채 외부에 의식이 집중된 상태에서 몸이 크게 진동하는 현상이 일어난다. 올바른 수련에서는 의식이 깨어 있으면서 체험을 자각하지만 무속의 신 내림과 종교에서의 방언과 같은 몸짓은 대상에 의식이 빠져 있어 그 자신은 깨어 있는 의식 상태라고 할 수 없다. 자신이 스스로 의식을 내려 대상에 집중하거나, 대상에 집중하여 자신의 의식이 떠나거나 감정으로 이어져 체험이 일어난다. 요가는 이처럼 스스로 자신의 몸에 대한 감각을 조절하여 마음이 자유롭고 깨어 있게 되는 것을 원칙으로 하고 상상과 체험은 실제로 이어져 있음을 말하고 있다.

방사선 종양학자이며 의사인 칼 사이몬트는 말기 암 환자를 대상으로 긴장 이완, 치유력 강화, 통증 제거, 암세포 퇴치 등의 치료과정에 이미지 명상요법을 적용하여 상당한 효과를 거두었다. 마음을 내려 생각과 감정을 가지면 이에 해당하는 물리적인 반응이 생긴다. 마음은 몸의 작용이기 때문에 생각과 감정은 몸의 물리적 작용이다. 인생의 행복은 마음먹기에 달렸다는 말이 있다. 평범한 일상적인 언어이지만 이 말 속에 담겨 있는 의미는 주체적인 삶과 마음가짐의 가치를 말한다. 우리의 뇌는 사실이 아닌 드라마의 장면을 보고 흥분하기도 하고 웃기도 하고 울기도 한다. 이처럼 연상하는 이미지는 실제의 몸을 수반하여 건강하게도 하고 나쁘게 할 수도 있다. 마음은 몸과 분리된 것이 아니라 물리적인 작용으로 우리가 어떤 마음으로 사느냐는 결국 자신의 상태이며 삶의 모습이다.

## 몸이 깨침이다 – 돈오의 몸

### 깨침은 몸에서 이루어진다

불교에서 돈오(頓悟)는 단박에 깨닫는 것, 즉각적인 깨침을 의미한다. 깨침은 고정적인 방법이나 이론이 아니라 체험하는 구체적인 사건이며 현상이다. 왜냐하면 깨침은 몸을 떠나서는 있을 수 없는 것이며 몸 또한 고정되어 있는 사물이 아니기 때문이다. 그러므로 깨침은 실체가 따로 있는 것이 아니라 깨어 있음의 상태로 어떤 대상에 집착되어 있지 않다. 자신의 이념, 자신의 감정, 자신의 욕구에 치우치면 자신 안에 의식이 묶여 순간을 있는 그대로 보는 것을 놓치게 된다.

그래서 '깨침'은 '사라진 관조자(觀照者)'로 자신의 봄이 사라져 대상이 선명하게 드러나는 있는 그대로의 순간이며 깨어 있음이다. 깨어 있음은 보는 것, 듣는 것, 냄새 맡는 것, 촉감, 생각과 감정의 움직임, 호흡과 움직임이 있는 그대로 지각되는 몸의 감각이 깨어 있는 것이다. 나의 의도나 선입견이 사라진 상태로 보거나 듣는 것, 곧 보이고 들려진다.

불교의 경전인 〈대념처경(大念處經)〉은 숨을 통해 마음의 움직임과 선정에 드는 내용 등이 기술되어 있다. 그리고 몸에 대해서 관하는 것, 지금 이 순간 내 몸과 마음에서 일어나는 감각을 느끼는 과정은 어디에 묶여 있지 않은 깨어 있음을 강조한다. 인생이 고(苦)이고 죽음이요 어디에도 떠날 곳이 없다는 불교의 가르침은 우리가 삶에서 무엇이 중요한가를 전한다. 그것은 우리가 살아 있다는 것은 생명적 가치와 몸이 곧 깨침이라는 의미로 자신의 몸을 떠난 외부에서 찾는 깨침의 길은 곧 허상이라는 것이다.

'무상한 육신으로 연꽃을 사바에 피우고, 허깨비 빈 몸으로 법신을 적멸에 드러내네. 팔십 년 전에는 그가 바로 나이더니, 팔십년 후에는 내가 바로 그이로다.'

대학재학시절 미술과 학생회장으로서 예술대 신설을 요구할 때 이를 받아준 인연이 있는 당시 동국대학교 총장, 1700년 한국불교전통의 독자적인 불교사전간행을 위하여 가산불교대사림을 13권까지 펴낸 대표적 학승 지관스님은 '사세(辭世)를 앞두고'라는 임종게를 우리에게 남겼다. 연꽃의 몸이 피어 진리의 몸으로 영원한 향기가 세상의 가슴에 스민다.

불교에서는 생(生)과 사(死)를 같은 입장에서 해석하고 있으며 들숨과 날숨 또한 생과 사의 과정이다. 자신을 멸(滅)하여 새로운 생명의 의식이 싹트게 하는 과정이 숨과 함께 이어져 있다. 자신을 죽여야 산다는 불교의 메시지는 생명의 가치, 내재된 초월의식, 깨어 있음의 의식의 중요성이 강조되는 내용이다.

　살아 있다는 것을 바로 느낄 수 있는 것은 우리가 쉬는 숨으로, 숨 쉼은 우주의 생명력과 나의 생명이 교류하는 영성, 깨침의 끈이다. 숨 쉼을 관하는 과정은 마음을 가라앉혀 마음을 숨에 두고 숨이 들어오고 나가는 것을 놓치지 않고 관하는 것으로 깨침의 과정이다. 숨을 길게 들이쉬면서 숨이 길게 '들이 쉰다'고 느끼고, 내쉬면서 '내 쉰다'고 느끼고, 숨을 깊게 들이쉬고 멈추면서, '멈춤'을 느끼고, 숨을 내쉬고 가만히 머물러 있으면서 '머물러' 있다는 것을 느낀다. 숨을 가늘게 들이쉬고 내쉬면서 '가늘게 들이쉬고 내쉬는 것'을 느낀다. 이처럼 숨 쉼의 과정을 의식과 마음이 함께하는 것은 마음을 안정시키며 자신의 의식, 생각, 감정, 감각의 생(生)과 멸(滅)을 깨닫게 한다. 자신의 생각에 묻어져 있는 부정적인 감정, 집착된 감정들이 사라져, 심연의 마음이 우러나오게 되는 새로운 삶의 과정이 이어지게 된다.

　숨 쉼을 관하는 것은 나의 마음을 정화하고 삶의 문제를 해결하는 열쇠를 준다. 문제가 사라짐으로써 답을 구할 필요가 없는 깨침과 문제의 본질을 있는 그대로 봄으로써 구체적인 해결의 실마리를 깨치게 된다. 그리고 몸을 관하는 과정은 또 이와 같다. 내가 걸어가면 걸어가는 것을 알고, 서 있으면 서 있다는 것을 알고, 누우면 나는 눕는다고 안다. 음식을 먹는 나, 말을 하는 나, 감정이 나타나는 나를 관찰한다. 걷고, 말하고, 식사를 하는 몸의 일상은 모두 다 봄으로 이루어진다. 우리는 자신이 지금 어떤 상태에 있는지 자신을 놓치는 경우가 대부분이다. 무엇을 하고 있는지 느끼고 알고 있는 것은 그만큼 깨어 있는 것이다.

일에 빠져 있다면 자신이 얼마나 긴장되어 있는지, 사람들과 어떤 정서가 교류되고 있는지를 모른다. 그리고 사랑에 빠져 있거나, 자녀와 관계를 하다 보면 자신의 생각과 감정이 앞서 상대의 마음을 먼저 헤아리지 못하기도 한다. 본인은 애정이라고 말할지 모르지만 자기 집착이 더 클 수 있다. 먹는 데에도 애착이 갈 수 있겠지만 몸이 둔해지는 것을 놓치기도 한다. 깨침은 우리의 삶 가까이에 있다. 이 몸을 느끼는 과정, 마음을 관하는 것은 느껴지고 보이는 것으로 느끼려 하거나 보려고 하는 것과는 차이가 난다. 이완하고 있을 때나 깨어 있을 때는 저절로 이루어진다. 마음이 어디에 가 있지 않은 안정되고 평화로운 상태에서는 자연스럽게 자신의 몸 감각과 마음의 상태가 떠오르게 된다. 머리가 맑은지, 목과 어깨가 굳어 있는지, 긴장이 되어 있는지, 가슴이 답답한지, 얼굴과 머리에 열이 있는지, 마음이 안정되어 있는지, 흥분된 감정이 있는지, 미워하는 사람이 있는지, 근심의 강도는 어떤지 등은 몸을 통해 느낄 수 있다. 나를 있는 그대로 관찰하는 것, 느껴보는 것은 자신의 현존을 알게 한다.

깨침은 열린 의식의 차원에서 우리의 몸이 이미 돈오인 깨어 있음의 상태라는 사실을 몸의 감각을 통해 확인하는 것이다. 몸은 있는 그대로의 나를 숨기지 않는다. 나를 지배하는 의식을 내릴 때 몸의 깨침은 자연스럽게 드러난다. 우리가 숨 쉬고 움직이고 감정을 느끼는 것이 아니라 몸이 하는 것으로, 자아의 의식을 내릴 때 주변이 느껴지고 자신이 느껴지고 몸의 감각이 느껴지고 숨이 느껴진다. 숨을 느끼다보면 자연스럽게 숨이 길어지고 가늘어지며 깊어진다. 그러기에 깨침은 우리 안에 있으며 그것은 몸을 믿는 것으로 몸이 곧 의식이란 것을 깨닫는 것이 깨침이다. 몸을 믿지 않고 생각으로 가다 보면 몸 스스로 치유하는 길은 막고 인위적인 자신이 먹어놓은 욕망을 강화시키게 된다. 자신을 뛰어넘는, 불안을 뛰어넘는 것은 생명이 영성이란 자각이며 생명이 삶의 주체로 서는 것이다. 관념의 무소유보다 자연스러운 몸짓이 아름답다.

## 자기와의 대면에서 깨침이 일어난다

돈오는 순간의 깨침으로, 나를 깨트려 깨어나는 것이다. 따라서 깨짐이 없는 깨침은 없다. 깨침은 새로움이 열리어 변화되는 것으로 자신의 깨짐이 우선되는 것이어서 결과로 자연스럽게 드러나는 것이지 깨침을 우선하여 깨치려할 때 깨침은 더욱 멀어지게 된다. 그래서 자신이 깨져야 할 것이 무엇인지를 인지하는 것이 중요하다. 자신을 꽁꽁 묶어 놓은 채 현재 자기모습을 돌아보지 않으며 깨침만을 향하는 것은 자신과 남을 속이는 것이며 결국 그 향하는 고리로 다시 우리를 억압하는 폭력성을 가진다.

향하는 깨침이 아니라 자신을 들여다보고 만나는 자기사랑이 깨침의 출발이다. 깨침과 깨트림 이전에 나와 세상과의 만남에서 들려오는 다양한 메시지가 있으며 이를 느끼는 감수성은 나와 우리를 사랑하는 마음으로, 그 깨침을 인도한다. 이 만남을 통해 막힘이 오고 깨트리려는 마음의 힘이 생길 때 깨침의 과정은 자연스럽게 일어난다. 그래서 사는 동안 우리는 다양한 만남 가운데 깨침의 전제인 깨트림 즉, 뭔가 막힘이 있는 풀리지 않은 상태를 접하게 된다. 깨칠 게 없는데 '깨쳐라' 하면 '뭘 깨치냐?'고 말할 수 있다. 그렇기 때문에 일반적으로 깨침은 자신이 깨져야겠나는 의식이나, 깨칠 수밖에 없는 상황,

깨침이 저절로 일어나는 경우와 관련된다.

첫 번째로 깨쳐야겠다는 의식을 짚어 보면 이는 두 가지 측면이 있다. 하나는 자신이 원하는 것으로서 '깨침의 세계가 있을 것이다'라는 전제로 정신세계, 수련을 하는 경우이다. 깨침이 뭔지 모르지만 깨쳐야겠다는 것과 또 하나는 주변에서 '깨쳐라'라는 것이다. 수련하는 데 깨달음이 있어야 한다는 것이 강조되어 공부하고 수행하게 되는 경우다. 이 두 가지의 경우, 깨침이란 실체를 구하는 이런 깨침은 깨침이 화두가 되어 깨침을 향한 마음이 결국 깨침의 막힘을 만나게 되고 이때 깨침을 향한 마음만 남고 깨침의 화두는 사라질 때 깨침 아닌 깨침이 일어난다. 깨쳐야겠다는 깨침에서의 깨침은 진정 나를 막히게 한다. 깨침은 실체가 없는 것으로 결국 '나'의 문제로 나의 삶의 대면이다. 자기의 삶을 풀기 위해 깨침의 길을 선택할 수밖에 없었던 상황을 이해해야지, 이를 깨닫지 않고 어떤 깨침을 향하더라도 깨침은 가상으로 만들어질 뿐이다. 깨침은 나를 느끼기 시작하기 전의 어린 시절까지의 지난 삶의 과정을 회복하는 것이다.

성장과정에서 주변에 의해 내가 형성되고 막힘과 인생의 고를 겪게 된 삶 전체를 외면하고선 결코 자유로울 수 없다. 그리고 성인이 되어 다시 스스로를 엮어 매게 하는 삶을 반복하면서 이를 풀기 위해 또 길을 떠나고 외부에서 답을 찾고자 한다. 그러나 결국은 자신의 문제는 자신이 감당할 수 없는 스스로와 세상이기에 자신이 바라보는 세상, 자신이 느끼는 자기 자신이 드러나지 않으면, 자신을 헤아리고 사랑하지 않으면 그것은 스스로를 갇히게 하는 것이며 이를 깨치지 않은 깨침은 폼 잡는 겉치레의 꼴이거나 오히려 혹세무민(惑世誣民)의 꾸며진 권력이 되기도 한다.

두 번째로 깨칠 수밖에 없는 상황은 이것은 자신이 죽든지 깨지든지 하는 막다른 길목의 경우이다. 가장 일반적인 경우가 병에 걸린 경우이고 사람과의 관계에서의 막힘이고 가치의 충돌이다. 대부분의 사람은 병으로 죽는다. 그러나 90세 전후로 하여 죽음을 맞이할 때는 그나마 충격이 작지만 그 아래로 내려갈수록 제 명을 다하지 못한 자신을 받아들이기 어렵다. 그래서 사람에 따라서는 자신을 과감히 변화시키는 경우가 있다. 병을 자신의 삶의 문제로 보고 삶을 바꾸는 것이다. 그동안 잘못 온 길을 되돌아보아 잡아놓았던 가치, 성격, 위치, 공간을 정리하고 변화된 나로서 새로운 삶을 가진다.

음식으로만 봐왔던 고기가 생명의 죽임이란 걸, 먹는 채소가 자연의 햇빛과 공기, 땅의 기운으로 자란 살아 있는 생명력이란 걸, 내가 쉬는 숨이 나를 살리는 기운이며 햇빛은 나를 환하게 하고, 움직임은 나의 막힘을 깨우는 즐거움이며, 나의 눈은 열린 세상을 보고, 나는 나의 열린 마음임을 몸으로 깨닫는다. 내가 자연이 되어 자연이 나를 구원한다.

사람과의 막힘에서의 깨침은 가장 일상적인 우리 삶의 과정이다. 누구든지 관계를 갖다 보면 크든 작든 막힘이 생기게 된다. 특히 가족 간의 막힘은 그 강도가 크다. 우리나라는 나이를 기준으로 위아래를 정해 힘의 자리매김이 이루어지고 남자 위주의 사회이다 보니 아버지의 강한 성격에 의해 가족들이 상처를 받고, 억압된 어머니에 의해서도 상처를 받는다. 부부관계, 부모·자녀 관계, 교사와 학생관계, 학교 선후배관계, 직장의 구성원관계 등에서 빚어지는 상하질시의 가부장적 구조의 인간갈등은 숨이 막힐 정도로 많다.

이 막힘을 깬다는 것은 결코 쉽지 않다. 깨려고 할 때 생각할 게 너무나 많아진다. 대부분 불이익을 염두에 두게 된다. 피해의식이다. 그러나 가장 큰 피해는 자신이 너무나 비굴해지는 자기답지 못한 행동일 때이다. 이럴 때 자신한테 솔직한 행동은 막힘을 머금고 안으로 들어가 내리던지 밖으로 깨고 나가든지 이다. 이때의 기준은 힘을 지닌 경우에는 안으로 들어가고 피해를 본 경우에는 내 안에서 평정심을 잡은 후 내 안의 솔직한 메시지를 하나씩 밖으로 풀어낸다. 자신의 느낌을 솔직하게 표현하는 것 또한 자기 깨침이다. 후회하지 않을 행동을 하는 것이다.

세 번째로, 깨침이 저절로 일어나는 경우는 어렸을 때부터 자기 나름의 가치를 분명하게 갖고 일관되게 추구해 온 경우이다. 자신이 좋아하는 것을 향하는 행동은 막힘을 과감히 뚫거나 자신이 깨지는 감각이 있기 때문에 순간순간이 이미 깨쳐간 내용으로 있게 된다. 깨침은 하나의 과정으로 삶을 풀어가는 자기다움의 자연적 기질이 곧 깨침으로 남는다. 우리가 마치 매일 잠이 들고 잠에서 깨는 것처럼 깨침은 삶이고 늘 깨침 속에 사는 것이다. 그러기에 깨침은 붙잡을 수 있는 성격이 아니며 누구는 깨달았다, 아니다 할 필요가 없다.

하늘이 어두웠다가 밝았다 하는 것처럼 깨침은 분명히 막힘이 있을 때 가능한 것으로 우리의 삶이 이미 그런 것이다. 마치 어머니의 출산의 아픔을 통해 우리가 이 세상에 나왔듯이 막힘이든 깨짐이든 다 자연스러운 모습으로 우리의 몸에서 깨침은 늘 일어난다.

'돈오의 몸'은 본래 '몸은 이미 깨어 있다'는 것으로, 돈오는 몸이 곧 깨침인 걸 몸으로 확인하는 살아있는 삶의 순간이다.

# 3. 치유주체와 심신 통합적 접근

## 의료의 문제와 한국의 건강문화 비판

### 질환과 시각의 문제

우리가 어머니의 자궁에서 나와 스스로 숨을 터트리는 우렁찬 소리는 몸에서 생명이 출현하는 순간이다. 만들어지고 자라고 새살이 돋아 상처를 딛고 일어서는 것은 생명 스스로의 작용으로 몸의 자연 본능이며 치유(治癒, Healing)하는 몸짓이다. 몸이 몸을 낳고 세상을 살고 있다. 그러나 오늘날 몸이 당면한 문제 중 가장 심각한 것은 죽음의 문제이다. 인생에서 죽음은 피할 수 없고 삶의 연장으로 보는 시각도 있지만 죽음이 문제가 되는 것은 제 명을 다하지 못하고 병으로 죽는 사람이 많기 때문이다. 우리 사회에서 죽음의 형태를 보고 그 삶을 유추해보면 스스로 죽음에 이르는 절망적 상황을 알 수 있다. 스스로 숨을 터트리며 몸부림치던 자연 태생인 인간의 치유본능은 과연 실종된 것인가?

우리나라 국민 중, 암으로 인한 사망률은 2009년 통계청 기준 28.3%로 전체 사망자의 약 3분의 1이며 순환기질환을 합치면 47.8%로 대략 인구의 반은 암과 순환기 질환으로 죽는다는 얘기가 된다. 여기에다 자살, 당뇨, 교통사고, 만성기도 질환, 간 질환, 폐렴, 고혈압 질환을 합친 10대 사인으로 인한 사망률은 70.9%를 차지한다. 오늘날 죽음의 모습은 질병과 자해, 사고로 이루어진 인간의 재앙이다. 모든 사람은 죽는다. 하지만 제 명을 다하지 못하고 일찍 세상을 뜨는 것은 아픔이며 불행이다.

미국에서 닉슨 대통령이 1971년부터 암 퇴치 국가사업과 1972년부터 우주왕복선 국가사업을 펼쳤지만 그 후 암 퇴치는 성공을 거두지 못했고 우주왕복선 사업은 성공하였다. 암과 우주 사업은 근본적인 접근이 달라 암은 물리적인 접근이나 공학의 힘으로 해결될 수 있는 것이 아니었다. 2001년에서 2007년 사이 미국의 남성 암 사망률이 1.9%, 2002에서 2007년 사이 여성 암 사망률이 1.5%로 감소한 것으로 집계되었는데 이는 금연과 채식 그리고 운동이 크게 영향을 미치는 것으로 나타나 생활의 변화에 따른 것이었다. 특히 국가의 금연정책에 힘입어 흡연율이 낮아지면서 폐암사망률도 감소되었다.

한국의 경우는 1996년 국가단위의 암 정복추진 사업10개년 계획을 수립하고 2003년 암 관리법이 제정되었다. 그러나 1999년부터 암 통계사업이 시행된 이후의 통계청의 통계자료에 의하면 1999년 사망자 10만 명당 114.2명에서 2009년 10만 명당 140.5명으로 23.1%가 증가한 것으로 집계되었다. 정부와 의료계에서 암 정복사업을 벌이고 있지만 암 사망률은 계속 증가하고 있어 보다 근본적인 대책이 강구되어야 할 시점이다.

그러나 정부기관인 보건복지부와 국립암센터의 암 관련 통계 결과는 통계청의 발표와 판이하게 2005년 112.2명에서 2008년 10만 명당 103.8명으로 7.5% 낮아졌으며 2015년 목표치로 10만 명당 88명으로 설정하였다. 더욱이 암 관리정책과 의료기술의 발달로 급속한 발전이 있다고 홍보한다. 두 국가기관이 한쪽에선 암 사망자가 23.1% 증가했다고 하고 다른 쪽에서는 7.5% 감소했다고 발표하는 이 현실 자체가 심각한 문제가 아닐 수 없다. 그리고 5년 생존율이 상향됐다고 하는데 이는 암 검사의 확대로 인한 초기 암 진단비율의 증가와 "암 생존율이 99%에 이르는 갑상샘암이 해마다 25%가량씩 늘어나는 등 생존율이 80% 이상으로 상대적으로 오래 사는 암이 많이 발견된 탓이기도 하다."[76] 공신력 있는 정부기관인 통계청의 통계자료를 일방적으로 반하는, 납득이 될 만한 통계의 근거를 정확하게 제시하지 않으면서 잘못된 전시홍보성 성과 위주의 발표는 도리어 국가의 암 정책을 신뢰하기 어렵게 한다. 통계청의 2011년 자료에서도 2010년 암사망자가 7만 2,046명으로 전년대비 6만 9,780명보다 3.2%, 10년 전인 2000년 5만 7,725명 보다 25% 증가한 것으로 나와 있다. 암 발생의 증가는 세계적인 추세이다.

세계보건기구(WHO) 산하 국제암연구소(IARC)가 2008년 발표한 보고서에서 2030년까지 암 발생률과 사망률이 2배 이상으로 늘어날 것이라며 2008년 세계 암 환자 수는 1,200만 명, 사망자 수는 700만 명으로 추산하였다. 그리고 해마다 암 발생률이 1%씩 증가해 2030년에는 새 환자가 2,700만 명 늘어 전체 암 환자가 7,500만 명에 이르고, 1,700만 명이 사망할 것으로 예상했다.[77] 이는 6년간의 세계 2차 대전에서의 사망자 5,500만 명의 1/3로, 1년 단위로 적용한다면 2차 대전에 의한 사망자보다 월등히 많은 것으로 또 다른 세계대전의 비극적인 참사는 지금 우리의 몸에서 벌어지고 있다.

한국의 암 정복정책은 조기검사와 병원치료에 국한시키다 보니 암에 대한 근본적인 접근이 되지 못하고 있으며 통계청의 자료에서 알수 있듯이 실효를 거두지 못할 뿐만 아니라 오히려 암 관련 통계수치에 큰 혼선을 야기하고 있다. 국가가 국민의 생사와 관련된 암 정책을 특정의료기관에 편중시키는 것은 근본적인 접근이 될 수 없다. 암 정복은 보다 총체적인 접근이 요구되기 때문이다. 암의 발병과 치료는 현대인들의 생활환경, 정치, 경제, 문화, 복지, 교육, 의료, 법률 등과 맞물려 생명과 몸에 대한 시각과 심신 관계적 접근을 통해 실마리를 찾을 수 있다. 현재의 의료시스템만으로 암을 극복하겠다는 발상은 그 자체가 문제를 갖는다.

건강보험공단이나 방송에서는 자주 조기검사와 병원 치료를 알린다. 그렇지만 암과 관련하여 건강한 삶, 병을 예방할 수 있는 생활에 대한 노력과 관련내용의 정책적 홍보는 매우 미약한 실정이다. 의료사업의 목적이 이윤추구가 아닌바 진정한 진단은 병을 찾아내는 것보다 병의 예방일 것이다. 병의 예방을 위한 건강한 생활은 질환이 걸릴 확률을 분명하게 내려준다. 그렇기 때문에 병의 치료도 중요하지만 병이 걸리지 않게 하는 데 주의를 환기 시킬 필요가 있다.

건강증진과 예방에는 소홀한 채, 병의 원인에는 관심을 쏟지 않고 검진과 진료만을 강조하고 이에, 건강보험료의 대부분을 사용한다면 올바른 의료와 건강정책이라 할 수 없다. 요사이 전 국민을 대상으로 한 암 검진검사는 반의무적으로 시행되고 있는 상황이지만 보다 근원적인 접근을 하려면 암의 발생과 치료과정, 결과를 추적하여 암과 생활, 성격, 스트레스, 생활 등을 면밀히 파악하여야 한다. 그러므로 암 정복을 의료기관에 국한할 것이 아니라 우리의 삶의 변화, 각성, 사회환경, 인권, 복지, 경제, 정치 등과 암과의 연관성을 총체적으로 접근하는 조사와 연구를 통해 보다 근본적인 해결의 실마리를 찾을 수 있는 정책과 사업이 추진되어야 한다.

병이 나타나게 한 현상을 보지 않고 병만을 치료한다고 병이 해결될 수 없다는 것은 의료사를 통해 알 수 있다. "전염병의 예를 보면 약에 의해 전염병이 사라진 것이 아니고 의식주의 개선, 생활환경의 변화, 도시화, 산업화 등의 사회 전반적인 변화에 의한 것이었다."[78] 사회의 외형적인 변화, 즉 위생환경을 개선한 것이 전염병을 사라지게 한 직접적인 원인이다. 그러면 오늘날에 퍼져 있는 현대의 병들은 어떻게 볼 것인가? 현대의 병들은 산업성장과 사회의 현대화, 도시화, 자본주의 체제, 현대인의 생활과 연관된다. 과거에는 없었던 병들이 현대에 많이 나타났다. 그 대표적인 것으로는 암, 뇌졸중, 심장질환, 간 질환, 당뇨, 고혈압, 정신질환, 우울증과 관련된 자살 등이다. 이들 병을 가리켜 선진국형 병이란 말을 붙이기도 한다. 과거에는 위생환경과 관련됐던 전염병이 사회에 가장 많이 퍼져 있었다면 지금은 심신상관적 질환들이 많아졌다.

심신상관은 유기적인 관계를 가진다. 개인 자신의 몸과 마음의 관계 즉 성격, 사고, 몸의 감각, 식이, 생활습관, 사람들과의 관계, 자연과 사회 환경 등이 관련된다. 관계라는 것은 고정된 것이 아니며 자신과 상대의 시각에 따라 서로 영향을 미친다. 이러한 관계의 입장에서 병을 본다면 병의 치료에 있어서 관계는 중요한 실마리를 준다. 관계에서 중요한 것은 우리가 관계를 어떤 시각에서 서로를 바라보고 어떤 마음과 행동을 취하고 있는가에 있다.

암은 점점 특별한 경우에서 일반적인 흔한 병으로 되어가고 있다. 그만큼 걸린 사람도 많고 이로 인해 죽어 가는 사람이나 또한 이를 극복하는 사람도 많아졌다. 질병의 원인에서 암을 선택한 이유는 암이 이 시대 현대인들의 의식구조와 사회 환경 그리고 의료체제의 문제가 다른 병에 비해 보다 잘 나타나 있다고 보기 때문이다. 그리고 많은 사람은 암에 대해서 다양한 시각을 가진다. 암 치료를 대부분 병원에 의존하고 있긴 하지만 그 치료방법에 대해서 의문을 가진 사람도 많다. 그 이유는 병원치료의 효과가 신뢰할 만한 수준이 되지 못하다고 믿는 사람이 있으며, 수술과 항암제 투여, 방사선 조사(照射) 등으로 인한 부작용이 심각하게 나타나는 사례가 많기 때문이다.

암의 원인에 대해서는 암의 종류와 개인의 입장에 따라 여러 의견이 나온다. 그렇지만 암이 스트레스와 연관되어 있다는 것에 대해서는 대체로 공유된 의견을 가진다. 왜냐하면 현대 생활에서 스트레스는 현대인 대부분이 생활에서 직접 몸으로 느끼고 있기 때문이다. 병은 우리의 몸에 나타난 것이며, 우리의 몸은 삶과 관계되어 있기에 병은 우리의 삶과 연관되어 있다. 우리는 몸과 마음이 분리되어 있지 않고 우리의 삶에 직접적인 관련성이 있다는 것에 대해서는 쉽게 납득한다. 그리고 '삶은 마음먹기에 달렸다'라는 생각도 한다. 하지만 죽음이 만연한 삶의 현장에서 자신이 선택할 수 있는 부분이 무엇인지 더군다나 스스로 치유할 수 있는 능력이 있다는 것에 대해서는 그것이 무엇인지 잘 실감을 하지 못한다.

질병의 치료에 있어서 총체적 원인을 바라보고 이를 규명하고 개선하는 노력을 개개인의 삶에서 다각도로 접근할 필요가 있다. 조기검진과 외과적 수술, 약물로서만 이를 극복하겠다는 시각은 개인의 생명권, 몸의 권리 행사에 대한 인식 부족이며 그 치료과정에 있어서도 매우 소극적으로 접근하는 것이다.

## 대체의학과 수련문화

　한국의 전통 의학인 한의학과 민간요법 등은 서양의 의료가 들어오면서 주류의 자리를 내주게 되었다. 그러나 최근에 서양사회에서는 동양의 의학과 수련문화가 알려지고 이를 통해 효과를 보는 사람의 수가 많아지면서 동양의술과 자연요법을 통틀어 대체의학(alternative medicine), 또는 보완대체의학(complementary and alternative medicine: CAM)이란 용어를 사용한다. 이러한 서양의 보편적 추세는 다시 역으로 우리 사회에 영향을 미쳐 의료제도권에서도 관심사항으로 떠오르고 있지만 의미해석과 임상적용, 정책입안 등 구체적 현실에 있어서는 큰 차이점을 보이고 있다. 한의학과 심신수련은 대대로 건강문화의 주류로 이어져 왔으며 오늘날에도 마음수양, 스트레스 해소, 건강관리 차원에서 널리 행해지고 있다.

　전세일은 대체의학이라 하는 것은 이론과 시술이 체계화된 하나의 의학이 아니라, 동양의학과 서양의학의 주류에 속하지 못한 비주류 의학의 단편적 지식과 시술법 그리고 산재해 있는 민간요법들을 통틀어 부르는 명칭이라고 대체의학을 정의하면서 200여 가지의 의술 조각들을 대체의학이라는 범주에 넣었지만 장차 효과가 검증된 일부는 서양의학이나 동양의학의 범주에 속하게 될 거라 예측한다.

　최서영은 "대체라는 용어를 보완, 비전통, 비정통, 비공인이라는 용어로 묶어, 언론매체나 의학문헌, 서구의학에서 그 효과가 입증되지 않거나 의학교육에서 다루어지고 있지 않은 치료방법이라 정의한다." 그러면서 대체의학의 종류로는 명상과 호흡수련 등의 "심신일체요법(mindbody interventions), 생체전자기장요법(bioelectro magnetic fild therapies), 수기치료법(manual healing methods), 약물치료법과 생물치료법(pharmacologic & biological treatments), 약초요법(herbal medicine), 식이요법과 영양요법(diet & nutritional therapies)으로 분류하고 있다."[79]

그는 대체의학의 특징은 몸과 마음 그리고 영성이 상호 작용하는 통합주의 치료로서 병을 단순히 신체적인 입장에서만 보지 않고 자신의 생활환경과 습관, 내면의 갈등, 대인관계 등의 전인적인 치료로 설명하고 있다. 그리고 대체의학은 환자와 치료사가 충분한 시간을 가져 인간적인 접촉이 이루어지고 몸과 마음을 함께 치유해야 한다고 보며 또한 환자는 주체적으로 건강회복에 참여하여 자연치유력을 높일 수 있다고 보았다. 그러나 아직 대체의학이 확실한 효과가 검증되지 않아 신뢰도에 있어 문제가 있으며 비의료인들이 대체의학이란 이름으로 무책임하게 비과학적 비학술적 시술을 행한다고 비판한다.

대체의학의 성격과 범주에서 벗어난 병원외적인 의료행위나 검증되지 않은 새로운 방법들을 모두 통틀어 대체의학이라 한다면 이는 분명 문제가 있다. 예를 들어 죽염이 만병통치라 소개되어 사회의 주목을 받아 많은 사람이 복용하였는데 기본 성분이 염분이라 소금기 있는 음식을 많이 섭취하는 한국인에게는 주의가 필요한 식품이고, 암 환자에게 투여되는 산삼 약침은 효능과 부작용에 대한 논란이 있는 만큼 임상적으로 보다 세밀한 검증이 요구된다. 사혈요법 역시 피를 뽑는 것이기 때문에 빈혈을 유발시킬 수 있고 노령자에게는 그 위험성이 크다. 시중에는 뭘 먹으면, 뭘 하면 병이 고쳐지고 건강에 좋다고 선전하는 경우는 이루 헤아리기 어려울 정도로 많다. 이 모든 것을 대체의학이라 할 수는 없다.

병과 그 치료는 개인자체와 관계, 사회환경, 문화 등 사회 전반적인 것과 총체적으로 관련되어 있어 병의 치료를 특정 전문인에게만 국한시키는 것이 최선은 아니다. 그러나 병의 증상에 따라서는 생명과도 직결되어 있는 만큼 자신의 병에 대해서는 일차적으로 본인이 주체로 치료방법의 선택과 결과 또한 환자 본인의 몫이 된다. 부작용이 명시된 의약품처럼 병원치료 역시 회복되지 않는 경우가 있고, 병원외적인 방법으로 병을 회복하는 사례도 많은 만큼 병의 상태에 따라서 치료에 대한 접근은 보다 신중히 할 필요가 있으며 환자 스스로에게 병과 그 원인과 치료에 대한 이해가 요구된다. 그런 의미에서 병에 대한 심신상관적 접근은 자신과 자신의 삶을 있는 그대로 바라보는데서 시작된다. 대체의학은 어떤 방법 보다는 병과 치료에 대한 시각에서 출발하여야 하며 이에 따라 그 의미와 치료에 대한 접근이 달라진다. 그런 의미에서 외적인 치료방법에만 초점을 맞춰 판단하는 것은 대체의학의 취지에서 벗어날 수 있다. 특히 암은 위에서도 언급한 바와 같이 전일적인 접근이 필요하며 어떤 외부적인 요법만으로 암의 문제를 극복할 수 있는 것은 아니다. 환자의 정신상태, 신체조건, 병리적 상태, 치료의 과정, 가족 관계, 경제적 상황, 심리적 접근, 운동, 식이 등 유기적인 관계에서 실마리를 풀어가야 한다.

전세일과 최서영은 대체의학의 대두에 대해서 관심을 가지면서 보다 나은 의료를 위해서는 보완대체의학이 주류의학의 범주에 들어와야 한다는 의견을 피력한다. 그러면서 아직 대체의학에 대한 연구가 미비하여 검증되지 않은 부분에 대해 염려의 시각이 있다. 전세일이 언급한 것처럼 검증되지 않은 비주류의 시술법과 민간요법은 헤아리기 힘들 정도로 많은데 이를 대체의학으로 칭하며 접근한다면 이는 대체의학의 성격과도 차이가 있다. 서양에서 시행되고 있는 대체의학의 중심에는 동양의학이 자리 잡고 있으며 동양의 자연관, 의료관, 심신관 등이 저변을 이룬다. 그렇기 때문에 서양에서는 한의학, 중의학, 인도의 전통의학인 아유르베다, 심신수련 등의 동양의학을 대체의학의 범주에 넣고 있다. 우리나라의 경우처럼 제도권의 의술만을 인정하고 그 이외를 배척하는 풍토와는 차이가 난다.

서양의학과 한의학을 제외한 모든 민간요법, 의료를 통틀어 대체의학으로 보는 것에서 벗어나 효과가 검증될 수 있는 것을 선별하여 의료와 대체의학의 범주에 포함하여 의료의 선택권을 넓힐 필요가 있다. 미국과 유럽에서는 많은 병원에서 이를 시행하고 있을 뿐만 아니라 프로그램 개발과 적용이 이루어지고 있다. 지금까지의 제도권의 의학에서 다루어지지 않았던 심신상관적 시각이 반영된 심신수련은 병을 치유하는데 보완적 성격을 지닌다. 병과 신체에 대한 관점에서 대체의학이 새롭게 해석되어져야 할 사항이다.

대체보완의학의 필요성과 성격에 부합되는 것을 선별하기 위해서는 현대에 만연된 병의 치료에 있어 환자가 치유에 참여할 수 있고 치유력을 극대할 수 있는 측면에서 접근하여 치유프로그램을 개발하여 제시할 필요가 있다. 기계론적 세계관에 기초한 해부학, 생리학적인 의료관과 의료행위로서의 한계를 극복하기 위한 심신상관적 의료관이 대체의학의 기본개념이다. 심신을 나눠보지 않고 하나로 보는 동양적 사유와 자연치유력에 주목하는 것이다. 이러한 시각은 서양의학, 동양의학, 대체의학 공히 주목해야 할 내용이다. 제도권의 의료관에 대한 비판적 시각과 새로운 의료관이 대두되는 현실에서 볼때는 현재의 제도권 의료만이 정당한 것이라고 할 수 없다. 병원에서 행해지는 치료의 방법이 수술과 약물, 방사선이 주류를 이루다보니 항상 부작용에 대한 문제가 거론된다. 그렇기 때문에 대체의학은 몸의 자연치유력을 향상시키는 방법이면서 또한 병원 치료의 대안으로서나 치료의 부작용을 감소시킬 수 있는 자연적인 접근이 요구된다. 그래서 동양의 수련과 자연식, 자연에서의 생활이 대체의학의 성격을 잘 담아내고 있다. 자연식의 범주는 약초, 산나물, 야채, 해조류, 과일 등 식물성이다. 스트레스의 해소와 몸의 감각을 살리고 기운을 북돋는 이완과 명상요법, 춤, 동작치료, 호흡자각훈련, Healing Touch, 요가, 태극권, 기공 등은 병의 예방과 치료 그리고 건강증진 뿐만 아니라 자기존중감과 삶의 질을 향상시킨다.

전세일이나 최서영은 세계보건기구의 정의대로 건강을 몸과 마음, 영성이 함께 조화로운 것으로 자연치유력의 가치를 평가하면서 앞으로의 의료는 전일의학으로 나가게 될 거라는 견해를 밝히고 있다. 대체의학이 서양이나 우리 사회에서 주목받기 시작한 데에는 무엇보다 대부분의 현대병이 심인성과 생활습관 등에서 오는 경우가 많아 국부적인 치료로는 그 한계가 있다. 그래서 건강을 총체적인 관점에서 성격, 감정, 식생활, 운동, 가정, 주변관계, 사회환경, 정치, 경제, 문화, 의료 등 우리의 삶과 직접적으로 관련하여 이를 어떻게 설정할 것인가가 중요한 과제로 대두된다. 그리고 이를 설정하는 주체는 바로 자신으로 자신의 생각과 감정을 있는 그대로 바라볼 수 있는 시각과 심신의 관계를 중시하여 자연치유력을 높일 수 있는 삶의 변화와 치유주체에 대한 새로운 인식이 요구된다. 또한 서양에서 주목하는 동양의 건강법을 우리가 대체의학과 전통 의학으로 볼 것이 아니라 발전시켜 나가야 할 우리의 주류문화로 봐야 한다.

## 잘못된 보신문화 – 채식과 육식 그리고 동물사랑

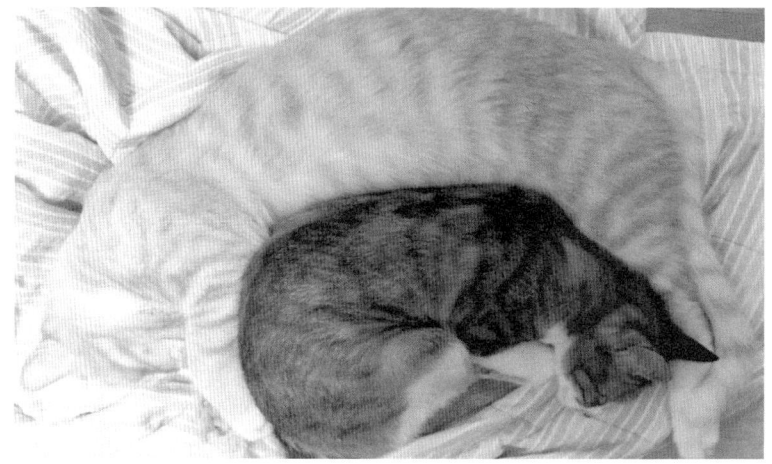

자연식은 땅에서 나는 곡식, 채소, 과일, 바다의 해조류 등을 생식, 화식, 녹즙, 효소 등으로 섭취하는 것을 말한다. 자연식은 20세기 중 후반에 들어 건강관리와 치유, 수행 등과 관련하여 대중적으로도 주목받고 있다. 자연식의 전통은 동양의 수련 전통에서 비롯된다. 특히 불교수행자나 요가 수행자들은 동물을 살생한 육식을 금한다. 육식은 마음을 평화롭게 하지 않으며, 폭력적인 기질이 생긴다고 하여 이를 금하는 문화를 갖고 있다. 서양에서도 동양의 요가와 불교문화가 서양에 소개되고, 수행하는 서양인들이 많아지면서 채식인구가 많아져 수련과 채식은 서양사회의 문화코드로 자리 잡고 있다.

그리고 채식은 수련, 건강한 생활, 질병의 예방과 치유의 차원에서뿐만 아니라 동물애호의 차원에서도 이루어지고 있으며 현대의 질환 치료에 효과가 나타나고 있다. 우리나라에서는 성인병치료에 자연식이 효과가 있다는 이상구의 주장이 매스컴을 통해 널리 알려지면서 채식열풍이 일어나기도 하였다. 그리고 공중파 방송에서도 채식으로 병을 고친 사례들이 다뤄지고 있고, 채식동호회가 생기는 등 채식을 선호하는 사람과 채식전용 식당이 늘고 있으며, 병을 앓은 사람들은 채식을 선호하는 경우가 많아졌다. 특히 녹황색 채소에 항암물질이 있고 면역력을 키운다는 연구들이 나오면서 암 환자들은 자연식을 암 치료의 방법으로 선택하기도 한다.[80] 나 역시 20대부터 채식 위주의 생활을 하고 있는데 마음의 안정과 건강 그리고 봄의 감각과 몸매를 유지하는데 큰 도움이 되고 있다. 채식은 자신을 스스로 절제하여 마음을 비우고 몸을 가볍게 하는 작용을 한다.

반려동물과 같이 지내다 보면 대개의 사람들은 동물로 인식하기보다는 한 식구처럼 정서적인 교류를 하면서 지낸다. 이렇게 친해진 동물을 식용의 고기로 생각하지 않는다. 그러나 우리의 식탁에 오른 고기 또한 분명히 살아 있는 동물에서 온 것인데, 단순히 식탁에 오른 음식의 차원에서 보기 때문에 어떤 과정을 통해 동물이 키워지고 살생 되어 고기로 우리의 눈앞에 놓여 있는지를 실감하지 못할 뿐이다. 고기가 되는 과정인 도축장면을 목격한 사람들은 육식이 꺼려진다고 한다. 그만큼 동물을 죽이는 과정은 끔찍하다.

최근 연예인 이효리가 식단을 채식으로 한다고 공개적으로 밝혔는데 그 이유가 유기동물보호운동을 하면서 동물에 대한 사랑을 실천하는 것이라고 한다. 사람들은 채식을 보통의 사람들이 하지 않은 무슨 유별난 사람들이 하는 것으로 치부되는 경우도 있는데 채식을 하는 당사자들은 동물과 자연 그리고 평화를 사랑하는 마음, 건강의 차원에서 대부분 시작한다. 결코 특별하지 않으며 고기를 먹는 문화, 행위가 오히려 심각한 상황이며 상태이다.

축산업은 환경파괴, 생태계 오염, 동물들의 고통, 폭력문화, 질병, 다국적 기업의 독점 자본화 등 복잡하고 심각한 생태 문제가 있다.

> 인간의 식탁에 오르기 위한 낙농산업의 경우를 보면 소의 수는 12억이 넘고 소의 사육면적은 전 세계 토지의 24%를 차지하고 있으며 소와 다른 가축들이 먹는 곡식은 전체 곡식의 3/1을 소비하고 있다. 수백만 명의 사람들이 곡식이 부족하여 기아에 시달리고 있고 죽어가고 있지만 선진국에서는 육식의 과잉섭취로 생긴 질병에 의해 죽어가는 사람들은 더 많은 상황에 있다.81)

육식을 위한 대규모 낙농산업이 생태계를 파괴하고 동물들의 대량 살상에 의한 육식의 사회적 분위기는 우리 인간의 정서와 관련되어 있으며 현대병의 원인으로 육식이 거론된다. 우리의 식탁에 오르기까지의 동물들이 겪는 과정은 우리들은 관심을 두지 않는다. 살을 키우기 위해 성장촉진호르몬제와 질병을 예방하기 위한 항생제를 투여하고 사료에는 제초제가 포함된다. 그리고 동물들을 유순하게 하려고 중성화 수술을 하고, 자연의 환경에서 마음껏 뛰놀지 못하고 지저분하고 좁은 사육장에서 묶여 지내는 상황과 인간들에 의해 살생 당하는 동물의 삶의 과정은 우리 인간에게 고스란히 영향을 미치게 된다.

존 로빈스는 "동물들은 처참한 상황에 몰리고 있으며, 호르몬제, 살충제, 항생제, 여타 셀 수 없는 화학물질과 약품들이 동물에 축적되어, 이는 인간의 음식으로 전해지고 동물들이 겪는 처참한 불행을 우리는 함께 섭취한다"82)고 주장한다. 인간들이 고기를 먹을 때마다 자기 몸속에 동물들의 고통과 질병을 함께 집어넣는다는 사실을 전혀 깨닫지 못한 채, 몸에 좋으라고 먹어치우고 있는 것은 영양이 아니라 악몽이라고 말하고 있다. 동물이 도살되는 광경이 인간의 시야에서 사라져 동물에게 가해지는 인간의 잔인한 행위는 숨겨지고 고기는 식욕의 기호품으로 인간에게 각인되었다.

만약 자기나 가족들이 키운 개나 소를 자신들의 식사를 위해 감정의 동요도 없이 죽일 수 있는 사람은 흔치 않다. 삶에서 가장 고귀한 것은 우리를 살게 하는 자연이다. 그리고 자연을 좋아하고 사랑하는 마음은 인간의 기본가치로 우리의 마음과 인간관계를 풍요롭게 한다. 자연을 사랑하는 마음은 땅과 공기, 빛과 물, 산과 들의 식물과 동물들을 소중하게 여기는 마음이다. 이러한 자연은 정신세계에서 가장 고귀한 영성이며 인간의 삶에서 가장 필요한 생명의 필수조건이다. 그리고 이 자연의 곡식과 과일은 우리에게 생기와 평화의 기운을 주며, 동물과는 서로의 몸으로 정서적 기운을 나눌 수 있다.

인간관계에서 우리는 자신의 부정적인 감정을 솔직하게 표현하기보다는 숨기는 편이다. 특히 나이나 지위, 이해관계 등을 고려하여 표정관리를 하고 속과 다른 모습을 보이기도 한다. 그리고 상대로부터 별 피해가 없다고 느끼는, 자신보다 약하다고 생각되는 사람에게는 필요 이상으로 일그러진 모습을 보이기도 한다. 그러나 우리가 섭취하는 고기인 경우는 자신이 원하는 대로 먹을 수 있다. 돈을 주고 동물을 바로 죽여서 먹기도 한다. 인간의 폭력이 무방비로 드러나 잔인한 식탁을 이루는 한국의 보신문화가 있다. 몸에 좋다고 하면 무엇이든지 가리지 않고 먹는 한국의 분별없는 보신문화는 해외토픽에 동물 학대사례로 자주 오르내리는 단골 메뉴이기도 하다. 잘못된 보신문화로 웬만한 국내의 산은 야생동물의 지뢰밭이 되어 뱀, 산양, 오소리, 고라니, 너구리, 노루, 멧돼지가 인간이 쳐놓은 덫, 올가미, 독극물에 끔찍하게 죽어간다. 천연기념물이며 멸종위기종인 산양이 밀렵꾼이 쳐놓은 덫에

꿈작도 못하는 상태에서 사정없이 내리치는 몽둥이질에 목숨이 끊어지고 가죽은 입을 거리로, 살은 몸보신을 위해 찢겨진다.

몸에 좋다면 무엇이든 가리지 않는 사람들은 급기야 인육에까지 입을 대기에 이르렀다. 태반을 갈아 먹는 것은 흔한 것이 됐고, 중국에서 태아사체를 건조한 후 이를 갈아서 만든 인육캡슐이 한국인에게 유통, 소비되는 끔찍한 만행이 우리 사회에서 벌어지고 있다. 오늘날 한국의 보신문화는 심각한 반인륜적인 문제이다. 인간으로서 하지 말아야 할 짓을 하면서까지 건강을 찾겠다는 것은 근거 없는 잘못된 건강관이기 이전에 인간의 존엄함마저 무너뜨리는 비인간화된 사회, 폭력의 사회를 만들고 있다. 그러나 그 현장은 생각보다 가까이 있다.

가장 대표적인 보신문화로 알려진 개고기를 섭취하는 것은 한국의 음식문화이기에 존중되어야 한다고 주장하는 사람들도 많다. 맛을 내기 위해 산채로 몽둥이질을 당하고 고기로 전시된 거꾸로 매달린 개의 사체 옆에는 분양하기 위해 내 놓은 강아지들을 예쁜 눈으로 아이들이 보고 있으며, 창 너머로는 개소주를 들이킨 어른들의 시선이 이를 넘보고 있다. 잘못된 보신문화와 이를 옹호하는 사회분위기는 반생명문화의 축소판으로 우리들 서로의 관계 속에서 나타나는 모든 폭력과 질환 심지어 자기 스스로를 죽이는 자살이란 죽음의 그늘을 우리 식탁 위에서 지우기 어렵다. 고통을 겪고 우리의 식탁에 오르는 고기를 단지 식욕의 기호품으로만 보는 것과 동물의 아픔을 헤아리는 마음을 가져보는 것은 의식주를 선택하고 살아가는 인간의 정서상 분명한 차이가 난다. 육식을 하더라고 가려서 최소화할 수 있다. 육식이 현대질환의 하나의 원인으로 거론되는 시점에서 이를 선호할 필요가 있을까? 또한 식용의 대상이 아니라 정력을 기운다는 미명으로 야생동물을 먹고 중국으로 동남아로 원정을 가면서 곰과 코브라의 쓸개즙, 호랑이의 뼈와 피를 섭취하는 한국의 보신문화는 왜곡된 건강이기주의로 기본적인 인간으로서의 양심까지 저버리는 야만문화일 뿐이다. 인간들도 동물이다. 단지 동물이 인간이 아니란 이유로 생산 공장에서 물건을 뽑아내듯 대량 살생하는 상황은 인간들에 의한 자연에 대한 폭력이다. 구제역 파동 때는 수백만 마리의 소와 돼지, 닭, 오리 등을 산채로 땅에 묻고 말았으며 담당 공부원들은 동물들의 비명소리에 후유증으로 한참을 시달렸다.

동물들이 사람의 먹을거리를 위해 키워지고 도살되고 있지만, 한편으론 동물을 보호해야 한다. 동물의 생명을 존중하는 입장에의 생활, 환경운동과 정책은 육식과는 별개로 진행될 수 있지만 사람의 생명과 인권을 존중하는 문화와 결코 분리되어 있지 않다. 우리는 동물들의 고통을 헤아리고 그들을 사랑하는 마음을 가질 수 있다. 말 못하는 짐승이라고, 사회적 약자라고 함부로 할 수는 없는 것 아닌가. '도살에도 자비를' 이란 식용동물을 위한 최소한의 보호운동도 있다. 동물을 사랑하는 마음은 결국 사람의 인권을 존중하는 마음과 이어진다.

우리나라의 경우 김영삼 정부 때의 사형집행을 끝으로 현재까지 집행이 이루어지지 않고 있어 사형집행이 없는 국가로 분류되어 있는 상황이다. 살인을 저지른 행위는 도저히 용서하기 어려운 악행이다. 흉악한 범죄를 저지른 사람은 당연히 사형을 시켜야 한다고 주장하는 사람이 있는가 하면, 사형은 곧 살인으로 인간이 인간을 죽일 권한이 없다는 의식을 가진 사람도 많다. 특히 교도소에서 사형을 집행했던 집행인들은 사형은 폐지되어야 한다는 시각을 가진다. 그것은 사형수들을 옆에서 보면서 그들의 인간적인 면을 몸소 느꼈기 때문이다.[83] 그들은 불안해하고 착한 마음을 가지고 있으며 부모를 사랑하고 죄를 반성하는 마음을 갖고 있다. 우리와 전혀 다르지 않은 어쩌면 교도소 밖의 사회인들보다 더욱 순수한 마음을 가진 자가 되어 있는지 모른다.

범죄에 대한 형(刑)과 생명에 대한 사형은 전혀 다른 것으로 죄를 미워하되 사람을 미워하지 말아야 한다. 국제적으로 사형이 금지된 유럽 국가와 사형을 집행하는 미국, 중국, 북한 등의 국가도 있다. 우리나라의 경우는 사형선고에 의해 형장의 이슬로 간 사람들도 많았고 독재 권력에 의해 많은 사람들이 목숨을 잃었고 고통을 겪었다. 광주시민을 대량 학살한 무리는 세상에 버젓이 당당하게 살고 있는데 반해, 정권에 비판한 사람들을 감옥에 넣고, 고문을 하고, 국가를 전복하려 했다고 누명을 씌워 사형을 집행한 사건이 우리의 현대사이기도 하다. 권력기관인 검찰, 경찰, 법원, 정부가 법을 평등하게 집행하지 않고 권력유지의 차원에서 일방적으로 권력을 휘두르기도 하였다. 사회에서는 공공연히 인신매매가 이루어지고 자녀는 집안에서 맞고, 학생들은 학교에서 교사와 상급자에 의해 맞고, 군대, 직장 등에서 행해진 폭력문화는 지금까지도 버젓이 일어난다.

폭력가해자와 일부 집단은 일말의 반성도 없이 자신들의 권리를 주장하고 있다. 자녀, 학생, 시민은 이 사회의 주체로서 권리를 갖고 태어나는데 인권에 대한 보장은 뒷전에 미루고 마치 학생들 위에 시민들 위에 군림하고 있다는 인상을 지울 수 없게 한다. 인권이 침해받고, 폭력을 당한 사람의 입장을 헤아려야 하는데 어떻게 학생들은 때려야만이, 체벌해야 말을 듣는다는 말을 할 수 있는가? 학생 시절에 교사로부터 맞았던 경험은 결코 좋은 기억이 아니며 마음에 상처로 남기도 한다. 인권은 우리 모두에게 해당하는 것으로 신체에 가해지는 벌, 폭력은 생명권과 인권침해로 말 못하는 짐승에게 가하는 것과 다를 것이 없는 하루속히 없어져야 할 악행이다.

맹자는 인간의 본성은 착하다는 성선설(性善說)을 주장하여 사단론(四端論)에서 타인의 고통에 아파하는 마음인 측은지심(惻隱知心), 자신의 잘못을 부끄러워하고 남이 옳지 않음을 미워하는 마음인 수오지심(羞惡知心), 양보하고 배려하는 마음인 사양지심(辭讓知心), 선악을 판단하는 마음으로 시비지심(是非知心)을 제시하였다. 맹자는 이네 가지 마음이 없으면 사람이 아니라고 하였는데 남의 아픔을 아파하는 마음을 가장 먼저 언급하고 있다. 최근에 동물 학대에 대해서법으로 처벌하는 기준이 마련되었는데 이 또한 인간으로서의 양심이며 도리이다. 동물의 아픔을 헤아리는 것은 분명 동물을 위한 것이기도 하지만 베푸는 마음 그 자체가 좋은 것이다.

난 집에서 개와 고양이하고 같이 지내는데 고양이 세 마리는 키우고 싶어서가 아니라 길에 어린 고양이가 유기되어 살기 힘든 상태를보고 살리기 위해 집으로 데려왔다. 처음에는 고양이를 위한다는 생각을 했는데 시간이 지나면서 고양이에게 사랑을 받는 느낌이다. 개와 고양이 하고 어울릴 수 있어 내가 좋다. 몸살림에서 자연식과 동물에 대해서 언급하는 것은 우리의 마음이 일상생활에서 식이로 이어지고 이는 우리의 삶에 직접적인 영향을 미치기 때문이다. 자연식을 하는 사람들이 평화스러우면서 생기 있게 보이는 것은 내적인 사랑과 평화로운 기운이 있기 때문이다. 생명을 죽이는 행위는 그 자체가 잔인하며 폭력적이다. 음식은 감정과 직접 관련이 있다. 마음이안정되어 있으면 담배, 술, 육식을 몸에서 요구하지 않으며 인간과자연을 자신의 욕구를 푸는 대상으로 삼지 않는다. 동물에 대한 사랑은 자기사랑이며 곧 인간에 대한 사랑이다.

# 심신의학과 치유주체

## 몸의 권리와 생의학적 모형에 대한 비판

　의료는 신체관과 관련된다. 왜냐하면 몸을 어떻게 볼 것인가? 에 따라 병과 건강, 치료의 시각이 달라질 수 있기 때문이다. 오늘날 과학주의에 기초한 서양의학은 심신이원론을 주장한 데카르트의 기계론적 신체관에 그 뿌리를 둔다. 데카르트는 인체를 해부학적 시각에서 하나의 정교한 기계로 보고, 질병은 이 기계의 고장의 결과이며, 의사의 역할은 고장 난 기계를 수리하는 것이라고 하였다. 이러한 육체와 정신의 분리에 기초한 데카르트의 이원론은 수 세기 동안 서양의학의 중심적인 철학적 토대가 되어왔다. "질병을 임상해부 및 병리적인 분석에 의거하여 들여다봄으로써, 질병의 개념은 인간의 전일적인 관계와 연관시키지 않고, 부위에 의해 범주화되는 해부병리적인 공간으로서 의미를 가지게 되었다."[84] 그리고 "건강에 대한 관심보다는 질병에 국한시킨 서양의학은 마음과 몸을 별도로 취급하고, 기계적 치료와 기술만능주의, 사회적, 심리적 요인을 무시한 환원주의, 기생충, 바이러스, 박테리아로 인해 질병이 생겼다고 보는 특정병인론의 생의학적 모형이 자리 잡게 된다."[85]

　이러한 질병에 국한 시킨 서양 의료의 생의학적 모형은 20세기 중반을 넘기면서 사회적, 심리적 요인을 무시한 점에서 점점 더 비판을 받게 되는데 그 중 불거져 나온 의료제도의 문제에 대해 이반 일리히는 다음과 같이 말한다.

의료제도로 전문가가 의료를 통제함에 따른 파괴적 영향은 이제 유행병과 같이 되었다. 건강관리에 있어서의 의료의 독점은 한 번도 점검되지 않고 확대되어 왔으며, 이들이 신체에 관한 자유를 침해하여 왔다. 사회는 무엇이 질병을 구성하고 있는가. 누가 환자인가, 환자에 대하여 무엇을 해야 하는가를 결정하는 배타적인 권리를 의사에게 양도하고 말았다.[86]

이처럼 의료기관과 의사들이 치료에 대한 독점적 권리를 행사하게 됨으로서 우리들은 출생하면서부터 의료기관에 몸을 맡기고, 평생 병은 병원과 의사만이 치료한다는 생각을 갖게 된다. 그래서 개인은 나약하고 스스로 치유할 수 있는 자연치유력과 자율성은 침해를 받고 의사의 일방적인 개입은 치료의 부작용으로 나타나 득보다 실이 큰 경우가 생긴다.

두 번째로 생각해 보아야 할 문제는 생의학(Biomedicine)에 대한 비판이다. "생의학의 관점은 몸을 사회와 환경적 맥락에서 보지 않는다. 오직 생물학적 변화에만 초점을 맞춰, 경제적 여건, 사회구조, 사회적 성(gender), 사회계급, 인종, 연령 등을 고려하지 않고, 건강의 사회적 불평등을 설명하지 못한다. 그리고 환자를 스스로 살아가는 전인적 존재가 아니라 수리되어야 하는 수동적인 대상으로 취급해 온 점 때문에 서양의학은 비판의 대상이 되어 왔다."[87]

생의학의 가장 강력한 비판은 여성보건운동 쪽에서 나왔다. 병원출산이 이롭다는 정당한 증거가 없음에도 불구하고 현대의 의료제도는 거의 모든 아이들이 병원에서 태어나도록 하여 본질적으로 여성의 경험에 속하는 문제가 가정의 영역으로부터, 주로 남성이 산(産)과학을 통해 지배하고 통제하는 병원이라는 공적인 영역으로 넘어간 것이다. 특히 페미니스트 사회학자들은 여성 몸의 분석을 통해 몸의 생물학적 기반을 의학적, 과학적으로 설명하려는 시도가 사회적으로 구성된 점, 그리고 이러한 몸의 의과학적 설명이 사회적 성의 불평등을 유지시키는 이념적 목적에 사용될 수도 있음을 지적하고 있다.[88]

프리초프 카프라는 현대의 서양의학은 신체의 생물학적 구조와 생리학적 과정에 초점을 두고 있어 사회 환경적 요인과 인간의 가치와 체험의 질적 요인을 무시하고 물리적 데이터에 의존한 기계론적 시스템에 치중되어 있다고 보았다. 위에서 언급한 의료제도나 생의학적 모형은 인간의 몸과 마음을 이분법적으로 접근하여 다루어 왔기 때문에 대상으로 전락한 개인의 몸은 주체가 상실된 상태에서 소극적인 건강관리를 할 수밖에 없는 처지가 된다.

생명의 몸이 존엄한 것은 생명현상에 대하여서는 누구도 완전하게 파악하고 있지 못하며 자유롭게 조절할 수도 없으며 그 무엇과도 대체할 수 없기 때문이다. 이런 시점에서 원인보다 질환의 결과에 초점을 맞춰 치유에 일방적으로 개인이 소외되고 의료기관에만 치료의 독점적 권한이 주어지는 상황에서는 원래 인간이 가진 생명 본연의 자기치유력이 무시되고 손상되는 문제를 지적하기 힘들다. 따라서 질환과 치유의 문제는 현재의 의료적 접근과 개개인의 생명체험을 존중하여 해결할 가능성을 건강한 사회, 건강한 생활과 함께 열린 마음으로 모색하여야 한다. 또한 개인의 심신관계의 조화뿐만 아니라 정치, 경제, 문화, 의료, 교육 등 모든 사회 전반에 있어서 몸의 권리가 인권으로 존중되어야 한다. 그리고 사람답게 살아가는 평화로운 사회분위기와 평등과 행복, 복지와 건강지수가 향상될 때 질환의 요인이 감소되어 우리 사회에 만연된 질환을 근본적으로 해결할 수 있는 길이 생긴다.

오늘날 치유의 주체가 누구인가? 병원의 수술실에 자신의 몸의 권리와 그 일체의 권한을 양도하기 이전에 먼저 자신의 몸을 돌아봐야 한다. 숨을 느끼는지, 살아 숨 쉬는 생명을 느끼는지, 살아있는 움직임을 느끼는지, 마음이 열려있는지, 생각에 잡혀있는지, 답답한 게 무엇언지. 치유의 현장은 몸이고 그 주체의 회복은 이 시대가 당면한 몸의 문제를 푸는 가장 일차적인 가치로서 '몸이 곧 치유주체'임을 자각하는 것이며 사회적으로도 개인의 '몸의 권리'를 존중하는 것이다. 몸은 곧 자기 자신으로 병을 자신의 삶과 관련하여 바라볼 때 병의 원인과 이를 해결할 수 있는 자신의 삶이 이해된다.

## 치유주체

대부분의 사람은 병이 생기면 치료에 주체적으로 참여하기보다는 고장 난 기계처럼 스스로 살아 있는 몸의 가치를 폄하하여 몸은 통제되어야 하거나 누군가에게 자신을 맡기고 알아서 해주기를 기다리는 것이 전부라고 생각하는 경향이 있다. 몸으로 살아가는 사람이 몸을 모르는 아이러니(irony)한 현상이다. 현대인들의 사망원인 중 심신의 부조화로 인한 성인병은 대단히 큰 비중을 차지한다. 그러나 많은 사람은 병이 생긴 원인을 자신의 삶에서 적극적으로 알려고 하는 주체적 의식을 갖지 않고 병이란 두려운 것, 자신과 상관없는 제거해야 하는 것으로 치부해버린다. 그래서 자신이 살아온 몸에 대한 무지와 이로 인한 두려움으로 말미암아 치료는 의사의 영역이라는 이해와 맞물려 의존하게 되는 비주체적 입장을 취하게 된다. 과학 만능수의에 의해 인간의 몸은 생리학, 해부학적 시각에 기초한 물리적인 관찰 대상으로 전락되어 개인이 치료의 주체로 등장하기 어려운 상황에 놓여 있다. 그러나 현대인들이 겪는 대부분의 질환은 자신이 살아온 삶과 관련이 깊어 눈에 보이는 해부학적 측면에서만 접근하는 치료는 그 한계가 분명하다.

우리는 인생에서 자신에게 닥친 큰 문제의 실마리를 자신의 삶에서 얼마나 찾으려고 하는가? 혹 그렇지 못한다고 생각한다면 우리의 문제를 적극적으로 나서서 스스로 풀어보고자 하는 노력이 부족하고 그런 감각이 발휘되는 삶을 살아보지 못한 것은 아닐까? 질병의 원인이 자신이 살아온 삶의 현장으로부터라고 한다면 자신이 질병의 주체이기도 하지만 그 치유의 주체이기도 하다. 치유에서 주체가 되는 것은 몸을 느껴보는 시간을 통해서 몸의 메시지를 존중하고 확인하는 체험과정이다. 몸에서 더 이상 불편한 감정, 행동, 생각을 하지 말라는 메시지를 듣는 그 살아 있는 현상을 느끼는 것 자체가 치유이다. 그러나 우리는 자신의 몸을 떠나서 삶을 건드리지 않고 다른 특별한 치유의 방법을 요구하는데 익숙해져 있다. 어제 있었던 불편한 관계를 적극적으로 해소하기보다 떠오르는 아픔을 두통약으로 잊으려는 셈이다.

몸이 아프다는 것, 이를 느끼는 것은 치유의 출발이다. 아픔을 느낄 때 몸은 자연생명체로서 스스로 치유의 길을 제시하고 '새로운 감각'을 체득한다. 이러한 과정은 곧 치유의 과정이다. 몸은 늘 아픔을 표현하는데 자아의 의식이 이를 늘 무시하고 몸의 소리를 듣지 않고 행동한 데에 일차적 원인이 있다. 그리고 몸이 아프면 망가졌다고 생각하여 치유할 수 있는 능력이 상실된 것으로 판단하는 것은 스스로 살아가는 생명인식에 있어서 치명적 오류를 범하게 되는 것이다. 부분적 경험과 생각만으로 이미 생명을 수행하며 몸이 살아가는 선험적 초감각을 판단하고 재단하는 오류이다. 살릴 수 있는 생각인가?, 살릴 수 없는 생각인가? 경험의 생각이 선험적 몸의 생명현상을 판단하는 것, 나의 아픔이 뭔지, 자신을 잘 인지하면서 살아오지 않았던 그 생각이 몸을 판단하여 생과 사를 뒤바꾸는 매우 위험한 일이 아닐 수 없다. 다양한 아픔의 느낌과 몸의 메시지를 부정적이고 고통스런 것으로 취급하여 자신의 몸과 만나는 것을 기피하면 몸과 자신의 사고는 더욱 분리된다. 분리된 생각은 스스로의 치유기회에서 빗어나 자신이 치유의 주체임을 외면하여 이를 알기 어려운 삶을 갖게 된다. 이는 몸의 잠재력을 막고 생명이 발휘하려는 것을 스스로 차단하는 꼴이다. 생명은 한 번이고 몸은 생각이 아니다.

앞에서 한국의 질환의 분포와 질환에 의한 사망 그리고 질환에 따른 사망자 증가 추이를 보면 병원이 병을 고친다는 말이 실감 나지 않는다. 그렇기 때문에 건강관리와 병의 치유에 있어 자신의 몸을 자각하지 않거나 또한 마음의 상태를 대면하지 않으면서 외부에서 제시되는 건강방법, 치료행위에 수동적으로 따르는 것은 넘치는 세면대 아래에서 계속 물만 닦는 꼴로서 수도꼭지를 잠그려 하지 않는, 몸에 대한 무지이며 몸의 감각을 무시한 위해(危害)라 하겠다.

치유 주체는 '몸'이요 '몸의 감수성'이다.

몸은 스스로 살아있고, 병이 생기고 낫는 현장 또한 몸이다. 그래서 몸을 어떻게 보느냐는 문제는 병의 치유와 직접적으로 관련되어 있다. 몸은 스스로 생명유지와 항상성을 늘 발휘하며 안정된 상태를 가진다. 우리가 산에 오르거나, 달리기를 할 때 땀이 나고 숨이 차는 것은 몸의 열과 심폐기능의 적절성을 스스로 유지하기 위한 몸의 반응이다. 피부를 열어 땀을 통해 열을 식히고, 속도를 조절하게 하여 몸의 안정 상태를 조절한다. 자율교감신경에 의해 숨을 쉬고, 심장이 뛰고 체온을 유지하면서 스스로 안정된 상태를 취한다. 이렇게 몸은 오감에 의해 기후와 행동에 반응하고 또한 사람과의 관계에서 느낌과 감정, 생각, 행동이 나타나고 상대의 이미지와 표현, 행동이 오감을 통해 다시 몸에 영향을 주고받는다.

이처럼 몸은 일상에서 시공간의 모든 상황을 구체적으로 접하면서 자율적으로 몸을 조절하지만 우리의 사고와 감정, 감각의 내용과 강도에 따라 몸의 균형이 깨지기도 한다. 예를 들어 크게 흥분을 하면서 소리를 지르면 얼굴에 핏발이 서고 혈압과 맥박이 순간적으로 상승하며 스트레스 호르몬이 분비된다. 이 흥분을 잘 진정시키지 못하고 계속 흥분의 상태가 오래 지속되다 보면 혈관, 신경, 피부, 장기, 근육 등이 긴장되어 순환기계, 신경계 등에 이상을 주어 질환으로 이어질 수 있는 요인을 갖게 된다. 그리고 일상에서의 안정이 깨져 가족과 주변과의 인간관계가 원만하지 못할 수도 있다. 이렇게 몸은 늘 우리 생활의 양상을 직접적으로 접하고 있어 몸이 어떤 상태에 놓여 있는지를 인지하는 감수성이 필요하다.

현대에 들어 세계적으로 각광을 받고 있는 명상은 마음을 내관하여 내 안에 있는 부정적인 감정, 기억들은 순화시켜 마음의 평화를 깃들게 하고 혈압, 맥박, 호흡, 신경계, 뇌파를 안정시켜 자연치유력을 향상시킨다. 이러한 몸이 치유의 주체라는 깨침을 전제로 한 스스로의 건강법은 외부에 기계적으로 맞춰 행하는 운동과는 차이가 있으며 외적인 운동도 몸을 자각하고 마음을 내관하면서 할 때보다 심신이 조화로운 건강을 기대할 수 있다. 환자가 자신의 건강회복을 위해 적극 참여하도록 유도하는 것은 매우 중요한 사항으로 미국과 유럽의 국가에서는 의료의 차원에서 동양의 건강수련법이 시행되고 있고 의미 있는 결과를 보고 있다. 우리나라의 경우도 일부 대형병원에서 암 환자를 대상으로 요가, 명상, 호흡조절 프로그램이 적용되고 있고 통증완화와 면역력 향상, 정신건강을 위한 스트레스 관리 프로그램을 시행하여 환자로부터 좋은 반응을 얻고 있다. 이러한 자기치유 프로그램은 병원치료에 의한 부작용을 완화시킬 뿐만 아니라 심신관계를 회복하여 치유력을 높이고 환자 스스로가 자신의 건상회복에 참여케 함으로써 치료효과를 극대화시킬 수 있다.

우리에게 잘 알려진 코미디언 이주일 씨가 10년 전에 일산의 국립암 센터에서 폐암진단을 받고 10개월의 투병생활을 하고 세상을 떠났다. 만약에 그가 병원의 방법에만 의존하지 않고, 즉 병원에서 수술과 항암제 치료를 최소화하고, 치유에 자신이 주체적으로 임했으면 어떤 결과가 나왔을까?

그를 좋아했던 한 사람으로서 그의 죽음을 떠올리면 가슴이 아프다. 그 당시 흡연과 폐암의 관계에만 주목하여 사회적으로 금연운동에 그가 앞장서 그 공로로 정부와 세계보건기구로부터 사후에 훈장과 금연공로상을 받기도 하였지만, 진정 흡연만의 문제인가를 생각해보지 않을 수 없었다. 많은 사람들을 즐겁게 하는 그만의 특별한 감수성은 상대의 가슴속에 웃음을 불러일으킨다. 그러나 보여 지는 웃음 이면의 그 만의 삶의 내적 심정을 주변에서나 본인 스스로 잘 헤아리지 못할 수 있다. 흡연의 요인도 그때의 기분과 관련되어 있는 만큼 폐암을 마음의 문제와 관련하여 인식하고 본인 스스로와 주변에서도 관심을 가져 마음을 적극적으로 풀면서 암 극복에 임했다면 10개월의 병원치료로 생을 마감했을까 하는 안타까운 심정이다.

사람들은 그를 애도하며 담배의 해악에 의해 폐암으로 죽은 것으로 생각한다. 그러나 최근에 흡연을 하지 않은 한 30대의 의사가 자신이 폐암 진단을 받은 후 이에 의문을 갖고 서울대 의대 유전체연구소에 연구의뢰를 한 사례를 보면 비흡연자에게서도 폐암이 진단되는 경우는 많다. 유전체의학연구소는 "지금까지 알려진 세 가지 유전자 변이가 폐암 발생 원인의 60%를 설명했지만 40%의 원인은 알 수가 없었다며 알려지지 않은 40%에서 새로운 종류의 유전자 변이를 세계 최초로 밝혀냈다고 발표했다." 연구에 참여한 서정선 교수는 "지금껏 40%에 해당되는 환자는 원인을 모르고 치료를 해 시간을 낭비하고 부작용우려가 있었다며 앞으로 개별 치료가 이뤄질 수 것이라고 말했다."[89] 폐암과 관련하여 흡연, 유전자변이가 원인으로 대두되고 있지만 일상에서 흡연을 하게 되는 이유와 유전자변이가 왜 생기는 것인지를 따져 본다면 결국 암의 원인은 우리의 삶과 무관하지 않을 것이다. 암 진단을 받으면 치료는 의사가 한다고 보지만 암의 원인은 자신과 자신의 삶에서 파생되기에, 자신의 삶에 자신이 참여하는 것이 당연한 것처럼, 보다 적극적으로 자신이 치료에 주체적일 필요가 있다.

새로운 치료법이 꾸준히 나오지만 병원의 치료로도 회복되지 않는 경우가 많은데 우리가 자신의 병 치료에 적극 참여할 수 있는 게 무엇인가를 깊이 생각할 필요가 있다. 우리가 암 진단을 받는 순간, 모든 삶은 뒤로 하고 단지 병원에 입원하여 환자로 힘없이 병상에 누워 있는 것이 우리가 선택할 수 있는 최선의 방법인가? 심각하게 의문을 자기 자신과 사회에 던져 볼 필요가 있다.

치유의 주체가 누구인지? 건강하지 못한 삶은 무엇이었는지? 나를 불편하게 하는 것은 과연 무엇인지? 내가 진정 어떻게 변해야 하는지? 등을 헤아리기 위해서, 치유의 몸을 믿고 방법과 생각을 내려 몸을 진정 느낄 때 올라오는 그간의 갈등, 억눌리고 막혀온 아픔을 진정 '자신을 사랑하는 마음'으로 '가슴을 어루만져야' 한다. 그럴 때 '아픈 가슴'이 치유가 되어 질환을 극복할 수 있는 사례는 더욱 많아질 것이다.

죽음에 대한 해결의 실마리를 찾는 방법은 우리 자신이 사신의 몸에 대해서 주체적으로 참여하는 데서 시작된다. 우리들 각자가 몸에 대한 새로운 인식, 생명권과 몸의 권리를 존중하는 사회적 공감대 형성은 매우 중요하다. 우리나라의 경우 정부 차원에서 암 퇴치를 위한 정책을 펼치고 있지만 기존 의료에 의한 치료 위주의 정책만으로는 근원적인 해결을 기대하기가 어렵다. 암 퇴치는 병원의 치료차원에 머물러 있지 않고, 보다 유기적인 접근으로 인간에 대한 이해, 몸과 마음의 관계, 갈등, 삶에 대한 각성, 병의 예방, 생활패턴, 사회 환경, 정부정책 등에서부터 개인 주체의 입장까지도 밀접하게 관련되어 있는 사항이다.

현재 우리 사회에 만연된 질환에 의한 죽음의 문제는 국가재앙과 다를 바 없다. 범국가적 차원에서 암 발병의 원인, 치료과정, 치료결과, 병원 내외적인 치료과정과 결과에 대한 심층적인 조사와 연구에 다양한 전문가가 참여하여 그 결과를 공개하여 시민들이 예방과 치유에 주체적이고 적극적으로 참여할 수 있는 병 퇴치 사회 운동과 건강관리운동을 강구할 필요가 있다. 그리고 정부 차원에서 강력한 금연정책과 운동과 채식 위주의 식생활을 권장하고 몸의 생명 권리를 존중하는 사회풍토 조성과 몸을 살리는 교육에 앞장서야 한다.

## 면역의 몸 – 자기와 비자기를 구별하는 몸

　서양의학계에서 심신의 관계성을 중시하는 정신신경면역학이라는
말은 1975년 미국 로체스터대학의 심리학자 로버트 에이더의 면역학
자 니컬러스 코언에 의해 만들어졌다. 감정을 비롯한 정신작용이 면
역과 관계되어 이로 인해 병이 생기기도 하고 치유되기도 한다는 것
이다. 면역(免役, immunity)은 라틴어의 임무니스(immunis)에서 유
래되어 무거운 짐 또는 세금을 면했다는 뜻으로 의학에서는 질병을
면한다는 의미로 한번 걸린 특정 병을 극복하면 체내에 특정항체가
생겨 같은 항원으로는 두 번 다시 걸리지 않는다는 것이다. 이는 신
체의 자기(自己)와 비자기(非自己)를 구별하는 능력으로 정의된다. 자
기가 아닌 것으로부터 자기를 구별하는 능력이 몸의 차원에서는 분
명하게 나타난다. 상처 난 곳에 이물질이 들어가 붓거나 타인의 장기
를 이식하면 거부반응이 생기는 것 등은 모두 면역의 반응이다. 같은
종에 속하는 인간끼리는 얼굴 생김새와 혈액형 정도의 예외를 제외
하고 거의 모두가 비슷한데 장기이식을 하면 대개는 거부반응이 나
타난다. 그래서 이식을 하면 이식된 장기를 보존하기 위해 면역억제
제를 별도로 복용해야 한다. 비자기가 자기일 수 없는 몸의 고유한
특성 때문이다.

　면역은 생체의 항상성을 유지하고 외래성(外來性) 병원체를 식별하
는 생체방어기전 등 면역감시기구가 있어 악성종양을 허용하지 않도
록 한다. 사람의 체내에 항체가 없다면 단시간도 삶을 유지하기 어렵
다. 우리는 자신의 생명을 지키는 항체가 스스로 몸에서 발휘되고 있
기 때문에 건강을 유지할 수 있다.

건강한 신장을 이식하고 이식된 신장이 활동하기 위해 면역억제제를 투여했는데 환자의 흉부에 종양이 발생하는 경우가 있다. 종양의 전이속도는 빠르게 나왔다. 그래서 면역억제제 투여를 중단했더니 그제야 면역조직이 활동하게 되어 암은 곧 사라지게 되었다. 이는 이식된 신장에 암세포가 있었는데 신장제공자의 면역력이 이를 억제하고 있다가 이식받은 자가 면역억제제를 투여받는 순간 면역이 떨어지면서 암이 전이되어 나타난 것이다.[90]

면역력이 왕성하면 암은 금방 사라지지만 면역을 억제하는 약을 투여하면 면역력이 약해져 암이 빠르게 전이된다는 것이다. 생활에서 우리의 몸은 면역력이 항상 존재하고 있기 때문에 외부의 세균들로부터 감염되지 않고 건강을 지킨다. 하지만 면역이 떨어지면 암, 감기, 알레르기 등에 걸리기 쉽다. 현대의 사회생활을 하면서 비슷한 환경과 식사 등을 하는 가운데 어떤 사람들이 병에 걸리고 또한 같은 병에 같은 치료를 하는데 결과가 차이가 나는 것은 무슨 이유일까?

자연환경이 좋은 시골에서도 병에 걸리는 것은 무엇일까? 우리 삶에서 몸의 면역력을 약하게 하는 면역억제제 같은 생활이 있는 것은 아닐까? 여기에는 개인들의 사고와 감정, 생활 등이 관련이 있다는 것을 고려하지 않을 수 없다. 정신신경면역학은 우리가 갖는 모든 사고와 감정이 몸의 면역력과 순간순간 관련이 있음을 밝히고 있다.

병이라는 것은 외부의 변화만을 말하는 것은 아니다. 병원균에 노출되었다고 해서 전부 병에 걸리는 것은 아니지 않은가? 내부에서 병을 어떻게 인식하느냐가 중요하다. 즉 생각과 감정이 외부에서 무슨 일이 일어날 때마다 그것을 어떻게 해석하는가에 달려 있다. 진정 어떤 사람을 치료하고 싶다면 그 사람의 환경을 봐야 하고 육체적 조건과 함께 감정적 상태, 영혼의 상태를 봐야 한다.[91]

결국 병이 걸리는가의 문제는 인체내부의 문제로서 몸의 상태가 어떠냐하는 것이 관건이다. "면역체계는 생명을 비추는 거울과 같은 것으로 이는 희로애락, 생명력의 충만함과 권태, 웃음과 눈물, 고양과 억울 및 문제점과 가능성에 반응하고 있다. 이러한 인체의 작용에 대해서는 우리의 머리로서는 도저히 상상할 수조차 없는 것이다. 사실, 우리가 생각하는 것과 느끼는 것과의 관계는 아마 인간의 정신과 육체가 각각 분리된 실체가 아니라 하나의 통합체의 일부분이라는 사실이다."92)

> 우리는 슬픔이 있을 때 가슴이 아프다(heartsick), 가슴이 내려앉는다(downhearted), 가슴이 찢어진다(heartbroken)란 말로 표현한다. 이런 감정이 지속되면 심혈관 질환에 걸릴 수 있다. 그리고 프래서 스미스에 의하면 심장마비를 경험하고 난 직후의 일주일가량 지난 시점에 병원에서 보인 우울 증세는 그로부터 1년 반 정도의 기간 내에 심장마비로 죽을 가능성이 높다는 연구발표를 하였다. 그리고 뇌일혈로 쓰러지고 나서 2주일가량이 지난 시점에서 우울증에 빠졌던 환자들은 그렇지 않은 환자들에 비해 10년 이내 사망할 가능성이 3배 정도 높은 것으로 나와 있다.93)

사람들의 감정은 복잡하고 간단하지 않다. 성장과정을 통해 해소되지 않은 부정적인 경험은 안정된 정서를 유지하기에 어려움이 따르기도 한다. 머리로는 마음의 중요성을 알고 있지만 마음대로 되지 않는 것 또한 마음이다. 어느 기업의 총수가 단전호흡으로 건강관리를 하는 것으로 소개된 적이 있다. 그는 경제관련 단체의 회장을 맡으면서 사회적인 덕망을 얻기도 하였지만 결국 폐암으로 타계했다. 알려진 인물의 죽음에 사람들은 심신수련을 한 사람이 왜 죽었을까? 의아해하며 결국 수련 방법 이전의 근원적인 질문을 던지는 계기가 되곤 하였다. 어떤 사람이 겉으로 성격이 좋아 보이며 수련을 한다 해도 자신의 무의식에 남아있는 감정의 세계는 분명하게 드러나지 않은 채 실제로 자신의 삶에 늘 묻어져 살 곤 한다. 그러나 의식의 이면에 자기부담을 안고 사는 것은 몸의 아픔으로 나타날 확률이 커진다.

로렌스 레샨는 〈살기 위한 싸움-암을 발생시키는 심리적 요인〉이 라는 저서에서 500명의 이상의 암 환자의 생활상을 소사한 걸과 질 망감이 내면에 짙게 깔렸으며 솔직한 생활을 하지 않는다고 밝히고 있다. 이들 환자는 다음과 같은 특징을 보인다.

> 첫째, 어린 시절에는 고립되고 타인으로부터 무시당했으며 절망감 을 품었었고, 곤란하고 위험하면서도 대단히 긴장된 인간관계 속 에서 생활해 왔다는 특징이 있다.
> 둘째, 성년기의 초기에는 대단히 충족된 인간관계를 영위하면서 자기의 직업에 만족하고 있었다. 뿐만 아니라 거기서 삶의 보람을 찾고 그것을 생활의 중심으로 삼고 있었다. 그리고 그와 같은 인간 관계와 직업에 상당한 에너지를 기울이고 있었다.
> 셋째, 그러나 그와 같은 인간관계와 직업을 상실하는 상황을 겪게 된 결과 어린 시절에 체험한 마음의 상처가 되살아나 절망감에 사 로잡히게 되었다.
> 넷째, 그리고 그 절망감을 마음속에 담아 두고 있다는 것이 그들 환자에게 공통으로 보이는 기본적 특징의 하나였다. 그리고 근심, 분노, 적의, 같은 감정을 품고 있으면서 표출될 기회를 갖지 못했 었던 것도 또 하나의 특징이었다. 즉 이들 환자는 타인으로부터 '저 사람은 정말로 얌전하고 좋은 사람이다'라든가 '그녀는 마치 성 녀 같은 사람이다'라고 불릴만한 평판이 좋은 부드러운 느낌의 사 람이라는 인상을 주고 있었던 것이다.[94]

그러면 우리는 어떻게 자신의 이면에 있는 부정적인 감정으로부터 해방될 수 있을까? 정신신경면역학에서 심신의 아픔은 얼마든지 해결될 수 있다고 말한다. 인간의 감정이 면역과 관계되어 스트레스 등이 질병의 원인이 된다는 사실은 반대로 우리가 마음먹기에 따라 심신의 상태가 변화한다는 것을 의미한다. 우리 마음의 감정에 따라서 몸의 아픔이 치유되기도 하고 건강했던 몸이 아프기도 한다.

정신신경면역학의 대부로 알려진 노만 커즌즈가 자기 몸의 마비 증세를 즐거운 마음으로 극복한 것처럼 긍정적인 사고와 즐거운 마음을 갖는 것은 건강의 회복을 돕는 데 결정적인 역할을 한다. 삶에서 스트레스의 요인들이 주변에 너무나 많지만 이를 내가 뛰어넘고, 집착하지 말아야 할 내용, 생각을 다양하게 하고, 내가 변해야 하는 계기 등으로 삼는다면 스트레스의 상황과 심신의 아픈 경험들은 순간마다 나를 깨닫는 절호의 기회로 삼을 수 있다.

또한 치유는 순간에 일어난다. 제아무리 얼어붙은 땅과 물이라도 녹기 시작하고 흐르기 시작하는 순간은 찰나이다. 1985년 민주항쟁 당시, 남영동 치안본부에서 군부독재세력이 항복을 요구하며 온몸이 휘감겨 불에 튀기는 듯 핏줄을 뒤틀고 바스러뜨리는 처절한 전기고문 중에도 끝내 자유와 민주를 지켜낸 투사 김근태는 말한다.

22일간의 남영동 고문이 끝났다. 호송되는 창밖으로 낯익은 거리, 푸른 하늘이 아직도 있구나. 푸른 하늘이 나에게 다시 왔다. 이것이 인간에게 얼마나 복된 것인가 하는 감회가 새롭다…검찰청 엘리베이터에서 내린 순간, 아! 거기에 인재근(부인)이 있었다. 못 본지 한 달 밖에 되지 않는데 우리 사이의 거리는 까마득하였다. 인재근의 삶 곁에 도저히 돌아갈 수 없을 것 같았다. 그러나 순간이었다. 물기가 핑 도는 인재근의 눈빛이 나를 원상으로 되돌리기 시작했다. 정치군부, 남영동 야수들이 심어놓은 내 가슴의 죽음의

사탄은 소리를 지르면서 내 몸에서, 마음속에서 쫓겨나가기 시작
했다.[95]

몸은 그 자체로 영적이며 정신적이며 자존적이다. 우리가 면역을
통해 안 것은 몸과 마음은 분리되지 않아서 몸이 마음이며 마음이 몸
이라는 사실이다. 몸을 살리는 감각은 마음의 감각으로 이어진다. 면
역의 자기와 비자기를 구별하는 특성은 신체의 물질적인 차원에만
머물러 있지 않다. 부정적인 사고와 감정은 몸에 이상이 생기는 것과
이어져 있고 긍정적인 마음이 건강과 치유에 도움이 된다는 사실은
자기와 비자기를 구별하는 면역의 특징이 정신적인 자기다움과 비자
기다움과도 관계되어 있음을 알 수 있다.

이처럼 몸은 스스로 고유한 자기다움을 지니고 있어 특히 어린 시
절의 성장과정에서 이를 존중하여야 하며, 어려운 고통의 와중에도
자기 존엄함을 잃지 말고 더불어 사는 사회에서도 서로가 개인의 자
기다움을 배려하는 풍토가 있어야 한다. 그리고 병의 원인은 자연스
럽게 우러나오는 몸의 자기다움, 몸의 메시지를 고려하지 않은 우리
의 사고, 감정에 있는 만큼 병이 생기게 된 자신과 주변, 성장과정에
서 형성된 사고와 성격 등을 잘 이해하여 자신의 내면으로부터 삶의
변화를 가질 필요가 있다.

자기다움은 자신의 사고, 마음 이전에 몸의 생명력, 감각, 의식이
다. 자기라는 고정된 사고와 마음은 삶의 과정 속에서 만들어진 것으
로 이미 자연스러운 몸보다 우선시되도록 형성된 비(非) 자기다움이
다. 나를 내려 내면에서 우러나오는 평온과 감각이 깨어날 수 있을
때 새롭고 깨어 있는 몸짓, 자연스러운 '몸의 자기다움'이 깨어난다.

## 마음과 심신의학, 정신신경면역학의 출현

오늘날 세상에 만연하는 병은 심신의 관계에서 오는 것이 대부분이다. 우리나라보다 현대화된 병원이 많고, 의료수준이 높다고 평가되는 미국, 일본, 유럽의 국가에서도 순환기질환과 암은 사망자 순위에 있어 1, 2위를 차지하고 있는 실정을 감안해 볼 때, 현대인들이 스트레스 상황에 크게 노출되어 있다는 것을 짐작해 볼 수 있다.

사람이 삶의 과정을 통해 겪게 되는 감정의 역사는 곧 인생의 굴곡이고 몸은 이를 대변하고 있다. 생활 속에서 급격한 감정교류 후에 겪는 두통이나 속 쓰림, 답답함 등은 우리가 때때로 겪는 일이기도 하다. 이러한 몸의 증상은 곧 병의 원인과 치유를 연결하는 중요한 실마리이기 때문에, 이를 중시하지 않는 수술이나 약물과 방사선 등의 치료로는 한계를 가질 수밖에 없으며, 부작용이 병보다 더욱 심각해질 수도 있다. 또한 한방에서 심신의 관계를 중시하는 사상이 있지만, 이 역시 치료로 이어져 임상효과를 갖는 데는 어려움이 따른다. 개개인을 알고, 감정의 실마리를 푸는 데는 이론과 사상적으로 접근하기에는 한계가 있다. 사람을 이해한다고 하더라도 개인은 또 다른 구체적인 그들만의 몸의 역사와 개인성이 있기 때문이다.

이제 몸을 바라보는 시각은 우리 자신과 주변과의 관계에서 모색하여야 한다. 현재 환경의 문제가 전 세계의 관심이 되고 있지만 자연환경에만 국한하지 말고 인간의 몸의 환경, 현대인들의 정신환경, 인권환경, 교육환경, 사회환경, 의료환경 등도 환경의 범주에 놓고 봐야 한다. 60~70년대 겪었던 콜레라, 페스트, 장티푸스, 소아마비, 홍역, 결핵 등의 전염병은 지금은 많이 자취를 감추었는데 이는 병이 생길 수 있는 환경이 근본적으로 개선되어 위생관리와 상수도 소독, 예방접종이 이루어지고, 의식주가 달라진 사회적 요인이 크다. 지금 우리 사회에 만연되고 있는 암, 순환기질환, 자살 등도 역시 전염병의 창궐했던 위생환경처럼 현대인들의 생활환경과 밀접하게 관련되어 심신의 관계, 인간관계, 개인과 사회의 총체적인 입장에서 새로운 실마리를 풀 수 있을 것이다. 몸의 문제는 우리 자신과 주변 환경과의 관계에서 해결의 길이 모색된다.

히포크라테스는 〈공기 물 장소에 관해서〉에서 인간은 고유한 자연 치유력을 갖고 있으며 치료는 심신과 자연을 포함한 주변과의 관계성의 조화, 생활습관 등과 관련되어 있다고 하였고, 〈마음의 의학〉의 저자 칼 사이몬튼 박사는 똑같은 암에 걸린 사람이 똑같은 치료방법을 사용하였는데 결과는 판이하게 나오는 경우가 많은데 그 이유는 생각과 감정, 생활의 차이에 있다고 하였다.

노만 커즌즈는 그의 저서 〈희망, 웃음과 치료〉에서 정신의 힘을 언급한다.

> 나는 지난 10년간 저 고도의 전문적인 의사로부터 죽음의 선고를 받았을 때에도, 유형의 생물학보다 인간의 정신(막연한 말일는지는 몰라도 인간 내부에 있는 가장 위대한 힘)을 바탕으로 하여 그 선고를 영광스럽게도 거부한 환자들을 너무나 많이 보았다. 진단을 부인하지 마라. 그러나 최종 판단은 거부하라.[96]

치유와 연관하여 가장 큰 의무와 책임을 갖고 있는 사람은 바로 자신이다. 커즌즈는 몸이 마비되는 병을 앓은 적이 있었는데 어느 순간 자신에게 내재된 마음의 힘을 믿고 병원에서 주는 약을 거부하고 병을 주체적으로 치유한 인물이다. 그는 자신의 경험을 바탕으로 우리가 갖는 적극적인 태도가 단순한 마음가짐이 아니라 우리 몸 안에서 발생하는 생화학적 실체라는 증거를 자신의 체험과 연구를 통해 밝혀냈다. 불안, 우울, 좌절, 증오 등이 건강에 나쁜 영향을 주며 희망, 믿음, 사랑, 살려는 의지, 목적의식, 웃음, 환희 등은 중병과 싸우는 환자에게 자신이 만들어내는 천연약물로서 치료에 실제적 도움을 준다는 사실이다.

또한 버니S.시겔은 자신의 저서 〈사랑·의술·기적〉에서 "암의 진단을 받은 사람들은 크게 3분류로 나누었는데 첫 번째 15-20%는 암은 치료해도 죽을 거라고 비관적으로 생각하는 분류고, 60-70%는 의사에게 의존하는 분류, 마지막 15-20%는 '예외적 환자'라고 할 수 있는데, 주체적으로 자기 자신이 병과 치료에 대해 결정하는 적극적인 경우로 이 경우가 가장 임상결과가 좋게 나온다"[97]고 하였다. 이의 경우를 보더라도 병의 치료에 있어서 개인의 생각과 판단이 얼마나 중요한가를 알 수 있다.

누구나 암 진단을 받으면 그 충격은 정도의 차이는 있겠지만 사람에 따라서는 상상하기 힘들 정도로 커서 마음을 추스르기가 힘들 것이다. 그래서 우리가 암치료를 받는다고 하더라도,

'마음을 어떻게 갖느냐?'
'어떤 마음의 상태냐?'

는 병의 치료에 직간접적인 영향을 미치게 된다. 극단적으로

'암에 걸리면 죽는다'

는 생각을 한다면 그 두려움에 잠을 자기도 힘들어지고 밥도 먹기

어려워지며 스스로 삶을 포기하는 태도로 신체의 시간을 생각이 이끌어가 그 희망은 점점 멀어진다. 어느 아는 사람의 부친이 암 치료를 했지만 낫겠다는 의지가 없어서인지 통 움직일 생각을 하지 않는다고 하였다. 가서 뵙고 대화를 나누어보니 암을 극복하고자하는 마음은 분명한데 암에 대한 두려움을 심각하게 상상하여 그 심리에 의해서 스스로 위축되어 식사와 잠을 잘 이루지 못할 뿐만 아니라 운동은 엄두도 내지 못하고 있었다.

"인간의 질병은 결코 순수한 자연현상으로만 일어나지 않는다. 대신에 그것은 사회적 행위와 그러한 행위가 만들어내는 문화적 환경에 의해 영향을 받고 변화된다."98)

병은 신체적, 심리적, 사회적인 면이 그물처럼 연결되어 나타나는 다차원적 현상이다. 건강과 병을 일차원적인 직선 위에 놓고서 한쪽 끝에 건강이 있고, 반대쪽 끝에 병이 있다는 것은 편중된 시각으로 완전히 잘못된 것이다. 신체의 질병은 주체적인 정신자세와 생활 그리고 사회의 도움 등이 균형을 이룰 때에 회복 가능성이 높다.

현대의학에서 최근에 주목받고 있는 심심신상관적 의학의 작용에 대한 논의 유형을 보면 다음과 같이 요약된다.

첫째는 인간 개개인이 내재적으로 치유력을 갖고 있기 때문에 단지 이를 믿기만 하면 건강해질 수 있다는 것이다. 마음의 치료와 긍정적인 마음이 면역체계를 강화시킨다.
둘째는 외부의 강력한 치료자를 믿게 하여 그 암시를 통해 치료하는 것으로서 최면치료, 종교적인 신령치료, 플라시보(placebo) 효과 등이 해당된다.
셋째는 인생에서 마음속에 묻어놓은 곤란하고 속상하고 당황스럽고 금지된 갈등과 비밀들이 몸에 병으로 나타나는 것으로 히스테리, 전쟁의 포탄신경증, 화병 등이 해당된다.

넷째는 스트레스의 개념으로서, 현대사회에서 인간은 어쩔 수 없는 상황에 자주 직면하게 되면서 아드레날린 러시를 반복적으로 겪고 이는 건강을 훼손한다는 것이다. 성격과 심장병과의 관계에 대한 연구 등이 포함된다.

다섯째는 전통적인 문화로부터 내적 조화 등 건강의 지혜를 재발견하는 것으로 명상, 동아시아의 기철학과 기공술 등에 대한 관심이 해당된다.

여섯째는 마음(심리)과 몸(면역체계 및 뇌)의 작용을 통합적으로 이해한다는 새로운 연구 분야의 등장으로서 심리정신면역학 등이 있다.

일곱째 고립과 고독을 가장 큰 상처로 보고 이를 극복할 수 있는 공동체의 회복을 꾀하는 것으로서 에이즈 환자 후원 모임 치료법 등이 포함된다.[99]

심신상관적 의학에서 정신신경면역학(psychoneuro immunology)은 우리가 느끼는 감정이 자율신경계와 내분비계, 면역계 등과 밀접한 관계가 있다는 것을 임상연구를 통해 밝히고 있다. 강한 스트레스를 빚어낼 만한 사건을 당한 뒤에 어떤 질환을 앓는 경향을 보인다.

토마스 홈즈와 라헤박사는 스트레스를 빚어내는 사건에 각각 해당하는 수치를 정한 척도표를 고안했다. 척도표에 의하면 우리의 일상적인 생활에서 겪을 수 있는 반려자의 죽음, 이혼, 실직 등 일반적인 고통스러운 경험과 결혼, 임신, 개인의 업적 등도 포함된다. 척도표를 사용해 스트레스가 많은 생활상의 사건의 수치를 산출해 병의 과정을 아는 데는 도움이 되지만 사람들이 스트레스에 어떻게 반응할 것인가? 하는 것은 개인차가 크다.[100]

한 예를 들어 이혼이 사람에 따라서는 스트레스가 되기도 하지만 반대로 오랜 스트레스에서 벗어나는 경우도 상정된다. 분명히 스트레스는 질병의 원인과 치료에 깊게 관련되어 신체의 면역계통을 방해하여 감염과 기타 질병에 대한 자연적인 방어력을 떨어트릴 수 있어 많은 사람이 스트레스로 인해 심신의 아픔을 겪는다. 하지만 다른 한편에서는 이를 잘 극복하고 긍정적인 방향으로 나아가는 사람들도 있다.

미국 오하이오 대학에서 유방암 진단을 받은 227명 중 110명에게만 집단 심리치료를 적용하여 스트레스 감소, 삶의 질 향상, 휴식 질 향상, 식이요법과 운동 습관 개선, 흡연과 음주 습관 개선 프로그램을 4개월간 집중 심리치료를 한 뒤 8개월 중 한 달 기간으로 치료를 계속 실시하였다. 11년 뒤인 2008년 분석결과 227명 중 54명(24%)이 사망했지만 집단 심리치료를 받은 그룹은 비교 대상보다 유방암으로 인한 사망률은 44%, 암 사망률은 45% 적었다.[101] 이를 통해 심리적인 접근은 암 환자의 삶을 개선하여, 마음의 암을 없애 면역력을 향상시켜 물리적인 암을 치료하는 분명한 효과가 있다는 것이 입증되었다.

스트레스가 병의 큰 원인이라는 점을 인정한다는 것은, 스트레스 해소가 문제의 해결사라는 생각을 하게 한다. 사회적, 문화적, 개인적 상황들에 의해 자신이 받은 스트레스를 건강한 방법으로 해소하지 못하면 의식적이든 무의식적이든 병이라는 출구를 택하게 된다. 이러한 병은 육체적이거나 정신적인 것이며 사회적 질병으로 이어져 범죄, 약물 중독, 사고 및 자살 따위의 난폭하고 무모한 행동으로 까지 나타나기도 한다.

이처럼 전인적 접근을 중시하는 심신의학은 우리의 몸을 스스로 살릴 수 있다는 정보를 주고 있고 우리의 일상에서 늘 가까이 하고 있는 몸과 마음의 관계와 인간관계의 가치를 더욱 소중히 돌아보게 힌다. 스트레스 해소를 위한 명상과 호흡조절, 몸의 감각 깨우기, 몸의 자각, 자신과의 대화, 자신의 삶 돌아보기 등은 마음에 긍정석인 영향을 주며 그 뿐만 아니라 신체에도 뚜렷한 물리적 변화를 주는 것으로 질환의 치료와 예방에 분명한 효과가 있음을 밝히고 있다.

## 자연생활치유의 예

　자연생활치유는 스스로가 치유의 주체가 되어 일상에서 행할 수 있는 식이, 운동, 마음가짐 등으로 신체의 자연치유력을 극대화하는 것이다. 여기에 소개되는 내용은 극히 일부분으로 자신과 삶의 변화를 통해 치유된 사례는 많을 것이며 또한 병원의 방법과 병행하여 병을 극복한 경우는 주위에서 쉽게 찾아볼 수 있다. 일부이긴 하지만 자연치유력으로 암을 치유한 보다 구체적인 사례를 통하여, 치유주체의 가치를 좀 더 생각해보도록 하겠다. 첫 번째의 사례는 암의 생리적인 면역요법을 개발한 세계적인 암 권위자 스티브 A. 로젠버그의 저서 『암의 신비를 푼다』에서 소개된 내용이다.

　　로젠버그는 1968년 여름, 매사추세츠 주 서락스베리에 있는 원호병원 응급실에 내원한 제임스 디안젤로씨를 진찰하는 과정에서 그의 진찰 차트를 보고 너무나 놀라게 된다. 12년 전에 커다란 암 종양이 있어 제거수술을 받았는데, 하나의 큰 암 덩어리만 제거하고 그 주변에 있는 다른 암들은 많이 퍼져 있어 제거하지 못하고 그대로 절개부분을 봉합하고 더 이상 치료방법이 없어, 그 당시 외과의사가 수개월의 시한부 인생을 선고하고 집으로 보낸 환자였다. 상식적으로 볼 때는 이 자리에 없어야 할 사람이 바로 앞에 있는 것이다. 그의 병상 차트에는 과도한 피로감, 체중감소, 심한 복통을 호소하며 입원하였는데, 그는 대단한 음주가이며 담배도 하루에 두 갑을 피운 것으로 나와 있었다. 암은 위, 간, 임파선에도 퍼져 있었다. 진단에 근거하면 몇 개월 안에 죽었어야 하는데 퇴원하고 5개월 후 외래에 왔을 때는 매우 생기가 있고 직장에 다시 나간 것으로 기록되어 있었다.102)

　디안젤로씨는 암이 있는 상태에서 퇴원하여 그 후에도 별다른 치료를 받지 않기 때문에 자연치유가 된 경우이다. 가족도 없고 마땅히 돈도 없어 죽는 것에 대해 별 두려움이 없이 생활해 왔던 것이었는데 자연히 암이 사라졌다. 의미하는 바가 큰 내용이다. 병원의 기본적인 시각은 치료를 받지 않으면 암이 자연 치유되지 않는다는 것인데 치료를 받지 않고 나았다는 것은 우리의 몸에 자연치유력의 기진이 분명히 존재하고 있으며 이는 우리의 사고와 감정, 행동과도 관련되어 있다는 것을 보여주고 있다.

두 번째의 사례는 2001. 7월 KBS 일요스페셜에서 방영된 '암이 사라졌다'와 '암의 치료가 달라진다'의 내용이다. 각각 15명씩의 간암환자를 대상으로 동맥조영색전술과 식이요법을 병행하여 치료한 과정을 추적하여 의료통계전문회사와 KBS가 공동으로 통계조사를 실시, 4주간 단위로 조사결과를 발표했다. 그 결과, 식이요법을 병행한 그룹에서 식이요법을 불규칙적으로 한 4명과 탈락한 1명을 제외한 10명 중 8명은 호전되었고 동맥조영색전술만 받은 치료그룹 15명 중 9명이 악화된 것으로 나왔다. 암 환자의 경우 채식으로 건강이 호전되는 경우가 많다. 식기마다 자신의 의지와 희망이 반영되고 육식을 끊고 채식으로 바꿈으로써 마음이 안정되고 기운도 되살아나는 몸의 변화를 갖게 된다. 영양학자의 시각에서 채식은 영양의 불균형으로 건강에 해가 된다고 하지만 채식을 생활화는 채식 동호회 회원이나 채식을 즐기는 사람들에게서는 부정적인 사례를 찾아보기 힘들다. 스님들을 보더라도 채식으로 인해 건강을 해친다는 언급은 사회에서 찾기 힘들며 오히려 건강한 생활을 하고 있다.

세 번째의 사례는 2010. 3월 SBS에서 방영된 '산에서 암을 이긴 사람들' 편으로 간암, 폐암, 대장암 등 암에 걸린 사람들이 산에서 채식 위주의 생활과 운동을 하면서 암을 극복한 사례가 자세히 소개되었다. 이들은 말기 암의 상황이었지만 산에서의 자연생활을 통해 건강을 회복하였다. 산은 맑은 공기와 맑은 물, 무공해 먹을거리를 제공하며 자급자족의 생활에서 늘 자연적인 운동이 이루어지고, 도심의 스트레스 상황에서 벗어나 자연과 교감하는 생활은 건강을 회복하는데 더없이 좋은 환경이다. 자연은 분명히 자연치유력을 극대화하여 면역력을 향상하는 생명의 기운이 있는 것으로 여기에서의 생활은 자신이 치유의 주체가 되어 건강한 생활을 스스로 가져 아픈 몸에서 건강한 몸으로 바꿀 수 있었다.

네 번째로는 나의 어머니로 1991년 W병원에서 암 진단을 받고서 특별한 병원치료를 받지 않고 자연식과 단전호흡, 그리고 가족들의 사랑으로 치유된 사례이다. 가족의 입장에서 어머니의 암을 접했을 때 처음에는 당황했지만, 어머니의 마음을 헤아려 암은 자신이 살아온 삶의 문제로서 자신과 가장 가까운 주변과의 관계에서 치유도 가능하다는 것을 알았다. 체험사례에서 보다 자세히 기술하겠지만 이를 통해 암은 어머니의 살아온 역사와 가족 간의 관계, 분위기, 감정, 성격, 사고, 생활 등이 구체적으로 관련되어 있다는 사실을 실감할 수 있었고 인간에 대한 이해야말로 병을 치유할 수 있는 열쇠라는 것을 알았다.

여기에 소개된 사례는 극히 일부분으로, 주체적으로 자신이 암의 치유과정에 참여하여 암으로부터 해방된 경우는 이 밖에도 많을 것이다. 자연치유의 예는 많지만 의료제도에서는 이를 수용하는 데 시각적인 한계를 갖고 있다. 치유에 있어서 의료의 문제는 무엇이고 그 시각의 한계를 넓힐 수 있는 심신의학은 어떤 대안을 줄 수 있는지 다음의 사례를 통해 좀 더 접근해보도록 하겠다.

# 체험사례 – 너무나 소중한 몸의 마음

## 소외된 주체 – 치료의 부작용

　병원의 임 환지 치료과정 중에 생을 마감하거나 심한 부작용에 시달리는 경우는 우리 주위에서 그리 어렵지 않게 볼 수 있었다. 나는 십여 년 전 크리스챤아카데미 부설 바람과 물 연구소에서 몸살림 워크숍을 진행하는 과정에서 폐암에 걸린 한 중년 사업가를 만난 적이 있다. 그는 그 당시 사업체를 운영하며 사업과정에서 오는 극심한 스트레스 상황에서 폐암을 진단받고 수술을 한 상태였다. 그와 두 시간 가량을 대화하면서 암과 자신의 삶과 관련하여 암이 생기게 된 과정을 이해하고 암을 어떻게 해석하고, 어떤 치유의 입장을 가질 긴가에 대해 서로 공감된 의견을 나누었다. 그리고 병원의 항암제 치료는 뒤에 생각하기로 하고 우선 기력을 회복하는 데에 신경을 쓰겠다고 하였다.

　그런데 다음에 만난 그는 평소 다니던 강남의 S병원에서 친구인 주치의로부터 항암제는 나이 든 할머니도 아무 탈 없이 맞는다며 별 부작용이 없다고 권하여 3번 맞기로 하였다고 말하였다. 내가 보기엔 당시 식이조절과 운동도 하면서 밝게 생활을 하고 있어 항암제는 뒤로 미루는 게 좋을 듯싶었는데 가족이 아니다 보니 설득을 하는 데는 여의치 않아 항암제를 맞다가 몸에 거부반응이 오면 중단하는 것이 좋다고 하고, 부작용은 목숨과 연관되고 목숨은 일회성이기 때문에 조심해야 한다고 알려주었다.

　며칠이 지나 만난 그는 주변의 소개로 용산에서 활동하는 기공사를 만났는데 인중(人中)이 길어서 오래 살 서라고 항암제를 맞아도 된

다고 말했다고 하면서 걱정하지 않는다고 하였다. 인중과 항암제가
무슨 관계가 있다는 것인지 어이가 없어 난

"그 말은 전혀 근거가 없습니다. 몸을 잘 느끼세요."
"몸의 반응은 본인이 알 수 있습니다."
"이상이 오면 본인이 중단할 수 있습니다"라고 말을 해주었다.

그 후 그는 항암제를 한번 맞고 왔는데, 한 번 쓰러졌다고 하였다.
그래서 중단하는 게 좋다고 권했는데 그는 의사의 처방을 거역할 수
가 없었는지, 앞으로 두 번이니깐 맞은 김에 끝내겠다고 하였다. 그
후 두 번째 맞는 것은 별 이상이 없다고 하였다. 그런데 세 번째 맞고
는 쓰러졌는데 호흡을 할 수가 없어 산소 호흡기를 부착하고 있다는
연락을 그의 지인으로부터 받았다.
　병원에서 만난 그는 나를 보자마자 첫 마디가

"선생님께서 말씀하신 것을 이제야 실감하게 됐습니다."
"목숨은 일회성이란 말이 와 닿지 않았는데 이제야 실감이 됩니
다"라고 말했다.

　그 때 담당의사가 왔는데 그는 친구인 의사에게

"항암제 때문에 부작용이 일어난 것이지?"라고 물었다.
　이에 의사는 "그렇다"라고 했다.

쓰러진 원인은 항암제의 부작용에 의해 심장으로 가는 혈관이 좁아지면서 쓰러진 것이었다. 의사는 언제 어디서 혈관이 또 막힐 줄 모르며 자기들은 이를 찾아 미리 방지할 수가 없다고 하였다. 삼 일 후 그는 세상을 떠났다. 만난 지 한 달이 채 지나지 않은 시기였다.

그는 죽었지만 이를 문제 삼는 사람은 없었다. 병원 장례식장에 그의 대학 동기와 사회에서 관계했던 이들이 많이 참석했다. 정치인도 보이고 세상에 알려진 사람들도 보였다. 친구인 의사는 모인 사람들에게 친구는 당뇨와 고혈압이 있어 합병증에 의해 돌아갔다고 하였다. 결국, 그는 암에 의해 죽은 것이 아니라 항암제의 부작용 때문인 것으로 의사와 환자의 판단은 생사를 결정질 수 있는 것이며 이를 본인이 선택한다는 것이 얼마나 중요한가를 새삼 느끼게 한다. 많은 사람이 병원을 믿고 자신의 몸을 병원에 맡기고 있지만 의료의 부작용을 정확히 알기란 쉬운 것이 아니다.

그가 항암제를 맞지 않고 스스로 치유의 길을 걸었다면 그렇게 쉽게 쓰러지지는 않았을 것이다. 병과 치료의 문제, 이는 집단의 권력과도 관계된다. 이 권력은 개인을 소외시켜 자신의 몸에 대해 스스로의 주체임이 부정된 의식체계이며, 외부에 몸을 담보한 의존적 집단 사고체계로서 치료의 권한과 그 주체를 의사에게 부여시키는 의료사회의 권력문화이기도 하다. 치료의 주체는 다름 아닌 우리의 생명의 몸으로 의사는 몸의 생명력이 발휘되는 데 도움을 주는 역할이다. 그러나 개인은 병 앞에서 너무나 약한 존재가 되기 쉽다. 자기와 세상이 원인이 되어 생긴 자신의 병을 치료하는 데 스스로 참여하시 못히고, 자신의 문제를 깨달을 기회를 빼앗기고 사라져버리는 현대인들의 삶, 목숨은 너무나 쉽게 무너지고 있다.

또 다른 예는 수련생의 부친으로 위암 판정을 받았지만 항암제 치료는 안 받기로 하고 Y대학병원에서 수술만 한 후 그런대로 식사도 정상으로 돌아오고 운동도 하면서 정상적인 생활을 할 수 있게 되었다. 그런데 병원 측에서 항암제 치료를 안 받은 환자를 대상으로 새로운 항암 약을 적용해 본다면서 임상에 참여해 보라고 권했다. 가족들은 처음에 거부하다 의사가 계속 권하여 결국 약을 복용하게 되었다. 처방된 약을 알아보니 유방암에 쓰는 약을 위암에도 적용시켜 보는 것이었다. 그러나 약을 일주일 정도 복용하고 나서 갑자기 식사도 못 하고 힘도 빠지기 시작하더니 급기야는 한번 쓰러지고 그 후부터는 아주 약하게 되었다. 결국은 5개월 후에 돌아가셨다.

치료의 부작용은 친척 조카의 예에서도 나타났다. 그 조카는 백혈병으로 여의도에 있는 S병원에서 치료를 받았다. 항암제 치료를 계속 받다가 어느 날 갑자기 경기(驚氣)가 일어나게 되었다. 그 후부터는 의식불명이 되었는데 이 또한 항암제의 부작용이라 하겠다.

암으로 죽는 건지, 항암제의 부작용으로 죽은 건지 의심이 가는 경우를 주위에서 볼 수 있었지만 대개는 환자 측의 입장에서 정확한 사인(死因)을 알기란 쉽지 않다. 병원의 치료는 보호자의 동의에 의해 진행되어 치료의 과정과 결과는 환자의 몫으로 내 몸의 최종 책임은 바로 나이다. 암은 종양(腫瘍)이라 하고 종양은 덩어리이고 덩어리는 응어리로 연관시켜 볼 수 있다. 세포의 덩어리와 감정의 응어리가 몸 안에서 일어나는 이 물리적인 증상은 결국 일상에서 벌어지는 심신의 관계와 연관하여 병의 원인과 치유를 고려해 볼 필요가 있다. 응어리는 바로 우리의 풀리지 않은 감정으로 병과 기분과의 관계에 있어서 우리의 상한 기분, 감정은 몸의 응어리를 생기게 하는 원인으로 작용한다.

암에 걸릴 경우 치료과정에서 어떤 일이 벌어질지, 그리고 치료결과에 대해서 정확히 예측하기는 쉽지 않다. 암의 종류와 기수에 따라 5년 생존율이 통계로 언급되고 있지만 그 생존율에 누가 해당하고 해당하지 않은지는 단정하기 어렵다. 수술과 방사선, 항암제는 그 부작용에 있어서 사람에 따라 나타나는 강도 역시 차이가 있다. 그래서 '부작용에 대한 대서를 어떻게 할 것인가?'가 역시 매우 중요한 문제이다. 사람에 따라서는 치료과정을 잘 극복하기도 하지만 그렇시 않은 경우도 있기 때문이다. 따라서 암과 관련된 치료를 선택하는 것은 혼란스럽고 불안할 뿐만 아니라 스스로 치유방법을 선택하는 데 도움이 되는 정보와 확신도 갖고 있지 못하다. 그래서 대부분은 병원에 의존하게 된다.

대부분의 환자는 병을 극복하겠다는 의지가 있다. 가족과 주위에서 힘을 내라는 말을 가장 많이 하고 의욕을 북돋아 주려 한다. 그래서 환자 스스로가 힘을 내보지만 병원의 치료가 환자의 의지를 발휘하지 못하게 하는 상황으로 가는 경우도 생긴다. 그래서 치료에 앞서 환자권리의 차원에서 신중한 접근이 한편에선 요구된다. 특히 암 치료는 다른 병의 치료에 비해 부작용의 정도가 크다. 치료가 면역력의 감소와 관련되어 있기 때문이다. 그래서 병원의 치료를 최소화하거나 사람에 따라서는 병원의 치료 방법을 정하지 않고 자연적인 치료방법을 선택하는 경우도 있다. 암은 자신의 삶에서 나타나는 자신의 생각, 감정, 관계, 생활과 관련되어 있는 만큼 자신이 암 극복에 적극적으로 참여하여 치유의 실마리를 풀어야 한다.

## 풀지 못한 자아

'나 자신을 대면하는 것에서부터 병 치료를 시작하자.'

- 구파발 북한산주변의 어느 목욕탕 계산대에서 "여자들은 타월을 그냥 가져간다"라며 여자에게만 타월 값을 보관했다가 돌려주겠다고 하였다.
- 겨울 기차 안에서 친구가 사준 가죽장갑을 잃어 버렸다.

이런 상황이 벌어졌다면 당신은 어떻게 행동하겠는가?

만약에 내가 암에 걸린 상황 중이라면 어떻게 행동하면 좋을까?

앞의 내용은 암 진단을 받고 치료 중에 있던 S, B분과 함께 동행하던 중 일어난 일이었다.

목욕탕에서 일어난 경우는 기분이 나쁘고 화가 나고 흥분 되는 상황이기도 하다. 그렇지만 흥분의 강도가 예외적으로 매우 심하다면 그것을 어떻게 해석해야 할까?

여성을 묵시적으로 타월을 가져가는 도둑으로 취급한 것이다. 그리고 나를 도둑으로 보다니, 아는 사람도 옆에 있는데 자존심이 몹시 상할 수 있다. 남자는 그냥 들어가고 여자는 타월 값을 내고 들어가다니…….

북한산에서 수련동료들과 수련을 하고 목욕탕에 갔는데 문제가 생긴 것이다. 그때 S분이 기분이 상해 계산대의 종업원과 말싸움을 하는데 흥분의 강도가 너무나 컸다. 우려스러웠다. 기분 나쁜 내용은 이해가 되지만 사회에서 저런 비슷한 일이 많을 텐데 암 질환이 있는 상태에서 이렇게 흥분하면 건강을 해치고 말겠다는 생각이 들었다.

두 번째는 또 다른 분의 경우로 장갑을 잃어버린 후부터는 안정을 찾지 못하고 장갑을 찾으려 기차 칸을 살폈지만 찾지 못해 근무자에게 방송해줄 것을 요청하였다. 이 과정에서 상상외로 어쩔 줄 몰라 하고 흥분되어 있는 모습은 잃어버린 장갑을 찾다가 자신을 잃어버리겠다는 생각이 떠올랐다.

돌아가신 분에 대해 기술한다는 것은 가슴 아픈 일이다. 하지만 개인의 죽음은 개인으로 끝나지 않는다. 우리는 개별적인 존재이지만 현시대를 같이 살아가는 동반자로서 이 사회의 현실의 문제와 개인들에게 닥친 문제를 공유할 필요가 있다. 모두 남의 일이 아니다. 특히 병에 대한 문제는 우리가 함께 고민해야 하는 과제로서 그것은 죽음의 문제와 직결되기 때문이다.

두 분은 암이 있는 상태에서 수련한 경우인데 돌아가셨지만 이들을 생각하면서 삶의 진실을 깨닫는다. 이들은 수련을 열심히 했다. 스스로도 놀라울 정도로 건강해진 것을 분명히 느꼈다. 사람들은 대개 아프면 이를 해결하기 위해 치료와 관계된 내용에 열심히 집중하는 편이다. 이들도 수련을 통해 건강을 회복하기로 정했기 때문에 누구보다도 열심히 수련하면서 마침내 건강에 대해서 자신감을 가졌다. 주변에서도 건강해진 것을 느낄 수 있었다. 건강이 회복되고 자신이 생기면서 한 사람은 직장이 지방의 대학이라 그곳으로 내려가게 되어 수련을 중단하였고 다른 이는 어느 대학의 단체 회장을 맡으면서 바빠져 수련을 그만두게 되었다. 건강해지니까 일에 대한 욕구가 생겼는지 두 분 모두 대학의 중책을 맡으면서 사회활동도 열심히 했다.

수련을 잘하고 어느 정도 수련생활이 몸에 밴 느낌이 있어 수련모임에 참석하지 않아도 스스로 잘하는 줄 알았다. 그런데 여기에서 문제가 생겼다. 에너지의 초점은 이제 자신이 하고 싶은 사회적 성취에 맞춰져 있었다. 그간의 아픔의 억눌림이 큰 데서 온 반작용이었는지 아니면 수련을 통한 자신감의 강도가 큰 데서 온 행동이었는지 나중에 알았지만 일에 너무 집중되어 건강을 돌보지 못한 것이 문제였고 스트레스 상황에 다시 놓인 것이었다. 시간이 지나 몇 년 후 만났을 때는 암이 재발되어 심각한 말기 상태였다. 같이 수련하면서 웃고 재미있게 보낸 시간들, 그때는 웃는 얼굴과 건강한 몸이었는데 죽음을 피할 수 없는 상황은 너무나 큰 충격이었다.

이들을 생각하면서 무엇이 문제일까? 자문(自問)을 해보았다. 그것은 이들이 수련을 열심히 해서 건강에 자신은 가졌지만 무의식의 세계에 감춰져 있었던 성장 과정에서 형성된 부정적인 정서와 성격, 가치 등에 대해서는 스스로가 깊이 있게 걸러보지 않았다는 것이고, 결국 일상적인 생활의 틀 속에 수련은 없었다는 것, 건강이 회복된 후 그 힘으로 무리한 일을 한 것 등이 암 재발의 원인으로 꼽을 수 있다.

죽음과 자아는 서로 맞물려 있다. 자아가 자신을 죽음으로 몰기도 하고 자아를 깨쳐 자신을 살리기도 한다. 우리는 살다 보면 주변에서

"고집 피우지마"
"자신을 죽여"
"제발 자기 맘대로 하지 마"

라는 말을 듣는 경우가 있다. 이 '나'라는 '자아'는 자신과 주변을

죽이기도 하고 살리기도 한다. 자기를 스스로 아프게 한, 막히게 한 자아를 죽인다는 것은 정말 힘든 것인가? 자아는 무엇인가?

암에 걸렸음에도 불구하고 담배를 끊지 못하는 지인이 있다. 담배가 나쁘다는 것을 본인도 잘 알고 있고 항암치료 이후 주변에서도 강력하게 금연을 권해도

"내가 미쳤어?"하면서 담배를 핀다.

왜 그런가? 이때 담배를 피우게 하는 것은 무엇일까? 자아인가?, 감정인가?, 몸이 정말 원하는 건가?

이성적으로는 분명히 담배를 피우지 말아야 한다는 것을 잘 알고 있다. 그러나 문제는 생각대로 되지 않는다는 것이다. 흡연은 기분과 몸의 상태와 관련되어 있어 금연이 쉽게 이루어지지 못한다. 그래서 우리가 마음의 문제, 즉 살아오면서 형성된 자아인 성격, 사고, 감정을 있는 그대로 관찰하여 자아가 자신 스스로를 힘들게 하지 않는지를 알아야 한다. 자아란 삶의 역사에서 일상을 경험하면서 형성된 자신의 모습인데 이 모습이 이미 몸화되어 있어 몸과 분리되어 있지 않다. 그래서 자아는 생각의 차원이나 감정에 머물러 있지 않은 보다 깊이 내재된 자기 자신이다. 그래서 자신을 바꾼다는 것은 어렵고 힘든 일이다. 흡연은 드러난 자아의 일부일 뿐이다.

자신의 삶의 과정을 통해서 무의식 세계는 겉으로 나타나지 않으면서 삶의 이면에 자리 잡아 모든 행동과 사고, 감정의 배경에 짙게 깔려 있어 실체가 잘 드러나지 않는다. 드러난다고 하더라도 이를 자신이나 주위에서 마주하여 대면하기가 어려운 것이다. 그리고 몸에

병이 생기면 병과 이어진 경향성이 생긴다. 몸은 스스로 조절 능력을 갖추고 있지만 암이나, 순환기질환 등이 한번 생기면 그다음부터는 몸이 좋아졌다 하더라도 병이 없었던 사람에 비해 잠재적인 요인은 남아 있게 된다. 그렇기 때문에 다시 재발하는 상황은 올 수 있다. 그러므로 근본적인 치유가 필요한 것으로 자신과 생활이 변해야 한다.

사람들의 성격, 가치, 정서 등은 쉽게 변하지 않는다. 특히 부정적인 성향을 바꾼다는 것은 정말 어려운 문제다. 주위의 사랑과 본인의 꾸준한 노력이 따라줘야 한다. 그래서 몸살림 수련의 치유영역에서 가장 중요시하는 것은 외적인 수련방법에 있지 않고 내면의 나와의 대면이다. 자신이 살아왔던 길을 되돌아, 현존의 자신을 있는 그대로 보는 것이다. 자신의 성격, 감정, 사고, 습관, 콤플렉스 등을 짚어보면서

내가 진정 이 삶에서 바라는 가치가 무엇인가?

원하는 삶이 무엇인가? 인생에서 과연 중요한 것이 무엇인가를 화두(話頭)로 삼는 것이다.

자아를 죽이고 몸을 살릴 것인가?

자아를 붙잡고 몸을 죽일 것인가?

앞서 말한 것처럼 암에 걸린 상황에서는 특히 자신을 잘 돌아보아야 한다. 그러나 막상 암 진단을 받았을 때는 평정심을 갖기가 더욱 어려워진다. 암 자체와 치료과정과 결과에 대한 두려움, 그동안 나를 불편하게 했던 사람들, 자신의 삶에 대한 부정 등에 마음이 가 있는 상태에서는 자신을 이해하기란 결코 쉽지 않게 된다. 생각이 많아지고 감정이 요동치다 보면 몸과 마음은 혼란을 겪게 되고 앞날에 대한

불안감을 떨치기 어렵게 된다. 이런 상황에서 우리가 분명하게 인식해야 할 것은 내 안에서의 각성으로 그것은 내 마음의 응어리진 감정이 바로 내 안에 있다는 것이다. 자신을 힘들게 한 것은 자신의 가치이고 성격이며 관계한 마음으로 암적인 생활이 있었다는 것이다. 불편하게 한 감정을 주변에 돌리지 말고 자신에게 있다는 마음을 가지고 적극적으로 이를 풀어내야 하며 주변의 이해와 도움도 필요하다. 긍정적인 마음, 부드러운 마음, 자신을 사랑하는 마음, 평화로운 마음을 느끼면서 자신을 변화시켜야 한다.

그리고 무엇보다 지난 삶에 대한 자신의 반성도 중요하다. 나로 인해 불편한 감정을 가진 자신의 몸과 마주했던 사람에 대한 미안한 마음을 갖는 것과 표현은 삶의 힘이다. 자신이 적극적으로 삶을 긍정적으로 만들어 가는 것이다. 나의 몸에서 긍정적인 마음이 우러나오는 것은 몸에 그런 느낌이 있는 것이고 생기는 것으로 그것은 치유의 힘이다. 감정에 의해 아픈 것은 감정이 달라져야 한다. 그것은 분명한 것이다. 아무리 의학이 발달했다 해도 마음의 변화는 자신의 내면에서 일어나야 한다. 그러기 위해서는 자신 스스로 깨침이 있을 때 몸이 깨치게 되고 몸이 변하게 된다. 불안한 상태에서 몸이 치료되기를 바라는 것은 소극적인 태도이다. 지금 당장 마음을 풀어내자. 사랑의 마음으로 부정적인 느낌이 녹아 사라지게 하자. 자신이 변하면 몸의 세상은 순간 변하기도 한다.

우리나라 말에 이열치열(以熱治熱)이란 말이 있다. 열을 열로 다스린다는 것처럼 자신의 아픔, 막힘을 피하는 것이 아니다. 막힘과 아픔을 바라보고 직면할 때 거기에서 아픔의 해체와 살림의 깨침이 열린다. 이는 늘 자신을 깨어나게 하고 새롭게 하는 죽음과 삶의 연속이다. 자신을 죽이지 않은 의식은 자신과 우리를 병들게 한다. 나를 깨어나게 하는 것은 자아의 깨짐이며 몸의 깨어남이다. 자신의 내면의 소리, 주변의 소리가 들려올 때 자신의 마음이 자유롭게 열릴 수 있다. 자아를 붙잡고 죽는 것보다 자아에서 벗어나서 몸이 사는 것이 현명하다. 자기와의 직면은 자기 스스로를 피하지 않는 것으로 아름다운 것이다. 자기를 사랑하는 것이다. 이 사랑이 나를 온전하게 하며 치유케 한다. 몸에 암이 생긴 것이지 내가 암은 아니다. 암 같이 뭉친 생활, 감정, 성격과 생각이 있었다. 이 뭉친 생활과 나를 풀자.

## 누가 치유를 하려는가?

가끔 주변에서 암 환자를 대할 때가 있는데 암 환자에게 도움이 되어야 한다는 마음이나 치료방법 등이 앞서다 보면 자신의 생각과는 다르게 흐를 수 있다. 자신 안에 암이란 부담을 안고 암 환자를 대한다는 것은 스스로의 부담이며 상대에게도 분명히 부담을 준다. 대부분 암 환자에게 병문안을 갈 때는 불안한 마음과 슬픈 표정으로 환자의 손을 잡고

"힘을 내"
"꼭 극복할 수 있을 거야"

라는 말을 한다. 그러나 이런 말도 자주 듣다 보면 환자의 입장에서는 마음이 불편해질 수 있다. 자신을 환자로 대하면서 슬픈 표정을 짓는 것이 오히려 부담되는 것이다. 어떤 때는 병문안 가서 우는 성

우도 있다. 환자를 위한다는 행동이 환자를 위하는 것이 아니라 자신의 자아에 치우친 감정이다.

질병에 대한 부담감은 환자나 자신을 있는 그대로 보는 것을 차단할 수 있다. 그래서 서로 마음의 소통을 가로막는 인사성의 가장된 말이나 감정에 치우치게 되고 또는 확실하게 확인도 안 된 치료방법을 애써 강조하기도 한다. 그러나 이런 경우는 서로가 부담을 안고 긴장되어 있어서 환자에게도 부정적인 영향이 미쳐 내적인 안성을 취하기가 힘들게 되기도 한다. 자신의 생각이 강조되기보다는 편안한 마음을 가지고 환자가 현재 느껴지는 마음을 헤아려 얘기를 들어주는 태도가 보다 위한 것이다. 안정되게 상대를 대하면 상대도 편하고 내가 즐겁게 대하면 상대도 느낀다. 그러므로 암 환자를 대할 때는 대하는 사람의 마음과 시각이 중요하다. 우리는 가까운 부부, 연인, 가족사이라도 자신의 생각을 자연스럽게 전하는 것이 안 되는 경우가 종종 생긴다. 하물며 암 환자인 경우는 생각이 앞서면 더욱 그렇다. 그것은 어쩌면 두려움, 불안을 가리려는 심리작용일 수 있다.

사람과의 관계에서는 누구나 자신의 생각, 느낌이 있기 때문에 마음이 편하지 않을 때는 서로 소통하기가 어렵다. 대립되어 있을 때는 서로가 자기의 주장에 힘이 실리게 되어 부딪치는 소리가 나게 된다. 특히 힘의 균형이 깨져 있는 상황은 일방적인 강요가 되고 상대는 자신의 생각을 표현하기도 힘들어진다. 이런 경우, 암 환자에게는 죽음과 관련되어 심각한 문제가 야기될 수 있다.

십년 전쯤에 지인이 자신의 직장동료 친누나 G씨가 암에 걸렸다며 좀 봐줬으면 좋겠다고 하였다. 누나는 30대 초로 병원에서 치료가 끝나가는 상태에 있어 병원에 한번 찾아가봐야겠다는 생각을 하고 있었는데 마침 연락을 취할 때는 평창동의 한 기도원에 가 있었다. 지인과 함께 기도원 안으로 들어가는데 지하의 형태로 되어 실내는 몹시 침침했다. 환자가 있는 방은 좀 작은 편이었고 가족들과 교인이 환자와 함께 있었는데 환자는 인상이 선하고 가냘프게 보였다. 그리고 주변은 기도 소리로 옆 사람과 대화하기가 어려울 정도였다. 난 순간적으로 환자가 여기에 원해서 온 것이 아닐 거라는 생각이 스쳐, 환자 주변에 있는 사람들에게

"환자와 단둘이 얘기하고 싶습니다, 잠시만 나가 있어주세요"라고 부탁을 하여 단둘이 있게 되었다. 난 바로 환자에게 몇 가지를 물어보았다.

"여기 어떻게 오게 됐어요?", "친언니가 데리고 왔어요."
"나가고 싶나요?", "네, 나가고 싶어요."
"나가기 힘드나요?", "언니가 나가게 하지 않을 거예요."
"여기에서 어떻게 지냅니까?", "아침 5시부터 거의 하루 종일을 기도해야 돼요"
"기도하고 싶지 않으세요?", "저는 이런 분위기 싫어요."
"조용한 데 있고 싶어요, 여긴 너무 시끄러워요."
"가족에게 여기서 나갈 수 있도록 얘기를 하겠습니다.", "고맙습니다."

난 기도원에서 나와 환자의 남동생을 만나
"누나가 기도원에서 하루속히 나오는 게 좋겠다"고 했는데 그는

"자신은 힘이 없고 큰누나가 모든 걸 결정하는데 누나가 신앙심이 커서, 기도 외에는 전혀 받아드리지 않는다"고 하였다.

"그러면 큰누나는 그렇다고 치고 동생이 나오게 하면 되지 않냐"고 했더니

"큰누나가 우리 집안의 경제를 쥐고 있어 맘대로 할 수 없다"고 하였다.

"작은 누나가 나가고 싶어도 자기로선 어쩔 수 없다"는 것이나.


난 큰 언니를 만나려고 시도를 해봤지만 이루어지지 않았다. 기도원에서 G와 얘기를 나누면서 참 성품이 어질고 섬세한 감성을 느꼈다. 암 환자를 만나게 되는 경우, 암 환자라는 선입견을 갖지 않고 그냥 자연스럽게 대하는 편이다. 오히려 어머니의 암 치유 경험이 있어 남의 일 같지 않아 가족의 감정이 들기도 한다. 또한 특별히 어떻게 해야겠다는 것도 없고 불안한 감정도 갖지 않는다. 마음을 비우고 상대를 보고 대화를 하다 보면 뭔가 문제를 푸는 열쇠가 보일 때가 있다. 그것은 그 사람 본인이 지닌 장점이다. 장점을 살리면 스스로의 치유력을 발휘하는데 도움이 된다. 장점이 '있다', '없다'의 차원이라기보다는 있는 그대로의 모습을 장점으로 보고 이를 긍정적으로 살리는 것이다.

예를 들어 기운이 없어 보이는 상대를 부정적으로 보고 힘을 가지라고 하는 것 보다는 힘이 없는 상태를 더욱 느끼는 휴식을 갖게 되면 이완에 따른 편안함과 몸의 섬세한 감각과 기운을 가질 수 있다. 치료 과정을 통해 기운을 뺏긴 상태에서는 편안한 휴식과 섬세한 접근이 요구된다. 그리고 조용하고 섬세한 느낌의 소유자는 주변과 소통하기

힘들 수 있고 외적으로 기운이 약해 보이더라도 내적인 느낌과 기운이 클 수 있다. 이를 잘 살리기 위해서는 상대에 대한 이해와 배려를 통해 소통이 이루어지면서 스스로 자연스럽게 끄집어 낼 수 있도록 도와줘야 한다. 상대의 상태, 입장을 잘 고려해야 한다. 주변 사람이나 상대하는 사람이 강하거나 외향적일 때는 섬세한 느낌을 놓치고 주도적인 입장에 취하게 되고, 그러다보면 서로의 정서적 폭은 그만큼 벌어지게 되어 한쪽은 풀리지 않는 감정이 쌓이기 때문이다.

이럴 때 얘기를 하기보다는 환자의 말을 경청하면서 스스로가 원하는 삶이 무엇인지? 지난 시간의 아픔을 스스로 어떻게 풀 것인가를 당사자가 스스로 해결할 수 있도록 부담을 주지 않는 섬세한 접근의 도움이 필요하다. 그런데 G의 경우에는 가족들이 환자에게 도움이 되기보다는 왜곡된 신앙심으로 환자의 마음을 전혀 고려하지 않은 일방적인 행동이었다. 삶의 불안으로 종교에 의지하기도 하지만 그것이 지나치면 자신의 믿음이 극대화되어 주변에 믿음을 강요하기도 한다. 여동생의 암을 신앙으로 고쳐보겠다고 동생이 원하지 않은 기도원에 집어넣어 마지막 생을 보내게 하는 것은 실로 누구를 위한 행동인가?

그것은 진정 동생을 위하는 것이 아니었다. 왜냐하면 믿음을 강요하기 이전에 동생이 지금 어떤 심정이며 원하는 것이 무엇인지를 먼저 헤아렸어야 했다. 우리가 아무리 종교적 믿음이라도 그것이 깨어 있지 못한 믿음은 주위에 어떤 피해의 행동을 하고 있는지 본인은 가늠하지 못한다. 불안을 대면하기보다 회피하며 이를 극복하겠다고 외적대상을 붙잡은 마음은 오히려 불안을 더욱 가중시킨다. 그리하여 사람을 보지 않고 상대의 마음을 헤아리지 않은 상태에서 상대의 암치료에 마음을 집중하다 보면 해결되지 않은 불안은 증폭되어 외부의 강한 것을 찾아 이를 환자에게 제시하기 십상이다. 보다 강력한 방법은 결국 불안을 제압하고픈 것이며 이러한 방법을 동원할수록 그 불안은 환자에게 그대로 전이되고 환자의 내적마음은 소외되어 정작 치유의 힘이 발휘되는 기회를 놓칠 수 있다는 것을 주변사람들은 분명히 인지해야 한다. 치유를 하는 주체는 환자 스스로의 몸이며 내면의 의식으로 질환에 따라서는 치료나 스스로의 치유기회가 1회성인 경우도 있다. 그렇기 때문에 죽음과 관련된 질환상태에서 환자의 의지나 선택과 관계없이 일방적으로 강요한 외부의 방법은 환자 스스로의 치유참여기회를 송두리째 빼앗아 가는 것이다.

치유의 기본적인 접근은 극히 상식적인 입장에 있다. 살아온 삶의 유형은 크게 둘이다. 외향적이냐, 내향적이냐 인데 여기에서 내적으로 풀리지 않은 스트레스의 강도가 얼마만큼 깊은가에 있다. 그러므로 외향적인 성향은 자신이 살아온 주변에서 벗어나 자신을 내려놓고 마음을 편하게 갖는 시간이 필요하다. 그래서 자연을 접하면서 평화의 마음을 갖는 자기수양이 도움이 된다. 그리고 내향적인 경우에는 자신의 느낌과 생각이 잘 표현되지 않아 자신이 하고 싶은 것을 놓치기도 한다. 그래서 솔직하게 자신을 드러내고 표현하는 기회와 이를 경청해주는 사람과의 대화가 필요하다. 외향적이든 내향적이든 자신을 허심탄회하게 드러내는 시간은 치유에 큰 도움이 된다.

G의 사연을 떠올리면 참 가슴이 아프다. 아주 짧은 시간이었지만 나와 마주한 선한 눈빛, 가냘픈 몸의 느낌은 환자 이전에 한 인간의 고귀한 아름다운 모습이다. 우리는 사람을 있는 그대로의 소중한 생명, 영성의 존재 그 자체의 가치를 보지 않고 외직으로 판단하여 숱

한 명찰을 붙인다. 이 명찰이 우리의 순수한 생령(生靈)을 가리고 그 위에 군림한다. 상대를 나의 기준에서 보고 판단하고, 내 안에 가두고 온통 내가 기준이다. 이 '나'는 참 위험할 수 있다.

우리는 상대를 죽음의 길로 인도해 가는 줄도 모르고 '이것이 좋다 저것이 좋다', '하나님의 길이다', '민족의 길이다', '성공의 길이다'라고 자신과 세상에 부르짖고 있기도 하다. 그래서 나의 비움, 내가 깨지는 깨침이 중요한 것으로 깨어 있는 상태가 내가 치유된 것이고 이럴 때 상대를 있는 그대로 만날 수 있고 치유를 위한 소통의 대화를 나눌 수 있다.

몸은 물리적인 내적환경과 심신의 영향과 관계되어 있어 어떤 외부적인 접근도 그 자체로 한계를 가진다. 암 역시 그 과정을 덮어두고서 근본적으로 건강을 회복하는 것은 별개의 사안일 수 있다. 그래서 암 치유에 있어 심신의 관계를 중시하는 것은 자신이 치유에 주체적으로 참여하여 자신의 내적 변화에 의해서 몸은 다시 원래의 흐름을 회복할 수 있고 몸적 자각에 의해 심신이 깨어나는 길이 열릴 수 있다.

자연의 울창한 숲에 가면 맑은 기운을 느끼고 심신이 상쾌해진다. 그것은 숲의 기운이 살아 있기 때문이다. 넓게 펼쳐진 푸른 바다를 바라보면서 나의 마음도 넓어지고 밝은 달빛을 보면서 따뜻한 사랑의 기운을 느끼기도 한다. 자연의 생명력과 아름다움은 우리에게 어떤 강요 없이 그 자체로 다가온다. 어떠한 믿음이라도 내가 온전할 때 상대와 세상을 온전히 바라볼 수 있고 그 온전함을 전할 수 있다. 온전한 믿음은 자연의 몸에서 비롯되고 그 믿음 안에 치유가 시작된다.

## 암은 몸이 사랑의 마음으로 보이면서 해결되었다

1991년 겨울 어머니가 W병원에서 암 정밀검사를 받았는데 자궁경부암 진단을 받았다. 의사는 암이 퍼져 수술 시기는 지나 할 수 없고 방사선 치료를 먼저 하자고 하면서 완치는 기대하지 말라고 하였다. 치료하지 않으면 1~2년을 넘기기가 어렵다고 말했다. 암이란 말을 듣고 '암이 무엇일까?' 잠시 멍한 느낌이었다. 평상시 수련과 수련지도를 하면서 병에 대해 관심이 있었고 치유에 대해서도 나 나름대로 시각을 가지고 있었지만 막상 암이라는 말을 들었을 때는 어떻게 해야 할지 막막했다. 그 당시 병원의 치료나 그 결과에 대해서 확신할 수 없었고 암에 대한 사전지식이 없어서 우선 암에 대해서 좀 더 알아야 했다.

그래서 광화문에 있는 대형서점에서 암과 관련된 서적을 한 100권가량 샀다. 양한방의 치료방법, 식이요법, 자연요법, 암치료수기, 심신의학, 대체요법 등과 관련된 책이었다. 책을 보고 도움이 될 만한 책의 저자는 사무실이나 집에 찾아가서 직접 만났다. 만나서 실행에 옮긴 것은 녹즙 마시기와 현미밥에 채식 위주의 식사, 돌 찜질 등이었고 단전호흡, 명상이었다. 그리고 도움이 됐던 책은 〈마음의 의학〉, 〈사랑은 의사(사랑·의술·기적)〉, 〈되찾은 생명〉, 〈희망, 웃음과 치료〉, 〈잘못된 식생활이 성인병을 만든다〉, 〈병원이 병을 만든다〉, 〈새로운 과학과 문명의 전환〉 등으로 여기에 소개한 책들의 저자는 세상에 알려진 인물이었고, 저자의 반은 의사였다.

막상 자연치료방법을 실행에 옮겼지만 어머니가 암을 완치시킬 수 있다는 확신은 들지 않았다. 내가 암에 대해 이해하는 것과 어머니의 몸에 있는 암을 사라지게 하는 것은 차원이 달랐다. 몸과 마음이 중요하고 마음으로 암을 고친다, 식이요법을 하면, 배를 따뜻하게 하면, 암이 없어진다는 말을 대체요법을 하는 분으로부터 들었지만 불안감은 지울 수 없었다. 그리고 명상과 단전호흡을 하면 면역력이 향상되어 암이 없어질 거란 생각도 해보지만 내가 아닌 어머니의 몸 안에 있는 암세포가 사라지는 물리적인 변화에 대해서는 손에 잡히는 확실한 방법이 없었다. 확신할 수 있는 방법이 무엇일까? 확실한 길은 보이지 않았다. 그것은 지식이나 방법이 아니었다.

어머니는 방사선 치료를 받기 위해 W병원에 입원을 하였다. 그런데 방사선 치료를 28번 받기로 되어 있는 상황에서 5번 하고나니 백혈구 수치가 2천 가까이 급격히 내려가 더 이상 치료를 할 수 없는 상황이 벌어졌다. 의사는

"감기에 걸리지 않도록 조심해야 한다"고 여러 번 말하면서
"잘못하면 감기에도 죽을 수 있다"고 하였다.

병원에서 처방해준 백혈구 수치 상승을 돕는 상당히 고가(高價)인 약을 복용해 보았지만 별 효과가 없었다. 그리고 병원에 있는 동안 3개월 전에 치료받고 퇴원한 사람이 재발하여 다시 입원하였는데 이제 3개월을 넘기기가 힘들다는 소문이 병실에 퍼져 있었다. 재발한 환자는 힘든 표정이 역력했고, 그를 보고 있는 다른 환자들도 괴로워하는 모습이 역력했다. 그리고 병원에서 생을 마치는 사람도 자주 눈에 띄었다.

어머니는,

"병원에서 주위 사람들과 웃으면서 재미있게 지내왔는데 재발한 사람, 병실에서 사라지는 사람들을 보니 병원에 계속 있는 것이 건강에 대한 자신감을 갖게 하는 게 아니라 점점 마음이 약해진다."

"병원에서 환자복을 입고 환자로 느껴지는 것이 정말 싫다"

고 하셨다. 그래서 장소와 어머니의 기분을 바꿀 필요도 있고 실제적으로 병원 방법보다는 자연치유법을 선택하는 것이 바람직하다는 생각이 들었다. 퇴원 당시 병실에 있는 사람들은 치료를 못 할 정도로 어머니의 상태가 매우 심각하다고 상상해서인지 몹시 안타까워했다.

집으로 온 지 며칠 지나 어머니의 목 주위가 부어오르더니 혀가 딱딱해지고 침이 나오지 않았다. 힘든 상황이 벌어졌다. 백혈구 수치가 내려가 항체가 약해 임파선이 부어오른 것이었다. 가족들은 혹시 암이 목에 까지 전이된 것이 아닌가 걱정이 되어 병원으로 다시 가자고 하였다.

어머니 역시

"더 이상 참기 힘들다."

"S대병원에 가고 싶다."

"거기 가서 안 되면 할 수 없지 않냐"라고 하셨다.

그렇지만 나에게는 어머니의 목이 부은 것은 암이 퍼진 것이 아니고 면역력이 발휘되는 것으로 이물질과 싸우고 있는 것으로 이해되었다. 이것은 아주 좋은 기회가 될 수 있다고 보았다. 이것을 이기지 않고 병원에 간다면 병을 스스로 이겨낼 기회를 영영 갖지 못할 수

있다는 생각에 난 어머니에게

"지금 몸이 싸우고 있는 중이니깐 힘내세요. 조금 지나면 좋아져요"

라고 자신감을 심어 주었다. 그리고 병원에는 가지 않았다. 가족 친지들이 어머니가 걱정이 되어 집에 들렀는데 "병원에 가지 않고 뭐 하는지 모르겠다"면서 모두들 의아한 표정을 지었다. 아픔을 겪어야 하는 어머니는 물론 가족도 힘든 시간을 보냈다. 그런데 이틀 후 어머니의 혀가 조금 부드러워지더니 물기가 조금 생긴 것이 느껴졌다. 그때 난 어머니 앞에서 이젠 됐다고 기쁨의 눈물을 흘렸고 가족들도 어머니가 다시 살아났다고 하면서 함께 울었다. 어머니는 아픔을 이겨내서인지

"이제는 운동도 하고 자연식도 열심히 하겠다"라고 하셨다.

암 진단을 받을 당시에 비해 어머니는 한결 마음이 안정되었고 건강관리도 잘해가고 있었지만 나의 마음 한편에는 불안감이 여전히 남아 있었다. 어느 날 친동생이 집근처에서 나에게

"엄마 확실히 나을 수 있어?"

라고 물어봤을 때, 암의 치유에 대해 확신이 서 있지 않아서인지 난생 처음 한낮임에도 저녁처럼 하늘이 캄캄하게 보였다. 그리고 아무 말 없이 막막함을 느끼면서 집에 들어갔다. 그런데 집에 들어가

'어머니를 보는 순간 어머니의 가슴이 '뻥' 뚫려 보이면서 그 안에 마음이 보이는 것이 아닌가!'

'어머니의 마음이 처음으로 다가왔다.'

어머니의 마음이 보인다는 사실, 그것은 충격적인 사실로 다가왔다. 어머니의 마음이 보이는 순간 그것은 사랑이었다.

난,

'몸이 사랑이란 걸, 사랑의 마음이 담긴 몸'

이란 걸 분명하게 나의 눈으로 확인하였다. 그 순간

"아! 이제는 됐다"

라는 확신이 들었다. 암은 어머니의 마음에 있었다는 사실이었다. 그동안 어머니를 어머니로서만 보고 한 인간으로 보지 않은 것이다. 어머니 이전에 한 인간으로서 희로애락을 느끼는 마음과 존중받아야 할 인격이 있는데 늘 감정을 받아주는 어머니, 부인, 며느리로만 보고, 마음을 헤아리지 않고 우리 가족은 살아왔다. 이런 생각을 하니 어머니가 이제까지 어떻게 살아왔는가를 너무나 분명하게 알 수 있었다. 그리고 그동안 어머니가 마음을 펴지 못하고 살아온 지난날이 떠올랐다. 사랑하는 마음, 내 안에서 우러나오는 사랑하는 마음을 갖게 될 때 어머니를 치유할 힘이 나온다는 것을 깨달았다.

가족들은 그동안 어머니의 마음을 헤아리지 못한 것에 대해서 미안한 마음을 가졌다. 마음이 막힌 암 같은 생활을 한 것이 몸에 있는 암 보다 우선적으로 풀어야 할 문제로 보았다. 그것은 암 자체에 대한 두려움이나 암을 치료하는데 마음을 뺏기는 것이 아니라 암이 생기게 된 생활을 직시하는 것이다. 그래서 가족관계의 분위기와 생활을 바꾼 것이다. 가족관계에서 그간 서로를 헤아리지 못하고 마음의 상처를 준 것에 대해서 난 어머니께 무릎을 꿇고 마음에서 우러나오는 진심어린 사과를 하였다.

"그간 어머니께 마음을 불편하게 해드려 죄송합니다."
"우리 기분 좋게 살면 암은 없어져요."
"기분 풀며 살아요."
"걱정 마세요."
"꼭 나을 테니까."
"어머니 사랑합니다."

그리고 할머니, 아버지, 누나, 동생 가족 모두는 어머니께

"미안하다"는 사과와 함께
"기분 좋게 살자."
"집안 분위기를 바꾸자"고 '파이팅'을 하였다.

암은 나타난 결과이며 이는 우리에게 던지는 삶의 메시지다. 이 메시지는 우리 자신을, 관계를, 삶을 변화시키라는 것이다. 그럴 때 암에 대한 공포는 사라지고 기쁨의 삶, 마음을 헤아리는 소통된 삶, 사랑의 마음이 담긴 눈빛, 목소리, 사랑의 음식, 사랑의 몸짓을 함께 나눈다. 이럴 때 마음이 움직이며 몸은 춤추고 덩어리, 응어리의 암

은 풀어지기 시작한다.

어머니는

"암이 걸리니깐 사랑을 받는다"고 하면서
"암 걸리기를 잘했어."
"이젠 암에 신경 쓰지 않겠어."
"이렇게 행복하게 살면 되는 거지 뭘 걱정해."
"죽음은 하늘에 맡기고 기분 좋게 살겠어"라고 하면서
가족 모두에게 "고맙다"고 하였다.

암은 개인의 병이면서 동시에 가족 모두의 병이었다. 따뜻한 마음이 진심으로 교류되지 않은 집안 분위기와 어머니 스스로 마음을 펴지 못하고 살아온 생활이 암이 생긴 원인으로 암은 물리적 결과이고 진정 암은 생활로, 마음과 가족과의 관계였다. 그리고 사랑이 바로 치유의 약이란 걸 실감했다.

치유의 길은 일상에서 시작됐다. 특별한 방법을 택한 것이 아니고 사랑의 마음으로 어머니를 대했다. 유기농 곡물과 채소로 음식을 직접 준비하고 녹즙을 갈아 드리고, 산에 가서 물을 떠다 드렸고, 명상과 단전호흡을 같이 하고, 몸을 손으로 풀어드리고 같이 잠자는 등 매일 행복한 시간을 보냈다. 어머니는 시간이 갈수록 건강에 대해서 자신을 가져갔디.

한 달 후 백혈구 검사를 위해 W병원에 갔는데 의사는 진찰을 기다리고 있는 홀에서 우리와 마주했는데 보자마자 바로 격한 감정을 노골적으로 드러냈다.

"오라고 할 때 오지 않고 그동안 기도 했어요?"

"무슨 종교가 있습니까?"

"도대체 뭘 합니까?"

"암이 퍼지고 있는데 왜 말을 듣지 않습니까?"

라고 큰 소리로 화를 냈는데 주변의 모인 환자와 진찰대기자들은 숨죽이고 조용하게 가만히 있었다. 난 의사의 흥분과는 달리 치유에 대한 분명한 믿음을 이미 갖고 있어서인지 어떤 동요도 없이 의사의 말을 편안한 상태에서 들었다. '입장이 다르구나'라는 생각을 하면서 지금 집에서 하는 자연치유방법을 의사에게 말해봐야 이해하기 힘들 것 같고, 병원 방법은 접은 상태였기 때문에 치료에 관한 얘기를 나눈다는 것은 적절하지 않았다. 그래서 난 의사에게,

"안녕히 계세요."

라는 말을 하고 어머니에게 가자고 하는데 어머니는 의사의 말에 충격을 받고 그만 주저앉아 있던 상태였다.

난 어머니에게,

"의사보다 제가 엄마를 더 잘 알아요."

"걱정하지 마세요."

"저를 믿어요."

라고 위로를 하면서 집으로 모셔왔다. 그 후 다시 그 병원에는 가

지 않았다. 어머니는 처음 퇴원한 후로부터 두 달이 지나 누나가 사는 하와이에 놀러 갔는데 그곳에 계신 분들이 보기에 너무 건강해 보인다고 호놀룰루에 있는 산부인과 병원에 가서 진찰을 권했다. 다행히 결과는 암이 완전히 사라진 것으로 나왔다.

그로부터 20년이 지나고, 2010년 말 SBS 모닝와이드 건강고수 팀이 지난 2005년 8월 3일자 한겨레신문에 실린 어머니 암 치유 기사 내용을 보고 취재하고 싶다는 요청을 해왔다. 덤덩 PD는 어머니의 암 진단과 병원치료과정 그리고 현재의 건강상태를 알아보자며 당시에 진단했었던 W병원에 가자고 어머니에게 권했는데 어머니는 그 병원에서 겪었던 부정적인 이미지를 떠올려서인지 가지 않겠다고 하였다. 그래서 어머니에게 난

"암 완치 방송이 암 환자들에게 도움이 되는 거니깐 기분이 좋지 않더라도 협조하자."

라고 설득해서 W병원에 가서 암 정밀진단을 받았다.

진단결과를 본 산부인과 의사는 방사선치료를 5번만 받고 병원치료를 중단했는데 현재 암이 전혀 없고 건강한 상태는 '기적'이라고 말했다. 하지만 막상 방송 인터뷰가 시작되면서부터는 5번의 방사선 치료가 효과를 본 것이라고 강조하였다. 그러나 그 당시 치료를 다 받고도 재발히어 병원에 다시 입원한 환자들이 있었고, 20년 전의 어머니의 담당의사는 어머니가 방사선치료를 중단한 것에 대해 지적하면서

"치료를 하지 않고 그대로 두면 암이 퍼진다"고 하였고, 진료 때는 "병원치료를 안하면 2년을 넘기기가 힘들다"

고 말했다. 그렇기 때문에 어머니의 경우는 다른 접근의 해석이 가능하다. 인터뷰한 의사의 말대로 어머니의 암 완치는 5번의 방사선 조사(照射)에 있고, 생활자연 치료방법은 치료에 직접적인 관련이 없다고 단정하는 것은 입장의 차이다. 공중파 방송에 암의 치료에 대한 내용이 나가는 상황에서 의사가 병원의 방법만을 강조하는 것은 극히 당연한 것으로 이해된다. 그리고 방송에서 다뤄진 내용은 흥미 위주의 부분이 있고 방송시간이 한 15분 분량이라 세밀하게 다루지 못했다. 그러다 보니 집안에서 소개된 치료방법으로 쉽게 전달할 수 있으면서 특이하고 방송하기 편한 돌 찜질이 부각 되었다. 어느 의사가 돌 찜질로 암을 완치했다고 하면 이를 인정할 수 있겠는가?

그렇지만 한편으로 어머니는 방사선치료를 많이 받지 않은 상태에서 방사선 치료를 중단하고 자연적인 방법을 선택하여 병원치료에 의한 부작용은 최소화하면서 생활치료의 작용이 완치에 의미 있는 결과가 나왔다고 해석할 수 있다. 암에 대한 치료방법의 결과가 모든 환자에게 공통으로 나오지 않는 부분이 있기 때문에 개인차를 고려하여 결과를 예단하는 것은 누구나 어려움이 따르게 마련이다.

20년 전 어머니를 옆에서 도와드린 기간은 두 달밖에 되지 않는다. 그리고 분가해 나왔다. 어머니 스스로 자신 있게 생활해야 암을 완전히 극복할 수 있다고 생각했기 때문이다. 가끔 전화하거나 만나면서 기분이 어떤지, 몸이 불편하지는 않았는지 확인하고 기분을 풀어 드리곤 하지만 어머니는 암 진단이 나오기 전보다 성격이나 생활이 확

달라졌다. 운동도 자진해서 하고 기분은 마음먹기에 달렸다는 입장에서 채식 위주의 식사를 하고, 음악을 틀고 춤추기도 하면서 스스로 밝게 낙천적으로 생활한다. 여기에서 다룬 어머니 경우는 우리 가족이 선택한 내용으로 주관적인 판단에서 시작되었고 이 주관에 믿음이 있었기 때문에 두려움 없는 행동을 취할 수 있었다. 몸과 마음의 관계에 기반을 둔 치유방법을 깨치는 것은 결코 쉽지 않다.

'병원의 방법을 젖혀두고 자연치유 방법을 선택하는 것에 누가 확신할 수 있겠는가?'

그러나 분명한 것은 암의 치료에 있어서 병원 방법을 취하든, 자신이나 가족이 치유주체가 되어 자연치유 방법을 택하든

'몸과 마음을 살리는 주변과 삶의 변화, 자신의 변화는 분명히 필요하다.' '암만 보지 말고 나와 상대의 마음을 보자.'

아니 나의 시선에서 나를 보지 말고, 나를 내려 삶의 감정이 떠오르게 하여, 그 감정이 어디에서 출발했는지를, 그 감정의 강도가 나와 주위에 어떤 영향을 미쳤는지를 헤아려 나와 상대를 사랑하여 보자. 그리고 내가 마주한 상대의 몸과 마음이 스스로의 사랑이란 걸 존중하자.

'사랑은 병을 치유케 하는 가장 강력한 살아 있는 약이며 생명력이다.' '암은 몸이 사랑의 마음으로 보이면서 해결되었다.'

# 치유에 대한 양심의 소리

　삶의 생활전선에서 우리는 나를 지킨다고
　반론도 하고 거부도 하며 쟁취도 하고 때로는 막말도 한다.
　그러나 생사의 기로인 죽음 앞에서는 너무나 무기력한 모습을 보
인다.


　왜 이런 상황에 까지 왔는지, 주마등처럼 지나가는
　나의 인생을 반추해보는 마지막 기회도 없이
　죽느냐 사느냐 기로의 순간에
　양심의 소리를 뒤로 한 채 자신을 내팽겨 치고 만다.
　지금 나의 인생에서 누구를 탓할 것인가?
　자기를 스스로 억압해놓고, 자기를 병들게 해놓고
　자신을 모르는 채 자신의 내면을
　자신의 생명을
　몸의 메시지를 거들떠보지도 않고 귀담아 듣지 않으려 한다.
　왜 자신과 대화하지 않는가?
　몸의 소리를 경청하지 않는가?
　몸은 불안이고 죄인가?
　스스로는 몸을 감당하지 못한다는 생각
　그 생각이 무엇인가?
　생각이 진정 진리인가? 진실인가?
　생각은 어디서 왔단 말인가?
　우리가 이 세상에 나왔을 때 나라는 생각이 있었는가?

본래 없었던 그 불안한 생각하나로 몸을 판단하고

불안한 심정하나로 사람들의 말에, 온갖 말들에 혹하고 정작 자신의 몸의 소리는 듣지 않는다.

자기 안에 있는 것은 거들떠보지도 않으면서 병원이니, 수련이니, 종교니 그런 것에 생명을 바치는 것이 최선의 선택인가?

지금껏 그렇게 살았기에 죽음의 막힘이 왔는데 자신의 소리에 귀 기울이지 않고 몸을 떠나 다시 외부로 향하면 그것이 답일 수 있겠는가?

그럼 무슨 행동을 할 것인가?

마지막으로 진정 무엇을 할 것인가?

자기를 다시 꽁꽁 묶어서 영영 깨어나지 못하게 하려는가?

과감하게 자기를 깨뜨리자

그것이야 말로 자기부활이고 자기해방이고 자유이고 민주이다.

그것은 스스로의 억압의 사슬에서 해방되는 순간이 아니겠는가!

세상의 불의에 대해선 멱살을 잡고 싸우면서

자기를 이토록 죽이게끔 만든 자기 자신은 왜 가만 두는가?

깨자, 자신을

소중한 생명인데 이를 위하여 깨어보지 않고

죽음의 갈림길에서 그 무엇을 하겠는가?

몸의 치료를 단지 그 무엇에, 그 누구에게 맡겨놓고 바라만 보고 있겠는가?

지금 무엇을 하고 있는가?


자기 몸의 소리를 차단하고 거부하고 무시하는 건 도리가 아니다.

상대를 깨는 것은 폭력이지만

자신을 깨는 것은 사실 아무것도 하지 않은 완전한 자기 생명의 믿음이다.

그것은 그냥 나를 내리고 나를 대면하는 시간이다.

태어나서 지금껏 우리는 진정 편한 마음을 갖지 않고 살았는데

아플 때 이 편한 마음, 사랑의 마음을 자신의 몸으로 느끼는 것이다.

지금 나에게 필요한 건 가장 편한 마음이다.

내 몸에 나를 맡겨 아무 것도 하지 않는 진정한 비움, 평화, 사랑이다.

생명에 대한 자기 믿음은

내가 몸으로 살아온 이 몸을 진정 느끼는 체험이다.

몸을 사랑하자.

이 사랑은 생각의 사랑, 소유의 사랑이 아니라

생각을 내리고 몸을 느끼며 사랑의 마음이 몸에서 느껴지는 그런 사랑이다.

몸이 사랑이기 때문이다.

그럴 때 몸이 치유의 주체,

삶의 주체, 깨침의 주체임을 자연스럽게 느껴지고 깨닫게 된다.


그냥 이 몸을 느끼는 건 가장 쉽고 간단한 것이 아닌가?

그걸 안하고 온갖 답을 찾고 치료 방법에만 매달리는 것은

몸의 치유력을 발휘하지 못하게 스스로나 상대가 차단하는 것이다.

몸으로 태어난 이 몸을 딱 한번 믿어 본다는 것이 그렇게 어려운 것인가?

그저 아무것도 하지 않는

삶에서 가장 쉬운 것을 모르고

죽는다는 것이 우리의 문제, 치료의 문제이다.


막히고 아프고 병들 때는 마지막 삶이 될 수 있기에 자신의 선택은
딱 한 번의 기회일수 있다.

신중하게 자기 마음을 헤아리고 진정한 믿음으로

생명을 구하는 행동을 해야 한다.

그럴 때, 자기 안이 감동하여 마음이 변하고 몸이 변하는 것이지

꽁꽁 묶어놓은 자신의 응어리가 무엇으로 해체 되겠는가?

자기의 몸, 심장, 세포, 살, 눈, 머리, 배, 손, 발, 다리, 온 몸을
사랑하자.

이 세상에 유일하게 와서 다시 태어날 수 없는 존재

생명이 있고 의식이 있고 감각이 있는 지금 여기의 몸

이 모든 것은 이미 살아있고 살아왔고

스스로 살리려 하는데

그 살리는 생명력이 내게 이미 있는데,

왜 그것을 믿지 않고 발휘하지 않고 피하기만 하는가?

나라는 생명이 다른 곳에 있을까?

나의 고유한 생명력이 어디에 있단 말인가?

자신을 살리는 생명력은 지금까지, 그리고 지금 이 순간에도 자기
의 몸이다.

내면의 평화와 생명력이 몸을 구원하는 것이지 다른 어떤 것도 아
니다.


이 몸에서 살아있는 숨,

이 숨에 마음을 보내고

몸을 깨우는 움직임을 가지고

지금 내 가슴을 펴고 허리를 펴고 눈을 들어 하늘을 보자

몸의 기운을 위해 자연식을 하자.

밭에서 난 채소, 나무에 열린 과일, 바다의 미역줄기, 이런 것들은
자연의 생명에서 난 것이다.

내 몸이 사랑이고 같이 숨 쉬며 움직이며 마음을 교류하는 동물들
을 사랑으로 보자.

그러한 동물을 먹는 것은 폭력이다.

결국 자기를 폭력하고 죽이는 것이다.

동물을 사랑하는 마음으로 보고

곡식과 야채를 자연의 평화로운 생명력으로 보고 느끼며 그 생명
력을 섭취하자.

세상의 빛은 자기의 움츠린 마음을 밝게 한다.

생명의 마음으로 빛을 대하고 바람을 대하고 땅을 대하고..

정말 깨어 있다는 벅찬 환희, 움직임을 갖는 것은 너무나 쉽고

내가 우리가 바로 어디에서든 할 수 있다.


자연의 개체는 대자연의 생명력과 교류하며 스스로의 생명력으로
사는데 인간만이 외형적인 생명력이 없는 것을 붙잡고

생명을 구하려 한다.

스스로가 자연임을 포기하고 있다.

생명과 자연을 무시하는 인간은 정말 죽음과 바꾸는 무지다.

지금 당장 몸을 느끼고 움츠렸던 몸을 깨우자.

가슴을 활짝 제쳐 숨을 품고 마음을 펴자.

가슴을 시원하게 두들겨 움츠린 가슴을 열자.

햇빛이 세상을 비추듯 나를 환하게 펼쳐보자.

꽁꽁 싸매었던 것들을 열자.

나의 묵은 감정

나의 묵은 몸의 감각

소리 내어 토해내고

깊은 숨으로 환기시키고

맘껏 움직임으로 몸의 감각을 깨우자.

가슴을 어루만지며 진정 마음을 헤아리고

사랑의 마음을 품자.

그리고 온 몸에 힘을 빼고 평화와 사랑의 몸을 느끼자.


내 안에 평화를

내 안에 사랑을

내 안에 살아 숨 쉬는 생명의 기운을

내 안에 스스로 치유하는 몸의 생기를

몸을 통해 느끼자.

느낌이 몸을 살린다.

몸을 느끼자.

숨과 움직임으로 몸을 살리자.

살아있는 몸

늘 새로운 몸

나는 지금 분명 살아있다.

# 1

수련 · 깨침

# 4. 몸살림

## 왜 몸살림인가?

### '살림'에 대한 재해석

　'살림'이라는 용어는 살림 본래의 의미보다는 살림살이라는 말과 더불어 실생활에서 여성의 몫으로 여기는 전통과 풍습으로 함께 널리 사용되어 왔다. 요즘 들어 환경생태운동, 살림정책 등 생명운동을 하는 사람들이 '살림'이라는 용어의 '살리다'라는 의미와 가치를 되찾고 있는 추세이다. 반가운 일이다.

　김지하는 살림을 여성의 일로 국한시켰다.

> 여성은 생명을 몸소 낳는 출산자요, 기르는 양육자이며 감싸는 보호자요, 가르치는 교육자요. 식구를 동아리로 만드는 매개자요, 어머니로서 온 가족의 위안자, 온 가족의 마음의 안식처가 되는 수렴자일 뿐만 아니라 남자의 벌이가 시원치 않을 때는 맞벌이로, 아주 영 시원치 않을 때는 몽땅 가로맡아 생계를 꾸려나가는 생명의 병참사령관 아닙니까? '살림' 곧 '살리는 일'이 바로 여자의 일이요 '살림살이' 바로 살리는 일을 자기 삶으로 사는 것이 바로 여자이니 생명운동이 곧바로 여자의 일 아닙니까? 이와 같은 여성의 모성과 여성의 주부노동 또는 가사노동에 대해 단순한 감상적 평가가 아니라 과학적 객관적인 사회적 평가를 해야 한다.[103]

　김지하는 살리는 일로 여성의 살림살이를 평가하고 있지만 집안일과 양육, 그리고 가정을 살리는 것을 여성의 일로 묶어두고 있다. 여성의 자발적인 주체적 가치보다 가정살림살이 행위에 가치를 둠으로써 가부장적인 발상에서 벗어나지 못하고 있는 듯하다. 장택희도 비슷한 맥락에서 살림을 해석하기를 "살림은 살림이다"라고 말하면서 "살림은 우리가 일상적으로 말하는 살림이다"라고 정의하고, 살림은 사전적 의미와 같이 "밥하고 빨래하고 청소하고 애 보는 일-밥빨청애요, 일상생활의 다름이 아니다"[104]라고 해석하고 있다.

이에 대해 김경은 "김지하가 여성이 수행해온 역할에 찬사를 하고 있지만 여성을 여전히 남편과 자식을 전제한 위에서만 존재하고 평가한다고 보고 여성의 역할 자체가 억압적 현실 속에서 강요되고 왜곡된 측면을 간과 한다고 주장한다. 고정된 현실 위에서 주관적으로 미화된 자신의 견해를 피력, 여성을 삶의 주체가 아니라 대상으로 파악하고 있다. 여성의 모성은 가부장제에서 강요된 모성으로 이는 통상적인 남성 지배이데올로기에서 근본적으로 벗어나지 않은 것으로 해석하고 있다"[105]고 본 것이다.

생명운동의 차원에서 살림을 일상의 집안 일로 묶어 정의한다면 이는 살림주체로서의 몸의 생명가치와 개인주체의 개별성의 가치가 묻혀 버린다. 우리의 몸과 자연의 몸은 이미 살림적 요소를 갖고 있어 누구에 의해서가 아니라 스스로의 자기다움이란 지향성(志向性)을 가진다. 그렇기 때문에 살림을 여성들이 해왔던 집안 살림으로 한정하여 해석하는 것은 성차별의 가부장적인 시각이다. 살림이 생활적 의미를 담고 있지만 여성의 몫으로 자신을 희생하면서 남편이나 자녀, 집안 어른들을 위하여 해온 집안 살림으로서 그러한 살림의 해석은 전통, 풍습이라는 미명아래 불평등한 사회구조와 왜곡된 몸의 인식체계를 그대로 담고 있다. 남편은 바깥양반, 아내는 안사람이나 집

사람으로 칭하여 살림을 여성의 몫으로 한 것은 가부장적인 문화에서 비롯되며 주체를 객체로 대상화한다.

몸은 생명이다. '몸'을 주체라고 이해하는 것은 살림의 주체가 곧 몸이라는 의미이다. 살림을 주도하는 '몸'이 곧 살림운동이 행하여지는 장이며 실천의 주체이며 또한 목적이기도 하다. 살림이란 몸의 정서와 감각을 존중하고 더불어 살리는 것이다. 이를 위해서 내면에서 우러나오는 자기다움에 귀를 기울이고 내면적인 평화를 찾음으로써 우리 자신을 살린다. 이는 또한 생명운동의 출발이 되어 주변의 사람과 동물, 식물, 물과 바람, 산과 계곡, 바다 등이 생명의 마음이라는 것을 몸으로 깨닫는 생명사랑을 느끼는 삶이다.

환경과 생명운동 또한 우리의 앞에 펼쳐진 자연과 세상뿐만 아니라 자신의 내면, 자신의 '몸'이 진정한 '환경의 주체'라는 인식에서 출발해야 한다. 개인의 온전함은 세상의 온전함과 이어져 있다. 그렇기 때문에 우리가 겪고 있는 죽음의 문제. 비틀린 몸의 문제 등은 나와 너 그리고 사회가 함께 풀어야 할 우리 전체의 과제다. 주변 사람들이 죽어가고 있는 상황에서 우리가 자각하고 깨달아야 할 것이 무엇인지 인지해야 한다. 몸은 생명이며 환경이며 영성이다. 그런 의미에서 생명, 환경, 생태로 이름 붙여진 살림운동은 솔직한 나와 너, 우리를 있는 그대로 보고 자기다움을 찾는 길로 가야 할 것이다. 나타난 나와 숨겨진 나의 관계 회복이며 비자기(非自己)의 문제를 푸는 관계성 회복운동이다. 이런 의미에서 몸살림은 우리에게 닥친 반생명적인 시대 상황을 살림의 문화로 전환할 수 있는 사회운동의 대안이며 자기 수련으로, 우리는 곧 살림의 주체이며 자신과 세상을 살리는 단초이다.

결국, 몸살림은 주체로서의 몸을 통한 상호 관계적 자기다움을 살

리는 삶이다. 같은 맥락에서 살림이스트 현경은 다음과 같이 '살림'을 말한다,

> 우리 어머니들이 대대토록 가족과 공동체를 위해 '살림'하시던 그 마음을 다시 '살려내기'를 시작해야 하는 것이다. 집안살림만 아니라 정치살림, 경제살림, 사회살림, 종교살림, 지구살림, 하느님살림을 해야 하는 것이다. 여자만이 살림하는 것이 아니라 그 어머니들의 살림지혜로부터 배워 남녀노소가 다 '살려내기'살림에 동참해야 한다.106)

살림은 살리는 생활이며, 몸은 이미 스스로를 살리고 있는 살림의 몸이기에 차별적 살림살이에서 벗어나 각자가 주체적으로 참여하며 상호 주체의 관계를 존중하는 살림이 요구된다. 나와 이 세상을 살리고 삶을 살아가는 모든 생명이 주체로서 누리고 나누는 데에 우리가 함께 할 때 이 사회는 한결 '사람 사는 향기'가 날 것이다.

## 몸살림이 등장한 배경

몸살림이란 이름은 이 시대의 사회상황을 반영하며 근래에 등장했다. 한 시대의 언어, 의상, 헤어스타일에서는 우리의 생활상을 반추할 수 있고, 간판이나 단체의 이름 등에서는 현재의 시대 상황을 엿볼 수 있으며 사회의 격변기에는 새로운 시대정신이 일어난다.

내가 몸살림이라는 용어를 창안하여 사용하기 시작한 때는 1990년 초이다. 그 시기는 환경운동과 수련문화가 이 사회의 하나의 문화로 태동하기 시작할 때였다. 몸살림도 이 시대의 민주화와 여성운동, 환경, 생명운동 그리고 수련문화와 관련되어 있다. 난 이러한 운동과

문화를 접하면서 '수련이 진정 무엇을 위한 것인가?'에 대해 구체적인 의문을 갖게 되었다.

그것은
첫째, 민주적인 삶은 무엇인가?
둘째, 환경운동은 무엇을 위한 것인가?
셋째, 수련은 누구를 위한 것인가?
넷째, 민족주의를 내 세운 수련은 무엇인가?이었다.

첫째, 민주적인 삶은 무엇인가?

1980년대 대학재학 시절은 군부독재정권시대라 대학생들과 시민들이 민주화를 외치며 거리에 나섰고 대학은 온통 민주함성과 최루탄이 뒤덮었던 때였다. 독재정권을 향해 물러나라 외쳐 보면서도 진정 민주는 무엇인가? 어디에서 시작 되는가? 를 스스로에게 의문을 던졌었다. 시위를 이끄는 학생들을 보면서 우리의 인권을 탄압하는 독재정권에 대해서 분명한 저항의 몸짓을 보여야 하지만 한한편으로 일방하향식 상하체제는 우리 모두가 극복해야 할 문제로 다가왔다.

민주는 내 안에서 인간에 대한 사랑이 우선 되어야 하고 그러기 위해서는 나의 내적 평화가 있을 때 또 다른 억압이 되지 않는다고 보았다. 나의 관심은 외적인 사회구조의 변화와 함께 가까운 옆 사람을 어떤 눈으로 보는가에 있었다. 아무리 민주를 위해 소리를 지른다고 하더라도 나의 생활이 민주적이지 않다면 이는 진정한 민주에 대한 열망이 아니있다. 독재는 국가권력에만 있는 것이 아니라 우리 사회 전반에 퍼져 있는 남성권력, 가부장의 문화가 사회에 가성에 학교 등에 퍼져 있어 여성에 대한 억압뿐 만 아니라 우리 인간 모두의 억압, 스스로의 억압이었다.

이러한 나의 시각은 여성의 문제에 관심을 가지게 되었고 양성평등에 대한 의식과 일상은 민주화의 실천이라 보았다. 민주적인 삶을 살기 위해서는 나를 깨우는 자기 수련이 필요했다. 내 안의 평화가 없으면서 사회의 평화를 외친다는 것은 나의 양심에 반하는 것이었다. 그리고 자신이 이 사회의 주체이면서 또한 상대도 삶의 주체이며 남성들이 군림해왔던 입장에서는 여성들이 차별받아온 사회문화 구조를 바꿀 수 있는 의식과 실천이 필요한 것으로 이 사회가 진정한 성 평등이 이루어지기 위해서는 여성들에게 사회참여의 기회가 우선적으로 이루어져야 한다는 의식을 가졌다.

우리가 사는 이 사회는 오랜 세월 가부장적 문화에 젖어 있어서 남성들이 누려왔던 자리에 계속하여 기득권세력이 있으면 민주화나 성평등을 사회에 실현하는 데는 한계를 갖게 된다. 그래서 남성 위주의 사고와 사회구조는 변화가 있어야 하며 많은 여성이 정치와 경제, 교육, 문화, 의료, 법률 등 사회의 모든 영역에 참여하여 주체적인 입장을 가져야 한다.

모든 인간은 어머니의 자궁에서 어머니의 사랑과 영양분을 받고 이 세상에 출생하였다. 우리는 태아를 품은 어머니의 사랑처럼 자기 자신을 사랑하고 타인을 존중하는 마음을 가져야 한다. 민주주의는 사랑의 마음이며 이를 존중하는 마음은 자기 수련으로 외부에서 찾는 수련이 아니다. 양성이 평등하고 사람으로서의 삶의 권리가 침해되지 않으며 심신이 평화로우며 우리 서로를 존중하는 상호주체로서의 건강한 삶을 의미한다. 민주적 삶은 사회의 민주화뿐만 아니라 몸을 통해 우리와 자신을 깨우고 함께 우리가 살아나게 하는 '살림'으로 생명의 자기다움이 피어나는 건강한 삶으로 보았다.

둘째, 환경운동은 무엇을 위한 것인가?

1990년대 전후로 하여 국내에서 환경운동단체들이 생겨나고 운동 참여사들도 증기하는 가운데 환경파괴의 현장에서 시위하는 경우도 종종 볼 수 있을 정도로 운동의 열기가 높아졌고 환경에 대한 사회적 공감대는 형성되어갔다. 경제적 부를 창출하기 위해 행해지는 환경파괴는 자연을 훼손하고, 대지와 대기를 오염시키며 인간의 건강과 삶의 질에도 큰 영향을 미친다는 생각에 공감하는 사람들이 점차 늘어났다. 환경운동의 기본적인 시각은 자연을 '그대로 두라'는 것이다.

인간의 손길이 가면 갈수록 자연의 본 모습은 훼손되고 또한 자연 스스로의 생명력은 잃게 된다. 자연은 스스로 성장하는 것이지 인간의 손에 크는 것이 아니란 걸 우리는 인식할 수 있다. 하지만 인간은 자신의 경제적 이익창출에 급급하여 자연을 훼손한다. 이러한 자본주의적 경제논리는 자연을 소유객체로 보는 인간의 이기심에 근거한다. 환경생명운동에서는 생태계의 파괴로 우리 인간들의 삶에 나쁜 영향을 미친다는 것에 인식하며 또한 환경파괴의 주범은 인간으로, 인간중심의 세계관을 전환해야 한다고 주장한다.

그러면 가장 가까운 자연인 우리의 몸의 상태는 어떠한가? 자연환경의 파괴만큼 심각하다. 아니 그보다 더 참혹할 수 있다. 멀 멀리서는 전쟁, 학살, 자연재해로 인한 죽음과 기아 등 가슴 아픈 소식을 종종 접하고, 살인, 자살, 강간, 폭력, 병으로 죽어 가는 사람들에 대한 사회면 기사를 하루도 빠짐없이 만난다. 더구나 실제로는 많은 이들이 몸이 아프고, 심리적 질환을 앓고 있으며, 인간관계의 갈등은 우리가 피하기 어려운 과정으로 현대인은 죽음의 두려움과 삶의 절망 속에서 살고 있다고 해도 과언이 아니다.

환경운동이 분명히 자연과 인간이 공존하면서 건강한 모습으로 사는데 의미를 둔다면 정작 우리 자신의 몸의 환경에 대해서 눈을 돌리지 않고 있는 것은 심각한 문제이다. 따라서 우리 인간의 내외적 환경을 주시하여 우리에게 심각하게 다가온 죽음의 문화를 살림의 문화로 전환할 수 있는 사회적 운동이 요구된다. 이 운동은 가장 근원적 환경인 우리의 몸과 마음의 상태로부터 출발하는 문제의식을 가질 때 대안적 운동이 되며 그 실천으로서 몸의 살림은 곧 자연, 생태, 환경 살림의 실천운동이 된다. 우리의 몸과 마음, 환경을 살리는 전일적 시각에서 몸살림이 등장하였다.

셋째, 수련은 무엇을 위한 것인가?

1990년 전후의 수련 열기는 대단했다. 선(禪), 선도(仙道), 기공단체, 국선도, 단학선원, 초월명상, 마인드컨트롤, 요가원, 연정회, 풍류도, 증산도…… 등 많은 수련이 소개됐고 수련단체가 생겨났으며 여기에 참여한 수련인은 이루 헤아릴 수 없을 정도였다. 나 역시 수련에 관심이 있어 몇 곳의 수련단체를 접해봤는데 극히 일부를 제외하곤 교조주의적 분위기와 수련의 경지를 일방적으로 제시하여 수련의 경지와 단계가 있고 자기들의 수련법으로 수련하면 높은 경지에 도달한다는 것과 창시자를 절대자로 미화시키는 분위기였다. 개개인의 내적 세계에 대한 관심보다는 자신들의 수련이야말로 깨달을 수 있는 최고의 수련법이라고 강조하고 있었다. 또한 수련인들은 수련

내용의 차이는 있지만 그들 나름대로 자신들의 정신세계에 심취된 모습이었다.

난 87년도에 내적 초월의 경험이 있어서인지 내게 제시하는 수련단체의 정신세계를 그대로 받아들일 수 없었고, 한편으로 그러한 세계는 매우 위험하다는 생각이 들었다. 내적 체험으로 알게 된 것은 깨침은 나에게 있고 나를 직면하는 내적 만남을 통해 깨침이 일어난다는 것이고 깨침은 몸에 있다는 확신이 들었기 때문이다. 그런데 자신의 내면을 보지 않고 그 자리에 외부에서 제시한 고정적인 가치로 바꾸거나 이미지가 개입하게 되면 그것은 비주체화된 몸을 더욱 고정화시켜 이를 잘 한다고 하는 것은 스스로의 깨침이 아니라 외부에 종속되어 조정 받는 수동적인 입장에 처하게 된다. 자신의 정신적인 안테나가 자연과 세상 그리고 자신의 내면과 교류해야 하는 데 외부의 수련지도자나 수련단체에 가 있게 되면 자연성은 깨지고 스스로 깨칠 기회를 놓치며, 결국 깨침을 도둑맞는 셈이 된다.

수련은 자신을 떠나 누구를 위한 것이 아닌 자신을 위한 스스로의 깨침이다. 그러므로 수련은 분명히 자신이 주체이며, 우리의 몸을 통한 자기다움을 살리는 과정이다. 몸이 살림이란 인식을 더욱 분명히 하게 되었다.

넷째, 민족주의를 내세운 수련은 무엇인가?

1990년 전후의 민족주의 열기 또한 수련의 열기와 함께 큰 주목을 받았다. 여기의 특징은 우리나라의 역사와 사상에 대한 관심 그리고 민족주의를 표방한 수련단체의 설립이다. 그러나 문제는 우리 사회에서 전통수련을 내세운 단체를 보면 대부분 역사적 유례와 연관하여 언급하지만 사실 그 근거는 불명확하다. 민족을 사랑하고 역사를 알고 우리의 사상을 공부하는 것은 바람직한 현상이지만 역사를 차용하거나 도용하고 심지어 왜곡하면서까지 수련의 주체를 대신한다면 참다운 수련의 길과는 점점 더 멀어질 것이다. 최근 몸살림과 관련된 이름을 사용하는 일부도 민족주의를 표방하는 수련단체처럼 우리나라의 역사와 전통을 연관시키기도 한다.

몸을 살리는 방법이야 어느 시대에도 있었지만 몸살림은 이 시대의 반생명적이고 반주체적인 우리들의 삶에 대한 반성이며, 세상과 몸에 대한 새로운 자각으로 역사적으로 누구에 의해 계승되어 온 것이 아니며 고정된 건강법이 아니다. 수련의 중심은 민족주의가 아니다. 자신의 몸, 내면이 수련의 중심이 되지 않고 검증되지 않은 전통수련법이 수련의 중심이 되면 '깨어 있는 나'로서의 삶이 아니라 또다른 이념에 매이게 된다. 그러므로 민족주의를 내세운 수련은 수련의 본질에서 벗어나 있는 것이다. 우리의 몸이 전통이며 민족이다. 그러기에 나를 살리는, 나의 몸과 마음을 살리는 것이 곧 진정한 전통과 민족의 내용이 될 것이다.

몸은 그 자체가 인격적 의미를 갖고 있으며, 스스로의 온전한 가치가 있다. 몸의 자연성은 자기가 온전히 드러나는 자기다운 삶이다. 자연스러운 삶은 마치 바람이 불었다 사라졌다 하는 변화처럼 자신이 고정된 마음에 잡혀 있지 않고 풍류의 마음으로 자신의 해체와 새로움이 일상에서 이루어지는 것이며 이는 깨어 있는 나, 깨어 있는 삶으로 이어진다. 타자(他者)에 의해 몸의 자율성이 통제 받고 또한 의존했던 상황에서 벗어나 주체로서의 몸을 인식해야 한다는 의식전환이 우선되어야 한다.

이러한 배경에서 몸살림을 제시하게 되었지만 아직도 정치, 사회, 경제, 문화, 보건 우리 사회의 각 분야에서 몸을 바라보는 시각과 스스로의 각성 운동에 대한 보다 심층적이고 세부적인 접근들이 요구되는 시점이다. 이를 위하여 생명, 영성운동과 올바른 수련문화의 지향해야 할 점으로 수련의 내용과 수련현장의 실태, 현황에 대한 보편타당한 접근과 열린 담론의 장이 필요하다. 기존의 한계에서 벗어나 새로운 살림실천운동으로 스스로의 몸을 중시하고 이로부터 출발하자는 의미에서 몸살림을 제시하였다.

## 몸살림이란?

### 자기다운 삶

자연은 저절로 숨 쉬고 성장하면서, 스스로의 얼굴을 갖는다. 자연 속에서 뛰노는 동물들, 숲의 나무들, 작은 풀 한 포기까지 그 나름의 생명력을 지닌다. 인간의 손이 닿기 전의 자연은 스스로 건강한 모습을 지니고 있어, 살아 있음의 생기를 내뿜고 온전한 자연미를 느끼게 한다. 그러나 산업화, 경제이익에 부응하는 정책으로 자연이 마구 훼손되면서 자연성은 상실되고 스스로의 멋은 파괴되고 있다.

자연이 지닌 건강한 나름대로의 멋이 점차 사라지고 있는 것처럼, 인간의 몸도 스스로의 생명력을 잃어간다. 많은 사람들이 병으로 죽어 가고 있으며, 심신은 굳어있고, 자연스러운 내면의 미소와 생기 있는 모습은 보통의 일상에선 찾아보기 힘들다. 사회화, 경제화라는 굴레에서 '자기다움의 멋'과 '살림'의 생명력이 잃어가고 있기 때문이다. 우리의 몸은 자연의 일부이며 또한 '살'을 통해 세상과 관계하며 감정을 교류한다. 살은 삶의 체험이 나타나는 구체적인 장으로 나와 너를 구체적으로 느끼게 해주는 체험의 얼굴로, 살의 느낌을 통해 그 사람이 부드러운 사람인지, 안정되어 있는지, 섬세한 지 등을 알 수 있다.

몸살림은 스스로 자기다움을 살리는 삶으로 인간과 자연이 지닌 몸의 생명가치를 존중한다. 자신의 몸과 마음에서 시작되며 자신이 하는 것으로서, 스스로의 깨침이 중요하다. 아무리 좋은 수련내용과 방법이 있어도 스스로 깨치지 않고, 자신의 몸과 마음을 헤아리지 않는 것은 참다운 삶의 태도와 수련이 아니다. 머리가 아프거나 압력을 느끼고 생각이 풀리지 않을 때 눈을 감고 조용히 내면을 들여다보는 것, 마음이 처져있을 때 몸의 휴식과 몸의 즐거움을 갖는 것, 몸살림은 삶의 가장 가까운 데에서 시작된다. 자기다운 삶은 자신을 믿는 것으로 몸을 믿는 것이다. 몸은 늘 스스로 숨 쉬고 움직이며 자신을 살리는 의식과 마음, 몸의 감각, 자기다움의 기쁨이 있다. 몸을 통하여 내가 살아있음을 느끼고 인식하면서 내면의 평화와 사랑, 감각을 존중하여 이 생명의 몸이 외부의 가치에 매이거나, 빠진 존재가 아니라 거기에서 벗어나 스스로를 느끼고 자기다움을 살리는 '살림의 존재'임을 분명하게 깨치자.

## 몸살림의 의미

'몸살림'은 '우리 몸을 스스로 살리자'는 것이다. 이런 의미로 본다면, 몸을 살리자는 운동은 생명운동의 실천적 일환이며, '몸을 통한 자기 수련'이다. 몸살림은 다음과 같이 다섯 가지 의미로 요약된다.

첫 번째는 몸에 대한 생명적 가치이다. 우리의 몸은 삶의 주체로서 인간관계를 갖으며, 자신의 감정과 사고, 느낌을 드러낸다. 그리고 몸은 생(生)과 사(死)의 장으로서 무엇보다 우선하는 존엄한 생명 그 자체이며 자신이 드러나는 유일한 존재이다. 이러한 몸을 자신의 사유의식의 차원에서 외부적인 활동을 수행하는 역할, 소유의 차원으로 취급한다면 이는 자신의 몸을 억압하는 자기 폭력이다. 몸은 스스로의 감각과 정서, 의식, 생명력이 있다. 그러므로 몸을 살린다는 것은 자신의 심신을 살려 스스로의 멋을 회복하는 것이다. 그리고 동식물, 산수(山水) 등도 같은 생명적 가치로 그들이 지니고 있는 자기다움을 존중한다.

두 번째, 몸은 인식과 현상의 주체로서 상호주체로서의 관계를 중시한다. 몸을 통하여 세상과 자신을 인식하고 생각과 감정, 감각의 현상들이 몸에서 솔직하게 드러난다. 개인의 몸은 고유한 생명의 영성적 존재로, 몸을 통한 주체적인 삶을 갖는 것이 '몸살림'의 가치이다. 몸의 고유한 생명력은 스스로 자신의 몸을 살리고 치유하는 주체다. 이 주체는 주객이 분리된 이성 중심적인 사유가 아니며, 관계의 상호 주체와 몸의 내재적 생명주체를 의미한다. 우리의 몸과 살은 현상과 인식의 주체로서 몸과 살을 통해 온전한 평화, 너와 나의 살아 있음, 감각의 깨어남을 느끼고 생명적 사랑을 느낀다.

세 번째는 자기 자신과 사회와의 관계성 중시이다. 사회란 개인들의 관계의 장이므로 사회의 문제는 개인들의 문제라 할 수 있다. 개인들의 각성은 사회를 변화시키는 힘을 지녔으며, 그 자체로도 사회는 변화된다. 그러므로 생명을 위협하는 몸의 문제는 자신과 사회의 문제로 스스로와 더불어 유기적인 관계에서 풀어야 할 과제이다.

네 번째, 몸살림은 어디에 소속된 수련이 아니다. 수련의 주체는 자기 자신의 몸으로 몸을 통한 스스로의 깨침이 수련이다. 그것은 자신이 살아온 삶과의 만남이며 지금의 나를 느끼고 새롭게 깨어나는 것이다. 그러기에 어디에 소속되어 정해진 수련방법을 좇아가는 수동적인 입장이 아니라 나의 느낌, 나의 몸짓, 나의 정서를 느끼고 살리는 삶의 과정이다. 대부분의 수련단체는 지도자가 수련의 주체가 되어 정해진 수련내용에 따라 수련자들은 이에 따르게 된다. 그러다 보면 자신을 비우고 안에서 느껴지는 깨어나는 지금 이 순간의 몸의 지각은 차단되어 스스로의 몸의 깨침은 멀어질 수 있다.

다섯 번째로 구체적 실천을 중시한다. 몸살림 수련의 기본내용은 이완하기, 아랫배로 숨쉬기, 몸의 감각 깨우기 등이다. '몸살림'에서 중요하게 여기는 것은 자신 스스로의 깨침이다. 이는 자신(自身)에게 비친 자신(自信)과의 만남이다. 우리는 사회에서 가면을 쓰고 자신을 숨겨야 하는 상황에 처하는 경우가 많고, 그런 과정에서 솔직한 내면의 소리를 무시하고, 자신이 고정된 자아에 묶여 평화롭고 생기 있는 행동을 못하는 경우가 많다. 그러므로 자기다움을 억압하는 외부요인과 자신이 안고 있는 문제점을 자각하는 시간을 가져야 한다. 아랫배로의 숨쉬기는 자신이 살아 숨 쉬는 몸으로 우주와 나의 생명의 연결이며 생기 있는 주체적인 삶을 갖게 한다. 몸살림은 우리의 살이 마음이며 의식임을 깨닫고 살의 감각을 깨우는 수련과정이다.

'몸살림'에서 중요한 것은 생명에 대한 가치와 주체로서의 몸, 상호주체의 관계 등을 자각하는 것이다. 몸살림은 잃어버린 몸의 권리를 회복하여 몸을 통한 주체적인 삶을 살리는 스스로의 깨침이며 생활이며 몸 수련이다.

## 몸살림 선언과 일상의 실천

### 몸살림 선언

1. 몸은 나다.

2. 몸은 마음이고 마음은 몸이다.

3. 몸은 이미 깨어 있다.

4. 몸이 살림이다.

5. 몸이 깨침으로 나를 비울 때 확인된다.

6. 몸은 삶의 선험주체이며 상호주체이다.

7. 몸은 스스로 살리는 치유주체이다.

8. 살은 마음의 얼굴로서 살림의 빛이다.

9. 숨은 생명과 영성의 길이다.

10. 숨 자각은 깨어 있는 지금의 순간이다.

11. 날숨과 들숨은 비움과 충만이다.

12. 자연은 영적 존엄함이다.

13. 몸살림은 스스로의 깨침이다.

14. 몸살림은 몸의 감수성을 깨우는 생활이다.

15. 몸살림은 나와 우리를 살리는 생명운동이다.

### 일상의 몸살림

1. 내면의 미소로 존재의 기쁨을 가진다.

2. 넓은 시선을 갖는다.

3. 대상에 집착된 시선을 내려 드러난 나와 세상을 본다.

4. 가슴을 펴 큰 숨을 쉬며 마음을 연다.

5. 눈을 감고 편안한 마음을 느낀다.

6. 자주 걷는다.

7. 목과 어깨, 허리 등 몸의 모든 부위를 움직인다.

8. 나와의 내적대면을 통해 일상을 정리한다.

9. 자기다움을 가진다.

10. 아랫배로 깊은숨을 통해 생기를 느낀다.

11. 자연스러운 움직임을 갖는다.

12. 채식을 한다.

13. 접촉을 가진다(바람, 햇살, 물, 동식물, 포옹, 마사지).

14. 하늘과 나무를 보는 순간의 여유와 웃는 삶을 가진다.

15. 예술 활동을 한다.


## 몸살림 실기 14가지


### 스스로 돌아보기

내 몸을 살리고 삶을 수행하는 것은 내가 지금 몸으로 하고 있는 것을 아는 것으로부터 시작한다. 나의 삶의 자취는 그 순간마다 생각과 관계와 느낌이 이어져 있고 선택이 있다. 스스로 돌아보는 것은 이러한 나를 존중하며 삶을 소중하게 하는 첫걸음이다. 일상에서 방치된 부분이 있는지 살펴본다. 이러한 마음 갖기는 휴식이며 이완하는 일상이다. 명상의 출발이며 호흡의 출발이다. 진정한 나다운 움직임의 출발은 나를 돌아보는 마음 갖기부터 시작한다.

## 명상하기

명상은 몸과 마음을 이완하는 것으로 긴장을 풀고 편안한 마음과 깨어 있는 의식을 갖는데 도움이 된다. 눈을 감고 몸에 힘을 뺀다는 생각과 느낌을 갖고 편안한 느낌이 오면, 편안함에 몸과 마음이 젖어 들게 가만히 있으면 된다. 이때 어떤 생각이 떠올려지면 잡념이라 생각하지 말고, 가만히 두고 자신은 편안한 느낌을 가지고 있으면 된다. 몸은 잠자는 것처럼 이완되어 있지만, 의식은 편안히 깨어 있는 상태이다. 눈을 감고 깊게 휴식하는 상태와 생각이 사라지는 상태, 생각이 일어나는 것을 자연스럽게 접하는 것이 명상이다. 명상을 자주 하면 스트레스가 해소되고 혈압과 맥박이 보다 안정되고 긴장이 해소되어 심신이 유연해진다. 머리에 부담을 느끼지 않는 집중력이 향상되며 직관과 새로운 의식이 깨어난다. 눈을 감고 마음을 밑으로 차분하게 내린다는 느낌을 갖고 명상을 하는 것이 누구나 부담 없이 자연스럽게 할 수 있는 방법이다.

## 아랫배로 호흡하기

호흡을 자궁의 자리인 단전으로 호흡하는 것은 생명력의 핵을 만나는 길이다. 아랫배는 의식의 세계에서 가장 깊은 심연의 자리이며, 여성성과 남성성이 만나는 조화로운 자리로 생명의 원초적 에너지가 깨어나 의식과 만나는 지점이다. 의식을 아랫배로 내리면서 호흡 수련을 하면 심신이 조화로운 상태가 되어 스스로 자신을 치유하고 살리는 감각이 향상된다. 또한 혈액 순환이 원활해지고, 몸의 찬 기운이 사라지고 몸이 따뜻해지며, 배짱이 생기고 깨어 있는 맑은 의식과 안정된 마음을 갖게 된다. 배는 기운과 몸의 감각이 일어나는 지점이다. 배가 탄력이 없으면 몸의 감각이 잘 발휘되지 않으며 둔한 느낌이 둔다. 배로 하는 깊은 호흡은 머리와 눈의 압력을 내려 얼굴이 보다 편안해지고 머리가 맑아진다. 그리고 소화가 잘되고 무엇보다 배에 힘이 생겨 자세가 바르게 되고 자신감이 더욱 살아난다. 심신을 편하게 이완하면 숨은 저절로 아랫배로 쉬어진다. 이 자연스러운 숨에 마음을 두고 집중하면 깊은 호흡이 이루어지며 기운이 모이는 축기(畜氣)와 기운이 도는 운기(運氣)를 잘 느끼게 된다. 지금 여기에서 편한 마음으로 들숨과 날숨을 느낀다.

## 움직이기

움직임은 다양한 감각과 내적 충만을 체험하게 한다. 명상으로 심신을 이완하고 단전호흡을 통해 숨의 기를 아랫배에 모은 후 몸의 모든 부분의 감각을 깨운다는 마음을 갖고 머리, 목, 어깨, 허리, 손, 발 등을 움직인다. 몸이 스스로 움직인다는 느낌을 가지며 몸이 움직이고 싶은 대로 자연스럽게 움직인다. 숨을 들여 마시면서 움직이기도 하고 숨을 뺀 상태에서, 또는 들이쉰 상태에서 움직이기도 하고, 움직임을 멈춰보기도 하며 틀 없이 다양한 움직임을 가진다. 몸을 움직이다가 둔하게 느껴지거나 불편한 곳은 헤아린다는 마음을 아픈 곳에 보내면서 움직여 주면 좋아지게 된다. 몸이 불편하게 되는 원인은 몸과 마음의 긴장에 있다. 오랫동안 컴퓨터 작업을 하거나 사무를 보거나 책을 보다 보면 눈은 피로해지고 목과 어깨는 뻣뻣해지고 허리는 굳어지며 머리는 압력을 받게 된다. 이러한 움직임이 적은 생활이 지속되다 보면 고혈압, 당뇨, 퇴행성관절염, 디스크, 오십견 등 성인병이 생길 수 있는 확률이 높아지게 된다. 인간(人間)이 사람 사이의 관계라고 하지만 이 관계를 잘하기 위해서 무엇보다 사람이기 전에 움직이는 동물(動物)이란 사실을 잊지 말아야 한다. '움직임'은 삶의 바탕이다. 매일 걷고 일하면서 움직인다고 하지만 특정 부위만 반복해서 움직이는 것으로 목, 어깨, 눈, 허리, 배, 다리, 손목, 손, 발목, 발 등 세부적으로 움직여주는 게 중요하다.

### 춤추기

춤은 나를 비우고 전신의 감각을 깨운다. 앞으로 향한 삶의 시선, 청각, 생각, 말, 걸음, 몸짓을 멈추고, 내적인 자유로운 몸짓을 가질 때 닫힌 나와 몸이 깨어난다. 춤은 총체적이고 예술적이며 유기적인 움직임이다. 춤의 자유롭고 즐거운 움직임은 몸과 친숙해지며 내적 자아를 표현하여 지친 몸과 마음이 이완되고 재충전 된다. 춤은 몸과 마음이 결합되었을 때 무한한 기쁨이 열린다. 눈을 감고 명상과 호흡을 한 후 편안한 상태에서 마음의 리듬을 갖고 움직임을 자연스럽게 가져 본다. 자유로운 움직임 속에 리듬이 생기고 감정의 풀림과 기운이 돌고 감각이 새로워지며 '몸이 마음이고 의식이다'라는 느낌이 체험으로 확인되며 충만한 기쁨과 자신의 감성이 살아나고 풍부해진다. 짜여 진 건강, 수련법들에서 벗어나 공간에 나를 던져 나를 느껴보자. 그리고 자유로운 몸짓을 느껴보자. 자유로운 춤은 몸의 웃음으로 자기다움의 몸짓이다.

### 이미지 갖기

눈을 뜨고 보이는 세계도 있지만 꿈을 꾸듯이 눈을 감고 이미지를 가질 수 있다. 사람 떠올리기, 사언의 모습, 옛 추억, 집안 모습, 자신의 모습 등 눈을 감고 이미지를 떠올리는 시간을 가진다. 자연스럽게 떠올려질 때도 있다. 눈을 감고 이미지를 접하다 보면 직관과 집중력이 향상된다. 자신이 바라는 건강, 사람과의 관계, 일 등에 대한 이미지를 가져본다. 눈을 감고 이완된 상태에서의 이미지는 심신의 일체감을 향상시키는 데 도움이 된다. '긍정적인 사고와 감정을 가져라'는 말이 있다. 살다 보면 부정적인 상황이 놓이기도 한다. 그런데 부정적인 감정이 내 안에 그대로 들어오고 이를 풀지 않으면 몸과 마음은 상하게 된다. 그러므로 자신의 내면에서는 긍정적인 이미지로 상황을 변화시킬 수 있는 마음이 필요하다. 암에 걸렸어도 없어진다는 이미지로 암을 치유한 사례들이 있다. 마음의 이미지는 허상이 아니라 실상이다. 삶은 마음먹기에 달렸다. 좋은 이미지를 가져보자.

### 촉감 살리기

촉감은 인간에게 있어서 최상의 감각이다. 어려서부터 우리는 본능적으로 즐거움, 사랑, 안락함 등을 추구해왔다. 자연의 땅, 나무, 바위, 물, 바람 등과의 접촉을 통해 우리의 몸이 자연과 교류하는 생명체임을 깨달을 수 있다. 자연과 인간의 몸의 접촉, 사람과의 평화롭고 사랑스러운 신체접촉은 우리 자신의 인격을 고양시키고 생명의 소중함을 몸소 체험케 한다. 눈을 감고 두 손을 움직이면서 손과 손 사이와 손 주변의 감각을 느껴보고, 얼굴과 몸의 모든 부분 만져보고, 손가락을 섬세하게 움직이기 등을 통해 몸과 손의 감각이 키워진다. 살을 느껴보자.

### 마사지하기

어린 시절 부모님의 자애로운 손길은 우리를 안심시켜주고 자신의 진정한 가치를 깨닫고 성장하도록 도와준다. 마사지는 받는 것만큼이나 베푸는 것도 즐겁다. 가족과 친구, 애인, 부부간에 서로 해주는 마사지는 따뜻한 정서와 몸의 생기, 편안한 마음과 맑은 정신을 갖게 하며 서로의 애정을 돈독케 한다. 주요지점은 목, 어깨, 배, 척추주변, 발, 손 등으로 굳어있는 부분을 찾아 풀어주고 특별이 아픈 곳이 없더라도 정서적인 차원에서 마사지를 하면 좋다. 미간과 얼굴의 양쪽 턱을 손가락으로 누르면서 돌리고 사방으로 움직여주면 수름노펴지고 턱도 균형이 잡힌다. 그리고 상대를 엎드리게 한 다음 발바닥을 발로 밟아주면 머리가 이완되고 피로회복에 도움이 된다. 틈틈이 스스로 풀고 서로 풀어보자.

걷기명상(walking meditation)

걸음은 일상적인 것으로 걸음의 관찰을 통해 신체의 다양한 감각을 접할 수 있다. 걸음이 가벼운지, 중심이 서 있는지, 발과 다리에 힘을 느끼는지 등을 관찰해본다. 가벼운 마음으로 아주 천천히 발을 바닥에서 띄고 또 다시 천천히 디디면서 발바닥과 발가락을 느껴보고 지면을 느껴본다. 눈을 감고 걸어보고, 땅바닥에서 맨발로 걸어보고, 들숨과 날숨과 연관하여 걸어 보면서 몸을 느껴본다. 걸으면서 상체, 어깨, 골반, 무릎, 팔의 움직임의 변화에 의식을 두고 느껴본다. 걸음에 대한 관찰은 신체의 무게이동, 전신의 기운, 몸의 중심, 숨과 걸음의 관계, 마음의 안정 등을 느끼게 한다.

### 진동하기

우리 몸은 진동하고 있다. 뇌파, 심장, 혈관, 위, 장 등은 스스로 늘 진동한다. 우리의 목소리, 몸의 자기장, 노래와 춤, 울음과 웃음, 모두 다 진동이다. 취직통보 문자를 받거나 여행을 떠날 때는 기분이 좋아 몸이 들뜬다. 이처럼 진동은 우리의 일상과 같이 한다. 그리고 내적인 감정과 에너지가 순간적으로 집중되어 기쁨의 울음과 웃음이 폭발할 때 진동이 일어난다. 이 자연스러운 몸의 진동은 나를 잊고 나의 막힘이 순간적으로 열리며 스스로의 나를 치유한다. 진동은 긴장이 아니며 배움도 아니며 인위적인 것도 아니다. 나의 막힘과 긴장을 뚫고 털어내는 생명의 희망, 내면의 원함, 그 열기의 진동이다. 나를 진동할 때 몸과 마음이 한결 가벼워진다.

### 포옹하기

포옹은 평화로운 마음과 따뜻한 느낌을 나누는 몸짓이다. 서로 안고 기대어 있을 때는 몸에 힘을 뺄 수 있고 편안한 느낌을 서로의 몸을 통해 느낄 수 있다. 서로의 감정과 생각에 따라 서로가 가까이 있는 것이 큰 부담이 되기도 하고, 서로를 느끼지 못할 정도로 편하기도 하다. 포옹은 신체의 접촉으로 서로가 편한 마음이거나 서로가 원할 때 가능하다. 포옹을 명상으로 보고 마음을 서로가 비운 상태에서 행할 때는 혼자 하는 명상과 또 다른 느낌이 있다. 친한 사람끼리 서로 눈을 감고 포옹한 다음, 따뜻한 마음을 갖고 차분하게 가만히 있어보면 명상이 깊어지고 손과 발이 따뜻해진다. 그리고 서로의 숨을 느끼고 서로 몸을 통하여 서로를 비우는 따뜻한 마음이 이어진다. 학생들이나 일반인에게 포옹을 하라 하면 당황하는 경우를 종종 본다.

수줍어서 그렇겠지만 우리의 무의식 속에 몸을 성적인 것으로, 대상으로 보는 정서가 있다. 포옹을 통해 성별과 나이, 직업, 인종을 떠나 하나의 생명, 숨 쉬고, 피가 흐르고, 생명의 따뜻함, 서로를 잊는 평화로운 품을 체험해 보자. 이를 통해 우리는 살아 숨 쉬는 소중한 생명이란 것을 포옹을 통해 자각된다. 나의 품을 열어 보자.

### 자연 느끼기

기회가 닿는 대로 자연을 접하는 시간을 가져보자. 자연은 그 자체가 우리의 몸과 마음을 살리고 풍요롭게 하는 생명의 기운과 영성이 담겨있다. 자연을 느껴보자. 바람, 햇살, 땅, 바위, 나무, 들풀, 꽃, 바다와 물을 눈으로 뺨으로 온 몸으로 느껴본다. 자연과의 접촉은 나를 생기 있게 한다. 우리는 사연에서 생명이 시작되었다. 사람이 이 세상에 나타나기 전에는 이 세상은 텅 빈 하늘과 땅, 빛, 바람, 물이었으며 생명의 자연이었다. 그러므로 이 자연은 우리의 근원이다. 우리의 몸은 땅처럼 수분이 있어 촉촉하고 체온이 있어 따뜻하고 빛을 내고 있으며 늘 대지의 바람을 숨 쉬고 있고 머리는 하늘처럼 깨어 있다. 자연과 내가 분리되어 있지 않고 늘 함께 하고 있으며 자연의 기운으로 살고 있다는 사실을 몸을 통해 자각하는 삶을 가진다. 하늘을 마시며 대지를 안아본다. 바람소리에 귀 기울여 보자. 생명이 불어온다. 숨을 느끼며 대지의 생명력을 품자.

하늘을 보며 머리를 비우자.

햇빛을 느끼며 마음의 평온과 삶의 열정을 품자.

자연이 나를 깨우고 살린다.

동양의 수련하기(요가, 태극권, 기공, 택견 등)

　동양의 수련은 내면의 의식을 중요시하며, 하나하나의 동작 속에 명상의 고요함이 깃들어 있다. 힘들이지 않은 부드러운 동작, 동작과 일치되는 호흡, 체중의 이동 그리고 강력한 표현력 등의 특징을 지닌다. 동양 수련에서의 움직임은 '움직이는 명상'이라 불린다. 스포츠가 신체의 외적가치를 중시하는데 반해 동양수련은 정신적 자각의 힘이나 내면의 각성을 중요시하는 심신일여(心身一如)로서의 몸 깨침 과정으로 기본적으로 몸과 마음의 이완을 중시한다. '몸에 힘을 빼라'는 수련의 핵심이다. 힘을 뺄 때 마음이 안정되고 숨이 깊어지며 자신의 몸과 마음을 스스로 자각되는 감각이 일어난다. 그리고 자연스런 힘으로 내 안에서 '내공'이 생기기 시작한다. 내 안의 불편한 감정을 내리고 깊게 호흡할 때 움직임은 점점 부드러워지며 몸과 마음이 함께 깨어나게 된다. 몸의 중심을 느껴보며 발걸음을 천천히 움직여 본다, 바다가 움직이듯이. 손으로 밀어본다, 산을 밀듯이. 스치는 바람을 뒤로 하고 앞으로 나아간다.


한국의 연희 즐기기(굿, 탈춤, 승무, 태평무, 살풀이, 사물놀이 등)

　얼~쑤! 좋~다! 잘 한다~! 우리의 전통연희는 음악, 노래, 연기, 춤이 함께 어우러진 우리 고유의 신명놀이이다. 우리에게 건강법으로 소개된 요가나 태극권, 기공 등은 널리 알려져 있지만, 우리 전통 수련법을 찾아보기 어려운 상황에서 전통연희는 우리의 몸짓과 가락을 즐길 수 있는 우리의 양생문화이다. 시대 상황과 계층 간의 솔직한 풍자와 신명 나는 몸짓 그리고 악기연주는 움츠려진 심신을 깨워 개인과 집단의 맺힘을 푸는 심신건강법이기도 하나. 굿과 탈춤은 움직임이 크고 강렬하여 생기의 절정을 체험케 한다. 승무, 태평무, 살풀이는 정중동, 동중정의 내적 기운이 다양하고 섬세하면서 강렬함이 어울려져 자신을 돌아보며 감정을 풀어가는 몰입의 상태로 이끈다. 쿵쿵 북을 쳐보자. 가슴을 울리는 큰 북을 쳐보자. 몸을 울린다. 허공에 몸을 날리며 손을 힘껏 저어본다. 마음을 날린다. 무거움을 날리고 가볍게 내린다. 손끝을 여미며 사뿐히 디디는 발꿈치에 미소를 띄어보자. 모두의 표정이 내안에서 춤으로 피어난다.

'아! 여기 좋~은 풍류정이 있으니 어디 한번 놀아보자꾸나~'

'얼~ 쑤~!'

한국의 연희는 우리의 자랑스러운 심신문화이다. 한번 직접 해보자. 그리고 신 나게 놀아보자.

## 한국의 수련문화 비판

### 대중화된 수련문화

우리 사회에 수련문화가 대중의 관심을 갖게 된 시점은 80년대에 있었다. 70년대부터 요가, 마인드컨트롤, 차력, 단전호흡 등이 사회에 보급되다가, 80년대 중반에 들어 민족종교와 사상, 단, 명상 등 정신세계의 열풍이 불게 된다. 그 당시의 정신세계의 동향을 살펴보면,

첫 번째로는 민족주의에 대한 관심이다. 민족종교를 표방하는 증산교계열과 천도교 등에서 천지개벽(天地開闢)과 후천개벽(後天開闢)이 열려 민족중흥의 역사가 도래했다는 주장이 젊은이의 관심을 갖게 된다. 천부경(天符經), 한단고기(桓檀古記), 삼일신고(三一神誥) 등

이 대중에게 소개되면서 민족의 역사와 사상에 대한 관심이 확대된다. 그리고 한사상, 한철학은 한국인의 주체성을 자각하는 사회분위기에 일조하게 된다. 그리고 소설 '단(丹)'이 베스트셀러가 되면서 단전호흡에 관심을 두는 사람이 많아지면서 단전호흡단체인 연정원과 국선도, 단학선원 등이 주목을 받게 되고 또한 이들 수련단체에서 수련하는 사람의 수가 점점 증가하게 된다.

두 번째로는 외국의 수련단체와 명상에 대한 관심이다. 외국에서 들어온 실바 마인드컨트롤, 초월명상, 요가, 기공 등이 소개되고 크리슈나무르티, 라즈니쉬 등을 비롯한 인도의 사상가들의 책이 소개되고 베스트셀러가 되면서 명상과 기에 대한 서적이 쏟아져 나왔다.

세 번째로는 생명과 영성에 대한 관심이다. 환경파괴에 대한 인간의 각성은 자연환경의 소중함을 인식하는 계기가 되어 환경파괴의 원인이 되는 인간 중심적이며 남성 중심적인 이원론적 세계관에 대한 비판이 제기된다. 자연과 인간의 유기적이고 내재적인 생명가치를 존중하는 생태주의, 생태신학이 등장하면서 숨은 성령과 동양의 기로 해석되기도 하고, 자신을 비우는 영성수련의 바람이 일게 된다.

이러한 사회적 움직임이 일면서 수련문화는 대중성을 갖게 되고 또한 수련하는 사람도 점차 많아지게 된다. 그러나 한편으로 대부분의 수련단체는 사회 전반의 반생명적인 문화를 풀어가는 사회적 참여가 미흡하고 수련내용 또한 단체에 머물러 있다가 보니 생명위기의 몸의 문제를 극복하기 위한 대안으로서 수행의 내용적 가치와 수련문화는 형성되지 못했다. 또한 수련인구의 양적 확대와 수련 효과를 보는 사람도 많아지고 있는데도 불구하고 사회적으로 공유되는 수련의 가치와 문화는 현재까지도 자리 잡지 못한 실정이다.

경제위기의 문제는 민감하여 부랴부랴 이를 공론화하지만 생명이 죽어가는 몸의 현실에 대한 문제 제기는 무관심으로 흐른다. 세계에서 가장 많은 사람이 자살하고 병으로 죽어가는 우리 사회에서 올바른 생명운동조차 없을 뿐더러 몸의 문제를 풀지 못하는 상황은 계속되고 있다. 스스로의 몸에서 생명을 보지 않는 생명운동과 사회의 아픔을 함께 치유 못 하는 수행단체는 모두 근원적인 자기모순을 갖는 것으로 그 진정성과 전문성을 묻지 않을 수 없다. 사회참여가 높은 생명운동 단체나 시민, 종교단체의 시민운동 활동가들이 펼치는 생명운동에서조차 정작 자신의 몸은 현실적 사각지대에 놓여 있다. 특히 몸을 기반으로 하는 수행단체에 있어서 심각한 문제는 신비체험을 개인의 경쟁력강화 상품으로 개발하여 경쟁에 중독된 사회에서 개인 간의 경쟁의식을 오히려 부추기거나 수련의 근원적 가치를 교환가치로 수단화하는데 치우친 상업주의 수행상품의 번성을 또한 지적하지 않을 수 없다.107)

"수련지도자의 강한 성취욕과 지나친 출세 욕구 또한 자아실현의 체험상품으로 변조되어 기존의 불평등구조를 그대로 유지하거나 새로운 불평등 구조를 구축하는데 일조한다."108) 세계적으로 수련인구는 늘어나고 단체도 대형화하고 있지만 이에 대한 적절한 비판인식을 갖기 위해서는 수련문화의 대중화와 함께 적절한 체험 정보를 나누는 열린 공간과 독립적으로 검증할 수 있는 체험을 바탕으로 한 수련의 학문적 토대가 필요하다. 그러므로 수련인과 수련단체들은 이 사회에 당면한 몸의 문제를 직시하면서 수련문화가 개인과 단체의 차원뿐만 아니라 살림수련문화운동으로의 사회적 참여와 수련세계의 학문화 과정이 함께 요구된다.

## 누가 수련의 주체인가?

기수련의 명칭이 기공(氣功)으로 되어 있는데 기공은 중국의 기수련법과 기수련 전체를 칭하는 용어로 쓰인다. 오금희, 팔단금, 육자결, 역근경, 보건공, 양생기공 등은 중국기공이고 한국에서는 기공, 기체조, 기수련이란 용어와 함께 선도, 풍류도, 양생 등의 용어가 사용되고 있다. 그러나 국선도나 단학이란 용어는 옛 문헌에서 언급되는 내용인데 근래에 특정단체에서 이를 사용하다 보니 용어의 진정성을 잃어 일반적으로 사용할 수 없는 문제를 안고 있다. 그렇기 때문에 특정단체의 명칭을 사용함에 있어 기존의 것을 사용하는 것은 그 자체가 혼선을 빚게 되고 바람직한 태도가 아니다. 특히 역사성을 지닌 용어가 단체의 소유가 될 때는 그 자체로 의미는 변질되고 왜곡될 수 있다. 그렇기 때문에 단체를 설립할 때는 기존에 있는 이름은 가급적 피하는 것이 순리에 어긋나지 않는다.

몸살림과 몸살림운동이란 용어도 앞에서 언급한 바와 같이 80년대의 민주화운동의 흐름 속에서 우리 사회에 대두된 인권과 여성운동, 환경과 수련운동을 접하면서 생명과 수련운동의 일환에서 이 시대의 반생명의 문제를 극복하기 위한 대안으로 창안하여 사용하여 왔는데 일부에서 이를 사용하면서 본래의 의미와 반하는 움직임이 있다.

최근에 들어 세계적으로 기수련을 총칭하는 용어로 Qigong, Chigong으로 쓰이고 있는 추세이다. 그리고 기공에 대해 논할 때는 기본적으로 정기신, 조신(調身), 조심(調心), 조식(調息), 경락(經絡), 음양오행(陰陽五行) 등이 거론된다. 기공은 크게 움직이는 동공과 눈을 감고 하는 정공이 있고, 체험을 중시하는 기공과 동작의 표현에 중점을 두는 기공이 있다. 그리고 형식이 없이 자유자재로 몸의 자연스러운 움직임을 갖는 자발공이 있다.

모든 기공이 체험을 중시하긴 하지만 체험의 성격은 공법에 따라 다르게 나타난다. 대부분의 기공은 정해진 동작을 하면서 호흡과 이완, 의념(意念)을 중시한다. 이때 의념은 손을 주시하거나 호흡에 두거나 마음에 둔다. 이런 공법은 외부적으로 의식이 깨어 있어 내면의 감정이 밖으로 돌출하는 상태를 막아준다. 최근에 파룬궁(法輪功)은 정공의 상태에서 동공을 한다. 그리고 파룬궁의 창시자는 종교라고 하지 않지만 법륜이란 말이 불교용어로 부처의 교법이란 의미가 있는 만큼 불교사상과 연관되어 기공을 하고 있어 내면의 몰입과 내면 의식의 체험 강도는 타 기공보다 큰 부분이 있다.

한국의 단학선원도 체험을 중시하는 단체다. 환인, 환웅, 단군을 숭상하는 민족주의를 강조하고 있으면서 단무(丹舞)라는 자율적인 움직임을 갖게 하여 기감을 느끼게 하는 특징을 갖고 있다. 내면의 의식과 기감의 체험은 건강과 마음의 안정에 도움을 주지만 의식수련이 잘 되어 있지 않은 상태에서 내적 체험이 일어나면 체험의 기에 자신의 의식이 지배를 받을 수 있고 또한 깨어 있지 않은 의식과 정화되지 않은 감정이 심신을 지배할 수 있다. 단학선원은 개원 당시부터 홍익인간의 이념을 내세웠고 나아가 단군상을 학교에 건립하는 운동을 대대적으로 펼치기도 하였다. 세상을 널리 이롭게 한다는 정신은 좋지만 우리 스스로가 이미 이로운 존재로 자칫 이념은 개개인의 의식을 깨어 있게 하지 못하는 작용으로 흐르기도 한다. 우리가 예수다, 부처다, 단군이다 외친다고 내가 깨달아지는 것은 분명 아니다.

우리의 생명인 몸은 이미 인간이 지향하는 궁극적인 의미를 내재하고 있다. 그렇기 때문에 나를 깨닫는 것은 세상과 신을 깨닫는 것이 된다. 그래서 불교에서도 '부처를 만나면 돌로 쳐서 죽여라'는 말이 있다. 아무리 좋은 이념이나 대상이라도 자신에게 있어서 하나의 상이 되고 집착이 되어 나를 있는 그대로 보지 못한다면 나를 잃어버리게 된다. 이는 외적 가치에 매여 자기를 떠나 사는 우리 사회의 공통된 문제이기도 하다. 단학선원은 주식회사 단월드로 명칭이 바뀌었고 국내외로 확장하는 상황에서 민족주의, 교조주의적 체계, 상업성 등 수련의 성격, 운영과 활동에 관한 내용이 사회적으로 논란이 되어왔다.109)

마음수련원은 현재 국내외로 활발한 활동을 보이고 있는 단체로 특징은 우리가 삶에서 먹어놓았던 기억, 감정, 대상의 상들을 없애서 자신이 우주가 되어 우주의 마음, 본래의 마음을 깨달아 진아(眞我)로 살아야 한다는 것이다. 여기에서의 수련과정은 단계별로 이루어지며 단계마다 주로 강사에 의해 이미지의 방법으로 진행되어, 과정 중에는 과거의 상들이 사라지는 체험을 하게 되지만 스스로의 내적 자각에 의해 깨친 것이 아니기 때문에 일상의 생활에서는 도로 과거의 상들이 올라오는 문제가 대두된다. 그러다 보니 비움의 삶을 갖기 위해서는 이 단체의 수련과 이어져 있어야 하는데 하나의 문제는 과연 단체를 통한 비움이 어떠한 상태냐 하는 것이다. 강한 이미지에 의해 형성된 마음의 상태는 자연스러운 깨어 있음이라 할 수 없다. 이러한 이유에서 외적인 방법에 의한 수련, 신앙은 자신의 의식이 한 쪽으로 쏠릴 수 있는 문제를 안고 있다. 그래서 내용의 원리를 이해하여 스스로 터득할 수 있도록 하는 것이 바람직한데 현실은 비켜나 있다. 그리고 널리 보급하고 세력을 확장하기 위해서는 어떤 절대적인 가치를 제시하여 구심점을 가지려 한다. 그래서 수련주체는 '무엇이냐?', '누구냐?'가 수련에 있어 핵심 주제가 된다.

국선도 단체는 자신들의 수련내용이 역사적으로 계승되어 온 수련법이라 주장하고 있지만 청산(고경민)이 사회에 알려질 때는 밝돌법, 정각도의 이름으로 차력과 무술, 단법, 단전호흡이 주로 소개되었다. 그러면서 당시의 사회 인사들이 참여하고 80년대 전후의 민족주의 부흥과 맞물려 난랑비서에서 언급되는 국선도라는 이름을 단체 명칭으로 하였으며 그 당시 우리 사회에 보급된 요가와 단법, 단전호흡법을 접목해 단계별 프로그램을 개발하게 된 것이다.[110] 그러므로 우리 고유한 전통수련법이라고 하는 데는 문제의 소지를 갖고 있다. 역사상의 국선도와 국선도 수련단체는 직접관련성을 찾기는 어렵다. 국선도라는 이름이 같다하여 우리의 수련문화를 대표하는 고유한 전통수련이라 할 수 없다.

태평무, 승무, 살풀이, 탈춤처럼 우리의 전통연희는 삶에 녹아있는 우리의 가락과 흥, 몸짓을 계승하여 한국의 고유문화라 할 수 있지만 지금의 수련단체인 국선도는 현대에 만들어진 수련의 한 분류이다. 전래로 내려온 문화와 현대에 만들어진 문화는 그 성격이 다르다. 국선도 단체가 최치원이 언급하는 국선도와 어떻게 맥을 같이 하는지 그 근거를 찾아보기 힘들기 때문이다. 그러나 태권도가 고유한 우리의 전통문화는 아니지만 한국의 문화로 자리매김 되는 것처럼 국선도 단체의 수련도 앞으로 이어지면서 재창조되는 과정을 통해 우리의 문화로 자연스럽게 거듭날 수 있다.

늘 문화는 그 시대의 사회 조류와 함께한다. 그리고 새로운 문화를 재창조하고 또한 사라지기도 한다. 도교, 불교, 천주교, 기독교 등은 외래의 문화로 한국에 유입되어 토착화되는 과정을 가지면서 우리의 독특한 문화로 재창조되어간다. 이처럼 앞서의 한국의 수련문화 역시 고유한 우리의 전통이라기보다는 현 사회에서 유행되는 문화코드의 접목이라 할 수 있다. 불교는 외래종교이지만 오늘날의 한국불교는 토착 종교로 우리의 전통문화를 이어왔다. 그래서 한국불교는 우리의 전통문화라 하겠다. 해방 후, 일제에 의해 말살된 민족문화를 복원하는 문화계의 움직임은 높이 평가하여야 한다. 그러나 계승되지 않았음에도 마치 우리의 고유문화로 소개되는 풍토는 시정되어야 하며 우리 문화 정체성 정립에 분명 해가 된다.

외국에서 들어온 초월명상은 내적 의식의 함양에 가치를 둔 시디코스가 있는데 자발적인 깨침보다는 기법에 의한 명상을 강조하고 있다. 고정된 기법을 통해 내면의 의식을 접하다 보면 있는 그대로의 삶의 순간과 자발적인 가치는 사장되기 쉽다. 수련은 정기신의 조화인 내외면의 의식과 감정, 몸이 일체가 되는 것이다. 그렇기 때문에 수련은 기의 체험과 마음의 섬세한 평온, 기쁨을 안겨주기도 하지만 몸을 통한 수련과정이 자신의 깨침과 이어져 있지 않고 단체와 기법에 매여 있다면 어떠한 수련도 진정한 수련이라 할 수 없다.

최근 기수련 일체를 기공이라 칭하는 추세여서 기공의 수는 헤아리기 어려울 정도로 많다. 하지만 기공이란 용어가 중국에서 시작되었는데 한국에서는 기공하면 중국 기공을 연상시켜 한국에서 창안한 수련법을 기공의 범주에 포함 시킬 건지, 아니면 기공을 중국의 수련세계로 한정할 것인지는 아직 분류되지 않은 상태이지만 기공이란 뜻이 기공부, 기수련이란 의미를 담고 있어 특정 지역의 문화로 한정하여 해석할 필요는 없다고 본다.

우리에게 알려진 퇴계의 활인심방(活人心方)도 중국 명나라 때 주권(朱權)이 지은 활인심(活人心)에 퇴계가 방(方)자를 붙여 필사한 것으로 퇴계는 여기에 나오는 도인법 수련을 하였다. 한국과 중국은 예로부터 근접해 있어 문화교류가 활발하여 서로 영향을 주고받았다. 현재 중국은 자국의 전통문화를 잘 보존 계승하여 전통무술과 기공을 역사적 자료를 근거로 보급하고 있는데 반해 안타깝게도 우리는 역사적 자료가 미비한 관계로 전통 무술, 수련이 정비되어 있지 않으며, 전통의 범주를 놓고도 논란이 있는 실정에 있다. 그리고 전통문화에 있어 문제는 전통을 내세운 새로운 이름을 거론할 때는 수련 내용의 출처를 보다 명확히 하여 어디에서 동작을 따와서 변형시켰는지를 솔직하게 제시할 필요가 있다.

동작을 만들어 한국적인 이름을 붙여 우리의 전통 수련법이라 하면 이를 무엇을 근거로 받아 들이냐가 문제가 된다. 7~80대 이후에 등장한 수련, 무술단체들은 동작들이 어떤 경위를 통해 만들어졌는지를 솔직하게 밝혀 우리의 문화를 창조해내는 사회적 작업이 요구된다. 중국은 우슈, 태극권, 건신기공을 국가적인 차원에서 육성하여 전 세계적으로 이를 보급하여 국가적 위상을 높이고 국민건강에 크게 기여하고 있다. 우리도 국가적 차원에서 전통 수련과 무술 발굴을 위한 정책과 지원이 있어야 하겠다. 그렇기 위해서는 우리 고유한 전통 수련이나 무술이 정립되어 있지 않은 상황에서 출처가 불분명한 동작을 가지고 고유한 것이다, 전통이다, 내세우기보다는 좀 더 동서양의 수련과 무술, 신체관, 심신 통합적 움직임, 한국의 연희, 무용 등을 연구하여 한국인의 정서에 부합되고 심신건강에 도움이 되는 몸짓 발굴이 있어야겠다.

# 수련주체

## 수련과 초심, 왜 수련을 하는가?

수련(修練)은 자신의 몸과 마음을 닦는 것으로 속세에 물들어 있고 둔해져 있는 몸과 마음을 닦아 본래 때 묻지 않은 청정한 상태를 회복하고 세상의 이치를 깨치는 데 있다. 수련은 일상의 의식주이며 관계이며 나다운 삶이다. 그래서 삶은 때때로 고달프고 두렵고 아프지만 이를 통해 생생한 기쁨과 즐거움을 맛보는 순간은 삶의 보람이 되기도 한다. 스스로 잘못된 것을 고치니 이미 밝은 세상이라는 사실을 볼 수 있으며 삶의 어둠이란 본래 존재하는 것이 아닌 구름이란 걸 일상에서 확인할 수 있다. 이처럼 수련은 삶을 살아나가는 것 자체이며 그 가운데 알게 된 것을 실천하거나 잘못된 것을 되풀이하지 않는 과정이다. 수련이 곧 삶이고 삶이 곧 수련인 것은 삶이란 자신의 몸을 등불 삼아 사는 일상의 연장으로 어떠한 삶이든 수련의 연속이다.

선각자들의 경우를 보면 사회의 아픔, 개개인들의 삶의 문제, 생로병사의 문제 등에 대한 문제의식과 이를 공유하는 마음을 가져 세상과 자신을 분리하지 않고 세상의 아픔을 자신의 아픔으로 같이 했다. 문제를 해결하려는 과정에서 자연스러운 수련의 길을 걷게 되고 한 사람, 한 사람이 소중한 존재로 다가오며 구원은 자신 안에 있으며 우리가 세상의 빛이라는 메시지를 세상에 던졌다. 개인의 깨어남은 사회를 비춘다. 선각자들의 빛은 지금까지 세상의 빛으로 이어져 그 정신이 이 세상에 퍼져 있다. 이러한 이유로 수련에 있어서 이들의 의미는 고정된 이론이나 방법이 아닌 삶의 의미와 마음의 사랑으로 우리에게 전해지고 있다.

우리는 대개 수련을 수련방법쯤으로 착각하기 쉽다. 수련을 접할 당시에 삶의 어려움이나, 자신이 접하지 않은 또 다른 정신세계에 대한 갈망, 주변의 수련권유 등의 동기를 가지고 수련단체를 접하게 되지만 특별하고 분명한 방법에 관심을 갖다 보면 정작 자신 안에 깨달음, 깨침의 핵심이 있다는 것을 놓치게 된다. 자신의 문제를 보지 않는 것은 자칫 자신의 어려운 순간을 피하고자 하는 이유가 되기 때문이다.

아픈 몸을 자신의 행동이나 삶과는 무관하다고 보거나 스스로 부딪쳐서 해결해온 사실이 적은 것도 그 이유 중의 하나이다. 이러한 이유 때문에 다른 이에게 의지하는 습성을 갖기 쉽지만 이러한 현상은 그렇게 살아오지 않았던 본인들의 몸에 대한 시각 탓일 뿐 해답이 없어서가 아니다. 수련의 주체가 누구이냐 하는 것은 이 과정을 출발하는 이유와 목적에 있어서 가장 중요한 문제로 이를 인식한다면 경험의 폭을 넓히며 스스로의 자각능력을 향상시킬 수 있다. 그 과정의 주체가 자신이어야 하는 것은 그 누구도 자신의 인생을 대신할 수 없으며 그 몸의 권리를 빼앗을 수 없기 때문이다.

그러나 요즘의 현실은 대부분 수련단체나 수련지도자들에 의해 수련을 접하고 체험을 하는 경우이고, 수련자뿐 아니라 지도자 역시 그 출발에 있어서 외부에서 제시하는 내용이 주를 이루고 자신은 수동적인 입장에서 따르다 보니 외적 내용은 커진다. 또한 여기에 의존하는 반응과 효과에 익숙해지다 보면 이를 깨고 자신을 있는 그대로 만날 기회를 갖기란 점점 어려워지게 된다. 그래서 수련은 초심, 첫출발이 중요하다.

수련주체의 문제는 곧 무슨 마음으로 수련에 임하는가? 에 있다. 어떠한 마음에서, 어떠한 계기로, 어떤 내용을 알고, 무슨 내용으로 '수련을 시작했느냐?'가 수련의 과정과 결과를 결정짓는다. 우리는 수련의 내용에 대해 분별하여 수련이 무엇인지, 자신이 지향해야 할 수련이 무엇인지에 대해서 알기가 어려워 모르는 경우가 많다. 이는 몸으로 수행하는 다양한 감각의 체험과 균형 잡힌 정보를 접하는 기회가 적어 자신의 몸으로 모든 일을 수행하며 살고 있지만 몸에 대해 전문적이지 않다는 생각을 하게 된다. 이는 뿌리 깊은 자기불신 때문이며 과학만능주의의 경쟁구도와 입시교육 여건 속에 전인적 몸의 교육을 접하지 못한 이유이기도 하다. 수련은 고정된 방법이나 이론이 아니고 자신의 삶을 깨치는 것이기 때문에 기(氣), 단전호흡, 명상, 건강 등에 대해서 사람들은 같은 용어를 사용하더라도 이해하는 내용이 다르며, 이해한다 하더라도 사고의 차원과 몸의 감각, 정서, 의식의 차원은 또 다른 차원이다. 그래서 수련에서 가장 중시하는 것은 우러나오는 마음, 즉 초심이다. 자아의 자기와 몸의 자기를 만나는 것이 수련의 과정인데 자신에게 진실하고 솔직한 마음을 갖지 않고 수련을 임한다면 참다운 체험을 기대하기가 어려워진다. 수련을 임하는 마음이 중요한 것이다.

실존의 자기 주체는 늘 함께 있는 것으로 스스로의 깨침은 자신의 고유한 것이다. 자기 자신에게 어떤 솔직한 마음을 가질 것일까? 하는 문제는 자기다움의 첫걸음이며 수련에 임하는 초심이다. 이 초심에 의해 수련의 인격적 가치가 정해진다. 초심은 인위적인 마음이 아니라 우러나오는 마음으로 자신과 세상을 깨고 깨우는 살아 있는 우리의 내적 양심으로 수련의 방향과 깨침의 화두가 된다.

## 수련주체

　수련주체의 문제는 수련에서 가장 핵심적인 주제이다. 난 그동안 수련단체를 직간접적으로 관계하면서 수련주체에 대해서는 수련인들 대부분이 별다른 생각을 하지 않고 있다는 것을 느낄 수 있었다. 수련주체는 대선사, 우주, 구루, 상제, 경지, 깨달음으로 상징되는 것들로 자리매김 되어, 범접하기 어려운 초월적 존재이거나 내용으로 일반 수련인들은 감히 자기 자신이 수련의 주체라는 인식을 하지 못한다. 그리고 수련세계, 정신세계는 특별한 세계로 인식하고 있어 이미 우리가 깨어 있는 존재라는 것을 까마득히 모르고 있다.

　'자연의 아름다운 모습은 그 자체로 이미 깨어 있는 아름다움이다.'
　'인간이 어떻게 자연보다 더 아름다운 것을 만들어 낼 수 있을까?'

　개개인의 몸의 자연스러운 느낌들은 비교의 대상이 아니며 그 자체로 존엄하고 개성을 지닌다. 그런데 우리는 자신의 자연 모습은 간과하고 인위적인 가치에 사로잡혀 자기와 우리를 부자유스럽게 만들고 있기도 하다. 어렸을 때부터 가정과 학교에서 천진난만한 감수성이 존중되고, 자기 자신이 삶의 주체라는 가치를 느끼게 하여야 하는데 실상은 그렇지 않다. 성적의 순위를 중시하여 경쟁과 외부의 힘에 굴복히고 대립적인 감정을 갖게 하는 교육풍토는 외적인 힘을 찾게 하여 자신을 스스로에게서 멀어지게 하는 결과를 낳게 한다. 나를 느끼는 것은 괴로운 것이라 피하고 자꾸 외부에 시선이 가게 되고 의존하게 된다.

그리고 일부의 종교와 수련단체에서 개인의 약점을 파고들어 자기들의 수련을 안 하면 병에 걸리고 죽을 수도 있고, 자신들이 제시한 존재를 믿지 않으면 또는 조상에 제를 올리지 않으면 집안에 풍파가 생긴다는 두려움을 심는다. 자기들의 집단에서 빠져나가지 못하게 묶어두고, 전지전능한 강력한 대상을 절망상황의 개인에게 교환가치로 대체시켜 스스로 의존하게 만든다.

개개인이 지닌 능력에는 전혀 관심을 두지 않고 오직 자신의 집단을 번창시키고 유지하기 위해, 오직 자신들만을 믿게 한다. 단체나 집단의 힘을 형성하기 위해 강력한 구심점을 만들어 신격화시키거나 특별한 존재, 내용으로 꾸미게 되면 그 대상은 힘을 지니게 되고 우상화하게 된다. 민족이다, 우리의 역사다, 하나님이다, 깨친 존재라는 대상을 내세울 때 우리는 그것을 깨트리려는 생각을 감히 하지 못한다. 개인을 약하게 만드는 풍토는 이 사회에 엄연히 존재하고 있어 우리 개인은 디딤돌로 전락되어 교회나 종교뿐만 아니라 수련단체 등의 집단들이 그 위에 군림하는 새로운 영성권력이 형성되어 있다.

오늘의 몸살림 강의 내용은 가벼운 운동과 각자 '삶의 주체'로서의 존재감과 건강과 치유에 대한 토론이었다. 그것은 적합한 순간에 에너지를 끌어내고 발견하는 필요성 즉 순간을 잡아라 라는 내용이었다. 이것은 전적으로 긍정적인 접근방식 즉 타인의 의지나 결정에 자신을 맡기는 것이 아닌 미래의 자기 자신을 향해 자신의 느낌이 이끄는 대로 적합한 기회를 놓치지 않도록 준비하는 것이다. 그것은 마치 내면의 치유자와의 만남을 통해 나 자신을 치유하는 것과도 같았다. 나는 좀 더 강해지고 행복해지고 용기가 많아지고 또 활기 있어졌으며 희망적이고 나의 일들을 훨씬 더 즐기며 할 수 있게 되었다. 나는 나의 근본적인 행복한 본성을 깨닫게 해주고 표현하며 또 그것을 통해 남들에게도 행복을 줄 수 있게 되었다(수련생일지, 이하 일지).

몸은 스스로가 살림적 요소를 지니고 있어 외부로 향했던 시선을 자신의 내면으로 돌릴 때 자신의 숨, 자신의 심장 소리, 자신의 양심을 만날 수 있다. 몸은 그 자체가 자신을 살리는 생명의 의식이 내재해 있다. 우리가 몸을 물질적이고 정신과 상반된 것으로 취급하기 때문에 몸은 뒷전으로 밀리게 된다. 자신의 신성을 무시하고 외부에 자신을 맡긴다.

> 나는 몸과 마음이 모두 건강함을 느낀다. 숨쉬기와 명상, 운동과 이완 그리고 나의 몸과 정신적 느낌에 대해 자각하는 연습 등을 통해 훨씬 더 건강해지고 있다. 나는 내가 무언가에 집착하거나 나의 정신적 성숙을 방해하는 치료에 대해 좀 더 자각할 수 있게 되었다. 나는 나의 느낌에 반영되어 나타나는 타인의 느낌에 좀 더 여유로워 졌다. 삶의 굴곡을 걱정 없이 받아들이고 무엇보다 자신에 대해 좀 더 자유로워 졌다. 즉 타인이 어떻게 생각할지에 대해 걱정하지 않고 내가 생각하는 것을 말하고 내가 행하고 싶은 대로 행하게 되었다(일지).

우리는 누구나 생각하는 시간이 있으며 누구나 숨을 쉬며 또한 움직이며 산다. 생각, 숨, 움직임 이 세 가지 요소를 주체로서의 몸의 입장에서 몸이 어떻게 인식하고 있는지를 알아보고, 몸에서 우러나오는 마음과 숨 쉼을 느껴보고 그리고 몸의 움직임을 갖는다. 동양의 수련에서는 조신(調身), 조심(調心), 조식(調息)을 중요시한다. 몸의 움직임과 마음 그리고 호흡이 서로 일체의 느낌을 가지고, 움직임에 시선과 호흡을 함께 하는 것이며 심신이 통일되어 있는 상태에서 수련을 하는 것이다. 수련에서의 기본적인 가치는,

내적으로 안정되어 있는가?

의식은 깨어 있는가?

숨을 깊게 쉬고 있는가?

생기가 있는가?

신체가 균형이 있고 감각이 살아 있는가?

몸의 느낌이 자유로운가?

등이다. 이를 중시하여 수련과정 중에 스스로 확인하면서 마음의 안정과 깊은 호흡, 그리고 신체의 감각을 깨우는 움직임을 통해 심신을 깨운다. 몸에 힘을 빼고 의식을 내리거나 편안한 움직임을 통해 마음의 이완과 기의 순환을 갖고, 단전호흡을 통해서도 마음을 내리고 기운을 모은다. 마음으로 감정을 조절하고 몸을 조절하고 호흡을 조절하는 것, 이러한 과정들은 심신의 균형을 갖게 하며 내적인 충만을 갖게 한다. 수련에서 주체를 강조한 이유는 자신의 몸이 수련의 안내자인 동시에 스스로 깨침이기 때문이다. 몸에서 우러나오는 자신의 상과 마음, 감각을 접하고 누구에 의한 깨침이 아니라 스스로에 의한 깨침을 갖는 것이 자기믿음이며 참다운 수련이 된다.

그러므로 여기에 소개되는 몸살림은 주체로서의 몸에서 살림의 조화를 갖는데 의미를 둔다. 우리는 같은 생명을 가지고 있으면서 개별화된 고유한 자기의 몸을 지닌다. 삶 속에서 형성된 사고와 정서, 성격 등이 몸에 내재해 있기 때문에 사회의식과 인간관계에서 나타나는 의식과 성격 등을 제외하고 몸을 살릴 수 있는 것이 아니다. 수련 주체는 자신의 삶을 헤아려 몸에 내재해 있는 살림의식을 깨어나게 하는 나와 주체로서의 몸, 그 스스로 이다.

## 수련주체로서의 몸

몸에 대한 시각을 요약하면 첫째는 몸에 대한 주체적 의식이고 둘째는 주체로서의 몸이며 셋째는 몸은 마음과 분리되거나 관계의 입장이 아니라, 몸이 곧 마음이며 의식이며 생명이다. 그렇기 때문에 몸은 스스로 성장하고, 스스로의 사유와 정서를 지니며 스스로 몸을 인식한다.

이러한 입장에서 몸살림은 몸의 스스로의 살림적 요인을 기반으로 하여 몸의 내재적 성격을 이해하고 깨치는 과정이다. 그러므로 주체로서의 몸살림은 몸에서 우러나오는 의식, 정서, 감각 등의 살림가치를 깨어나게 한다. 깨어남의 몸의 가치는 오늘날의 몸의 문제들, 몸의 죽음, 몸의 비틀림 현상 등을 해결할 수 있는 성격을 지닌다. 몸의 문제를 외부에서 답을 찾으려고 하는 입장에서만 접근하는 것이 아니라 몸이 스스로 자신의 몸을 살릴 수 있는 자기치유(self care)를 지녔으며 치유의 장이라는 것을 깨닫는 것이다.

동양의 가르침 중에서 자신의 비움을 뜻하는 공(空), 무(無), 무위자연(無爲自然), 도(道) 등은 인위적으로 형성된 자아를 버리고 생명력, 깨어 있음, 몸의 정서와 의식 등을 깨어나게 하여 생명살림의 인격적 삶을 가지라는 것으로 해석될 수 있다. 비움 속에 살림이 있고 살림 속에 비움이 있는 색즉시공(色卽是空) 공즉시색(空卽是色)이다.

현대인들이 건강을 위해 병원에 가고 보약을 먹고, 각종 건강식품과 건강기구를 접하는 등 외부적으로 선호하는 방법은 무수히 많다. 그러나 건강을 위한 방법은 많지만 현대인들은 불안하고 각종 질환은 많이 줄어들 기미를 보이고 있지 않다. 이것은 몸의 내재적 살림

가치가 주체적으로 발휘되지 못하고 외부적 가치에 의존한 데에서도 원인이 있다. 자신의 이면에 내재해 있는 정서, 성격, 의식 등이 원인이 되어 몸으로 나타난 몸의 문제, 그 내면의 갈등을 들여다보지 않고 외부적인 접근만 따르는 것은 이미 한계를 갖고 있다.

우리가 인간관계를 할 때 우러나오는 마음을 인간적인 것으로 본다. 상대가 자신을 대할 때 우러나오는 감정으로 대하고 있는지를 우리는 알 수 있다. 하물며 몸의 문제를 해결하는 데 있어 마음의 아픔, 자신을 불편하게 하는 감정, 성격, 생각 등을 무시한 채, 물질적인 신체의 차원에서 행해지는 건강법들은 전일적인 방법이 아니다. 안으로의 각성이 없이 외부로 향하던 우리의 발길을 이제 자신의 몸으로, 자신의 내면으로 돌려 몸 스스로가 살림이란 것을 몸을 통하여 깨달아 자기 믿음, 자기믿음을 회복하는 자기 깨침이 우리에게 요구된다.

몸은 수련과 삶의 주체이기에 자신 위에서 군림하는 수련이나 지도자가 있어서는 스스로 깨어 있는 삶은 갖지 못하게 된다. 자신의 생명, 자신의 영성, 자신의 내적인 각성보다 더 높은 경지는 세상에 없다. 스스로 깨치지 못한 상태에서 외적 가치를 따르기만 하면 온전한 내적인 평화로움과 자기다움은 상실되어 스스로의 멋이 사라지게 된다. 스스로를 만나고 자신의 몸과 마음을 사랑하고 느껴 몸과 마음 스스로가 나를 살릴 기회를 갖는 것, 무엇을 하는 것이 아니라 나를 느낄 때 내 안에서 메시지가 들려오고 의식과 정서, 감각이 살아나게 되는 나에 대한 믿음이 수련의 출발이며 그것이 몸살림이 된다.

수련주체로서의 몸을 언급하는 이유는 수련은 몸을 떠나있지 않으며 몸이 곧 수련의 장이기 때문이다. 수련은 자기라는 사아의식이 형성되기 이전인 희로애락이 발현되기 전 동심으로 가는 것이고 몸보다 우선했던 생각과 마음을 내려놓는 작업이다. 그렇기 때문에 스스로 심신을 자각하지 않으면서 정해진 내용에 심신을 맞춰 수련에 임하는 것은 결코 바른 수련이 아니며 결국 내적 깨어 있음이 차단되어 몸의 자연성이 억압되고 변질된다. 이 내용에서 저 내용으로 이어지는 것만을 상상하여, 메어 있지 않은 깨어 있는 것을 사람들은 두려워한다. 자신의 혼돈과 불안으로 이를 극복하고자 무언가 붙잡고 있으려다 보니, 자신에서 벗어나지 못한다.

자신이 불안하고 혼돈된 상태에서 이를 제쳐두고 외부의 힘에 의지한다고 자신의 불안이 사라지는 것은 아니다. 더욱더 자신과 멀어지고 왜곡된다. 자기가 사라지는 근원적 두려움은 인위적으로 형성된 것으로 결코 자신의 본성이 아니다. 자신이 먹어놓은 사고로 방향을 정하면 내적 의식은 막히고 깨어나지 못한다. 그것은 늘 자신을 어딘가에 붙잡게 한다. 그러므로 혼돈과 불안을 느끼는 자신과의 대면을 통과하지 않고는 혼돈과 불안은 계속 이어진다.

혼돈과 불안을 안고 내면으로 들어갈 때 내 안에서 깨어 있는 의식이 싹튼다. 불안한 자아가 내면에서 사라지면 의식은 깨어 있게 되어 나를 어디에도 매이지 않게 하며 스스로가 자유로워진다. 생각은 늘 과거와 연결되어 있다. 그래서 자신의 생각으로 수련을 임하는 것이 아니라 자신의 생각을 내면에서 비울 때 새로움이 피어난다.

수련은 나무가 물을 흡수하듯이, 내면의 새로운 마음이 올라오는 것이다.


선입견 없이 내면을 대면하면 깨침은 바로 일어난다.

# 5. 몸살림 수련

## 몸의 교육으로서 몸살림 수련

  몸살림은 스스로의 깨침으로서 이미 내재한 생명을 향하는 내면의 관심이며 영성을 깨우는 삶의 방식이다. 방법에 얽매이지 않는 사고와 경험으로 깨어나는 체험을 중요시하는 것은 누구나 몸으로 살아가는 고유한 방식이 있기 때문이다. 우리가 살아가는 삶이 몸을 떠날 수 없는 현실에서 교육의 영역 또한 몸의 영역을 벗어날 수 없기에 모든 교육은 각자의 고유한 삶을 기반으로 하는 몸의 교육이다. 그러나 오늘날 현대인들에게 교육은 입시나 경쟁의 상업적 수단 등으로 전락해 각자의 고유한 방식은 존중받지 못하는 실정이다. 이를 잘 수행할 수 있도록 하기 위하여 우리는 무엇을 도울 수 있을까?

> 아이의 비극의 제 일보는 감정을 억제하고 의문을 억누르며 참을 수 없는 것을 꾹 견디어 내는 것으로 시작한다. 이는 어린 나이의 죽음이며 이 앞에서는 어떤 가정이라도 이 죽어가는 아이를 완전히 소생시킬 수 없다. 이를 '교육이라는 이름의 병'이라고 한다. 낡은 사고방식으로 생각해 보면 순종하고 종래의 기준과 규율에 맞는 '올바른' 답을 내는 것이 교육이었다면 새로운 사고방식으로는 평생 배운다는 자세를 습관화시켜 호기심을 자아내고 연령에 관계없이 모든 세대가 위험도 두려워하지 않고 새로운 것을 창조하려는 용기를 북돋아 주는 것을 목표로 한다.111)

  이는 몸의 교육으로서 몸살림의 목표이다. 몸의 교육은 이미 내재한 다양한 생명의 감각을 때로는 천천히 그리고 흥미를 가지고 스스로 깨워가는 자발적 과정인데 낡은 교육은 이를 무시하고 외적인 가치를 덧씌우곤 한다. 이때 몸은 왜곡되어 자신과 멀어지는 교육의 오류를 낳게 된다. 처음 익혔던 방식으로 돌아가 넘어지고 깨어지며 자유자재로 놀릴 때 우리 몸에 새로운 개념으로 만들어지는 경험과 스스로 변화되며 창조해가는 그 깨침의 방식이 존중된다. 이제 모든 세대를 위하여 몸을 다시금 자유자재로 놀리는 경험, 그 용기를 지지하는 발상으로 체계적이며 창조적 삶의 방식을 이루어가는 자연스러운 교육을 이제 다시 몸을 통해 배운다.

오래전부터 몸 교육의 전통은 자연을 본받는 것으로 스스로 자신을 자각하며 생명을 배워온 동양의 요가나 태극권, 춤, 연극, 한국 연희의 몸짓 등 동서양의 문화에서 찾을 수 있다. 최근 "남미 콜롬비아의 '몸의 학교'에서는 가난한 아이들에게 무용을 통해서 생명의 가치를 몸소 터득하고 성장하는 원동력으로 삼는 교육이 이루어지고 있고 일본의 한 대안학교에서는 자연의 감수성을 스스로 몸으로 느끼며 사회성의 감각으로 발전시켜나가는 프로그램을 진행한다."[112] 이렇게 몸의 교육은 몸을 통해 자신 스스로를 존중하고 자연을 사랑하고 사람과의 관계를 잘 흐르게 하는 감수성을 일깨워준다.

몸살림은 몸을 만나며 감각이 깨어나는 자신의 변혁이며 창조하는 예술의 발견이다. 현대인들의 일상은 다양한 자극과 빠른 변화의 물결 속을 거치면서도 인생에서 자신의 소중함을 애써 지키려고 한다. 몸살림 수련은 지금 여기서 또 다른 곳으로 떠나는 것이 아니라 이미 있는 내 몸을 느껴보는 것이다. 이를 배우는 것은 고유함 속에서 새로움을 열어가는 항해이며 이미 모든 고정된 틀에서 벗어나 자유로운 즐거움을 누리고 알아가는 것이다. 몸의 교육은 바로 우리 몸을 살리는 교육으로서 몸살림 수련은 스스로 움직이며 느끼며 나누고 깨어나는 자연의 교육이다. 그 현장은 바로 우리의 삶이다.

몸살림 수련은 몸의 교육이다.

> 모두 다 한없이 이완되어 있는 쉼 속에서 우러나오는 몸짓으로 몸이 하고자 하는 바를 그냥 스스럼없이 접촉하며 맘껏 즐기고 있을 뿐이다. 몸의 교육은 이 시대의 모든 학문, 경제, 정치, 종교의 영역에서 모든 이들이 관심을 가져야 하는 소박한 이완의 교육으로 살아있는 몸을 경험하며 나를 신뢰하는 과정을 통해 나다운 것이 무언지, 자기의 고유한 인간다움을 성찰하는 자연교육이다. 또한 우러나오는 생명의 당당한 외침으로 인간답게 사는 건강함을 밝은 얼굴빛으로 역설하는 자기변혁운동이며 생명운동이다.[113]

몸의 교육은 무한히 즐겁고 기쁜 성장의 과정이지만 오늘날의 사회현실은 생존의 교육이라 할 만큼 절박한 것도 사실이다. 몸 교육현장에 참여하고 있는 수련인의 한 사람으로서 반성적 각성을 통해 좀더 다가가서 헤아리고 살펴보며 방법 아닌 방법으로, 함께 느껴가는 몸의 교육으로서 몸살림 수련을 진행하고자 한다.

## 스스로 돌아보기 – 주체로서의 나와 삶의 깨침

수련이란 말을 떠올리면 대개는 자기 자신보다는 어떤 수련세계를 떠올린다. 몸이 아프면 병을 치료해 줄 병원이나 약 또는 의사를 떠올리는 것처럼 말이다. 난 어렸을 때부터 수련세계를 접해왔고 수련을 일상으로 살아왔지만 특정한 외부의 수련방법이나 수련가에게 마음이 가지는 않았다. 어렸을 때의 자유분방하게 지냈던 시절이 가장 소중하고 이를 잊지 않고 간직하려 했던 것이 나의 수련의 핵심이 아니었나 싶다. 그러나 삶에서 외부의 자극은 항상 강하게 부딪쳐왔고 세상은 그냥 지나쳐 갈 수 없는 것이 인생이기도 한 것 같다. 그러기에 나를 안다는 것과 세상을 안다는 것은 나를 찾아가는 길이면서 깨지고 깨치는 삶의 과정이라 느껴진다.

몸살림 수련 실기의 첫 번째로서 '스스로 돌아보기'는 그러한 나에게 관심을 갖고자 하는 것이다. 내 삶의 반복되는 불편함은 없는지? 있다면 무엇이고 어디에서부터 있었는지?, 스스로를 돌아보면 많은 부분이 떠오르고 더 이상 불편함을 반복하지 않겠다는 마음과 불편함을 대면하고 이를 파악하며 정리할 힘을 가질 수 있다. 이는 수련의 첫출발을 의미하는 수련의 초심으로 가장 중요한 첫 번째 실기 덕목이다. 몸살림 수련이 방법 아닌 방법인 것은 삶을 깨치는 것이 곧 수련이기 때문이다. 먼저 나의 '스스로 돌아보기'를 통하여 간략하게나마 지나간 삶의 발자취를 더듬는 것이 어떤 이념적 분석이나 느낌의 말보다 좀 더 분명히 몸살림 수련의 의미와 수련주체의 의미를 나눌 수 있으리라 생각하며 나에게 있어서 깨침의 내용은 무엇인지 살펴보고자 한다. 구체적인 삶의 체험내용과 현상의 기술에 대하여서는 주제별로 다음 장, 실기와 체험 편에서 좀 더 다루어보겠다.

첫 번째로는 자연의 초심, 제주도 월정에서 태어나 그곳에서 10살까지 보낸 자연과의 생활이다. 그곳에서의 생활은 사람들과의 접촉보다는 자연과 벗 삼아 지냈던 일들이 많아 자연의 동식물을 좋아하는 마음을 갖게 되었다. 사람으로부터의 구속에서 벗어나 하루하루의 자연스러움과 자유로움이 몸으로 체득되는 시간이었고 이러한 생활은 나에게 너무도 당연한 나, 스스로가 될 수 있었던 삶의 근간을 이루는 정서이며 가치이기도 하다. 그러나 서울로 이사한 후 가족들이 함께 모여 생활하다 보니 어머니는 나의 자유로운 행동을 고쳐보려고 야단을 치기도 했는데 난 어머니에게 한 번도 잘못했다는 말을 해본 적이 없었다. 부모가 야단치는 내용보다 나의 자존심이 우선이라 생각했던 시기였다. 그래서 기분이 안 좋을 때는 하루 종일 밥을 먹지 않는 경우도 있었다. 아마 저항감은 가족생활에서부터 시작되어진 것 같다. 어렸을 때 자존감을 존중받는 것은 인생에서 가장 중요하다.

당시 아버지는 서예가 직업이라 그런지 작명, 관상, 사주, 전각에 관심을 가졌고 지압에 대한 공부도 해서 틈나는 대로 사자성어를 붓글씨로 쓰게 하였고 머리 좋아지라고 뒷목을 지압 해주곤 하였다. 그리고 장난을 치는 것을 좋아해서 퇴근하고 돌아오면 씨름과 레슬링을 하면서 놀기도 하였다. 내가 예술과 동양철학에 관심을 갖고 수련가의 길로 들어서는 데는 아마 아버지의 영향이 컸다고 느껴진다. 지금 와서 돌이켜보면 그간 부모로부터 뭐가 되라는 얘기는 거의 들은 적이 없다. 그만큼 속도 많이 태워 큰 탈 없이 지내기만을 바란 것도 있겠지만 아버지가 수련하는 분위기가 있어 이해를 잘해준 것 같다.

어렸을 때의 생활, 집안 분위기, 부모의 언행은 누구에게나 삶에 큰 영향을 미친다. 어렸을 때는 겉으로 자신의 의사를 분명하게 표현하기 힘들고 특히나 부정적인 말이나 행동을 겪으면 상처가 되기도 하여 오랫동안 자기 안에 숨겨져 왜곡된 행동이 나오며, 이중적인 성향, 심적 갈등의 원인으로 작용하기도 한다. 우리가 어른이 되어도 내 안의 아이(Inner Child)가 있다. 이 아이는 '상처받은 아이'이기도 히고 즐거운 '동심의 아이'이기도 하다. 내 안의 아이를 존중하고 혜아려 사랑으로 치유하는 것은 수련과 건강, 심리치료의 핵심이 된다. 그만큼 자기와의 만남을 통한 지난 삶의 화해는 나를 찾아가는 여행이며, 자기로부터 자신이 해방되는 깨침이다.

두 번째로는 나를 지키고 주변을 돌아보기, 초·중교 시절 때 무술을 익힌 것이다. 도장에서 요가, 딘전호흡, 무술을 익힌 경험들은 몸의 감각과 몸을 통한 삶의 자신감을 갖는 데 도움이 되었다. 초중고교의 학창시절은 일생 중에 가장 몸으로 싸움이 가장 많이 일어나는 시기이다. 제주도 시골에서 지내다 서울의 학교생활을 하다 보니 주위에서 놀리는 경우가 많았다. 자유롭게 지내던 나로서는 도저히 참고 지낼 수 없어 아버지에게 무술도장을 보내주지 않으면 학교를 다니지 않겠다고 우겨 무술도장을 다니게 되었다. 다닌 곳이 특술관이라는 종합무술도장이라 각종 무술을 한꺼번에 접하다 보니 싸움에 자신이 생겼고, 자존심이 상하지 않으면서 학교생활을 할 수 있었다.

그 후 중고교에 진학해서도 내 주변에서 맞아본 경험은 거의 없었지만 고교를 졸업할 때쯤에 우연히 동네 전철역에서 학우를 만났는데 나를 조심스럽게 대하는 모습을 보고 내가 주변 학우들에게 피해를 줬구나하는 충격에 전철역 계단에 앉아 한동안 나의 삶을 되돌아보면서 반성의 시간을 가졌다. 피해를 준 것은 사실이고 이는 되돌릴 수 없는 것이었기에 이를 회복하는 것은 주변과 사회에 도움이 되는 사람이 되어야겠다는 마음을 품게 되었다. 이때가 나의 삶에 하나의 큰 반성이자 깨침이었으며 세상에 눈을 돌리는 계기가 되었다. 이후 '창작과 비평', '전환시대의 논리', 크리슈나무르티의 '아는 것으로부터의 자유', '자기로부터의 혁명' 등의 서적을 보면서 사회의식과 명상철학에 관심을 갖게 되었다.

세 번째로는 자유롭게 표현하기, 예술대를 다녔던 시기에 회화(繪畵)전공은 정서와 느낌을 몸으로 표현할 수 있는 감각을 익히는 데 도움이 되었다. 몸이 가장 정서적인 느낌을 표현하는 장이라는 것을 깨달을 수 있었고 어떤 마음을 품고 사는가를 중시하게 되었다. 지금 바로를 느끼는 순간은 그 자체로 살아 있고 몸으로 드러나기에 예술은 늘 삶과 함께 한다는 느낌이었다. 우리는 삶의 행위예술을 하면서 살고 있다고 볼 수 있다. 대학에서의 창작활동은 어디에 매이지 않으면서 스스로의 느낌을 살리는 데 도움이 되었다. 회화는 시각과 관련되어 대상을 인지하는 감각을 키운다. 4년 내내 정물과 풍경, 인물 등의 구상과 이와 다른 비구상을 그리고 누드모델을 크로키 하는 시간을 통해 보이는 그대로 모습과 이면의 모습, 느낌과 순간 포착을 잡아내는 작업을 가졌다. 그 후에 수련을 하면서 본다는 것이 얼마나 중요한가를 새삼 느꼈고 회화전공이 수련에 많은 도움이 되었다.

그러나 한편에선 예술의 비인간화에 대해서 고민했던 시간이 있었다. 예술을 한다지만 자신의 건강을 돌보지 않는 생활과 세상의 아픔에 고민하지 않는 것은 예술의 비인간적인 것이라 보았다. 그리고 작품에 마음이 가다 보면 무엇이 인간적인 것인지 충돌이 생기기도 하였다.

다음은 그 당시의 예는 아니지만 예술의 비인간화를 생각하게 하는 내용이었다. 보도 사진작가인 캐빈 카터는 아프리카 수단의 굶주린 어린 소녀가 무릎을 꿇고 앉아 있는 바로 뒤에 까마귀가 소녀의 죽음을 기다리는 장면을 찍어 퓰리처상을 받았다. 이 사진 한 장이 아프리카의 기아문제를 세상에 알리기도 하였지만 소녀를 먼저 구하지 않았다는 비난으로 그는 끝내 34세의 나이로 자살을 선택했다. 가슴 아픈 사건이며 많은 것을 생각하게 한다.

　네 번째로는 사회의 민주화와 여성운동에 대한 참여다. 1980년대에 대학 시절을 보내면서 사회의 민주화에 관심을 가지게 되었고 이는 양성평등이란 삶에 대한 보편적 가치와 실천의 의미를 알게 되었다. 민주주의의 외침은 독재에 대한 저항이면서 또한 우리 자신 안에 있는 스스로의 권력, 즉 몸과 마음이 조화롭지 못한 몸의 자연성을 억압하는 또 다른 독재라는 자각을 가졌다. 그리고 주변 사람들을 어떤 시선으로 바라보는가가 나의 화두이기도 하였다.

　다섯 번째로는 삶의 막힘과 열림이다. 관계의 갈등이 몸의 막힘으로 다가와 죽음을 받아들여야 하는 순간이 있었는데 이를 통해 내면의 초월된 의식을 접하게 되었다. 이 경험은 일생일대의 딱 한 번의 가장 획기적인 예상하지 못한 내 안에 하늘이 열리는 사건이었다. 이를 통해 보이지 않았던 내면의 세계, 수련의 세계에 관심을 갖는 계기가 되었고 전반적인 삶의 변화가 있었다. 세상은 관계적이며 내 안에 양성성과 수련의 주체가 있다는 것에 확신이 섰다. 모든 이들은 내적인 평화와 세상을 움직일 수 있는 생명력과 의식이 내재해 있다는 것을 몸으로 분명하게 확인되었다. 우리가 인간관계에서 막힘을 경험할 때 자칫 마음을 내리기가 어려운 경우가 있다. 특히 힘을 가진 쪽이 자신의 주장을 굽히지 않고 있으면 문제의 고리를 풀기가 쉽시 않게 된다. 그래서 이럴 때는 양쪽이 안 좋은 감정을 붙들고 안으로 내려가면서 명상과 깊은 호흡을 하게 되면 부정적인 감정은 사라지면서 새로운 마음과 사고를 하게 된다. 행동으로 옮길 수 있는 용기가 생기기도 하고 새로운 발상이 떠오르게 된다.

　그래서 풀림은 상대와의 관계를 통해 풀리기도 하지만 자신의 내면화를 통해 풀리기도 한다. 자신을 내리는 것은 상대에게 밀리는 것이 아니라 둘의 문제를 푸는 적극적인 행동으로 서로를 위한 지혜이다.

여섯 번째는 수련단체에서의 수행과정이다. 단학, 국선도, 초월명상, 마인드컨트롤, 태극권, 기공, 요가, 마음수련, 동작치료, 헬든크라이스 등을 접했다. 이 과정을 통해 수련은 수련단체를 통한 것보다 '스스로의 깨침'이 중요하다는 것을 알았다. 수련의 깨침은 사회와 자신에게 고정되어 있는 틀과 관계의 막힘을 깨뜨리고 깨어나게 하는 삶의 연속적 과정으로 이해한다. 수련의 과정은 결국 자기의 이해이며 자기 스스로의 깨침이다.

일곱 번째는 생명운동에 대한 관심이다. 자연과 인간의 몸은 스스로 저절로 온전한 가치를 갖고 있기 때문에 이 사회의 당면한 몸의 문제와 자연 파괴의 반생명적인 문화는 자연과 인간이 주체로서의 영성적 몸이라는 인식과 몸의 생명적 사고를 우선적 가치로 존중하는 것이 선행될 때 살림의 문화로 전환될 수 있다고 보았다. 수련은 사회와 개인의 몸을 살리는 살림운동이어야 한다는 인식을 갖게 되었다. 이 시기가 1990년대로 생명운동과 수련의 의미가 담긴 몸살림을 사회단체와 기관, 대학 등에서 지도하였다

여덟 번째는 병과 치유의 문제로, 어머니 암의 치유과정을 통해 우리의 관계와 내적 마음이 병의 원인이면서 또한 치유의 주체란 걸 깨달았다. 현대사회의 치료에 대한 외부적 시스템은 분명히 치료에 도움이 되는 부분이 있다. 하지만 건강회복은 자신의 몸이 하는 것이기 때문에 어떤 외부의 것이라도 이를 도와주는 것이 되어야 하는데 몸의 자발적인 의식과 정서, 기운을 꺾어버리는 상황으로 작용되는 경우도 생긴다. 질병은 자신과 주변과의 관계가 원인이 되는 경우가 많

기 때문에 자신의 삶을 깨닫는 기회로 삼을 수 있다. 질병의 문제는 이 사회가 당면한 죽음의 문제로 치유주체로서의 몸과 자신이 치유주체라는 각성운동이 사회로 확대되어야 한다고 보았다. 몸에 대한 새로운 자각은 이 사회의 당면한 몸의 문제를 푸는 하나의 자기 수련으로 이어졌다.

아홉 번째로는 수련을 지도하면서 느낀 것으로 우리 자신의 성격과 사고, 감정 등이 몸으로 분명하게 나타나고 있다는 것이다. 그러나 마음의 평화를 고려하지 않은 외적인 신체단련이나, 특별한 식품, 특별한 요법 등의 외적인 방법으로 건강관리를 하는 사람이 많았다. 일상에서 따뜻한 마음으로 인간관계를 갖고 동식물을 사랑하는 마음, 몸에 힘을 빼고 편하게 있는 것, 아랫배로 깊게 호흡하는 것, 자발적인 자연스러운 몸의 움직임 등이 건강한 삶이란 것을 자각하는 스스로의 깨침이 가장 실제적이며 이러한 현실인식은 현대인들에게 기본적으로 요구되는 생존전략이라 해도 과언이 아니다.

열 번째는 일상에서의 이성 관계이다. 이성하면 성이 다르다는 것인데 여와 남이란 용어는 인간이 구별하기 위해 인위적으로 이름을 붙인 것으로 사람은 '성의 존재'이다. 그러나 인류역사를 통해 다르다가 강조된 성의 문제는 지금도 우리의 현실이다. 내가 어렸을 때는 남녀구별을 잘 느끼지 못했다. 그러다 초등학교 5학년이 되니까 학교에서 여학생과 남학생반으로 나누었다. 난 그 당시 이해가 되지 않아 한동안 '왜 나누는가?'에 대해서 골똘하게 생각에 잠긴 적이 있다. 친구로 동료로 지내던 여자애들이 가까이하면 문제가 되는 타인이 되어버린 것이었다. 이 이후의 학창시절, 소위 어른이 되어서는 여성들과 잘 어울리는 편으로 친구와 동료의 느낌이 좋다.

그러나 초등학교 때부터 여성을 알면 세상을 안다는 생각을 하며 살아오고 대학에서 여성학 공부를 하고, 여성운동에 참여하고 양성 평등교육 강사로 활동을 하고 있지만, 여성에 대해서 안다는 생각보다는 여성 스스로의 삶을 중시하게 된다. 자신의 시각이전에 상대를 세상과 삶의 주체로 그대로를 인정하는 것이 중요하다.

'너는 너대로 좋아', '나는 나대로 좋아.'

자칫 여성을 안다, 여성을 위한다는 것은 주관적인 단면으로, 겉으로는 탈 가부장적인 모습처럼 보이려 하지만 습관적인 가부장적 성향은 남아있을 수 있다. 남자들은 암묵적으로 여성보다 나아야 한다는 생각을 한다. 그래서 여성을 '보호한다', '책임진다', '먹여 살린다', '도와줘야 한다'는 마음을 갖기도 한다. 그러나 이러한 생각에서 벗어나

'너나 잘해'

라는 말이 있듯이 자기 자신이 스스로 온전하게 깨어 있는 것이 선행과제이다. 우리는 도와준다고 하지만 그것이 상대를 불편하게 하는 경우도 많다. 도와준다는 것은 좋지만 도와준다고 상대나 스스로를 얽매고 구속되게 하여 자율성을 해치기보다는 서로가 스스로 삶의 주체로 당당히 사는 모습이 보기 좋다. 이 세상의 많은 남성들이 세상의 기득권을 잔득 쥐고 여성들을 도와준다고 한다. 그러나 실상은 어떠한가. 대학을 나온 여와 남의 임금 비율은 차이가 크다. 한 마

디로 불평등하다. 교수, 사장, 국회위원, 장관, 의사, 부장판검사 온통 남성들로 가득하다. 여성은 주부가 가장 많다. 여성과 남성이 같은 인간이란 성, 하나와 모두는 서로 다를 수 있다는 개인의 하나를 존중하여

'같음과 다름을 상호 존중하는 나와 우리'

가 됐으면 하는 바람이다.

스스로 돌아보기를 통하여 어릴 때부터 현재까지 느끼고 알게 된 것들을 대략 정리하여 보았다. 자신을 스스로 돌아보고 정리하는 것은 누구나 하고 있고 누구든지 할 수 있는 생활이며 자신을 이루는 고유한 삶의 영역이다. 어떤 수련의 훌륭한 방법보다 이를 우선하여 중요시하여야 하는 것은 바로 존재의 고유함 때문이다. 이를 존중하지 않는 수련이나 이를 외면하는 방법은 잘못 지은 것 위에 덧씌우는 것으로 조금 하다가 관심을 잃어 새로운 불편함이 억지로 추가될 뿐이다. 우리가 바쁜 생활에 자신을 잃어버리고, 몸의 어느 부위가 심하게 아프거나 앓아누워 강제적인 휴식을 요구받고서야 비로소 내가 몸의 존재이며 지난 것을 돌아보게 된 경험은 이제 누구나 가지고 있다. 그처럼 자신이 몸의 존재로서 어떤 느낌을 소중하게 여기며 살고 있는지 일상에서 스스로 돌아보는 것은 숨 쉬고 휴식하고자 좋은 곳을 찾아가는 것처럼 익숙한 몸의 생활이며 생활 속의 또 하나의 실기이며 명상이다.

# 명상 깨닫기 – 깨어 있는 마음

## 명상에 이르는 길

### 명상이란?

> 명상은 나 자신을 평화롭게 해주고 불의(不義)에 대해 좀 더 명확
> 하게 내가 나아갈 방향을 보여주며 모든 이들을 위한 좀 더 아름다
> 운 세상을 만들어 가도록 도움을 준다(일지).

1980년대 들어 우리 사회에 명상에 대한 관심이 커졌다. 세계의 성인이라 일컬어진 크리슈나무르티와 라즈니쉬 등 인도 사상가들의 책들이 한국에 소개되어 많은 사람이 보게 되었다. 현대인들은 삶의 긴장에서 오는 스트레스로 심신의 아픔을 겪고 있기 때문에 이를 해소할 수 있는 돌파구를 필요로 한다. 인도는 명상의 나라라고 일컬어지고 또한 인도사상가들의 책들은 현대인의 마음을 편하게 해주는 힘을 가지고 있었다. 당시 대형문고에 명상서적 코너가 생긴 것을 보더라도 이를 잘 반영되고 있었다.

현재 한국에는 명상, 마인드컨트롤, 요가, 선 등 명상과 관계된 수련단체와 종교단체에서 행하는 명상 프로그램이 진행되어 불교의 선수행, 가톨릭에서는 피정을 통해 침묵명상이 행해지고 있기도 하다. 명상은 자신의 감정과 성격, 가치관과 매우 긴밀히 관계되므로 명상을 하기 위해서는 명상의 의미와 자기의 마음의 상태, 지난 삶의 되돌아봄이 중요하다. 명상을 하는 단체에서는 그 단체의 성격과 명상 방법이 있지만 몸살림 수련에서 명상은 무엇보다도 스스로의 깨침을 중시하며 자신과 자신의 삶을 잘 이해하는 것이 중요하다.

명상(瞑想)은 그 글자에서 알 수 있듯이 눈을 감은 내면세계를 말한다. 눈을 감는다는 것은 눈을 뜨고 보는 외부의 세계를 접고 자신의 몸과 마음의 있는 그대로의 상태를 접하여 자신의 의식세계, 감정, 몸의 물리적인 상태를 만나게 된다. 눈을 감고 몸을 이완하면 몸과 마음의 감각은 섬세해지면서 잠재되었던 감정과 의식, 몸의 상태가 감지된다. 사람늘은 어둠을 밝음과 대비하여 불안하고 접하기 싫은 부정적인 의미로 보기도 하지만 수련에서의 밝음은 어둠 속에서 나타난다. 우리나라의 도를 칭할 때 '현묘지도(玄妙之道)'라 한다. 현(玄)은 어둠을 칭한다. 어둠은 이면의 세계로 나타난 현실과 의식 그리고 감정의 뿌리다. 명상(瞑想)은 눈을 어둡게 하여 어둠 속에 비친 자신과 세상의 밝음을 보는 것이다. 드러나지 않은 검(玄)고 묘(妙)한 데서 도(道)가 있다.

데이비드 봄은 현실에 나타난 가시적인 세계는 보이지 않는 미시적인 세계의 표현이란 말을 했다. 그리고 불교에서는 깨침의 상징을 연꽃으로 비유하는데 연꽃은 시커먼 물에서 자라 아름다운 꽃을 피운다. 인생은 고라는 가르침처럼 우리가 어둠 속에서 삶을 시작한다는 것은 마치, 어머니 자궁의 어둠에서 밝음의 밖의 세상으로 나오는 것과 같다. 그 어둠은 안이며 생명이 잉태하는 자리와 이어져 있으며 명상의 어둠은 나를 보는 것이며 생명의 숨 쉼을 보는 것이다. 그래서 세상의 갈등, 문제 등의 어둠은 명상을 통해 밝음의 빛으로 만난다. 삶의 과정에서 심신의 아픔은 자신을 어둡게 하고 막힘을 준다. 어둠과 막힘은 불안으로 다가와 이를 피하고 싶은 충동이 일어나면서 피하게 되며 그 순간부터 우리는 자신 스스로의 자율성이 발휘될 기회가 멀어지게 된다.

명상은 자신을 이해하는 것으로, 내면의 의식과 감정, 그리고 몸의 감각이 어떤지를 느끼게 하고 또한 이를 초월하기도 한다. 인위적인 자아의 뒤편에 숨겨져 있는 순수한 의식의 세계를 만나게 되면서 심신이 치유되고 깨어난다. 나를 온전하게 하는 것이 무엇인가를 찾는 것이 아니라 자신을 조용히 주시하여 자연스럽게 떠올려지는 내면의 양심을 접하는 것이다. 수련에서 명상과 호흡을 중요시하는 것은 상기된 마음을 차분하게 내려 내적 안정을 갖고, 아랫배로 호흡하여 기운을 단전에 모아 배짱을 갖는 데 있다. 심층심리학자인 융이 언급한 바와 같이 인간은 자신을 내리고 올릴 줄 아는 내향성과 외향성을 조화롭게 사는 것이 중요하다.

> 긴장되거나 스트레스를 받지 않은 맑은 상태로 깨어 있으면서 점차 나의 몸과 마음을 평화로운 상태로 재구성한다. 나의 오랜 습관적인 긴장감과 조바심은 사라지고 평온함이 찾아왔다. 끊임없이 나 자신에게 이완과 지금 이 순간을 즐기라고 일깨우며 점차 편안하고 맑은 느낌에 익숙해지기 시작했고 좀 더 쉽게 그 느낌을 가질 수 있었다. 나의 선생님은 아무 짐도 지지 않은 듯이 살아가라고 충고한다. 이러한 새로운 깨침과 자신을 평화로운 상태로 만들 수 있는 능력은 나에게 소중한 경험이며 깊은 경지의 행복감으로 나를 이끈다. 나의 평온함이 전혀 약함이나 침체됨 없이 민감하게 깨어 있음은 놀라운 일이다(일지).

명상의 의미는 삶을 있는 그대로 보는 것과 몸의 인격적인 가치를 깨어나게 하는 데 있다. 우리는 어떤 상에 자신을 가둬둘 수 있다. 그래서 수련에서 가장 중시하는 것은 바라봄이다. 어떻게 보느냐에 따라 자신의 의식이 작용한다. 이 봄은 관찰자의 입장에서의 상대를 관찰 대상화하는 주객의 차원이 아니다. 나무를 보고 나무를 느끼는 나를 느끼는 것이다. 우리는 삶의 과정에서 자신을 잃어버리고 자신을 느껴보는 시간을 놓치기 쉽다. 자신을 느낀다고 하더라도 자신의 감정과 의식에 매여 깨어 있음을 갖지 못한다. 세상과 자신을 바라봄은 집중된 바라봄이거나 자신의 입장에서가 아니라 자신을 내려 대상이 드러나는 것이다. 명상은 자신을 고립시키는 것이 아니라 자기의 내면을 세상의 넓이민큼 확장시키는 것으로 내면의 넓이는 세상의 넓이와 이어져 있다. 명상의 자유로움은 자신의 넓이를 깨는 의식의 확장, 막힘의 장을 깨는 깨어 있음이다. 명상은 눈을 감고 자신을 내려 어두운 내면에서 밝은 세상과 자신을 보는 것이다.

### 명상의 유형
無(비움)은 단순한 없음이 아니고 나와 나 자신 사이에 그리고 나의 생명 사이에 체험되는 평안, 고요이며 연관성이다(일지).

명상은 크게 넷으로 나눌 수 있다. 첫째는 조용히 생각하는 것, 둘째는 내면에 비친 상을 관하는 것이며 셋째는 무념무상(無念無想)이다. 넷째는 종교적인 명상이다.

첫 번째인 조용히 생각하는 것은 자신의 삶의 문제, 해결해야 할 일, 인생에 대한 사색 등이다. 삶의 평화로움, 일상 속에서 조용히 자신의 삶을 되돌아보는 것은 인간적인 향기를 느끼게 한다. 조용히 생각한다는 명상의 의미는 서양의 명상(meditation)과 뜻이 통한다. 동양의 비움의 의미보다 서양의 심리학에서는 해결의 의미로 해석된다. 마음을 안정시키고 자신의 문제를 명상을 통해 해결하는 치유의 방법으로 활용된다. 이미지 명상도 이에 해당한다.

두 번째는 내면에 비친 상을 관하는 것으로 눈을 감고 자신을 조용히 가라앉히면 생각과 감정의 상이 떠오르게 된다. 그리고 이를 그대로 둔다. 떠오르는 상은 잡념이 아니라 지금의 나의 상태이다. 가장 현실적인 것들이 먼저 나타나며 숨겨져 있던 감정의 상들이 막힘없이 떠오른다. 처음에는 있는 그대로 보지 못할 수도 있고 감정에 동요될 수도 있고 기분이 안 좋을 수도 있다. 이럴 때 이를 피하지 않고 몸에 힘을 빼고 가만히 있으면 내면의 상들이 하나하나 떠오르게 되고 또한 스스로 마음의 정리를 한다. 이렇게 자신을 있는 그대로 나타나게 하는 자신과의 대면은 세상을 있는 그대로 보는 눈을 갖게 한다. 우리는 삶의 과정에서 어떤 문제가 생겼을 때 이를 해결하려고 하면 할수록 해결이 되지 않거나 반대로 일을 더욱 그르치는 경우가 있다. 자기 자신에게 매여 있어 상대가 보이지 않는다. 나에게 비친 나를 자연스럽게 접하는 것은 자신을 깨어 있게 한다. 비우는 과정에서 여러 생각이 떠오르는 것이기에 생각에 마음이 가있는 것은 아니다.

세 번째는 무념무상으로 자신을 완전히 비워 자신에게 묶어져 있는 감정과 생각, 욕망 등이 사라진 상태이다. 마음을 내린 무념의 상태는 없음과 비움의 공(空)의 세계이며 창조의 시작과 근원이 된다. 그리고 나타남의 뿌리는 공, 없음에 있다. 공의 상태에서 의식과 느낌이 일어나며 또한 사라지는 초월성을 가진다. 이 공은 아무것도 없는 단지 없음의 상태에 머물러 있지 않은 깨어 있는 의식으로 생명 본질의 지향성이 발휘되며 스스로의 믿음이 이루어진다. 자신을 믿고 산다는 것은 스스로의 존엄함이다. 온전함이 자신에게 있다는 것, 나무가 이미 자기답게 성장하는 지향성을 스스로 갖고 있는 것처럼 우리 인간도 자연의 일부로서 생명, 그 숨 쉬는 몸, 스스로의 의미를 가진다. 자신의 의식이 초월되고 세상이 선명하게 드러나며 평정심이 일상에도 잘 발휘된다.

네 번째는 종교적인 명상으로 화두를 통한 깨침과 창조주를 향한 사랑과 비움을 갖는 것이다. 예를 들어 번뇌가, 마음이, 도가, 깨침이 '이 뭐꼬?'란 화두로 삼아 깨침을 갖는 과정이다. 그리고 자신을 비움으로써 하느님이 내 안에 임재 함과 나의 몸이 하느님의 사랑이라는 것을 몸으로 깨닫는 과정이 된다. 불교에서의 숨과 몸 수행은 순간의 깨어 있음을 관하고 체득하는 과정이다. 그리고 기독교와 가톨릭의 수행 문화와 숨 수행에서 나를 내관하는 것은 나를 비워 궁극적 종교의 지향인 하느님의 임재하심을 몸으로 확인하는 것이다. 이러한 종교적인 수행은 특정 종교나 종교인에게 국한된 것이 아닌 수련의 궁극적 지향성과 통한다.

> 우리 안에 있는 영성은 우리를 성찰과 명상을 통하여 인도하고 우리의 이해를 확장하고 심화하여 우리로 하여금 진실을 깨닫는 길로 인도한다(일지).

명상은 방법 아닌 방법으로 성찰하고 확장하며 심화되는 삶의 방식이며 스스로 성장하는 수행의 삶이다.

### 명상의 방법

명상의 방법을 살펴보면 다음과 같다.

첫 번째로는 자연명상이다. 눈을 감고 자연스럽게 마음을 차분히 하고 몸에 힘을 뺀 상태에서 마치 따뜻한 물에 자신의 몸과 마음을 담근다는 기분으로 편안하게 명상에 삼긴다. 이 상태에서 일어나는 내적인 체험들은 자연스럽게 나타나는 대로 인위적인 판단을 하지 않고 모든 것을 자연스럽게 둔다.

두 번째로는 호흡명상이다. 호흡은 마음을 모으고, 아주 가늘게, 느리게, 깊게, 빠르게, 힘 있게 등 다양한 호흡을 할 수 있다. 호흡은 마음의 상태와도 관련된다. 흥분해 있을 때는 가쁘게 숨을 쉬게 된다. 차분하면 호흡은 밑으로 내려간다. 아랫배로 호흡하는 것을 지켜보면 성격이 급한지, 침착한지, 배짱이 있는지, 약한지를 알 수 있다. 아랫배로 깊게 천천히 호흡하는 사람들은 그만큼 마음의 안정과 힘이 있는 사람이다. 호흡명상할 때에는 눈을 감고 몸에 힘을 뺀 상태에서 마음을 숨과 아랫배에 두고 깊게 숨을 쉰다. 그러면서 숨을 점점 차분하게 가늘게 쉬면서 마음도 같이 차분하게 숨의 섬세함을 느낀다. 그리고 숨이 아주 가늘어지면 숨을 의식하지 않고 마음의 차분함으로 들어간다. 그리고 명상상태에 머물러 있다.

세 번째로는 숫자를 이용한 명상이다. 숫자를 세는 것이 마음을 내리는 역할을 한다. 눈을 감고 몸에 힘을 빼고 차분한 느낌을 가진 다음 열이란 숫자를 생각하고 마음을 내리고 차분함을 느끼고 잠시 있다가 아홉하고 차분하게 느끼고 잠시 머물러 있다가 같은 방법으로 하나까지 내려간다. 그리고 가만히 명상에 잠기면 된다. 명상에서 나올 때 역순으로 하나에서 다섯까지 천천히 숫자를 헤아린 다음 천천히 눈을 뜨면 된다.

네 번째로는 소리명상이다. 인도에서는 이를 만트라(mantra) 명상이라 한다. 만트라 명상은 뜻이 있는 것과 뜻이 없는 것으로 나뉜다. 옴이란 만트라는 뜻이 있다. 그리고 차크라에서 사용하는 만트라는 치크리의 부위의 각성을 도와주는 음이다. 그러나 명상을 하기 위한 만트라에서 중요한 것은 명상을 이루게 하는 과정이다. 소리를 내지 않고 소리를 생각하고, 잠시 생각하지 않고 또 만트라를 생각하고 이를 반복하면 마음이 차분하게 내려가면서 점점 소리가 가늘어지게 된다. 그리고 명상에 잠기면 소리는 잊게 된다. 처음해볼 때는 예를 들어 '샘'이란 만트라를 정한 다음 눈을 뜨고 '샘'이란 소리를 크게 내고 점점 소리를 작게 내면서 눈을 감고는 입 밖으로 소리는 내지 않고 생각으로 낸다. 그리고 점점 천천히 소리의 간격을 두고 소리를 아주 가늘게 생각으로 낸다. 이것이 명상에 들어가게 하는 방법이 된다. 그리고 의식이 깨어나면 또 반복해서 만트라를 생각하면 된다. 입 밖으로 소리를 내는 것은 처음에 시도하고 그다음부터는 눈을 감고 소리를 내지 않고 생각으로 소리를 내면서 명상을 하면 된다. 소리의 크기를 이용하여 만트라 음의 느낌이 가늘어지면서 마음이 안으로 내려가면서 소리는 사라지고 명상에 이르게 된다.

다섯 번째로는 이미지 명상이다. 이미지는 눈을 감고 내가 편안한 장소에서 마음이 깊게 밑으로 내려간다는 상상을 하는 것이다. 점점 깊은 내면의 세계로 몰입된다는 이미지를 가진다. 머리부터 천천히 눈, 코, 귀, 모, 어깨, 가슴, 팔 등 부위를 연상하면서 편안한 느낌을 가지면서 장기, 혈관, 뼈, 세포 등도 이완되어 편안한 느낌의 이미지를 가진다. 이미지는 제한되어 있지 않아 자연의 햇살, 바다, 산, 하늘 등을 연상할 수 있고 따뜻한 물에 자신이 편하게 잠긴 모습을 그려볼 수도 있다. 이완되어 있는 상태에서의 자연스러운 이미지는 심신이 하나의 조화로운 상태가 된다.

여섯 번째로는 움직임을 이용한 방법이다. 눈을 감고 상체에 힘을 빼고 천천히 움직이는 것이나. 천천히 움직이는 깃이 마음이 움직이는 거라는 느낌을 가진다. 그리고 이 움직임을 아주 천천히 가볍게 움직이다가 마음이 차분해지면 저절로 움직임이 멈춘 듯, 움직이듯 몸이 알아서 조절하게 한다. 움직임에는 손을 이용할 수도 있다. 두 손을 천천히 올렸다 내렸다 하다가 자연스럽게 손을 내려놓는다. 손을 얼굴 높이로 둔 다음 인위적으로 내리는 것이 아니라 손이 저절로 내려오는 느낌을 가진다. 이 방법은 명상에 들어가는 데 도움이 된다. 몸의 섬세하고 차분한 움직임은 마음의 상태와 같은 느낌을 주고, 몸의 움직임은 다시 마음의 움직임으로 느껴진다. 이렇게 부드럽고 천천히 움직임을 통해 명상에 잠길 수도 있지만, 강렬한 움직임 속에서도 명상이 가능하다. 예를 들면 재미있게 뛰놀거나, 서로 통하는 대화를 하거나, 열정적인 사랑의 행위를 할 때 그 과정은 너와 내가 구별이 없는 심신의 확장이 일어난다. 그리고 움직임이 끝나고 나면 자연스러운 이완과 명상을 가질 수 있다.

일곱 번째로는 음악명상이다. 자연의 소리, 명상음악을 들으면서 명상에 잠기는 것이다. 눈을 감고 이완된 상태에서 듣는 명상음악은 소리와 일체가 되어 명상의 세계로 들어가게 돕는다.

이러한 명상방법들은 명상에 다다르는 길을 갖게 해준다. 그러다 보면 명상은 자연스러워지고, 자신의 몸을 느껴보는 자연스러움을 가지면 방법 이전에 내 안의 길을 스스로 찾게 된다. 이 밖에도 명상의 방법은 많겠지만 어떤 방법이라도 집착하지 말고 자연스럽게 이루어지기 위한 방편이라는 마음을 갖는 것과 스스로 자신의 몸을 느껴보는 것이 중요하다.

## 명상의 체험과정

명상의 가치는 바로 지금 이 순간의 삶의 깨침에 있다. 많은 선각자는 삶의 깨침은 먼 데 있지 않다는 가르침을 우리에게 던지고 있다. 현대에 들어 명상이 사회적으로 주목받는 것은 우리 삶의 갈등을 해소하는 데 명상이 직접적인 효과를 주기 때문이다. 동양의 수련이 삶의 초월적 가치와 건강과 같은 일상적 가치로 자리매김하고 있다. 우리는 인생에서 어려움을 겪기도 한다. 헤어짐, 병, 관계의 갈등, 사업의 실패 등에서 오는 아픔과 막힘이 도저히 자신의 능력으로 감당할 수 없을 때 길을 찾는다. 종교에 귀의하거나 정신수련 세계에 들어가는 경우도 있고, 점을 보거나, 사람을 찾거나 어떻게 하든 문제에 따른 행동을 하게 된다. 또 행동을 하지 않으면 않는 대로 결과가 나타난다. 이는 넷으로 요약되는데 첫 번째는 외부적인 것으로 종교와 수련세계 등에 자신의 마음을 귀의하는 것. 두 번째는 외부적인 대상을 찾는 것, 세 번째는 외부적으로 향하지 않고 겪는 것, 네 번째는 자신을 내려놓는 것이다.

여기서 주목하는 것은 네 번째에 해당한다. 이것은 자신이 삶의 과정에서 오는 아픔과 갈등을 피하지 않고 있는 그대로를 바라보면서 원인이 어디에 있는가를 바라보는 것이다. 사회에서 사람들을 평가할 때 사람이 상대적 우위에 섰을 경우 어떻게 처신하는가를 보곤 한다. 자신이 어떤 상황에 직접 있지 않았을 때와 상황에 처했을 때는 차이가 있다는 의미이다. 삶의 갈등과 막힘이 왔을 때 어떻게 대처하는가는 명상의 가치와 직결되어 있다.

'세상은 이래', '나는 이래' 등 세상에 대한 고정된 가치와 자기 스스로의 고정된 가치가 갈등과 막힘의 원인이다. 명상은 자신과 세상을 있는 그대로 보기 위해서, 세상 속에 자신이 깨어 있기 위해서 자신을 이완하는 것이다. 그 이완을 통해 몸에 묻어 있는 갈등의 감정과 생각들이 자신으로부터 분리되어 사라진다. 그러면 문제의 원인이 어디에 있는지가 보다 분명하게 다가오게 되고 자신의 행동에 활력이 생기게 된다. 그래서 전진을 할 것인지 후진을 할 것인가가 나오게 된다.

### 이완하기

① 자리에 앉아 눈을 감고 전신의 힘을 빼고 편안한 느낌을 가진다.

② 감은 눈은 내면의 세계에 향해있으면서 편안한 느낌을 가진다.

③ 머리 안이 텅 비어 있다는 생각을 한다. 머리는 의식으로 물질이 아니며 무게 없는 깨어 있음이란 느낌을 가진다.

④ 얼굴 전체에 편안한 느낌을 가지고 목과 어깨의 힘을 빼고 편안한 느낌과 미소를 느껴본다.

⑤ 가슴이 편하다는 느낌을 가지면서 '가슴은 물질이 아니라 마음이다'라는 느낌을 가진다. 편안하고 열린 넓은 마음, 따뜻한 느낌을 가진다.

⑥ 머리와 가슴의 열은 손으로 배로, 발로 내리는 느낌을 가진다.

⑦ 마음이 더 깊게 내려간다고 느낀다, 자신은 내면의 깊은 세계에 몰입해간다는 느낌을 가진다. 편안한 내면의 세계에 젖어 있는 느낌을 가진다.

### 누워서 이완하기

① 바다에 누워 손과 팔을 내려놓는다.

② 온몸의 힘을 뺀다.

③ 머리부터 발끝까지 신체의 부위마다 지면과 닿는 부위들을 생각하면서 힘을 빼고 편안한 느낌을 가진다.

④ 힘을 뺀 상태에서 가만히 있는다.

 * 이때의 기본적인 의식은 머리는 깨어 있는 의식으로 무게나 감정이 없으며 텅 빈 깨어 있음이고, 가슴은 마음으로 열려 있고 따뜻한 느낌과 편안함이다. 배는 생명의 에너지 자리로 마음의 안정이며 자신감이며 힘이며 의식과 감정의 뿌리이며 뜨거움이다.

 * 누워서 지면에 닿는 신체의 부위들을 느끼는 것만으로도 이완 효과가 있다. 어깨는 지면에 닿아있는지 등은 지면에 넓게 퍼져 있는지 뾰족한지, 머리는 바닥과 어떤 느낌으로 닿아있는지, 허리는 지면과 떨어져 있는지 발꿈치는 닿아있는지 등을 관찰한다.

 * 명상 시 더욱 내면의 세계로 몰입한다는 느낌을 가지면서 신체적인 무게가 없다는 느낌을 가진다. 명상을 통해 떠오르는 생각과 감정 등의 상들은 잡념이라 생각하지 말고 그냥 자연스럽게 떠오르는 대로 두고, 떠오르는 상들과 거리를 두고 부담 없이 관하는 시간을 갖는다.

 * 자신을 편하게 마음을 내리면서 떠오르는 상에 자신이 집착되어 있으면 집착된 나를 보고 떠오르는 나를 보고, 또한 보고 있는 나를 보는 나와의 관계를 통해 나의 여러 의식을 접한다. 생각은 내가 하는 것이 아니라 몸에 묻는 상이 떠오른 것으로 보고 그대로 있는다.

## 체험사례: 내 안에 열린 하늘

다음은 1987년 가을 집에서 일어났던 나의 내면이 열리는 체험이다.

> 가슴이 답답하다. 심장이 점점 쪼여오며 작아지는 느낌이다. 사랑하는 사람을 만나 잘 지내보려고 했는데 이렇게 막힘이 오다니, 어떻게 할 도리가 없다. 심장은 점점 쪼여져 와 이대로 두었다간 죽을 것만 같다. 사랑했지만 서로가 통하는 방법을 찾을 수 없다. 상대를 무시하고 일방적으로 밀고 나가기에는 나의 양심이 허락하지 않는다. 사랑은 죽음인가? 이루어질 수 없는 사랑을 했는가보다. 더 이상 버틸 수 없는 상황이 왔다. 심장이 너무나 쪼이고 콩알만큼 작아져 와 사랑의 마음을 간직해야겠구나 생각하며 난 그이에게 마지막의 말을 남기고 죽음을 받아들였다. 그 순간 죽었던 내 안에서 넓은 하늘이 열렸다. 그리고 선명하게 붓다와 예수가 나타나 있었다. 붓다와 예수의 가슴에서 마음의 끈이 내 가슴으로 이어져 내 마음과 붓다와 예수의 마음이 연결되었다. 내가 그동안 가졌던 죽음의 마음과 내 안의 평화가 한순간에 확인되었다.

내겐 가장 충격적인 체험으로 죽음을 받아드리는 상황에서 일어난 전혀 예상하지 못한 사건이었다. 관계에서 막힘이 있을 때 '상대에게 감정을 폭발할 것이냐?', '상대를 존중해서 나의 막힘을 겪을 것이냐?'의 문제에 직면하였다. 풀릴 수 없는 막힘은 결국 가슴이 쪼여와 콩알만해져 더 이상이 버틸 수 없어 죽음을 받아드렸는데, 이를 받아드리는 순간, 심장이 열리고, 바로 내 안에 넓은 하늘이 펼쳐졌다. 이 순간은 순식간에 이루어져 내가 죽음을 받아드리고 의식이 사라진 찰나였다. 내 안에 제한 없이 펼쳐진 무한의 하늘은 사방에 드넓은 우주가 활짝 펼쳐졌고, 끝이 안 보이는 확 트인 내 안의 하늘이 눈뜨고 보이는 하늘과 하나가 되어 내안과 밖의 무한한 공간이 펼쳐졌다. 이어서

바로 거기에 붓다와 예수가 이미 있어 이를 보는 순간, 놀라

아! 내가 이런 마음을 가졌었지
그동안 내가 가지고 향했던 마음,
세상과 사랑을 향해서 죽음을 두려워하지 않았던 마음,
내적인 평화를 가지려고 했던 마음,
죽음을 던져 세상과 자신을 깨진 붓다와 예수의 삶을 가져보려 했
던 나의 마음,
그 마음이 지금 이들을 통해서 확인이 되는 순간이었다.

그 당시는 죽음이었지만 결국은 내가 붙잡고 있었던 가치를 놔주
지 않은 자아를 깨뜨리는 죽음이었고 나를 무장하고 비우지 않았던
나를 내리는 체험이었다. 이것은 나의 구체적인 삶에서 나타났다. 이
를 정리해보면 첫째, 죽음에 대한 나의 의식과 행동. 둘째, 붓다와 예
수에 대한 마음. 셋째, 마음의 극적 상황에서 몸의 체험. 넷째, 이성
교제에 대한 경험과 소통의 문제. 다섯째, 나의 성향이다.

첫째, 죽음에 대한 나의 의식과 행동.
내가 복학하고 대학을 다닌 1987년은 시민들의 민주주의의 함성이
온 나라에 울려 퍼지고 연일 대학과 시내 곳곳에서 민주화운동이 있
었다. 나 역시 시위에 참여하면서 행동하는 양심과 죽음에 대해서 깊
은 생각을 했었다. 그 당시에는 시민들과 대학생이 시위에 참여하다
연행되어 고문을 당하고 또 고문에 의해 사망에 이르는 상황도 벌어
졌으며 독재타도를 외치며 목숨을 던져 분신자살을 하는 시대의 아

품이 있었다. 나는 자유와 민주주의를 위해서 목숨을 바치는 현실에서 살아 있다는 자체가 왠지 미안하다는 마음을 갖기도 하였다. 세상을 향한 마음은 나의 양심으로, 두려움을 갖지 않고 죽음을 민주주의에 바칠 수 있는 마음을 갖는 것이 어쩌면 그 당시로선 극히 당연한 것이었다. 그리고 어떤 때는 시위대 선두보다 더 앞서 나가서 죽음을 내놓고 산다는 마음을 갖기도 하였다.

둘째, 붓다와 예수에 대한 마음.

민주주의는 인간에 대한 사랑으로 독재를 무너트리는 것만이 아니라 사람답게 사는 사회가 되어야 한다는 생각을 하다 보니 양성평등, 인권, 마음의 평화, 민주적인 생활을 중시하게 되었다. 그래서 나를 수련하는 것이 중요하다고 보고 명상공부를 하면서 붓다와 예수의 삶에 대해서 마음으로 느껴보려 했다. 그것은 불의에 맞서 죽음을 두려워하지 않은 마음, 나는 죽고 내 안에서 진정한 평화를 갖는 것이었다. 이런 세계가 어떤 것인지 구체적으로 몸으로 느낄 순 없었지만 내가 옳다고 생각하고 하는 행동에는 한 치의 두려움이 없었다. 붓다와 예수는 죽음의 고행과 사랑의 실천으로 자신이 평화와 사랑 그리고 깨침이 되고, 자신의 죽음으로 세상을 지켜 나에게는 종교의 대상이 아니라 행동하는 양심의 본보기였다.

죽음을 받아들인 예수, 자신을 스스로 죽인 부처, 그들은 자신이 곧 죽음이며 부활인 것을, 자신이 고(苦)이면서 삶의 미소인 것을 죽음의 마음을 통해 확인했다. 세상의 폭력과 맞서 죽음을 던진 사람, 무명으로 묵묵히 자신의 일을 열심히 하는 사람들, 이들은 세상과 자신의 빛이 된 사람들이다. 예수와 부처는 우리에게 깨침의 열쇠를 몸으로 보여준 인물이며 사랑과 명상, 그리고 깨침의 핵이다. 세상과 자신을 향한 마음이 죽음의 경계를 넘어 자신과 세상의 막힘을 깨고 다시 깨어난다.

셋째, 마음의 극적 상황에서 몸의 체험.

내 안에서 하늘이 열리는 체험이 있었지만 바로 그 전에도 처음 접해본 특이한 체험이 있었다. 그것은 1987년 이한열 추모대회가 있었던 6·10항쟁의 날이었다. 오전 연세대에서 추모제를 시작으로 100만 명 가까운 민주시민의 인파는 시청으로 향했다. 나 역시 사랑하는 사람과 연세대에서 시청까지 동행했다. 시청까지 향할 때는 시민들의 함성은 분명했지만 시청 앞에서는 그 열기가 식어갔고 인파는 점점 줄어갔다. 시청에 모이기 위해서 우리가 이렇게 모인 것인가? 난 사람들에게 여기에 앉아 있지 말고 청와대로 향하자 외쳤지만 누구 하나 반응이 없었다. 그래서 왜 모여 있느냐, 어떻게 할 거냐고 물어보면 토론중이라고만 말했다.

오늘은 독재를 무너트리는 분명한 시민들의 모습이 있어야 한다는 마음을 난 가지고 있었다. 이렇게 앉아 있다 해산해서 안 된다는 생각을 하는 순간 시청 건물 옥상 중앙이 내 눈에 들어왔다. 아, 저기에 올라가야겠구나. 이렇게 끄덕하지 않는 사람들을 움직이기 위해선 옥상에 올라가야겠다는 생각을 하고 행동을 옮기려는 마음을 갖는 순간, 뒷목에서 어떤 강한 에너지가 잡히더니 머리 위로 강하게 올라갔다. 바로 그 순간 난 마지막으로 인사를 하려고 옆에 있는 사람의 눈을 쳐다봤다. 그녀는 아무 말도 하지 않았다. 그녀의 '나는?'이란 느낌이 오는 '순간' 내 머리 뒤가 망치로 맞은 것 같은 '꽝' 하는 느낌을 받았다. 그러더니 머리에 올라갔던 강한 에너지는 한순간 머리 밑으로 내려오면서 부드럽게 사라졌다. 난 그녀의 손을 말없이 잡고 종로 쪽으로 조용히 걸어갔다.

이 강한 체험은, 아마 죽음을 결정한다거나, 죽음의 상황에 맞닥뜨릴 때 일어나는 어떤 특별한 상태인 것 같다. 제 정신이 아닌, 내가 없어지는 죽음의 상태를 대면할 수 있는 강한 마음의 상태가 분명 있다. 흥분이 고도로 올라가 있다던가, 두려움이 사라진 강한 의식의 상태, 죽음의 공포로 의식이 떠난 상태, 떨어져 머리가 산산이 부서져 없어지며 나의 의지도 다한다는 분명히 보통의 상태는 아닐 것이다. 난 죽음을 던질 수 있는 마음으로, 행동을 하기 전 내 몸에 준비되어 있었고 결정의 스파크가 일어나면 그 후의 그것은 말리지 못하는 상황으로 갈 것인데, 옆에 사랑하는 사람을 바라보는 순간 올라간 의식이 내려오게 된 것이다. 그래서 행동할 수 있었던 에너지는 사라진 것이다.

'상대를 진정 바라볼 때는 깨어 있을 때이다.'

넷째, 이성 교제에 대한 경험과 소통의 문제.

고등학교에 다닐 때는 남녀공학이라 여학생들과 친하게 지낼 기회가 많았지만 특별히 개인적으로 친하게 지내는 것에 대해서는 부담을 가지고 있어 줄곧 사귀어본 경험이 없었는데 3학년 2학기 들어 가까이 지내오던 같은 학교 여학생과 처음 사귀었다. 그런데 사회적인 상황과 나의 생활 또한 혼돈의 과정이라 교제를 계속 이어가지 못했다. 그 후로 헤어짐의 영향이 남아서인지 군대에 가고 제대 후 복학을 하여 대학을 다닐 때까지 이성 교제에 대해서는 관심을 전혀 갖지 않았다. 그리고 사귀는 것은 개인적인 관계로 내가 추구하는 세계와는 멀어질 것 같은 예감이 들고 결혼, 책임 그런 것을 의식하다 보니 사랑의 감정을 갖는 것은 나에게는 여의치 않았다.

그런데 학과의 학생회장을 맡고 학과 MT에서 같은 학년의 교환유학생인 외국인 여학생을 알게 되었다. 만나면서 얘기를 나눠보니 외국인이란 걸 느끼지 못할 정도로 한국말을 잘하고 한국 여학생들과는 또 다른 뭔가 순수하고 사유로운 인상을 받았다. 그래서인지 금세 친하게 지냈다. 그런데 외국인이다 보니 한국에서의 생활은 그간 많은 어려움이 있어 보였다. 한국에 대해서 좋지 않은 감정을 갖고 있어 이대로 가면 나쁜 인상을 가지고 가겠다는 생각도 한편으론 들게 되어 잘 해줘야겠다는 생각도 하게 되었다.

친하게 지내다 몇 달이 지나고 나서 처음에 얘기를 나눌 때는 서로가 의사소통이 잘된 거라 알았는데 시간이 지나 다시 얘기를 나누어 보면 서로가 다른 입장에 있었다. 사고의 차이가 커 있다는 것을 느꼈다. 그래서 얘기를 잘 풀어보려고 했지만 소통은 되지 않았고 해결하려고 하면 할수록 막힘만 확인되고 어떤 실마리도 보이지 않았다. 정말 여성과 잘 지낼 수 있다는 생각을 했고 나름대로는 여성학 수업도 수강하고 여성 문제에 관심도 가져 여성운동 집회에도 참석하여 의견도 나누고 했었는데 개인적인 관계의 소통은 예상과는 달랐다.

이성 교제의 경험이 부족하고 자신의 의식에 잡혀 있어 상대를 위한다고 하지만 자기가 옳다는 의식이 커 있었던 같다. 사회의 문제에 대해 비판적인 시각을 갖다 보니 자연스럽게 의식화되어 상대의 의견을 존중하고 잘 헤아려야 하는데 은연중에 상대에게 내 생각을 주입시키려 한 것 같다. 소통할 수 없는 막힘을 스스로 만들었다.

다섯째, 나의 성격과 성향이다.

내가 20대 중반에 죽음을 받아들이는 행동을 한 데에는 분명한 나의 성향이 있었다. 나의 어린 시절은 제주도 한적한 시골에서의 생활로 지금도 기억나지만 난 당당했고 어른들 앞에서도 주눅이 들거나 하지 않았다. 예전에 할머니는 내게 "넌 고향에서 기운이 쎈 어떤 어른과 말다툼을 하는데 물러나지 않는 것을 보고 동네 사람들이 놀란 적이 있다"고 말해 주었다. 자연에서 자유롭게 지낸다는 것은 구속이 없는 생활로 스스로의 자존감이 있게 된다. 이러한 기질은 학창시절, 군 생활로 이어져 군대에서도 고참들이 부당하게 뭘 시키든지, 때리려고 하면 이를 무시하고 자리를 피했고, 고등학교 때도 선생님이 때리려고 하면 돌아서서 그냥 가버리곤 하였다. 이런 성향이 대학에 진학하여 사회운동, 민주화 투쟁과 이어지면서 더욱 의식화되면서 목숨을 던지고 행동한다는 마음은 내게 있어 자연스러웠다. 그리고 어떤 의식을 가지고 행동을 취할 때는 물러서지 않았다. 이러한 성향은 87년 가을에 들어 민주화의 물결과 맞물리면서 극점으로 향했고 죽음과 함께 내가 깨지고 깨어나는 터닝 포인트가 일어났다. 이 시점에서부터는 나의 성향은 내면화로 갔고, 시간이 지나 내외향을 중시하는 쪽으로 가게 되었다.

내면세계의 체험은 나를 죽여 본 경험이면서 '내 안에 무한히 넓은 하늘이 있다'는 것을 확인할 수 있었다. 보이던 세계가 전부라고 생각하고 있었는데 보이는 세계만큼 내면에도 무한한 하늘이 있었다.

난 그 당시 내 마음의 이면에는 늘 나의 궁극의 가치는 죽음의 경계선, 죽음을 맞닥뜨리게 될 거란 생각을 했었다. 그것은 민주화운동에 참여했을 때이고 또 하나는 사랑에 대한 것이었다. 그 당시 내게 사랑은 사회로 향했던 의식과 이어져 있어서인지 뭔가 사랑과 죽음을 결부시키는 마음이 내 안 저편에 깔려져 있었다. 언젠가 아버지가 "사랑이 뭔지 아니? 사랑은 죽음이야"라고 말한 적이 있다. "그만큼 잘하라"는 뜻으로 말했다는 것을 한참 후에 알았지만 그 당시는 별 관심을 두지 않아 '이게 뭔 소리지' 속으로 생각하고 지나쳤는데 20내 중반쯤에 들어 한참 민주화에 관심을 들 때는 묘한 느낌으로 나를 은근하게 자극하였다.

그리고 죽음을 내놓고 산다는 마음으로 행동했던 시간이 있었기에 어떤 내용에 따라서는 극적인 전환을 하는 기질이 있었다. 그래서 붓다와 예수는 내겐 나의 양심과 실천에 목숨을 걸 수 있는 힘이 되었다. 더 이상 물러설 수 없는 사랑의 극, 막힘의 극에서 나의 마음 저편에 오랫동안 간직해왔던 죽음의 실천이 자연스럽게 이루어졌다. 내 안이 열린 하늘에서 선명하게 마주한 붓다와 예수의 가슴에서

'아! 저런 마음이구나.'
'아! 그동안 내가 가졌던 이 마음이구나.'

라는 마음과 행동 그리고 깨침의 확인이었다. 그동안 의식만 가지고 있었고 분명하게 '이것이다'라는 구체적으로 잡히는 깨침이 없었는데 이 체험을 통해 분명해진 것이다. 그 분명한 확인은 내 안에 나타난 붓다와 예수의 가슴에서 마음의 끈이 나의 가슴으로 이어져 '그동안 문병하게 깨치지 못했던 죽음 너머의 깨침'이 확인되는 순간이었다. 이 확인은 내가 붓다와 예수나 어떤 외부의 대상에 향한데 있지 않고, 삶이 막혀있는 현장에서 그간 한 번도 시도해보지 못한, 죽

음을 던진 것이 아니라 받아드린 자기죽음에서 오랜 시간 추구해왔던 깨침이 전혀 예상하지 못한 일상의 막힘에서 벌어졌다. 관계의 막힘에서 사랑의 믿음을 자기죽음으로 지키려한 데에서 온 양심으로 무엇을 향하거나 이루려한 행동은 아니었다. 사랑의 현장, 마주하는 관계의 일상, 그 막힘의 삶에서 어떻게 할 것인가?, 그것이 나에겐 막힘을 피하지 않고 직면하여 이를 안으로 받아드린 것으로 어찌 보면 처음으로 내가 깨지고, 상대에게 진정 나를 내려 본 시간이다.

87년 내적죽음이란 체험이 없었으면 난 나의 의식에 묶여 마음의 안정이나 자유로움을 갖기 힘들었을 것이다. 나의 체험은 나의 기질과 시대적인 상황과 맞물려 가능했다고 본다. 그러나 많은 사람들은 서로를 존중하며 자신을 내리고 올리면서 의사소통을 하며 살아간다. 만남과 헤어짐에 대해서도 자연스러운 삶의 모습으로 여기면서 지금의 생활에 의미를 둔다. 난 평범한 생활에서 비켜서 있었던 것같다. 어릴 때의 자연생활에서부터 도시생활, 그 후 사회적 의식에 마음이 가 있다 보니 평범한 삶의 느낌을 가지면서 지내오지 못했다.

이 경험은 내 인생에 있어 가장 강렬한 체험이며 삶을 근본적으로 변화시키는 계기를 만들어 주었다. 그동안의 막힘은 결국 나를 내리지 못한 의식의 붙잡음이었다. 나의 의식을 처음으로 깨고 해체한 시간인 것이다. 나를 죽이는 체험이 나에게는 마음의 평화로 내면의 초월의식으로 가는 길이었다. 이 체험이후로는 지금까지 관계에서 문제라 여겨졌던 것에 집착하여 답을 찾으려고 애쓴 것에서 거꾸로 마음을 내려 문제가 사라짐으로써 문제와 해답에서 한결 마음의 여유가 생겼다. 내가 변화된 것은 어떤 것을 '옳다', '그르다'에 집착하지 않고 또 외적가치에 치우쳐 거기에 빠지거나 대상에 집중하는 것이 아니라 내안으로 의식을 내려서 문제가 사라지게 하여 내적인 평화와 깨어 있음을 가지는 삶이었다. 모르고 있었던, 체험해보지 못했던 열림의 세계는 삶의 한 가운데에 있었다. 너무나 큰 충격적인 사건이라 마음은 온통 내면의 의식세계, 수련세계에 관심을 갖게 된 계기가 되었다.

이 장에서 바라는 진정한 바람은 몸이 깨침이고 내안이 깨침으로 막힘과 열림이 자기 안에 있다는 것의 확인이다. 깨침은 '확인'이다. 이 확인을 통해 깨침에 대한 진정한 믿음, 몸이 곧 깨침임을 확인되는 믿음이 생긴다. 몸을 통한 내적 믿음이 없을 때는 어떤 가치의 향함도 불안을 씻지 못한다. 우리의 영성은 곧 우리의 몸으로 삶의 믿음은 몸에서 시작된다. 그러나 중요한 것은 수련은 무엇을 찾는 게 아니라 삶을 열심히 살아가고 마주한 사람과 소통하고자 하는 데에서의 비움이고 자기 내려놓음이라는 삶의 가치이다.

이 비움은 적극적인 것으로 결코 나약하거나 자신을 가두고 상대를 위하는 자기희생의 불균형이 아니다. 깨어 있는 비움은 생기가 있고 여유가 있으며 자기다운 멋이 있다. 그래서 기가 쎈 사람이 자기를 비우는 수련을 하는 것이 좋다. 그러나 대개가 수련한다는 사람이 기만 쎄게 보인다는 것이 문제이기도 하다. 그러므로 소통에 있어서도 권력의 관계가 나타나기 때문에 소위 권력을 지닌 자, 상대적 우위에 있는 자들의 태도가 보다 중요하다. 그러나 권력관계는 늘 상대성을 지니고 있어 앞집에서 뺨 맞고 뒷집에서 화풀이하고, 부모한테 야단맞고 개한테 손 지검 할 수 있다. 그래서 관계의 막힘에서의 비움은 상대를 존중하는 데도 있지만 자신을 존중하여 자신이 더욱 평화롭고 적극적으로 깨어나고 살리는 데도 한몫을 한다. 결국 막힘, 아픔, 화는 깨침의 원천이며 생활이 곧 깨침의 길이다.

# 숨 깨닫기 – 생기 있는 몸

## 바람, 풍류, 숨

살아간다는 것은 숨 쉬는 것으로 사람이 죽었는지 살았는지를 확인할 때 숨을 쉬는가를 가장 먼저 살핀다. 바람과 숨은 그 공간이 서로 이어져 있다. 바람은 외부에서 느껴지는 것이고 숨은 몸 안에서 느껴지지만, 외부의 기운인 바람은 숨이 되어 몸 안을 돌고 나가는 숨은 다시 바람으로 이어진다. 인간은 자연의 살아 있는 기운이다. 이처럼 바람과 숨은 자연과 인간의 영성으로 이는 하나로 이어진 무한한 생명 의식이다.

> 세계에 있어서는 바람이 인간에게 있어서는 숨 쉼이 '사물들의 무한한 확대'를 드러낸다.[114]

바람은 우리의 몸으로 느껴지며, 시간과 장소를 가리지 않고 늘 우리 안에 우리 곁에 우리 삶의 지평을 넓히며 함께 있었다. 고대 서양 철학에서나 기독교, 동양의 정신세계에서는 가장 영적인 가치를 지닌다. 영혼인 프쉬케(psyche)는 바람과 숨으로 성경에서는 목숨, 생명력, 혼, 영, 영혼, 생물, 사람들 등으로 번역된다. 성경에서는 성령을 루아흐(ruah), 프뉴마(pneuma)라 칭하는데 이는 바람, 숨이라는 뜻이다. 루아흐는 바람이 호흡으로 이어져 생명력으로 나타나며, 하나님 자신의 계시의 표현으로 이 힘을 사용하고 인간의 영으로도 사용했다. 또한 인간의 감정, 인격, 이성 등의 정신활동의 전반을 뜻하기도 한다. 프뉴마는 구약성서에서의 루아흐와 비슷한 뜻으로 쓰였다. 신약성서에서는 숨, 바람, 기운, 생명, 영혼, 성령 등으로 번역된다.

바람은 자연과 인간의 생기를 교류하면서 생명을 지속시켜 준다. 바람은 숨이 되어 생명의 살아 있음을 갖게 하고, 공기의 산소는 몸 안으로 들어가 모든 장기와 세포 등을 살아 있게 해준다. 성경에서 바람은 히니님의 기운으로 묘사되어 생태계의 생명을 주관하는 의미를 가진다. "하나님의 기운으로서의 루아흐와 자연에 부는 바람으로서의 루아흐는 대기라는 공간에 공존하고 있다. 그리고 생기와 바람은 다 같이 하나님의 의도를 따라 조절되며 이동한다."[115] 이처럼 바람은 하나님의 성령이 되어 우리가 쉬는 숨은 이 자체가 가장 고귀한 인격적 의미를 가진다.

생명이 숨 쉬는 과정은 인간의 모든 삶과 이어져 있다. 숨 쉬면서 행동하고 사람들과 관계를 가진다. '바람을 쐬러 밖에 나가자', '바람 났어', '바람 피웠어', '바람 부는 대로 살지' 등에서 나타나는 바람의 의미는 마음의 움직임과 연관되어 있다. 바람은 눈에 띄지 않으면서 항상 존재하고, 스며 있지 않은 곳이 없다. 바람은 생명과 마음으로 느껴지고 전해지는 '기(氣)'이다.

동양에서는 바람의 인격적인 면을 '풍류(風流)'라는 말로 사용한다. 바람의 다양한 흐름을 인간의 마음과 일치시켜 인격도양(人格徒養)과 삶의 멋을 풍류라고 하였다. 우리말 큰 사전과 조선말사전에 풍류는 '속된 일을 떠나 풍치 있고 멋스럽게 노는 일'로 정의하고 있다.

최치원은 닌링비서(鸞郎碑序)에서 우리나라에는 유불선(儒佛仙)을 합한 '현묘지도(玄妙之道)'가 있는데 이를 풍류도(風流道)라 했다. 풍류는 특히 선의 도가적 요소가 가장 강하다고 볼 수 있는데 풍류도를 수련하는 집단을 풍류도(風流徒-화랑)라 했다. 풍류도를 수련하였던 화랑들은 상마도의(相磨道意), 상열가락(相悅歌樂), 유오산수(遊娛山水)로 요약된다. 진리와 도의를 추구하고, 가락과 산수를 즐기면서 무도를 연마했던 것이다.116)

'풍류'는 '바람이 흐르다'라는 의미다. 한국인의 정서문화는 풍류라고 얘기할 수 있다. 최치원이 한국의 도는 '풍류도'라고 밝힌 것처럼 '풍류'는 한국인의 마음을 대표한다. 바람의 흐름은 너와 내가 함께 숨 쉬고 마음이 교류하는 하나의 몸임을 보여준다. 그리고 바람이 고정되어 있지 않은 것처럼 한국인의 마음은 살아 있는 자연성을 중시한다. 그리고 풍류는 열린 마음으로 유불선이 서로 다투지 않고 조화로움을 가진다. 그래서 풍류는 한국인의 의식, 마음, 몸짓이 되어 수련하는 일상을 살며 구체적으로 흥과 멋, 놀이, 예술로 나타난다. 삶의 아픔, 한을 끌어안고 기쁨을 서로 나누고, 신명의 몸이 되는 것이 풍류다. 이는 한국인의 생활수행이다.

우리 인간이 숨을 쉬고 있다는 것은 가장 존엄한 생명의 가치이다. 숨은 살아 있음이다. 살아 있음은 단지 목숨만을 의미하는 것이 아니다. 살아 있음의 숨 쉼은 몸의 의식과 마음, 신체와 유기적인 관계를 한다. 숨은 감정과 깊게 관련되어 있다. 외부적인 상황에 감정이 앞서다 보면 숨은 깊지 않게 된다. 숨의 생명력은 아랫배로 숨을 쉬면서 마음과 의식이 숨과 합일되어 밑으로 내려갈 때 폭발하지 않았던 생명의 기운이 배 안에서 솟구친다. 숨은 정신을 집중시키는 힘을 지니고 있다. 단전호흡하다가 몸이 위로 솟구치는 경우를 요가에서는 쿤달리니가 각성되었다고 한다. 평상시에는 나타나지 않았던 잠자던 기운, 뱀의 모습으로 감겨 있는 에너지는 숨이 밑으로 의식과 정서가 합쳐 내려갈 때 생명력의 극점을 건드린다. 이때의 의식은 어떤 인위적인 의식이 아니라 안정된 마음, 순수한 마음의 집중이다. 수련에서 가장 중요한 가치는 '내면의 초월의식과 생명력의 만남이다.' 숨은 가장 강력한 살림의 힘과 치유의 힘 그리고 온유한 마음의 안정과 여유를 지닌다.

숨이 들어오는 것을 느끼고 나가는 것을 느끼면서 의식을 숨에 두는 것은 생(生)과 사(死)의 의미를 깨닫는 것이다. 삶에 있어 중요한 것은 자신의 거짓 자아를 죽이고 참 나를 살리는 것이다. 숨을 내 쉬는 것은 자아의 상들을 죽이는 것이다. 죽인다는 것은 자기를 내려놓는 것, 집착을 끊는 것이며, 인연에 묻은 감정의 고(苦)를 내려놓는 것이다. 우리는 자신의 생각과 감정에 의해 자신과 관계가 비틀어지거나 막힘을 겪을 때가 있다. 본래 없었던 자신의 자아를 마치 고정된 실체로 착각한다. 자아에서 벗어나 깨어 있는 의식, 어디에 치우쳐 있지 않은 '있는 그대로'이다. 그럴 때 자신의 삶에 묻어져 있는 비자기의 모습이 사라지고 자신의 내면에서 자연스럽게 우러나오는 평온의 마음을 느끼게 된다.

자신을 살리는 것은 자신이 숨 쉬는 것을 인식하는 것이다. 숨 쉬는 것은 살아 있다는 것이며, 살아 있다는 것은 삶의 가장 큰 기쁨이다. 삶의 과정에서 우리는 몸과 마음이 지치기도 하고 의욕이 나지 않기도 하고, 걱정과 근심, 외로움과 무기력에 빠지기도 한다. 그러나 우리가 들이마시는 숨은 생명의 기운을 품고 있다. 우주의 생기가 내 안의 모든 곳에 산소를 공급한다. 들이쉬는 숨에 마음을 두면 처졌던 몸과 마음에 생기가 살아난다. 오직 마음을 숨에 두고 들숨과 날숨을 할 때 나는 새로운 변화, 자신이 살아나는 체험을 하게 된다.

숨은 필요할 때 자신을 내리기도 하며 올리기도 하는 살림이다.

불교의 경전 〈안반수의경(安般守意經)〉에서는 숨에 마음을 다하다 보면 네 가지의 즐거움이 있다고 하였다. 첫 번째는 하고자 하는 바를 아는 즐거움이다. 두 번째는 법을 아는 즐거움으로 법은 삶의 진실을 안다는 것이다. 있는 그대로의 삶을 앎으로써 삶의 고에서 벗어나 있을 수 있게 된다. 세 번째는 그침을 아는 즐거움이다. 마음이 한곳에 머물러 있는 것을 그치고 있을 때에 느끼는 즐거움이다. 내면의 심연, 무념(無念)의 상태, 너와 내가 느껴지지 않는 일체의 깨어 있는 상태, 초월된 의식 상태이다. 네 번째는 즐길 만한 것을 아는 즐거움이다. 무위자연의 풍류의 마음, 인생의 고를 통해서 얻는 즐거움이다.[117)

숨은 숨을 통해서 숨과 의식이 사라지는 무념(無念)의 공(空)과도 이어져 있다. 숨은 생명의 기운을 살려주기도 하지만 내면의 초월의식으로 인도하는 통로 역할을 한다. 부는 바람, 풍류의 마음, 호흡하는 숨, 이는 생명의 영성적 가치의 모습이며 이를 느끼는 것은 자연스런 삶의 수행이다.

## 단전호흡 깨닫기

### 숨은 나를 드러낸다

수련에서의 숨 수련은 단전호흡(丹田呼吸)이 주류이다. 숨은 수련에서 기와 연결된다. 기의 의미가 다양하고 동양에서는 삼라만상의 작용이 기로 해석되어 숨은 기의 범주에 들어갈 수 있겠지만 기를 숨에 한정 지을 수는 없다. 하지만 기는 생명의 작용을 말하는 것으로 숨이 없으면 생명이 없는 것이므로 숨과 기는 곧 생명이며 삶으로 우리들의 모습이며 몸짓이다. 숨 쉼의 과정은 저절로 이루어지고 있으면서 피부, 혈관, 세포 등 몸의 모든 곳에 숨이 미치고 있다. 그리고 숨은 생활의 구체적인 상황과 함께 한다. 감정과 움직임에 따라 숨은 달라진다.

아랫배로 쉬는 숨, 가슴으로 쉬는 숨, 깊게 쉬는 숨, 얕게 쉬는 숨, 길게 쉬는 숨, 짧게 쉬는 숨 우리가 인식하지 못한다 하더라도 숨은 구체적인 현상을 가진다. 숨의 현상에는 우리들의 모습이 그 속에 담겨 있다. 조급한지, 흥분되었는지, 차분한지, 깊은 생각인지, 자신이 없는 것인지, 답답한지, 생기가 있는지, 숨은 우리의 감정, 생각, 감각 등과 관련되어 나타난다.

호흡과 관련된 체험사례를 들어보겠다.

1994년 불광동의 수련모임에 지인이 한 독일인 여성과 함께 왔는데 단전호흡 체크를 해 보니 호흡을 참 잘해서 난 순간 깜짝 놀랐다. 차분하게 아랫배로 호흡하는데 너무나 자연스럽게 그리고 깊고 천천히 들숨과 날숨을 충분히 느낄 정도로 아주 큰 호흡을 하였다.

난 지인에게

"이 분 참 대단합니다."

"호흡하는 것을 보니 마음이 넓고 크고 배짱도 좋습니다."

"세상에 좋은 큰일을 하시는 분 같습니다. 그렇지요?"

"네, 참 좋은 일을 적극적으로 우리보다 3배, 4배하는 분입니다"라고 말했다.

그래서 "호흡 수련을 해봤느냐?"고 물었더니 그런 적은 한 번도 없다고 하였다.

호흡은 자신의 정서와 삶의 에너지와 함께한다. 그러므로 좋은 마음을 가지고 세상에 좋은 일을 하면서 사는 것 자체가 이미 자연스러운 호흡이고 의미 있는 생활의 수련이 된다.

수련에서 아랫배로 숨 쉬는 것을 중시하는 것은 우리의 의식과 정서, 감각, 기운 등이 온전하게 발휘되기 위한 데 있다. 건강하게 성장한 나무들은 뿌리가 흙 속에 깊이 뻗어 있으면서 열매를 맺고 나뭇잎이 바람에 날린다. 우리는 나뭇잎의 움직임을 보면서 바람을 느끼고 섬세한 감각을 느낀다.

> 나는 명상하고 심호흡을 하면 내 안의 힘을 가지고 하루의 일과를
> 적극적인 분위기이고 창조적인 분위기로 지낼 수 있다(일지).

아랫배로의 호흡은 우리의 마음을 차분하게 하면서 안정을 주고 깊은 내면의 마음을 느끼게 한다. 그리고 생명의 기운이 든든하게 내 몸 안에 자리 잡고 있다는 것도 느낀다. 호흡과 일치된 몸의 움직임은 내 몸이 마음이며 감각으로 충만한 기운을 느끼게 하며 나를 깨우는 시간이다.

> 새벽아침 우리는 밖에 나가 언덕을 걸었다. 좀 추웠지만 땅에 앉아
> 서 명상을 하였다. 내가 발견한 것은 내가 심호흡을 집중하면서 아
> 랫배에 힘을 모으고 내 몸을 통해서 따뜻한 기력이 흐르는 것을 생
> 각하면 실제로 나는 따뜻함을 느끼게 된다는 것이었다(일지).

단전호흡을 하면서 숨에 자신의 생각과 마음을 모으면서 아랫배로

호흡하면 몸의 차원에서 생각이 이루어질 수 있는 힘을 갖게 되고 몸이 기억한다. 겉으로 나타나는 행동의 힘은 내적인 마음에서 출발한다. 자신 안에서의 생각은 하나의 힘을 가진다. 내 안에 충만 된 숨은 마음에 안정과 힘을 주며 삶에 자신을 준다.

### 단전호흡이란?

단전호흡과 연관된 차크라는 세 곳으로 회음(會陰), 석문(石門), 배꼽 부위이다. 첫 번째 자리는 생명에너지가 응축되어 있는 쿤달리니가 잠자는 곳으로 물라다라 차크라의 지점이며 회음의 자리다. 이곳은 의식의 가장 깊은 심연의 자리이면서 생명의 원초적 에너지가 시작하는 곳이다. 두 번째 자리는 생명의 기운이 나타나는 자리이며 성(性)과 관련이 된다. 활동력이 왕성한 사람들은 차크라의 스와디스타나에 에너지가 많은 사람이다. 세 번째는 생명의 기운이 마음과 만나는 지점이다. 단전은 정의 물질적 에너지와 마음의 힘이 연결되어 마음을 바쳐준다.

단전호흡은 우주의 기운이 몸 안으로 들어오는 것으로 폐에 숨이 채워지면서 횡격막이 밑으로 내려가고 아랫배는 나오게 된다. 배는 인위적으로 부풀리고 오므릴 수 있는데, 배에 힘을 주고 빼면서 호흡하는 것은 여러 가지 의미가 있다. 우리의 몸을 정기신과 차크라의 입장에서 보면 머리는 이성, 직관, 초월의식과 관련되고 가슴은 정서적인 마음의 느낌과 이어져 있으며 아랫배는 물리적인 에너지와 관계된다. 머리와 가슴에 물리적인 자극이나 압력이 가해시는 것은 기의 순환과 역행한다. 그래서 명상을 통해 의식을 내리고 마음을 차분하게 하면 머리와 가슴은 이완된다. 단전호흡은 상기되어 있는 에너지를 밑으로 내리고, 위와 장 등을 움직여주고 배에 힘을 줌으로써 배짱을 키우고 정을 충만케 한다.

> 나는 어디서나 단전호흡을 할 수 있었다. 그러면 즉시 긴장이 이완 되었다(일지).

단전호흡을 할 때에 가장 먼저 유념해야 할 것은 단전으로 호흡을 잘하려는 마음과 기운을 모은다는 생각이 앞서서는 안 된다는 것이다. 단전의 압력이 상기될 수 있고, 이완되지 않은 상태에서 단전호흡을 하면 머리에 압력이 가해진다. 수련은 자신의 심신을 이완시키고, 몸과 마음, 의식을 깨우는 데 있다. 자신의 몸이 하나의 인격체이며, 몸이 곧 의식이며 마음이라는 생각을 하여야 한다. 그렇기 때문에 생각과 느낌이 매우 중요하다. 문헌에서도 단전호흡을 할 때는 마음의 안정을 강조된다.

정렴은 용호비결서 '아랫배를 에너지의 수레로 보면서 태식을 하기 전에 마음을 내리고 눈은 콧등을 향하라'하여 안정을 우선적으로 강조한다. 그리고 사람들이 상기되어 하체가 허(虛)하다고 지적한 것은 오늘날의 현대인들에게도 해당하는 내용이다.

김시습은

> 사람의 몸에서 머리는 건(乾)이고 배는 곤(坤)이다. 처음 앉을 때에 정신을 차려 안을 본다. 눈은 코를, 코는 배꼽에 대하도록 몸은 바르게 하는데 이것이 바로 그릇을 안정시키는 것이다. 그릇이 한 번 뱉고 한 번 들이쉰다. 원기를 훔치는 것인데 이렇게 하면 감 중에 단이 생긴다.[118]

고 하였다.

단(丹)은 생명이 잉태하는 자리이다. 그러므로 이 자리는 생명이 지닌 가치인 인격적인 마음을 갖고 호흡을 해야 한다. 여성이 태아를 가지게 되면 생명을 물리적인 차원에서만 보지 않는다. 안정된 마음을 갖고, 좋은 소리를 듣고, 좋은 장면을 보고, 좋은 음식을 먹고, 좋은 생각을 하려고 한다. 배 안에 있는 생명이 잘 사라고 건강하고 인격적인 사람이 되기를 바라는 마음을 갖기 때문이다. 단전호흡은 자신의 아랫배에 태아, 진아(眞我)가 있다는 마음으로 한다. 머리를 가볍게 하면서 의식을 밑으로 차분히 내려 머리는 깨어 있고 가슴은 편안한 느낌으로 열려 있고 아랫배는 생명력이 충만함을 갖는 것이 단전호흡의 기본 내용이다.

단전은 비움의 명상상태에서 기운, 배짱, 깡, 섬세한 의식, 감정 등 심신의 다양성이 발휘되는 밭이다. 우리가 쉬는 숨에 마음을 실어 호흡하는 것, 자신을 살리는 마음을 숨과 함께 아랫배로 보내면 마음과 생명력이 조화를 이루어 힘이 살아난다. 의식과 감정이 살아 숨 쉬는 생명의 기운과 함께하지 않으면 의식은 생명력이 없다. 현대인들이 몸의 생기를 느끼지 못하는 것은 의식과 감정과 숨의 기운을 함께 조화롭게 살리지 못하는 데 원인이 있다. 아랫배에서 샘솟는 기운이 자리 잡고 있을 때 삶에 활력이 있게 된다. 자신이 붙잡은 감정과 생각을 숨에 실어 밑으로 내려 보낼 때 생명의 용광로인 단전에서 다시 새로운 의식의 빛이 나타난다. 해체와 이어짐이 생명의 새로움으로 거듭 태어나는 것이다. 그래서 선조들은 단전호흡을 태식(胎息)이라 하여 새로운 마음과 기운으로 참나의 생명을 잉태하여 자신이 거듭 새롭게 태어나는 호흡 수련이라 하였다.

### 단전호흡의 유형

첫 번째는 명상의 방법으로 몸과 마음의 이완을 위한 호흡이다. 호흡을 아랫배로 자연스럽게 천천히 하다 점점 가늘고 섬세하게 호흡하면서 의식을 밑으로 내리면 호흡의 느낌과 의식이 사라지면서 자연스러운 명상이 된다.

두 번째는 축기(畜氣)의 호흡이다. 이것은 자연스럽게 호흡하다 점점 숨을 크게 들이마신 다음 배를 크게 부풀리면서 힘을 주고 머물러 있는 상태다. 머물러 있는 상태는 멈춰 있는 상태와 멈추지는 않고 힘을 계속 아랫배에 주고 있는 상태를 말한다. 기운이 임맥(任脈)을 통해 회음을 걸쳐 독맥(督脈)으로 돌아가는 듯이 호흡한다.

세 번째는 쿤달리니의 각성 호흡이다. 호흡의 방향을 회음에 두고 숨을 들이쉬면서 힘을 회음으로 보내면서 힘의 지속시간과 강도를 주는 데 힘의 내용은 단지 물적인 힘이 아니라 생명의 뜨거움, 생명의 진동에 대한 느낌의 마음이 있어야 한다.

네 번째는 움직임과 연관된 호흡이다. 이 호흡은 숨을 들이마시고 움직임을 갖거나 내쉬면서 움직임을 갖거나, 움직임에 호흡을 맞추거나 할 수 있다. 호흡과 움직임은 멈춤과 움직임의 강도가 다양하여 섬세한 움직임, 느린 움직임, 빠른 움직임, 유연한 움직임 등 다양한 모습이 있다. 호흡과 움직임을 일치시키면 내적인 충만을 갖게 된다.

### 숨 깨닫기 과정

숨을 동양에서는 기라 표현하고 기독교에서는 성령이라 하며 불교에서는 깨침과 통한다. 그만큼 숨은 자연의 생명과 숨 쉬는 기운과 생명을 생명답게 하는 영성적 의미, 인간의 마음이 멸하고 생하는 깨침의 과정이다. 그리고 우리의 삶에 있어서 숨은 마음과 신체의 움직임과 직접 관련되어 있으면서 숨은 저절로 숨 쉼의 과정을 갖는다. 깊은 숨에서 마음의 깊이를 느끼고 자각하는 호흡에서 섬세한 느낌을 가진다.

아랫배로 호흡하기 전에 이해해야 할 사항은 심신의 중요성이다. 아랫배로 호흡하는 것을 처음으로 익힐 때는 잘하겠다는 생각이 앞서서는 안 되며 먼저 몸을 이완하는 것이 중요하다. 호흡은 아랫배로 하는 것이며 머리나 감정이 하는 것이 아니므로 절대 생각이나 감정이 앞서서는 역효과가 생길 수 있다. 그리고 아랫배로 되지 않을 때는 억지로 하려고 하면 안 된다.

'마음을 안정시키면 숨은 자연스럽게 밑으로 내려간다. 그러면 숨은 차분하게 쉬어지게 되고, 이 숨을 느끼면서 마음을 숨에 둔다.'

앉아서 아랫배로 호흡이 안 되면 누워서 몸을 이완한 후 아랫배를 위로 올리면서 천천히 숨을 들이쉬고 배를 내밀면서 숨을 내쉬는 연습을 한다.

단전호흡의 체험과정
① 편안하게 앉는다.
② 눈을 감고 온몸의 힘을 뺀다.
③ 머리부터 발끝까지 힘을 빼고 편인한 마음을 보낸다.
④ 이완된 심신의 느낌을 가지면서 잠시 가만히 있는다.
⑤ 숨이 어떻게 쉬고 있는지 느껴본다.

⑥ 숨이 들어오고 나가는 것을 느낀다.

⑦ 숨을 천천히 들이쉬고 내쉬면서 몸의 움직임을 느껴본다.

⑧ 들이쉬면서 배를 살짝 올려본다.

⑨ 내쉬면서 배가 안으로 들어가게 한다.

⑩ 점점 아랫배를 앞으로 내밀면서 숨을 들이쉰다. 내쉬면서 아랫
배가 안으로 들어가게 한다. 아랫배로 호흡하는 것을 몸으로 익
힌다는 생각과 몸이 기억한다는 생각을 하면서 호흡한다.

⑪ 아랫배로 호흡이 잘된다고 느껴지면 숨을 들이쉬고 배를 내민
다음, 배에 힘을 머무른다. 머물러 있다는 것은 아랫배로 숨을
들이쉬고 나서 힘을 느끼면서 머물러 있는 상태와 아랫배에 계
속 힘을 밀어 넣는 상태로, 완전히 멈춰 있는 것은 아니다. 이
두 가지를 해보는 것이다. 그러나 유의해야 하는 것은 머리나
가슴에 부담이 있어서는 안 되며 명치에 부담이 있어서도 안 된
다. 부담이 느껴질 때는 바로 호흡을 의식하지 말고 자연스러
운 호흡이 되도록 한다.

⑫ 아랫배로 호흡이 잘되면 마음을 회음에 두고 숨이 회음까지 내
려가는 느낌으로 호흡을 한다. 호흡은 앞서 언급한 대로 심신을
이완하는 것과 기를 모으고 기를 살리는 내용이 있다. 이완을
목적으로 할 때는 자연스럽게 배가 나왔다 들어갔다 하면서 마
음이 아랫배로 내려간다는 느낌을 가진다.

축기를 할 때는 회음을 향해서 숨을 깊게 들이쉬고 머무르고 천
천히 내쉬고 머무를 때 기운이 커진다.

⑬ 호흡의 속도와 깊이를 다양하게 하면서 호흡의 감각을 익힌다.
늘 아랫배로 호흡이 될 수 있도록 걸어가면서, 차 안에서, 대화

를 나누면서 아랫배로 호흡한다.

⑭ 흥분되었을 때 아랫배로 호흡해본다. 숨과 감정의 관계를 느껴 본다. 화나기 전후에 아랫배로 깊게 호흡을 해보면 감정과 호흡이 관련되어 있다는 것을 느낀다.

상기되어 있거나 머리가 아프거나, 몸에 힘이 없거나 기분이 처졌을 때 아랫배로 깊게 호흡을 해보면서 자신을 관찰하여 본다.

⑮ 숨을 내쉬고 나서 손에 힘을 줘보고 들여 쉬고서 힘을 줘본다. 힘과 숨의 관계를 느껴본다. 좋은 감정을 숨에 담아 아랫배로 호흡하면서 느낌과 생각이 몸화된다는 느낌을 가진다.

⑯ 두 손을 들거나 합장을 하거나 손을 위로 아래로 내리면서 호흡을 해본다.

⑰ 손의 자연스럽고 자유로운 움직임과 숨 쉼의 관계를 다양하게 가져본다.

⑱ 단전호흡을 처음 해 보거나 아랫배로 호흡이 안 될 경우는 누워서 눈을 감은 다음 ②번부터의 내용으로 하면 된다.

**체험사례: 내가 사라진 생명력의 각성**

1987년 내면의 초월의식을 접하고 나서 단전호흡에 관심을 갖게 되었다. 1987년 12월 중순경 어느 수련실에서 누워서 눈을 감고 아랫배로 호흡하는데 몸이 갑자기 진동 비슷한 느낌이 왔다. 그리고 앉아서 호흡하는데 어떤 여성이 오더니 등 뒤에서 양손의 엄지손가락으로 목 옆 움푹 파인 곳을 누르는데 찌릿한 느낌이 몸속 깊이 내려가는 것을 강하게 느꼈다. 그리고 호흡을 집중하는데 몸 안에서 뭔가 모를 에너지를 느끼고 몸이 저절로 움직이는 느낌을 가질 수 있었다. 수련이 끝나고 사범이 오더니 수련 첫날인데 기가 작용한다면서 말을 걸어왔는데 이를 본 그 여성은 말을 하지 않고 손짓으로 말하지 말고 그냥 가라고 했다. 나중에 알았지만 그 여성은 한동안 접신된 상태에서 어떤 기운의 작용으로 사람들을 제압하고 있었고 그 단체는 이를 신비시하고 있었다.

> 다음날 눈을 감고 아랫배로 호흡을 집중하는 순간 갑자기 몸이 위로 껑충껑충 뛰어오르는 큰 진동이 일어났다. 가만히 있는데 몸이 위로 솟구치는 것이었다. 한동안 멈추지 않고 계속해서 진동은 이어졌다. 움직임이 끝나고 창밖을 보는데 이 세상이 하나의 살아 있는 꿈틀거리는 생명의 덩어리로 보였다. 그리고 이 생명의 에너지는 배에서 느껴지는 에너지의 강도와 일치한 느낌이었다. 우주의 기운과 마음이 나의 기운과 마음으로 통하고 있고 내 몸 안에 자리 잡고 있다는 생각을 가질 수 있었다.

이를 본 사범들은 의통(醫通)이 터졌다며 자기들의 몸을 봐 달라고 하였는데 이들을 보는 순간 마음이 안정되어 있지 않은 모습으로 비쳤다. 이들에게 어떤 에너지가 필요하다는 생각에 간단한 동작으로 이마를 손바닥으로 치고, 다른 사람은 등을 치고 또 한 사람은 허벅지를 손으로 쳤다. 단순하게 보이는 동작이었지만 에너지의 교감이 강하게 교류되어서인지 이들은 고맙다고 절을 하는 것이었다. 이 모습을 보고 잠시 내가 에너지의 이끌음으로 인하여 잘못된 행동을 하고 있다는 생각을 가졌다. 수련세계에서 나타나는 교조주의적인 것은 바람직한 모습이 아니고 수련은 스스로 자신을 깨우치는 것이라는 생각을 평상시하고 있었기 때문에 바로 이들에게 고개를 숙이면서 이런 것은 바람직한 행동이 아니라고 말하면서 다시는 이런 행동을 하지 않기로 마음을 가졌다. 단지 몇 번을 아랫배로 호흡했는데 내 안의 에너지가 폭발한 것은 죽음을 통한 내적 체험을 하면서 생긴 내면의 길이 있어서, 호흡 시 기운이 밑으로 내려가면서 잠자던 쿤달리니의 에너지가 건드려졌다. 그리고 단전의 에너지를 체험하기 전에 명상과 명상서적을 보면서 의식수련을 하여 에너지기 더저 나올 때 의식올 바로삽을 수 있었다.

마음을 차분하게 안정시키고 앉아 있는데 어제 나의 어깨에 손댔던 여성이 사무실에 들어오더니 자기 앞에 앉으라고 했다. 일방적으로 지시하듯이 하는 태도에 응할 수 없어 가는 것을 거부하니까 이상하게 별 잘못도 없는데 가슴이 약간 두근거리는 것이 느껴졌다. 그래서 이를 없애려고 반가부좌 상태로 앉아 눈을 감고 단전호흡을 하였다. 이때도 좀 전에 나타났던 강한 진동이 일어났다. 몸이 위로 솟구치는 것이었다. 큰 진동이 있고 나서 마음은 안으로 내려가 무념의 상태가 되었다. 이때 눈을 떠보니 이 여성은 내 앞에서 손을 크게 휘젓고 있었다. 난 앉은 상태에서 손을 오른쪽에서 왼쪽으로 한번 크게 움직였는데 이 여성은 왼쪽으로 밀려나 있었다. 그리고 천천히 일어나 상대방의 가슴 중앙에 손바닥을 갖다 대면서 눈을 바라봤다. 상대는 나의 눈을 보지 못하고 시선을 밑으로 내렸다. 어느덧 단체의 관계자들이 모여 있었다.

난 주변 사람들에게,

"내 가슴은 뛰지 않고 차분한데 이 분은 지금 가슴이 뛰고 있고 난 쳐다보고 있지만 이분은 나를 보지 못합니다."

"이분이 잘못된 마음을 갖고 있습니다"라고 말하였다.


수련에서의 체험은 다양하게 나타나지만 크게 세 가지로 말할 수 있다.

첫 번째는 자신의 내면으로 의식이 내려가는 체험이다. 이는 특별한 대상을 향하는 것이 아니라 마음을 안으로 내리는 것이다. 초월의식의 상태에서 나타나는 체험 즉 외부의 자극에 동요되지 않은 평정심의 상태를 말한다.

두 번째는 마음이 안정된 상태에서 접하는 체험이다. 빛, 소리, 음률, 움직임, 자연의 이미지, 몸이 가벼워지는 느낌, 각성 등 다양하다.

세 번째는 대상과 연결되어 나타나는 체험이다. 의식이 대상을 향하여 있을 때 그 대상은 신, 하나님, 주문, 외부의 자극, 메시지, 수련방법, 감정, 감각 등 다양하다. 보통 접신이 된 상태도 여기에 해당한다. 대상을 향해 있기 때문에 의식이 깨어 있다기보다는 대상을 향했던 감정이 집중되어 나타난다.

그 당시 내가 체험한 상태는 첫 번째이고 여성이 접했던 체험은 세 번째에 해당한다. 이 여성의 접신된 행동은 내가 테이블을 내려치면서 쳐다보는 순간 깨졌지만 정상적인 의식 상태로 돌아오는 데는 시간이 걸렸다. 그 여성은 통제하기 어려운 기운이 자주 느껴져 결국은 얼마 되지 않아 출가하여 스님이 되었다.

대부분의 수련에서 나타나는 체험은 주변 분위기에 영향을 받아 나타나는 경우가 많기 때문에 체험을 주체적으로 이끌 수 있는 경우는 흔치 않다. 그리고 체험의 세계를 해석하거나 이를 있는 그대로 보면서 분석하기에는 몸의 경험과 의식에 대한 다양한 정보와 균형 잡힌 시각이 부족하여 해당 세계의 고유한 영역으로 두는 경우가 대부분이다. 그래서 수긍하거나 이끌리어 휩싸이거나 거부하는 양상이 나타난다. 체험은 분명히 강한 에너지와 자신감, 불편했던 몸과 마음의 치유에 도움이 되는 경우가 많다. 하지만 체험이 안정된 마음과 깨어 있는 의식과 감각이 동반되지 않고 어느 한 쪽에 몰입되어, 주변으로 부터나 자신이 깨어 있지 않다면 체험의 기운에서 빠져 나오기 힘든 상황이 벌어 질 수 있다. 그러므로 수련에 임할 때 어떤 마음으로 수련을 하는가가 무엇보다 중요하다. 그렇기 때문에 수련세계에서 초심을 강조하는 이유는 순수한 마음을 갖고 수련을 임해야 한다는 뜻이다. 초심은 자신의 비움과 이타의 마음이다.

마음의 비움에서 행해지는 아랫배로의 깊은 호흡에 마음이 자연스럽게 집중되어 몰입이 일어나면 그 강도에 따라 평상시 깨우지 못한 생명력이 발휘되고 폭발하는 힘이 느껴질 때도 있다. 이는 쿤달리니(Kundalini)각성으로 몸에서 나타나는 가장 강하면서 온전한 기운과 의식 또한 깨어 있는 극치에 가있게 된다. 이 생명력은 누구에게나 있으며, 자신뿐만 아니라 세상을 상대할 수 있는 힘이다. 이 생명력은 보통 일반적인 운동에서 나타나는 근력이 아니라 의식이 깨어 있으면서 내 안에서 퍼지는 기운으로 통합적이고 전일적인 성격을 가진다. 생명의 기운이 합쳐있으면서 전체와 부분이 잘 통해져 있는 상태이다. 자연의 강한 현상을 표현할 때 태풍(颱風), 폭풍(暴風), 해오리바람, 폭풍우, 강렬한 태양열 등으로 모두 바람과 태양, 물이 기본적으로 해당된다.

우리의 몸도 자연의 기운처럼 바람이 숨으로 이어져 단전의 힘으로 깊게 숨 쉬면 아랫배가 단전(丹田)이 되어 뜨거워지고 입안에서 옥수(玉水)인 침이 생기며 몸은 바람처럼 가벼워지고 힘이 다양하게 나타난다. 그리고 특별히 수련을 하지 않더라도 우리의 삶 자체가 누구나 호흡하고 심신의 관계 속에서 움직임을 가지면서 살기에 이미 생명력의 기운이 돌고 있는데 우리의 감각이 이를 잘 감지 못할 뿐이다. 우리가 재미있고 신 나는 일, 만남, 놀이, 여행 등에서는 시간 가는 줄 모르고 자신이 뭐하는 줄도 모를 만큼 그 자체가 되어 있다. 이것은 자연스럽고 순간의 즉흥성이 살아있으면서 저절로 이루어진다. 그러나 이를 정확하게 시간과 행동을 정해서 흥미 없이 따라한다면 금방 지치고, 하고 싶지 않게 되어 생각이 복잡해지고 스트레스를 받게 된다. 이처럼 단전호흡도 우러나오는 마음, 느낌에 의해서 진행되는 것이지 이렇게 한다, 저렇게 한다가 많아지면 그것은 몰입과 집중을 방해하거나 스스로의 각성이 이루어지지 않으며 또한 누구에 의해서도 이루어지지 않는다.

산을 좋아 하는 사람은 혼자서라도 즐겁게 한라산, 지리산, 북한산, 외국의 산까지 간다. 이처럼 명상, 단전호흡도 자신이 원해서 해야 되고 자연을 대하듯 자신의 몸을 순수하게 맑게 그냥 그자체로 임해야지 앞선 것이 많으면 자칫 안한 것보다 못할 수 있다. 몸은 지금의 자신으로 그 자체가 길이며 진리라는 믿음을 갖고 이미 생명인 몸에 자신을 내맡기는 마음으로 임하는 것이 좋은 선택이다. 분명 몸은 솔직하기에 자신이 먹은 마음대로 반응할 것이다. 그러기에 욕심을 버리고 어떤 체험을 하겠다는 생각도 접고 편안히 이완된 상태에서 숨에 마음이 자연스럽게 스스로 같이 하는 것이 단전호흡의 출발이며 기본이다.

우리가 수련의 이미지를 떠올려보면 도 닦는다, 산에서 하나, 도장에서, 스승이 있겠지, 현실적이지 않지, 뭔가 특별한 사람, 이상한 사람, 마음을 비워 등 보통의 일상과는 거리가 있고 일반적인 것이 아니라는 인식을 하는 경우가 많다. 그러한 이유에는 수련단체나 수련한다는 사람들의 이미지가 세상에 비쳐진 인상이 한 몫 했다. 그러나 수련은 심신을 닦는다는 의미로 정신이 안성되고 맑고 건강한 상태를 위한 것이다. 수련으로 대표되는 것은 멍싱과 단전호흡 그리고 기 움직임으로 마음의 휴식과 기운을 모으고 발휘하고 감각 있는 몸을 갖는 것이다. 우리가 누구든 휴식하고 있으며 호흡하고 움직이며 산다. 이를 하지 않으면 우리는 단 한순간도 생명을 유지하기 힘들다. 그렇기 때문에 수련은 가장 일상적인 생명활동을 매순간 돌아보고 소중하게 하자는 것으로 선택의 문제가 아니라 이미 우리는 생활 속에서 수련을 하며 산다. 이미 하고 있는 것에 대한 가치를 인지하는 것이 수련이다.

그리고 수련하면 마음 수련에 대한 이미지가 큰데 마음을 비우는 것은 그 자체로 의식과 마음을 평화롭게 하는 데 도움이 되지만 실상은 생명의 기운을 잘 소통하고 발휘되는 길과 연결되어 있다. 내적 이완의 마음의 길을 통해 쿤달리니의 기운이 건들어진다. 수련은 삶에 적극적인 입장이며 자신의 몸과 마음을 건강하게 살리는 보편적인 가치를 담고 있다. 수련은 특정인이나 단체와 관련되어 있는 것이 아니라 자신의 몸이 스승이며 방법이며 안내자이며 생활이기에 몸의 생명활동을 느끼면서 살아길 때 몸을 통한 수체적이며 건강한 삶을 일상에서 발휘될 것이다. 호흡을 느끼면서 자신을 건강하게 꽃 피우며 살아보자.

# 감각 깨우기

## 자발적 움직임과 깨우기

### 자발적인 움직임이란?

자발적인 움직임은 크게 셋으로 나눈다. 첫 번째는 외부대상이나 외부의 자극, 외부의 인위적인 기법이 동원되지 않으면서, 마음의 평정심이 이루어진 상태에서 자연스럽게 내적인 기운이 발하는 움직임이다. 두 번째는 스스로 하되 외부의 기법이 동원되어 움직임을 가진다. 세 번째는 외부의 자극, 분위기 등 타의에 의해서 움직여진다. 자발적인 움직임은 보이는 면에서는 셋 다 자발적으로 보인다. 하지만 그 이면에는 차이가 있다. 자발적으로 보이는 움직임은 차크라에서 언급한 것처럼 깨어 있는 의식이 준비되어 있지 않으면 기운에 의식이 조정되어 역으로 깨어 있는 의식으로 돌아오기가 힘들 수 있다.

미리 생각이 앞서 있거나 편한 마음으로 접근하지 않는다면 깨어 있는 의식을 갖기가 어렵다. 왜냐하면 체험해보지 못한 내적 의식이 체험으로 나타날 때는 불안감이 생길 수도 있고 의식이 체험을 막거나 의식이 조절능력을 발휘하지 못하는 경우가 있기 때문이다. 이런 이유로 자발적인 움직임을 갖기 전에 명상을 하여 감정을 순화시킬 필요가 있다. 명상은 의식이 물다라라 차크라를 통과하는 것이다. 명상을 통하여 의식이 밑으로 내려가다 보면 초월된 의식을 접하게 된다. 자아에서 벗어난 의식은 분명히 명상을 통해 이루어진다. 그러나 모든 사람이 명상을 한다고 초월의식을 접하는 것은 아니다. 왜냐하면 무의식으로 내려갈수록 개인의 잠재된 의식과 마주치게 되어 이를 통과하여 초월된 의식세계로 가는 것이 힘들게 된다. 그래서 명상은 자기 죽음이라 표현되기도 한다.

선각자 중에는 자신이 향하는 가치에 목숨을 바치고 그 속에서 초월된 의식의 빛을 접한 분이 있다. 죽음을 받아들일 수 있는 가치 그것은 타인을 사랑하고 사회를 구원하고자 하는 마음이 있을 때 가능하다. 죽음의 극점과 살림의 극점은 서로 맞대고 있다. 삶의 현장에서 자신이 어떤 가치로 살아오고 무엇을 향해 있는가? 자아를 죽이면서 자신의 몸과 타인을 살리는 마음이 명상의 핵심이다. 자아를 죽인다는 것은 마음의 평화를 갖는 것으로 일상의 평상심과 이어진다. 자발적인 움직임은 마음이 이완되어 평온한 가운데 자신의 몸이 마음이 되어 스스로 움직이는 것이다. 자발적인 움직임은 종교, 무속, 수련에서도 나타난다. 수련에서의 자발적인 움직임은 의식이 깨어 있고 마음이 안정되어 있는 편한 마음에서 몸과 마음의 충만한 기운을 자연스럽게 순환시킨다.

> 내가 움직이기 시작하면 기분이 좋아지고 적극적이게 된다. 움직이는 것 그 자체가 나의 자화상, 나의 세계관, 가능성에 대한 나의 비전을 새롭게 한다(일지).

움직임은 의식과 마음의 느낌이 잘 표현되는 감각을 지니고 있다. 그 움직임 속에 정기신이 조화롭게 분리되지 않은 내면의 기쁨이 자연스럽게 피어난다.

### 자발적인 움직임의 체험과정
자발적인 움직임을 갖기 전에 움직임을 먼저 생각하는 것이 아니라 이완을 먼저 하는 것이 중요하다. 몸에 힘을 빼고 편안한 느낌을 확인하고 머물러 있는 시간을 갖고 아랫배로 호흡하여 마음과 기운을 내면화한 다음 움직임의 느낌을 가져본다. 우리의 몸은 고정되어 있지 않다. 자신이 똑바로 앉아 있다고 하더라도 숨을 쉬고 있고, 심장이 펌프질을 하고 있고, 몸 스스로의 기운과 의식 그리고 감정의 파장은 일어나고 있다. 자발적인 움직임은 자신의 인위적인 느낌을 내려놓고 몸의 자유로움을 느끼는 것이다. 그 움직임에 자신의 느낌이 자연스럽게 일치되면서 몸의 감각들이 새롭게 깨어나게 된다. 이 움직임에 불편한 감정이 녹게 되고 굳어 있던 몸의 감각들이 풀리면서 충만과 섬세한 감각을 느끼게 되고 의식도 더욱 맑아지게 된다. 이러한 움직임은 자신의 몸을 믿는 데서 시작된다. 자신 스스로에게 몰입하는 것은 아름다우며 나를 믿고 산다는 기쁨은 분명한 체험으로 확인된다.

우리는 자신을 두려워한다. 이 생각 저 생각 하다 보면 솔직한 느낌을 표현하지 못한다. 이 솔직함은 자아의 차원에서의 솔직함이 아니다. 섬세한 감수성에서 오는 이타의 마음, 헤아림의 마음, 서로의 마음을 소중하게 여기는 마음에서 나오는 솔직함이다. 이러한 솔직함을 느끼기 위해서는 자신의 인위적인 생각을 가지고 몸의 감각을 판단하거나 일어나는 감각에 집착하지 않는다. 일어나는 대로 관하고 자발적인 느낌이 자연스럽게 발휘되는 기회를 가질 때, 몸이 스스로 사고하면서 감각을 깨운다. 새로운 감각과 세계는 간혹 자신을 당황하게 하거나 두려움을 주기도 한다. 그러나 자신의 몸은 이미 깨어 있기에 늘 안정되어 있다는 느낌과 생각을 잊지 않는다. 자신이 어떤 생각과 마음으로 세상과 자신의 내면세계에 임하느냐는 삶의 중요한 의미를 가진다.


상체의 움직임

① 눈을 감고 몸의 힘을 뺀다.

② 명상과 단전호흡을 한다. 몸이 가볍다는 느낌을 가진다.

③ 자신의 몸이 갈대라는 이미지를 가지고 작은 바람에 갈대가 가볍게 움식이는 것처럼 자연스러운 움직임을 갖는다. 저절로 움직여지는 느낌을 가진다.

④ 상체를 좌우로 천천히 가볍게 움직인다.

⑤ 머리를 좌우로 천천히 움직인다.

⑥ 상체를 앞으로 숙이는 것을 천천히 반복한다.

⑦ 천천히 상체를 앞으로 숙이고 머물러 있는다.

⑧ 상체를 왼쪽으로 숙이고 있는다. 오른쪽으로 숙이고 있는다.

⑨ 마음 가는 데로 움직인다.

⑩ 호흡과 움직임을 일치시켜 움직여본다.


누워서의 움직임

① 눈을 감고 몸을 이완한 후 아랫배로 깊게 호흡한다. 아랫배로 호흡하면서 기운을 모은다.

② 호흡을 자연스럽게 두고 마음을 편하게 갖는다.

③ 몸이 가볍다는 느낌을 가진다.

④ 몸이 스스로 움직이는 느낌을 가진다.

⑤ 머리를 편하게 흔들어본다.

⑥ 손, 발, 골반 등을 흔들거나 자유롭게 움직여본다.

⑦ 손과 발을 들어 자유롭게 움직인다.

⑧ 무릎을 세워서 골반을 진동한다.

⑨ 전신을 자유롭게 움직인다.

⑩ 편하게 이완한다.

손의 움직임

① 눈을 감고 명상을 한 후 아랫배로 호흡하면서 배에 기운을 자연
스럽게 모은다.

② 두 손을 모아명치 앞 높이까지 올린 다음 아랫배로 깊은 호흡을
한다.

③ 몸에 힘을 뺀 상태에서 숨이 들어오고 나갈 때 몸의 미세한 움
직임을 느껴본다.

④ 상체의 움직임이 어깨와 팔로 이어지며 손에 움직임이 미치는
것을 느낀다.

⑤ 숨이 들어오면서 양손의 간격이 벌어지고 내쉬면서 간격이 자
연스럽게 좁아지는 느낌을 가진다.

⑥ 숨 쉬는 움직임에 의해 어깨와 팔, 손이 자연스럽게 움직인다.

⑦ 몸 스스로의 움직임이 팔과 손에 전해지면서 손목과 손가락이
자연스럽게 움직인다.

⑧ 움직임에 마음이 자연스럽게 실린다.

⑨ 마음의 느낌이 손의 흐름으로 이어진다.

⑩ 손이 스스로의 마음이 되어 스스로 자유롭게 움직인다.

⑪ 손의 움직임이 몸 전체와 이어져 흐름을 타고 호흡도 자연스럽
게 일체가 된다.

서 있는 상태에서의 움직임

① 발을 어깨 너비로 벌리고 선 다음 눈을 감는다.

② 몸을 느껴본다.

③ 서 있는 무게의 중심을 발바닥으로 느껴본다.

④ 상체의 힘을 빼고 팔의 힘을 빼고 밑으로 축 내렸다는 느낌을 가진다.

⑤ 머리의 백회에서 발바닥 가운데 용천(龍泉)까지 의식과 마음이 人(인)자 모양으로 연결되어 있다는 느낌을 가진다.

⑥ 편안한 상태에서 머리를 좌우로 천천히 움직여본다. 머리를 천천히 돌려본다.

⑦ 상체를 천천히 좌우로 움직여본다.

⑧ 발바닥이 바닥에 안정되게 힘의 중심이 잡혀 있는 상태에서 전신을 천천히 가볍게 움직여본다.

⑨ 허리와 무릎을 각각 돌려본다.

⑩ 좌우로 기울여본다.

⑪ 앞으로 숙여본다.

⑫ 팔과 손목, 손가락을 각각 자연스럽게 움직여본다.

⑬ 아랫배로 천천히 숨을 쉰다.

* 숨을 아주 가볍게 쉬고 호흡을 의식하지 않고 가만히 있는다. 호흡과 움직임을 일치하여 해본다.


걷는 명상(walking meditation)

① 천천히 자연스럽게 걷는다.

② 아주 친친히 걸으면서 한쪽 발이 들 때의 느낌과 다른 발의 무

게의 중심을 느껴본다. 발이 딛고 닿는 과정의 느낌을 섬세하게 느껴본다.

③ 걸음의 과정에서 순간순간 멈춰 있어 본다.

④ 들이 쉬며 걸음을 띄고 내쉬며 딛는다. 호흡과 걸음을 일치한다.

⑤ 눈을 감고 위의 과정을 가지면서 느껴본다.

⑥ 걸음의 속도를 다양하게 해본다.

⑦ 걸으면서 다양한 몸짓을 가져본다.

　* 감각 깨우기의 과정에서 중요한 것은 이완과 움직임, 숨, 중심의 이동, 접촉 등을 감지하는 과정으로 깨어 있는 의식 상태에서 이루어져야 한다.

## 체험사례: 몸 스스로의 움직임

자발적인 움직임의 체험은 몸이 의식이며 마음이라는 사실을 몸으로 느끼는 시간이었다.

> 상체가 밑으로 내려가는 것에서 시작되어 몸이 불편했던 부위 쪽에 움직임이 가더니 금세 불편함이 풀리는 것을 느꼈다. 그런가 하면 상체와 하체를 나눠 움직임이 오더니 어깨, 목, 팔, 손으로 점점 섬세하고 다양한 움직임이 나왔다.

수련의 충만함은 자발적인 몸의 움직임을 통해 더욱 느낄 수 있었다. 늘 새로운 움직임과 느낌들은 몸이 늘 살아 있다는 마음의 충만을 내게 선사했다. 명상과 단전호흡을 통해 초월의식과 에너지의 폭발을 체험한 후부터는 자발적인 움직임이 일어났다.

처음에는 배 부위의 움직임이 크게 일어났다. 그전에 배가 아팠던 적이 있어 스스로 치유하고 있다는 느낌이 들었다. 마치 내 안에 나를 온전케 하는 치유의 에너지가 있어 저절로 그동안 불편했던 신체부위와 감정의 치유를 한다는 느낌이었다. 그리고 한동안 많은 눈물을 흘렸다.

이 눈물은 그간 누구도 헤아려주지 못한 지난날들의 아픔이었다. 그리고 내가 진정 스스로의 사랑의 마음이 있다는 것, 스스로 온전할 수 있다는 것, 스스로 마음을 헤아려 어루만지고 있는 것에 대한 환희와 치유의 눈물이었다.

몸과 마음이 한결 가벼워지면서 몸은 스스로 감각을 깨우는 움직임을 갖기 시작했다. 상체를 밑으로 내리는 것부터 시작해서 옆으로 움직이고 몸 전체로 움직임이 퍼져 나가면서 그다음은 손이 들리면서 손가락의 움직임이 있었다. 아주 섬세한 느낌을 가질 수 있었다. 내 몸 안, 배에서 생명의 힘이 자연스럽게 움직임을 받쳐주고 있으면서 마음의 움직임과 몸의 움직임은 구별 없이 일체의 느낌이 되었다. 몸이 마음이면서 의식이란 느낌이 자발적인 움직임 속에서 느끼면서 마음의 리듬이 다양한 몸짓으로 섬세하기도 하고 느리기도 하고 빠르기도 하면서 자발적인 움직임이 이어졌다.

자발적인 움직임은 저절로 일어나는 경우도 있지만 모든 사람이 수련에서 일어나는 것은 아니다. 그래서 수련을 지도할 때는 명상과 단전호흡을 한 후에 몸이 편안한 마음의 상태에서 자연스러운 분위기에서 시작하여야 한다. 그리고 차분한 명상음악을 틀어 음악의 리듬에 마음을 실어 자연스러운 움직임을 가질 수도 있다.

자발적인 움직임, 자발공은 마음이 안정된 상태와 의식이 비어 있어야 하며 고정된 의식이나 어떤 목적을 띠고 있으면 바른 수련이라

할 수 없다. 집착이 되기 쉽다. 그리고 자신이 더욱 깨어 있지 못할 수 있으며 특히나 상대의 에너지에 의해서 진행된 자발공은 인도하는 사람에 따라 과정과 결과의 차이가 너무나 크다. 그렇기 때문에 우리가 어떠한 가치나 목적보다 깨어 있다는 것이 더욱 중요하다는 것을 명심할 필요가 있다. 왜냐하면 '깨어 있는 수련'은 수련의 기본이지만 깨어 있는 수련을 접하기란 쉽지 않은 것이 우리의 현실이기 때문이다. 눈을 감고 이완한 다음 섬세하고 작은 자연스러운 몸 스스로의 느낌을 느껴보자.

## 진동 깨우기

### 몸의 진동 깨우기

#### 진동이란?

진동(振動)은 크게 네 유형으로 나눈다. 첫 번째는 의식이 내려간 상태에서 호흡으로 기운이 밑에서 위로 솟구칠 때 일어나는 경우이고, 두 번째는 의념에 의한 진동이다. 이때는 생각이 감정으로 이어져 몸으로 나타난다. 주문과 자기 최면의 형태이다. 몸이 웃는다는 웃음의 진동을 갖는다는 느낌, 몸이 가벼워서 위로 가볍게 솟구친다는 느낌을 가질 때 몸이 위로 솟구칠 수 있다. 세 번째는 종교행위에서 크게 소리 내면서 반복적인 기도를 하면 소리의 파장이 몸의 진동으로 이어져 나타난다. 집단적으로 두 손을 들고 주여, 주여 외치면 반복적인 소리의 리듬과 몸이 일치되어 진동의 움직임이 일어난다. 무 속에서의 진동도 굿 소리의 진동과 신기의 떨림이 합쳐져 큰 진동이 일어난다. 네 번째는 운동장에서 경기를 관람할 때 자기편이 승리하거나 점수가 날 때 사람들은 가볍게 껑충껑충 뛰면서 몸의 웃음을 갖는다. 모든 진동은 분명히 집중된 상태에서 일어난다.

진동은 자신의 막힘이 뚫리거나 극적인 기쁨이 있을 때도 나타난다. 생명은 진동하고 있다. 몸 주변에는 진동의 파장이 나타나고 있으며 심장, 폐도 끊임없이 진동한다. 아프리카 원주민의 북소리에 맞춰 진동하는 춤, 음악에 맞춰 춤을 추는 젊은이들의 몸짓 모두다 진동이다. 기분이 나쁠 때 주위에서 '훌훌 털어버려'라는 말을 한다. 진동은 분명히 막힘을 풀어주는 효과를 준다. 하지만 타의에 의해 일어나는 진동은 자신의 의식이 타의에 의해 조절될 수 있다. 그렇기 때문에 자신을 있는 그대로를 인지하여 슬픈 감정이 올라오면 '감정이 올라오는구나', 눈물이 나면 '눈물이 나는구나', 상대의 느낌이 작용하면 '작용하는구나'를 그대로 자각하는 깨어 있음이 있어야 한다.

정신적인 수련이나 기도 등을 할 때 아직 정화되지 않은 개인의 심적 갈등이나 자신의 욕구, 지향하는 가치 등이 내적인 에너지와 연결되어 자신도 모르는 체험들이 일어나는 경우가 있다. 사람들은 대개 자신의 외적 의식으로 무의식을 누르고 있기 때문에 자신을 내려놓지 않으면 무의식이 겉으로 직접적으로 잘 나타나지 않는다. 그러나 외부에 정신을 집중하다 보면 자신의 의식은 내려가면서 집중했던 의식과 감정의 파장이 작용하여 누르고 있었던 감정들이 몸으로 나타나기도 한다. 막혀 있었던 감정, 억눌렸던 감정들이 튀어나온다. 그 튀어나옴의 작용은 몸의 진동으로 울음의 진동으로 나오거나 소리를 내기도 한다.

진동의 파장(波長)은 우리의 주변에서 쉽게 볼 수 있다. 박수 치는 것, 몸을 두들기는 것, 춤을 추는 것, 사랑의 행위를 하는 것, 웃음, 울음, 화나는 것, 대화, 싸움 등 이 모두다 진동이다. 집중되어 있는 상태는 진동의 에너지가 작용한다. 자신을 표현하는 몸짓들은 진동의 파장으로 나타난다. 집중의 강도에 따라, 성질에 따라 파장의 강도와 질이 다를 뿐이다.

### 진동의 체험과정

수련과정을 통해 공중부양을 하는 것을 본 적도 없고 해본 경험도 없다. 부양(浮揚)이란 말이 떠오른 상태를 의미하기 때문에 인간의 체중으로는 공중에 떠있을 수는 없다. 부양에 대한 언급 중 초월명상, 홍태수의 단, 선무도에서의 부양이 있었지만 모두 사진에서의 정지된 모습에서나 가능하다. 차이가 있다면 홍태수의 단의 사진은 뛰어오르면서 두 발을 모은 것이고, 선무도에서의 사진은 앉은 상태에서 두 발의 힘으로 몸을 솟구쳐 오르는 것이며, 초월명상에서의 사진은 바닥에 두꺼운 매트리스를 깔고 가부좌한 상태에서 의념과 감각으로 순간적으로 몸이 위로 껑충껑충 뛰게 되는 순간이다.

요가에서는 아랫배에 잠자는 쿤달리니(Kundalini) 에너지가 있어 호흡 수련을 하다 보면 쿤달리니 에너지가 폭발하면서 몸이 위로 솟구치는 체험이 일어난다고 한다. 그리고 요가 슈트라 자매품에서는 앉은 상태에서 몸이 가볍게 뜬다는 생각을 가지면 몸이 뜬다는 내용이 나와 있다. 이 때 뜬다는 생각은 이미지와 느낌의 강도에 의해 몸의 체험으로 결정된다. 몸이 위로 솟구치는 체험은 단전호흡의 과정에서 일어나며, 마음의 느낌으로, 웃음의 힘으로도 가능하다. 웃음의 상태를 몸 전체로 느끼고 안으로 품으면서 웃음의 에너지를 아랫배에 모은 다음, 웃음이 입으로 터지는 것이 아니라 아랫배에서 터져 나오면서 몸이 위로 솟구친다는 이미지를 가지고 몸을 띄울 수 있다. 몸이 펄쩍펄쩍 뛴다는 이미지를 가지면 그와 같은 동작이 나온다.

단전호흡을 하다가 일어나는 진동은 에너지의 몰입이 극대화되어 나타나는 것으로 처음 일어날 때는 인위적인 것이 배제된 자연스러운 현상이다. 그러나 의념에 의한 것은 이미 몸이 위로 솟구친다는 이미지를 갖고 한다. 이 둘은 접근에 있어 분명한 차이가 있는데 감각 깨우기 차원에서 호흡과 이미지의 관계를 활용하면 다양한 체험을 가질 수 있으며 잠재력을 깨우는데도 도움이 된다.

이렇게 의식의 작용에 의해 진동이 일어날 수 있지만 진동은 인위적인 의식의 작용에서 보다도 호흡의 집중에 의해 기운이 폭발하는 것이 생명력의 각성이라 할 수 있다. 회음으로 향하는 호흡의 집중은 몰입의 정도에 따라 초월적인 의식 상태와 함께 기운의 집중이 극대화된다. 그래서 집중의 극대는 또 다른 극의 문을 열게 한다. 마치 내면의 하늘이 열린다든지, 내 안의 생명력이 폭발하는 것은 우리가 접하지 않았던 또 다른 세계가 열린 체험이다. 우리는 인생에서 풀기 어려운 문제를 접하게 되는 경우가 있다. 연인이나 부부 등 남녀 관계에서의 막힘, 죽음과 관련된 병, 풀리지 않는 자신의 일, 가족과의 막힘 등이다.

이럴 때 우리는 어떤 행동을 하는가? 확실한 답을 찾기 위해 최선의 노력을 하게 되는가? 아니면 노력의 한계를 갖게 되는가? 풀리지 않는 문제는 우리의 의식이 제한된 상황에 놓여 있기 때문이기도 하다. 내면의 초월된 의식이나 몸이 마음으로 사랑으로 보이는 현장의 체험은 우리의 의식이 확장되고 마음이 열린 순간에 일어난다. 그러므로 삶과 죽음, 인간관계의 문제는 자신이 먹어놓은 사고와 감정,

경험에 국한하여 해결하려 들지 말고 창의적인 접근이 필요하다. 머리에 묶여 있는 의식은 초월되어 새로운 의식을 접하기 쉽지 않다. 발상의 전환이라는 말처럼 자아의 고집에서 벗어나 자신이 사라질 때 현상이 뚜렷하게 드러나는 깨침이 일어난다.

수련할 때 자신이 붙잡고 있는 의식과 감정 그리고 행위의 강도와 수련을 행하는 심신의 강도의 차이에 따라 내적 체험의 내용이 좌우된다. 자신의 내적인 마음이 동하지 않으면 체험은 일어나지 않는다. 외부의 작용이 자신의 내적 마음을 움직여 체험이 일어나기도 하지만 자신이 거부할 힘이 있다면 영향을 받지 않는다. 그러나 내적인 초월의식이나 기의 체험은 스스로 얼마든지 가능하다.

마음을 내리는 것에 반복적인 마음을 가지면 내면의 초월의식이 열린다. 그리고 마음을 내리고 아랫배로 호흡을 집중하다 보면 기감은 생기게 된다. 두 주먹을 힘 있게 쥐어보면 손이 떨리는 것을 느낄 수 있다. 마음을 내리는 것과 숨을 아랫배로 반복해서 쉬는 것은 수련에 있어 가장 집중해야 할 내용이다. 그리고 우리가 집중해야 할 가치이다.

이런 집중의 과정에서 심신의 막힘은 몸이 스스로 해결해 준다. 그러므로 진동이 하나의 목적이 아니라 자연스럽게 내적 필요에 의해서 일어날 수 있는 하나의 과정이 된다. 그러나 우리가 삶에서 미소와 웃음이 없는 표정을 하고 살 수 없는 것처럼 몸의 진동은 우리의 막힘을 깨고 자신의 심신을 깨어 있게 하는 데 한 역할을 한다. 내면에서 우러나오는 자연스러운 웃음과 미소는 우리에게 가장 좋은 진동이다. 몸의 진동으로 마음을 훌훌 털어 존재의 가벼움을 느껴보자. 진동은 나를 가볍게 한다.

체험과정

① 눈을 감고 몸과 마음을 이완한다.

② 몸이 생각이며 마음이라는 느낌을 가진다.

③ 몸이 아주 가볍다는 느낌을 가진다.

④ 나의 몸과 허공은 구별이 없다. 몸이 허공으로 흐트러져 존재가 없다는 느낌을 가진다.

⑤ 몸이 솜털처럼 가볍다는 느낌을 가진다. 내면에서의 생각은 몸의 작용으로 힘과 연결되며 감정과 신체가 일치된다. '자신이 몸이 가볍고 위로 솟구친다'라고 생각과 이미지를 갖고 위로 솟구쳐 본다.

⑥ '몸이 웃음이다'라는 느낌을 가진다.

   * 웃음은 힘이며 진동의 파상이 있다. 자신의 존재가 기쁨이라는 생각과 감정을 가지면서 웃음을 품어본다. 웃음을 가지면서 웃음을 입으로 표현하지 않고 안으로 모은다. 몸의 솟구침, 진동은 몸의 웃음이 표현하는 것이다. 품었던 웃음이 몸으로 터지면서 몸이 위로 솟구치거나 진동한다. 삶에서 가장 기쁜 것은 어떤 외적인 내용보다 자신이 살아 있다는 존재의 기쁨을 가져본다. 그 기쁨을 몸의 웃음으로 미소로 느끼고 표현한다.

⑦ 아랫배에 몸이 진동하는 기운이 있으며 아랫배로 호흡하는 것은 진동의 생명력이 일어나는 것이라는 느낌을 가진다.

   * 아랫배로의 호흡은 잠자는 쿤달리니의 에너지를 건드는 것으로 기운이 아랫배에 모이면 기운은 몸 전체를 통하게 하려는 성질이 나타난다. 막힘을 뚫은 기운의 소통이 진동으로 일어

난다.

진동은 소리뿐만 아니라, 살, 심장 거의 모든 물체는 진동의 파장이 있다. 파장이 불규칙하면 리듬이 깨질 수 있다. 몸의 진동은 몸과 마음의 막힘을 깨고 깨어나게 하는 생명력의 표현이다. 우리가 감동적인 음악을 들었을 때, 가슴으로 몸으로 느끼는 감정은 가수의 숨과 감정 그리고 소리의 진동이 우리 마음의 진동과 이어져 있어서이다. 우리는 진동하는 생명의 몸이다. 스스로 진동하는 시간을 가져보면 심신이 가벼워지는 것을 느낄 수 있다.

# 기감 깨우기

## 몸의 기감 깨우기

### 기감이란?

기감(氣感)은 기의 범위를 어떻게 정하느냐에 따라 그 내용이 달라진다. 기감의 범위는 첫째 정기신의 입장에서의 의식, 정서, 감각의 기감이 있고 두 번째는 수련과정에서 신체에서 느껴지는 기감이 있고, 세 번째는 일반적으로 말하는 기감이 있다. 기감은 수련을 통해 느껴지지만 심신이 조화로운 상태가 아닌 즉, 마음이 불안하거나 기가 머리로 상기되어 있을 때는 기감이 발휘되지 않는다. 그러므로 마음이 안정되어 있는 상태에서 느낄 수 있는 것으로 명상이 우선되어야 한다. 눈을 감고 마음을 내리면 뇌파는 알파파의 상태로 내려가면시 혈압과 맥박은 안정된 상태로 가세 되며 혈액순환이 좋아지고 심신이 이완된다. 그러면서 손과 발이 따뜻해진다. 손발이 따뜻해지는 것은 의식이 맑아지고 마음이 안정된 상태이다. 그래서 명상과 호흡 수련에서 손발이 따뜻해지면 기본적으로 이완이 되고 기감이 발휘된 것이다.

심신이 이완되어 있을 때는 내적인 기감과 의식이 발휘되는 상태이 므로 다양한 감각을 접할 수 있다. 명상과 단전호흡을 하면서 손바닥 을 마주 향하고 손을 모았다 떨어졌다 해보면 뜨거움과 서로 밀고 당 기는 힘을 느끼게 된다. 몰입의 정도에 따라 차이는 있지만 눈을 감고 의식을 내린 상태에서의 자발적인 기감은 심신이 일체가 되어 다양한 체험이 있게 된다. 내면에서 우러나오는 충만함, 내면의 기쁨, 내면의 미소와 관계되며, 기감의 내용은 구체적으로 몸의 가벼움, 스스로의 움직임, 빛에 둘러싸인 몸, 몸에 비친 빛, 빛나는 몸, 무념의 상태, 허 공에 뜬 기분, 몸의 떠오름 등 다양한 체험이 있다. 그리고 점차 수련 이 깊어지면 의식이 맑아지고 내적 기운이 향상되면서 몸의 감각이 자연스럽게 깨어난다. 그리고 입에 침이 고이게 되는 것도 기감이 좋 아진 상태다. 흔히 기감을 특별한 것으로 취급하는 것으로 표현되는 경우가 있다. 하지만 기감은 건강한 상태와 같다. 건강을 외형적인 체 력이나, 턱걸이 30초에 10번, 팔굽혀펴기 30초에 30번 등으로 나타나 는 외형적인 수치로 평가하는 것도 건강의 한 단면이다.

하지만 매일같이 산에 가서 운동도 열심히 하다가도 마음을 잘 다 스리지 못하면 쓰러질 수 있는 것이 몸이다. 건강했던 사람들이 갑자 기 쓰러져 주위를 놀라게 하는 경우가 있다. 건강과 기감은 몸의 전 일적인 면과 관계된다. 깨어 있는 의식과 따뜻하고 안정된 마음, 섬 세함을 느낄 수 있는 몸, 깊게 호흡하는 것 등이 중요하다. 그래서 기감은 잠을 잘 자는 것, 기분이 좋은 것, 머리가 가벼운 것, 손이 따뜻한 것이다. 수련을 하는 사람이 몸이 차고 담배를 피우고 과음하고, 육식을 좋아하고 화를 잘 내면서 기감을 강조한다면 이는 수련과는 거리가 있다. 수련은 몸과 마음을 닦는 것으로 삶 속에서 자신의 심신과 주변과의 관계를 잘하는 것과 이어진다. 이러한 보편적인 가치를 인식하고 자신의 심신을 잘 살리기 위한 수련을 통하여 내면의 다양한 의식과 마음, 그리고 몸의 감각을 체험할 수 있다.

## 손의 기감

> 어젯밤 수련생 중 한 사람이 따뜻하고 사랑어린 손으로 나의 등과 발, 다리 등을 마사지해 주었다. 난 그분에게 당신은 능력 있는 치유의 손을 가졌다고 말했다(일지).

손은 신체 중에서 의식과 정서 그리고 감각이 잘 표현되는 부위이다. 수련과정에서 자발적인 손의 움직임은 마음과 의식의 순수성, 기감과 관련된다. 손의 자발적인 움직임에는 자연스러운 바람처럼 다양한 느낌이 있다. 에너지가 손에 모이면 진동의 파장이 일어나고, 마음을 내려 아랫배로 호흡하면 손바닥이 뜨거워진다. 손의 감각은 뜨거움의 정도, 빛깔, 윤기, 터치의 느낌, 살의 강도 등을 통해 알 수 있다. 건강한 손발은 윤기가 있으며 따뜻하고 부드럽다. 손은 의식과 감정, 몸의 느낌이 잘 나타난다. 그래서 악수를 해보면 상대의 건강상태, 성격, 성향을 파악할 수 있다. 내향적인지, 외향적인지, 섬세한지, 딱딱한지, 예민한지, 기운이 잘 발휘되는지 등을 알 수 있다. 불교에서는 수인(手印)이라 하여 손과 의식을 연관시킨다. 기공에서 행공을 할 때 마음을 손에 두는데 이는 손과 의식이 밀접한 관계가 있음을 나타낸다.

동양의 무용, 수련동작 등에서는 손의 움직임이 차지하는 비중이 크다. 이는 내면의 섬세한 의식을 손으로 잘 표현할 수 있기 때문이다. 국립박물관에 있는 반가사유상(半跏思惟像)은 손이 부드럽고 섬세하다. 손의 섬세함은 의식과 감정의 섬세함과 이어진다. 마음의 상태는 몸에, 살에 나타난다. 자주 만나도 마음이 안 가는 사람이 있는가 하면 처음 만나도 금방 친해지는 사람이 있다. 이는 서로 상대에 대해서 의식되기 전에 이미 몸으로 감지된 통함이 있다. 서로 편안한 느낌이 자연스럽게 교류되는 것이다. 손의 다양한 움직임을 눈을 감고 가져보고, 눈을 뜨고도 가지다 보면 손이 의식이며 마음이라는 느낌이 온다. 그리고 머리의 압력이 손으로 내려가기 때문에 스트레스가 풀리는 효과가 있다. 손의 감각을 살리는 것은 심신의 긴장을 해소하여 머리를 맑게 하며 몸 전체의 기감을 좋게 하여 감각이 깨어난다.

손의 감각 깨우기 과정
**명상을 통한 감각 깨우기**
① 눈을 감고 마음을 차분하게 한 뒤, 두 손을 모아 명치 앞 20센티 정도에 올려놓는다. 그리고 의식과 마음을 손에 둔다.
② 눈을 감은 상태에서 손 주변을 본다.
③ 손과 손이 가깝게, 멀게 움직인다.
④ 손목과 손가락을 돌린다.
⑤ 손을 위로 올렸다 내렸다 한다.
⑥ 손가락을 다양하게 움직인다.
⑦ 모든 움직임에 속도의 변화를 가진다.
⑧ 손가락과 손 전체에 힘의 강약을 줘보며 움직인다.

⑨ 주먹을 쥐었다 폈다 하며 움직인다.

⑩ 자연스러운 움직임을 가져본다.

## 호흡을 통한 감각 깨우기

① 앞의 과정을 호흡과 움직임을 일치하여 움직임을 가져본다.

② 앞의 움직임을 호흡의 속도와 강약과 일치시킨다.

　* 호흡의 속도는 깊게 천천히 세밀하게 하면서 손을 움직인다.
　　숨을 내쉰 상태와 들이쉰 상태에서 숨과 함께 머무른다.

　* 멈춤의 상태는 완전히 숨을 멈춘 상태와 들이쉼과 내쉼의 극점에
　　멈추지 않고 천천히 다다르거나 머물러 있는 듯한 상태가 있다.

## 이미지를 통한 감각 깨우기

① 손이 아주 가볍다는 느낌으로 움직임과 멈춤을 가진다.

② 저절로 손이 움직인다는 느낌으로 움직인다.

③ 몸의 웃음이 움직임이라는 느낌을 가지고 움직인다.

④ 얼굴에 미소를 느끼면서 움직임을 가진다.

⑤ 몸이 빛이며 세상과 주변이 빛이라는 느낌을 가지고 움직인다.

⑥ 온몸이 숨이라는 느낌을 가지고 움직인다.

⑦ 온몸이 치유되고 살아난다는 느낌으로 움직인다.

⑧ 내 안에서 리듬이 자연스럽게 손으로 전달된다는 느낌을 가지고 움직인다.

⑨ 아랫배에서 생명의 기운이 온몸을 타면서 손이 저절로 움직인다는 느낌으로 움직인다.

⑩ 손이 따뜻해진다는 느낌을 가진다.

⑪ 손에서 빛이 나온다는 느낌을 가진다.

# 6. 일상에서의 몸 살리기

## 여성과 직장인을 위한 건강 바로보기

자기다움이 건강이다

몸 안의 마음, 마음을 담은 몸


제주도 어느 조용한 해변에서
알몸으로 뛰고 헤엄을 친 느낌을 몸은 기억한다.
바람과 물이 나의 몸을 감싸 돌 때
몸은 너무나 좋아하고 기뻐했다.


가평의 어느 한적한 계곡에서
세 명의 여인들이 알몸으로
껑충껑충 뛰며 소리를 지른다.
물에 젖은 여인들의 몸에 아침 햇살이 비친다.
황금빛의 몸은 주변의 자연을 비추며
야성의 여신으로 다가왔다.


명상 실에서
눈을 감고 춤을 춘다.
몸이 스스로 춤을 춘다.

자유로운 움직임은
몸과 마음을 깨우며 하나가 된다.

한 여인이 눈을 감고 조용히 앉아 있다.
편안한 몸의 느낌은
마음으로 이어져
얼굴에는 잔잔한 미소가 피어난다.[119]

자연과 몸살림 현장에서 여성 수련생의 이미지를 떠올리며 적어봤다. 여성들이 남성들에 비해 평균수명이 7살 정도 높다. 이렇게 높은 데는 여러 요인이 있을 것이나 남성에 비해 상대적으로 음주, 흡연율이 적고, 부드럽고, 긴장이 적고, 감정표현을 잘하는 것, 친밀한 관계를 잘한다는 것 등을 꼽을 수 있다. 예를 들어보면 여성들에게는 수다문화가 있다. 여성들끼리 만나 서로의 감정을 상세하게 잘 표현하고 또한 풀어낸다. 일상의 문제, 관심에 대해서 서로가 대화를 나누는 것은 이들에게 있어서 관계의 기본이며 친밀감과 기분을 해소하는 데도 큰 도움을 준다. 표현과 경청이 심리치료에서 가장 중요시하는 기재라는 것만 보더라도 자신에 대해 솔직하게 말을 한다는 것은 안의 감정을 풀어내는 스트레스 해소의 효과가 있다. 그러나 오늘날 이러한 여성의 부드러움 그 이면에는 위축된 일상이 삶의 저변에 깔려 있다.

일상의 다양한 이미지 중에서 삶에 기득권을 행사하며 힘을 가질 때는 다소 딱딱하고 긴장된 모습이 연상되고 힘이 없고 위축되어 수동적인 입장일 때는 상대적으로 부드러운 느낌을 떠올릴 수 있나. 힘과 부드러움 이면에는 주도적인 것과 위축된 것이 이어져 있기도 하다. 권력구조의 액면을 그대로 보면 기득권을 가진 힘이 있는 입장에서는 스트레스 역시 관계적으로 풀기보다 지위와 자본을 이용하여 상대를 군림하면서 풀려는데 익숙해져 있어 우리나라의 향락업소가 많은 것은 이러한 남성문화가 우리 사회에 넓게 퍼져 있다는 것을 보여준다. 역으로 여성의 부드러움은 남성과 비교하여 상대적으로 폭력적이지 않고 상하군림의 문화는 아니지만 세상의 주체, 삶의 주체로서의 사회풍토는 아직 미비하다.

남성들은 자신의 감정을 솔직하게 표현하는 것에 익숙하지 않다. 그것은 우리 사회의 가부장적인 문화와 관련이 있다. 경쟁 지향적이고 상하수직관계에 익숙하고 서열을 중시하는 경직된 남성문화에서는 힘의 논리가 주류를 형성하여 솔직한 감정이나 정서적 표현 등 개인의 신변에 대한 얘기는 남자답지 못한 나약한 것으로 치부되기도 한다. 군림하는 문화에 익숙하여 성공하려면 자신을 드러내지 않고 윗사람에게 순응하는 태도를 보인다. 자신의 정당한 실력으로 공정하게 평가되기보다는 개인의 친분관계로 서로를 보장하려는 무장의 몸부림이 자리매김한다. 이런 끼리끼리의 모습은 패거리 문화를 양산하여 내용의 가치를 지향하기보다 우리 사회를 공평한 사회가 되지 않게 하는 집단이기주의를 양산해 낸다. 그러면서 여성에게도 자신의 성공을 위해 정서적으로 내조하는 상대로 앉혀 자신이 삶의 선긋으로 먹어 살리는 만큼 자신에게 맞춰주며 복종하기를 기대하고 요구한다.

남자는 자신의 활동을 통해 나라와 집안을 살리는 만큼 스트레스를 풀기 위한 유흥문화는 당연한 것으로 인식하고 여성은 집안일을 도맡아 남성의 신경을 쓰이게 하지 않도록 잘 챙겨야 한다고 생각한다. 이러한 양상은 결국 여성들의 삶을 위축하게 하여 자아정체성의 문제에 당면하게 된다. 누구를 위한 존재로 살아온 오래된 이 후유증은 우울증, 화병, 불면증, 신경질환, 암 등의 질환으로 이어지기도 한다. 여성 암 환자의 85%가 화병증상이 있다.120) 화가 치미는 분노는 삶의 회의에서 오기도 한다. 열심히 가족을 위해 산 결과가 병이라니 분통한 것이다. 그래서 자살을 선택하기도 하고 메스꺼움, 구토, 어지러움, 이명의 고통을 겪기도 한다.

　오랜 세월을 남편과 자녀, 시댁식구를 신경 쓰면서 살다 보면 시야가 좁아지게 되고 결국은 자신이 신경 쓴 상대로부터 보람이 확인되지 않고, 지난 삶이 부정될 때 느껴지는 자기회의는 클 수밖에 없고 자기로부터의 일탈을 생각하게 된다. 그래서 외부로 시선이 가게 되고 주위의 권유로 운동을 하기도 하고 신앙을 갖기도 하고 취미를 살리기도 한다. 그러나 이 시기는 정서적으로 취약한 상태이고 그동안 사회의 경험이 부족한 데서 오는 후유증으로 주변의 말에 속아 사기를 당하기도 하고 자신이 하는 일에 강한 집착을 보이기도 한다. 그래서 운동을 하는 경우에도 편하게 즐기기보다는 정확한 외적 동작 습득에 치우치거나 경쟁적으로 운동을 하는 경우도 생긴다. 자신을 내관하는 것은 괴로운 느낌이라 여겨 자신을 잊고자 외적으로 자극적인 것을 찾게 되기도 한다. 자기다움을 회복하는 문제는 건강에서 가장 중요한 것으로 자신에 대한 이해가 선행되어야 한다. 왜냐하면 자신을 잘 인식하지 못하는 상황에서는 외부의 영향이 크고 자칫 또 다른 환상을 갖게 될지 모른다. 사랑, 결혼, 일이 행복과 보람을 가질 수 있지만 자신을 잃으면서 관계하는 것은 참된 가치가 아니며 순수하지도 않다. 그렇기 때문에 달콤한 포장으로 접근하는 그럴듯한 속삭임은 때때로 자신에게 다가온 외부의 배려에 자신이 스스로 하나의 객체로 전락되는 것을 인식하지 못할 수 있다.

그래서 운동을 배울 때도 열심히, 열심히 따라 하면서 잘 안다고 생각하고 주변에서도 아주 좋다고 하지만 다른 시각에서 보면 건강에 반(反)히게 하는 것을 확인되기도 한다. 보기에는 몸매의 균형도 좋고 탄력과 근력이 있어 보이는데 문제는 몸이 아프다는 것이다. 열심히 하는 것은 힘이 들어가고 경직되고 어느 특정 부위에 편중되어 힘이 가해져 이 힘을 가중하게 받은 부위는 뭉치고 굳게 된다. 몸을 자각하면서 하는 운동이 아니라 몸을 어떻게 만들겠다는 목표에 맞추다 보니 다른 부작용이 생기는 것을 놓치게 된다. 뭔가 보이는 변화만은 향할 때는 분명히 보람과 기쁨이 따르지만 정서적인 이완, 내적 감수성의 섬세함은 사장되기 쉽다.

그러나 요사이는 젊은 층을 중심으로 가볍게 몸을 흔들며 자유롭게 표현하는 문화도 많아졌다. 여성이 중심이 되어 세상을 살리자는 여성의 살림캠프 등 생명의 힘이 되는 여성의 목소리는 우리 사회에 점점 퍼지고 있어 반갑다. 우리 몸에서부터 출발해 보자.

자신만이 있는 조용한 곳에서 눈을 감고 머리를 비운다는 생각을 갖고 마음을 편하게 한 다음 자신의 몸과 마음을 헤아리는 시간을 가져보자. 어떤 생각과 감정이 떠오르는지. 자신의 얼굴, 몸에 대해서 어떻게 생각하고 느끼고 있는지, 일, 사랑, 건강, 돈, 외모 등 외부의 가치에 집착하여 끌려다니고 있진 않았는지. 머리가 가벼운지, 마음이 편한지. 마음을 차분하게 가질 수 있는 감각을 갖고 있는지. 스트레스를 어떻게 풀어 왔는지. 어떤 생각과 가치로 살아 왔는지, 성격은 어떤지. 억제된 마음의 상처 응어리가 있는지, 어린 시절의 아픈 경험이 있는지, 그것이 지금 어떻게 나타나는지, 주변과의 인간관계 좋은지, 갈등이 있는지, 몸이 따뜻한지, 굳었는지, 탄력이 있는지, 가벼운지, 배에 힘이 있는지, 배짱이 있는지 등을 관찰하면서 자기다움의 모습을 그려본다.[121]

우리는 '지금', '여기서' 느끼는 몸과 마음에서 비롯되는 '자기다움' 보다는 생활 속에 각인된 외부적인 가치에 맞추면서 불편하거나 탈이 나지는 않았는지? 어렸을 때는 솔직하게 몸과 감정의 표현이 솔직했는데 나이가 들며 사회화되는 과정에서 자기다움과 비자기다움을 구별하는 감각이 상실되지는 않았는지? '지금', '여기서' 몸을 느끼고 대화를 해야 한다. 자신의 외적 행동과 주변 환경, 자신의 심신 상태 등을 세밀하게 헤아려 내면의 메시지를 들어야 한다. 최근에 여성의 암 증가율은 상향되고 있는데 갑상샘암, 유방암, 위암, 대장암, 폐암이 이에 해당한다. 앞에서 암은 자신의 생활과 정신심리적인 요인이 직접 관련되어 있다고 강조하였다. 암을 진단받기 전에 몸에 특별히 아픈 증상이 없을 수 있지만 감정의 차원에서 보면 분명히 안 좋은 일이 있다. 다만 자신의 성향은 자신에게 너무 익숙하여 그 불편의 강도가 어느 정도인 줄을 감지하지 못할 수 있고 이것이 암 자체보다 더 큰 문제일 수 있다.

그래서 자신을 내관하여 섬세한 의식으로 몸의 감수성이 발휘되는 시간은 매우 중요하다. 그리고 남성보다 높게 발병하는 순환기질환 또한 감정 관리와 관련된다. 감정은 외부에 있는 것이 아니라 몸에 남아 있는 것인 만큼 몸을 느끼면서 풀어줘야 한다. 외부에 활달하게 보인다고 스트레스가 없는 것이 아니기에 편안한 느낌이 몸 안 깊숙이 스며드는 느낌을 충분히 갖는 시간이 필요하다. 느끼는 만큼 몸에 형성되기 때문이다. 명상과 단전호흡은 내관 건강법으로 심신을 조화롭게 한다. 여성의 몸 살리기에서는 누구를 위한 존재로 소비된 그간의 여성의 삶에서, 주체로서의 자기다움으로 솔직한 자신을 대면하여 우러나오는 힘, 부드러우면서 자신 있는 힘이 스스로의 몸에 주문된다. 그러나 이는 여성뿐만 아니라 또 다른 영역에서 끊임없이 자기다움의 감수성을 희생시키며 출세지향의 직장생활에 삶을 쏟아 넣는 남성들에게도 똑같이 주문되는 일일 것이다. 주체로서의 삶은 오늘날 생존을 위해 달려가는 여성과 남성들에게 자신의 몸을 읽을 수 있는 실제적 생존의 좌표로서 다양한 관계의 일상에서 내관하는 솔직한 자기 목소리와 몸적 깨침을 가지고 자기답게 살 것을 요구하고 있다.

## 여성의 운동과 몸 읽기

최근에 여성의 운동비율 또한 높아지고 있는 추세인데 이는 운동할 수 있는 시설과 프로그램을 운영하는 곳이 증가하였고 건강에 대한 적극적인 인식이 향상된 데도 기인한다. 운동의 종류는 다양하여 걷기, 뛰기, 등산, 요가, 기체조, 에어로빅, 수영, 배드민턴, 스포츠댄스, 한국무용 등이 있으며 운동 지도자로 활동하는 여성들도 많아졌다. 운동인구의 확대는 바람직한 현상임에는 분명한데 자신의 몸 상태와 운동에 따른 부작용에 대해서 잘 파악되지 못하는 경향이 있다. 정신수양의 측면인 명상, 기노, 호흡수련 등은 마음의 안정을 꾀하는 정적인 측면이고 운동은 신체를 단련하고 에너지를 증진 시키는 측면이 크다. 그러나 우리가 운동하고 명상을 하더라도 자신의 몸의 상태가 구체적으로 어떠한 상황에 있는지를 잘 파악하지 못하는 경우가 많다. 그것은 프로그램을 익히는 과정이 필요하고 거기에 동작을 맞춰야 하기 때문에 스스로의 자각을 통한 자유로운 몸짓과는 거리가 있다. 그리고 마음 수양에서는 몸의 움직임이 제한되어 있어 운동의 효과는 약하다. 그러면 건강에 좋은 운동의 방법은 무엇인가? 그것은 자신의 몸의 상태를 잘 이해하는 데에서 시작된다. 손과 발, 배가 냉한 상태에서 외적인 운동을 열심히 하다 보면 몸에 무리가 올 수 있다. 손과 발이 찰 때는 이완된 상태에서 호흡과 움직임이 조화롭게 진행되는 부드러운 움직임을 가져야 한다. 힘이 약한 상태에서는 몸의 움직임을 잘 느끼면서 동작을 취해야 한다. 그리고 근력을 키우기 위해 헬스도구를 사용하는 경우에는 대부분 신체를 앞으로 구부리거나 앞을 향하여 동작을 취하게 되는데, 이럴 경우 팔 등의 신체가 앞으로 갈 때 중심을 유지하도록 등이나 어깨에 힘을 받쳐주게 되어 굳을 수 있다. 힘을 요하는 동작은 근력을 강화시키는 데 도움이 되지만 역으로 근육을 뭉치게 한다는 것을 유념하여 근육을 풀어주는 움직임과 스트레칭을 함께 해주는 것이 좋다.

건강한 몸이란 감각이 깨어 있는 몸이다. 감각 있는 몸은 어떤 특정한 동작을 잘하는 것에 국한하지 않으며, 몸 스스로 감각이 깨어 있어 자유로운 움직임과 균형을 갖는 것이다. 즉, 부드러움과 힘이 균형을 이뤄 깨어 있는 감각, 즉 섬세한 감각으로 나타난다. 특히 얼굴에는 마음이 행로와 심신의 불균형 정도가 드러나 있다. 얼굴의 균형 상태를 파악하는 것은 얼굴을 거울에 비춰보면서 아래에 제시된 몇 가지의 확인을 통해 쉽게 해볼 수 있다. 우선 미간의 주름을 살펴보자. 주름이 어느 편에 있고 좌우의 깊이에 차이가 있는가. 눈이 나와 있는지 들어가 있는지 파악해 본다. 눈과 콧등 사이의 간격이 좁아져 있는지, 펴져 있는지, 좌우 턱은 서로 볼륨의 차이가 있는지, 턱 양쪽과 목이 연결되는 부위의 라인이 튀어나오거나 겹치는 부분이 있는지, 아랫목 라인과 어깨로 이어지는 부분은 어느 쪽이 올라갔는지, 전체적으로 뭉쳐 있는지, 양쪽 어깨의 높이는 수평 한 라인을 이루는지 등을 눈으로 확인한다. 또한 손으로 만지면서 유연한지, 뭉쳐 있는지를 확인해보면 상태를 알 수 있다. 그래서 뭉쳐 있는 부분을 움직여주고, 손으로 풀어주면 한결 가벼워진다. 이렇게 구체적으로 확인함으로써 몸의 상태를 알고, 몸이 통증으로 호소하기 전에 미리 대처하는 것이 가능해진다. 이러한 감각은 위에서 언급한 운동에서 놓칠 수 있는 부분을 보완하기에 매우 중요하다.

팔의 경우는 팔꿈치 윗부분인 상완삼두근이 잘 뭉친다. 몸은 감각이 깨어 있어 상태가 좋을 때는 부드러우면서 탄력이 있으며 날씬한 상태를 유지하지만 뭉치면 부피가 커진다. 얼굴, 팔, 배, 목, 다리 등 전신에 걸쳐 뭉친 부위를 풀어주면 부피가 빠진다. 어깨와 팔의 근육이 뭉치면 부피가 커질 뿐만 아니라 손으로 가는 혈액이나 신경의 흐름이 원활하지 않아 손이 붓고 뻣뻣해지기도 한다. 팔을 풀 때의 요령은 직선적인 움직임보다 팔을 틀어서 움직여주는 것이 좋다. 손가락도 자주 돌려주고 오므렸다 펴주고, 귓불도 당겨주고 마사지를 해주면 머리가 맑아지는 데 도움이 된다. 특히 배의 감각은 몸 전체의 감각을 좌우하는 만큼, 앞으로 숙이기, 뒤로 젖히기, 옆으로 기울기, 옆으로 틀어주기를 틈나는 대로 해주고, 누워서 윗몸 일으키기, 두 다리 올리기, 앉아서 다리를 둔 상태에서 좌우로 틀어주기, 가슴 쪽으로 무릎 당기기 등을 하면 배의 부피가 빠지며 근력이 향상된다.

이러한 세부적인 몸 관찰과 풀기와 움직임은 뇌와 각 부위 간에 감각을 깨워 몸의 각성을 돕는다. 그리고 운동의 목적을 잘 따라 하는 것에 맞추기보다는 나의 의식과 마음, 감각을 확장하고 여는 느낌을 가진다. 앞으로 쏠려 있는 자세를 뒤로 젖혀주는 동작을 취하여 나를 편다는 느낌을 자주 가질 때 마음도 펴진다. 목을 다각도로 다양하게 자주움직이면서 머리가 가벼워진다. 어깨를 움직여주면서 어깨가 가벼워진다고 생각하며 움직인다. 허리를 움직이면서 감각이 좋아진다. 걷고 뛰면서 다리에 힘이 생긴다. 깊은숨을 쉬면서 가슴이 시원하고, 아랫배로 깊게 숨 쉬면서 배짱이 생긴다고 생각하며 움직일 때 마음의 운동도 하게 되는 효과와 더불어 몸에 대한 자각과 치유력이 좋아진다.

## 직장인의 건강관리

현대의 동서 의학에서 공통으로 중요시하는 것은 현대인들의 스트레스다. 대부분의 성인병은 그 주범이 스트레스인 것으로 보고 있으며, 스트레스를 잘 관리하는 것이 건강의 지름길이라고 파악한다. 이 스트레스는 기분과 관련된다. 우리가 몸의 아픔으로 느껴지는 것은 마음의 아픔과 관계되는데 이러한 아픔의 원인을 살펴보면 크게 '상기'와 '무기력'을 들 수 있다.

첫 번째의 '상기(上氣)'는 집착된 가치, 감정, 대상과 관계되어 의식이 깨어 있지 않고 마음이 안정되어 있지 않은 상태다. 우리나라 사람들의 정서를 말할 때 성격이 급하고 참지 못하고 다혈질인 사람이 많다고 한다. 이는 상기된 사람이 많다는 것으로 고혈압, 뇌졸중으로 쓰러지는 경우도 이에 해당된다. 기가 위로 올라가 가슴 위쪽으로 뇌와 목 등에 혈관과 신경이 압력을 받게 된다. 뒷목이 당기거나 어깨의 통증 등은 스트레스로 몸이 이완되지 않은 것과 관련된다.

　두 번째의 '무기력(無氣力)'은 심신이 처진 상태로 삶의 의욕이 떨어져 매사가 소극적이고 부정적이기 쉽다. 그리고 사람과의 관계에서도 수동적이고 내적갈등이 점차 쌓여 우울해지기도 한다. 그러나 역으로 기운이 없다는 것은 어디에 집중하여 과도하게 기운을 썼다는 것으로 겉과 다르게 내적인 의욕이 크다고도 볼 수 있다. 무기력은 단지 밖으로 실현되지 않은 데에 이유가 있는 만큼, 자신의 가치를 스스로 존중하고 주변에서도 긍정적인 이해의 눈이 필요하다.

　상기와 무기력은 균형이 깨져 한쪽으로 치우쳐 있는 조화롭지 못한 상태로 이 둘은 적절하게 조절해야 한다. 상기는 기운을 밑으로 내려 차분한 마음을 가지면서 의식의 중심이 아랫배에 있다는 느낌을 가지고, 무기력은 몸을 통한 자신감이 결여되어 있는 상태이기 때문에 기분을 잘 살릴 필요가 있다. 기운을 내리고 올리는 적절한 조화가 필요한데 이 중간을 잘 유지하고 활용하는 것이 생활의 여유와 안정을 준다. 직장인을 대상으로 건강지도를 하다 보면 건강관리의 차원에서 헬스장에서 러닝과 웨이트트레이닝을 하거나 스포츠댄스, 축구, 야구, 등산을 즐기는 동호회에 참여하거나 직장인밴드, 직장인 연극반에서 여가를 즐기는 이들을 만나게 된다. 주 5일제 근무가 시행되면서 취미활동과 자기관리를 하는 것은 삶의 질을 향상시키는 긍정적인 효과가 있다. 그렇지만 직장인들의 몸에 대한 이해의 측면은 부족한 점이 많다. 우리는 운동을 하면 건강에 좋다는 생각을 한다. 하지만 몸을 잘 풀지 않으면서 운동을 하면 근육이 뭉쳐 운동뿐만 아니라 생활을 하는데도 지장을 초래할 수가 있다.

　어깨와 허리, 허벅지, 종아리가 잘 굳게 되는데 어깨가 뭉치면 팔이 잘 올라가지 못하고 뒤로 젖혀지지 않게 된다. 허리가 뭉치게 되면 움직임의 범위가 좁아지게 되어 숙이거나 뒤로 젖히는 동작이 힘들어지고 배가 나온다. 허리를 숙일 때, 다리 근육이 땅겨지게 되는데 유연하지 않으면 깊이 숙이기가 어려워진다. 웨이트트레이닝, 축구, 야구 등의 운동은 움직임이 특정한 방향으로 편중되게 되므로 힘이 가는 부위의 근육이 뭉치거나 유연하지 않게 된다. 이러한 이유로 운동 전후의 스트레칭을 강조하는 것이다.

많은 직장인은 거의 종일 앉아서 일을 한다. 그리고 보면 허리와 목에 힘이 쏠리면서 이 부위가 굳게 되고 눈의 피로가 생긴다. 눈의 피로를 완화하려면 컴퓨터를 바라보거나 걸어갈 때, 운전할 때 가능한 한 시선을 넓게 잡는 것이 좋다. 미간에 주름이 생기는 것은 눈 가운데로 시선이 쏠려 있는 것으로 의도적으로 양 눈의 시선을 넓게 하여 보는 느낌을 가지면 주름도 펴지면서 인상도 달라진다. 인지를 세워 손가락으로 미간의 눈썹이 시작하는 지점의 위아래를 누르면서 돌려보면 뭉쳐서 걸리는 지점을 체크할 수 있다. 이곳을 손끝으로 풀어주고 옆으로 펴주면 눈이 밝아지고 주름이 얇아지게 된다.

건강관리에서 중요한 것은 머리와 눈의 압력을 해소하는 것이다. 40~50대의 직장인이 쓰러지는 경우가 종종 발생한다. 이때 혈관이나 신경의 이상으로 돌연사나 마비증세가 나타나는데 이는 누적된 스트레스와도 관련이 있다. 스트레스는 우리의 오감을 통하여 뇌의 신경을 자극하게 되고 뇌나 심장의 혈관, 그리고 신경계에 영향을 미쳐 신체의 장기에 탈이 생기게 한다. 그러므로 굳어져 있는 얼굴의 근육을 풀어주고 표정을 편하게 하는 습관, 뒷목과 옆 목을 자주 움직여줘 얼굴과 어깨, 등줄기를 부드럽게 하여 상체가 이완되게 하여야 한다. 그리고 가슴을 앞으로 내밀면서 펴주는 것 또한 중요하다.

사람들은 평상시의 활동에서는 가슴이 아픈지를 잘 모른다. 손가락을 세워 가슴 부위를 눌러보면 가슴부위가 뭉쳐 있는지를 잘 알수 있다. 가슴이 움츠러들지 않도록 두들겨주고 깊은숨을 쉬면서 펴주는 것은 심장과 폐 질환을 예방하는 데 도움이 된다. 최근에 대장에 이상이 생기는 경우도 많아졌는데 아랫배를 내밀었다가 들어가게하면서 하는 단전호흡은 장운동을 도와줘 소화기능 향상뿐만 아니라비뇨기질환 예방에도 도움이 된다. 직장에서 머리를 많이 쓰는 생활은 머리의 압력을 높이고 전체적으로 신체를 굳게 한다. 이를 완화하기 위해서는 상기된 압력을 내리는 명상과 단전호흡, 발 자극과 허리, 신체 전체를 움직이는 스트레칭, 걷기가 좋다. 발바닥과 발가락을 느끼면 이완하는 데 도움이 되며 눈과 머리의 피로를 해소해준다. 발 마사지를 통하여 전신의 피로를 풀듯이 발을 움직이고 두들기면 이완의효과를 거둘 수 있다. 같이 할 상대가 있다면, 한사람은 엎드린 상태에서 서로 바꿔가며 발바닥, 발가락을 천천히 밟아주면 된다.

직장인 스스로 몸을 푸는 방법은 눈을 깜박거려 눈을 풀어주고 입을 벌려 턱을 좌우로 움직여주고 목을 뒤로 젖혀주고, 젖힌 상태에서좌우로 돌려주고, 좌로 숙인 다음 시선을 위로 하면서 목을 돌려주고, 반대편도 해주면 머리가 편해져 얼굴의 표정이 부드러워지고 머리의 압력과 등줄기를 이완하는 데 도움이 된다. 명치를 위로 올리면서 가슴을 펴주는 것도 자주 해주면 기분도 풀리게 된다. 그리고 팔을 뒤로 젖힌 다음 뒤에서 두 팔을 깍지를 껴 올려주고, 의자에 손목을 걸쳐서 상체를 앞으로 내면서 등과 어깨 운동을 하면 어깨와 등부위가 한결 가벼워진다.

# 부위별 몸 읽기와 감각 깨우기

## 눈

눈은 마음의 창이란 말이 있듯이 세상과 자신은 눈을 통해서 드러난다. 이 세상은 우리에게 열려있지만 자신의 관심과 생각이 가는 쪽으로 시선이 가기 때문에 자신의 상황, 선입견에 따라 세상의 내용은 달리 보인다. 그래서 같은 세상이지만 개인에 따라 자신의 눈에 비친 세상은 다를 수밖에 없다. 세상을 잘 보기 위해서는 먼저 자신을 보는 눈이 필요하고 선입견을 걷어내면 있는 그대로의 세상이 드러난다. 자신의 내면을 향하는 시선을 통해 평화롭고 깨어 있는 세상을 느껴보고 깨어 있는 눈으로 상대와 나를 만나자.

### 눈 체크하기와 풀기

눈동자가 나왔는지, 들어갔는지, 눈동자가 피곤해 보이는지, 초롱한지, 눈가의 주름이 있는지, 콧등과 눈 사이가 깊은지를 확인한다.

눈을 감고 휴식을 취하는 시간을 갖는다.
눈에 힘을 빼고 편안한 느낌을 가진다.
눈을 감고 시선을 안으로 향하는 시간을 갖는다.
눈동자를 위아래 좌우로 돌려준다.
손가락 끝으로 안구 주변 뼈 모서리를 마사지 해준다.
손바닥을 비벼 따뜻하게 한 다음 눈 위와 그 주변에 대준다.
양손바닥을 이마에서 살짝 간격을 띄고 천천히 내린다.
양손바닥을 눈 위에서 살짝 간격을 띄고 천천히 귀까지 간다.

양 엄지손으로 콧등과 눈 안쪽 사이를 눌러준다.

양 손가락으로 미간을 눌러 관자놀이까지 밀어준다.

## 미간의 주름

미간은 사람 전체의 인상과 관련되어, 주름이 없는 것이 한결 좋은 이미지를 갖는다. 미간의 주름이 있는 것은 시선이 안쪽으로 좁게 몰려 찡그리고 있던 습관의 결과로 얼굴은 물론 몸 전체에도 부드럽지 못한 영향을 미치게 된다. 또한 시선이 몰리는 것은 그 만큼 신경과 자신의 기운을 쓰고 있는 것을 말한다. 이렇게 되면 자신의 몸 뿐 아니라 주변에도 긴장의 파장이 미치게 된다. 눈을 편하게 하면 얼굴이 펴지며 입 꼬리가 올라가 전신으로 이완된 느낌이 내려간다.

## 주름 없애기

인지를 세워 주름이 시작된 부위부터 주름을 따라 조금씩 강하게 누르면서 문질러보면 아프거나 딱딱한 느낌이 있다. 그곳을 펴준다는 얼굴의 느낌을 갖고 손으로 자주 풀어주면 주름이 해소될 뿐만 아니라 눈 주변이 가벼워지며 인상도 부드러워진다. 좌우 손가락을 미간에 대고 각각 바깥쪽으로 밀면서 펴준다. 눈가도 손가락으로 풀어주고 눈과 얼굴을 옆으로 환하게 편 느낌을 가진다. 이마의 주름은 손가락을 모아 아래에서 위로 올리면서 펴준다. 주름을 펼 때에는 마음도 함께 펴는 느낌을 갖고 스스로 기분과 감정도 활짝 펴본다.

## 시선처리

눈은 좌우를 따로 분리하여 사물을 보는 것이 아니고 시선이 서로 모아서 본다. 그래서 안으로 몰리게 되는 경향이 있고 긴장이 되면 더욱 심화된다. 자연스러움을 되찾으려면 시야를 넓게 보는 습관을 갖는 것이 좋다. 우리가 대상을 보지만 그것은 대상에 대한 자신의 이미지를 보는 것이다. 그러므로 대상을 볼 때는 본다는 느낌보다 비춰진다, 드러난다는 느낌을 가진다. 자신이 본다고 생각하지 않고 대상이 눈에 자연스럽게 비춰지기 때문에 눈에 힘을 빼고 비운 느낌을 가진다. 그럴 때보다 선입견이 배제된 있는 그대로의 자신과 상대를 느낄 수 있고 스스로 편안한 시선을 가질 수 있다. 자신을 내릴 때 세상이 드러난다.

## 턱

턱의 좌우부위는 턱관절이 있고 이를 움직이는 근육이 경직되기 쉬운데 우리는 잘 풀어주지 않을 뿐만 아니라 좌우가 비대칭인 것을 잘 인식하지 못한다. 거울을 보면서 좌우 턱 라인을 비교한다. 대부분의 좌우 턱은 경직된 정도가 다르며 대개 뭉쳐있는 쪽이 더 두툼하다.

## 턱 풀기

숨을 크게 내쉬며 입가의 힘을 뺀다. 좌우 귀 2~3cm 아래 턱 모서리를 손가락으로 누르면서 돌려보면 뭉쳐있고 아픈 곳이 있다. 2, 3, 4번째 손가락을 모아 뭉친 곳을 찾아 자주 풀어준다. 입을 벌려 턱을 좌우로 움직이면서 푼다. 좌우 턱의 뭉친 근육은 목의 근육상태와 관계가 있어 함께 풀어줘야 한다. 나온 부위를 풀어주면 뭉친 부위가 빠지며 얼굴의 균형이 좋아진다.

머리

뇌는 인간의 의식, 감정, 감각 등과 오감을 주관하면서 전신의 신경과 이어져 있다. 좌뇌는 우반신의 감각과 운동을 우뇌는 좌반신의 감각과 운동을 제어한다. 뇌가 두개골로 싸여있지만 머리의 두피에도 신경이 연결되어 있어 머리의 후두근과 측두근, 뒤통수 좌우주변은 두통과 편두통과 관련 있고 머리의 온도가 올라가면 또한 통증이 유발되는 부위이다. 이러한 두통의 원인에는 질병과도 직접적으로 관련되지만 일상적인 정신 심리적 요인이 크게 작용한다. 그래서 신경과 머리를 이완하는 휴식과 명상시간, 수면과 머리주변을 손가락으로 누르면서 아픈 부위를 찾아 풀어주고 목을 좌우위아래 움직여주면 머리를 맑게 하고 얼굴의 긴장이 풀어지는 효과를 얻을 수 있다. 그리고 머리에서 끝에 해당되는 귀, 손가락, 발바닥, 발가락을 자극하는 마사지, 발바닥자극 걷기를 하면 상기된 압력이 내려간다. 일상생활에서 무리한 업무와 과도한 스트레스 후에는 꼭 삶의 과부하를 스스로 내려 머리를 가볍게 해준다. 가벼운 머리로 홀가분하게 살자.

목

목은 뇌의 중추신경이 척추로 내려가는 길목이다. 뇌에서 목을 거쳐 내려오는 신경다발은 각 장기와 이어져있으며 발끝까지 이어져 있다. 우리가 일상에서 보고 듣고 말하고 생각하고 느끼는 감정은 뇌의 활동으로 이 뇌의 자극은 신경을 통해 얼굴 표정을 만들며 전신에 긴장과 이완이 일어나게 한다. 뇌는 머리로 가려져 있어 긴장과 이완의 상태를 가늠하기 힘들지만 얼굴과 목의 상태를 보면 어느 정도 알 수 있다. 목을 움직여 풀면 뇌의 세포를 활성화시킬 뿐만 아니라 혈관과 신경다발을 접촉하여 순환에 직접적으로 도움이 되어 머리와 어깨 그리고 등줄기까지 함께 이완된다. 그러므로 허리, 골반부위, 다리, 발, 손이 불편할 때 목에서부터 밑으로 풀어주는 것이 좋다. 물줄기가 위에서 막히면 밑에는 물이 잘 흐르지 않는 원리이다. 목과 어깨, 팔운동을 매일 하여 항상 부드럽고 가벼운 상태를 유지하자.

### 목선 확인하기

거울을 보면서 머리에서 어깨까지 이어지는 상하좌우 목선의 라인들을 비교한다.

목의 좌우 위아래를 관찰하여 어느 쪽이 나왔는지를 확인한다.

목 옆 아랫부분과 연결된 양쪽 어깨 중 어느 쪽이 더 나왔는지 확인한다.

좌우 안쪽 쇄골위치에서 뒤로 넘어가는 목선라인을 비교한다.

### 목 풀기

좌우로 목을 돌린다. 뒤로 젖힌다.

목을 뒤로 젖힌 상태에서 좌우로 돌린다.

시선을 앞으로 하고 고개를 옆으로 숙인다.

고개를 옆으로 숙인 상태에서 목을 위로 돌린다.

고개를 위로 들고 앞 목선이 일자가 되도록 한다.

고개를 좌로 돌린 후 고개를 위로 올리기, 반대편도 한다.

고개를 천천히 느껴보며 한 바퀴 돌려준다.

뒷목을 엄지와 인지로 누르면서 솝혀보면 뭉친 정도를 알 수 있다.

목의 뭉친 부위를 손으로 풀어줄 때 숨을 내쉬며 머리가 가벼워진 다는 느낌을 갖는다.

### 귀

귀는 얼굴과 가까운 부위로서 끝자락에 있어 귀에 자극을 주어 풀어주면 머리가 이완되고 눈과 얼굴을 맑게 해준다. 마치 명치가 불편할 때 손가락과 발가락 끝을 자극하면 명치가 풀리는 것과 같은 원리이다. 귀를 마사지해 보면 의외로 귀가 뭉쳐 있다는 것을 느낄 수 있다. 수시로 귀를 마사지하여 귀를 풀어주고 청각신경을 원활하게 하고 피로도 해소하자.

### 귀 풀기

귀를 안쪽 바깥쪽 골고루 주무른다. 귀를 잡고 돌려준다.
귀를 상중하로 나누어 당겨준다.
귀 위쪽을 손가락으로 잡고 아래로 내린다.
귀를 손바닥으로 감싼 다음 뒤쪽으로 당겨주며 손가락으로 머리 뒤를 튕긴다.
귀를 손가락으로 만져 뭉친 부위를 자주 풀어준다.
귀를 풀어주며 눈이 함께 깨어난다는 느낌도 가져본다.

### 어깨

어깨는 가슴 부위와 연결되어 쳐져있나 올라가 있나에 따라 무기력과 상기된 정도를 알 수 있으며 가슴이 펴있는지 움츠려 있는지를 눈으로 확인해 볼 수 있는 부위이다. 가슴이 움츠려져 있거나 어깨가 앞으로 쏠려있으면 등은 굽어지며 가슴이 답답하고 숨의 깊이가 작게 되어 열린 마음의 느낌이 오지 않아 기분이 좋지 않거나 자신감이 없어 보인다. 가슴을 펴고 살라는 말에는 마음을 넓게 열고 시원히 살라는 의미가 담겨있다. 가슴을 펴고 스스로 마음을 여는 것은 가슴 부위를 푸는데 도움이 된다.

### 어깨 풀기

양쪽 어깨가 서로 수평인지, 앞으로 얼마나 나왔는지 확인한다.

어깨를 돌린다. 팔꿈치를 위로 올리며 어깨를 돌린다.

팔을 크게 돌린다.

어깨를 뒤로 제친다.

어깨를 위로 올렸다, 툭 내린다.

두 팔을 위로 올린다. 두 팔을 뒤로 올린다.

두 손을 뒤로 깍지 끼고 상체를 숙이며 위로 올린다.

### 등

등의 부위는 척추, 늑골, 그리고 흉골이 연결되어 심장과 폐, 간 등의 장기를 보호하고 있으며 척추주변으로 중추신경계가 내려오면서 오장육부의 장기와 이어져 있고 아래로 말초신경과 연결된다. 그래서 등이 굽어있거나 딱딱하게 굳어있게 되면 장기로 이어진 신경계에 영향이 미치게 되고 근육이 경직되어 신체의 좌우 균형과 유연성이 좋지 않게 된다. 신경계와 혈액순환은 건강에 큰 영향을 미치기 때문에 중추신경계가 원활해야 장기에도 좋은 영향을 미친다. 그래서 등은 단지 뭉친 차원에서 볼 것이 아니라 장기의 건강과 연결하여 볼 필요가 있다.

### 등 체크하기

두 팔을 상체 뒤에서 깍지를 끼고 팔을 편 상태에서 위로 올려보면 등의 경직도를 알 수 있다.

두 다리를 어깨 넓이로 벌린 다음 상체를 밑으로 숙여보면 척추 좌우 옆을 비교하여 어느 쪽이 더 돌출되었는지를 확인한다.

상체가 숙인 상태에서 경추부터 요추 사이의 어느 부위가 굽어지지 않는가를 확인한다.

돌출되어 있거나 굽어지지 않는 부위는 그 주변과 갈래, 앞 쪽 부위와 연결되어 있어 굳어져 있는 부위를 푸는 운동과 마사지를 받으면 부드러워지면서 앞쪽 부위도 풀어지는 효과를 얻을 수 있다.

### 허리

허리는 상하를 연결하는 부위이면서 척추와 골반, 고관절과 연결된 부위이면서 앉거나 서서 활동할 때 하중을 많이 받고 또한 움직임이 크기 때문에 요통을 호소하는 사람이 많다. 허리의 부위는 소화기관과 몸의 유연성, 몸매, 배짱, 신체감각, 성기관 등과 관련되어 있어 아랫배의 힘을 키우고 감각을 살릴 수 있는 운동과 단전호흡을 꾸준히 하는 게 좋다.

### 가슴

가슴은 정서의 영향을 가장 많이 받는 부위로 감정의 내용과 정도에 따라 가슴이 두근거리기도 하고 답답하기도 하고 편안하기도 하다. 현대인들의 질환 중에 심장병, 폐암, 유방암의 경우는 이러한 정서적 영향과 많은 관련이 있다. 그 중 긴장과 스트레스는 머리와 가슴 부위에 직접적 영향을 미치기 때문에 늘 머리를 이완하고 가슴을 편안하게 하여야 한다. 앞서 명상과 호흡 수련은 스트레스를 해소하는데 도움이 되며 마음이 편안해지는 효과가 있다. 또한 가슴을 마사지하고 두들겨주거나, 팔꿈치를 뒤로 하고 가슴을 펴 위로 올리고 목을 펴 뒷목을 눌러주는 동작 등은 기분 전환과 심장, 폐 등 가슴 부위의 건강에 도움이 된다.

### 팔

팔은 어깨와 바로 이어져 있어 어깨가 뭉쳐있으면 팔을 높이 올릴 수 없고 뒤로 올라가지 않는다. 그리고 상완삼두근이 잘 뭉친다. 어깨와 팔이 뭉치면 부피가 커질 뿐만 아니라 손으로 가는 혈액순환이나 신경흐름이 원활하지 않아 손이 붓고 뻣뻣해지기도 한다. 팔을 풀때는 직선적인 움직임 보다 팔을 앞과 뒤로 다양하게 천천히 틀어서 움직여주는 것이 좋다.

### 손

손은 공개적인 장소에서 가장 사람들과 접촉이 많이 이루어지는 부위이며 손으로 작업하는 일이 많다. 그림을 그리고, 물건을 만들고, 요리를 하고, 글을 쓰고, 제스처를 하고, 운전을 하는 등의 일상은 모두 손으로 한다. 그 만큼 손은 의식과 감정, 감각을 표현하는, 섬세하고 예민한 감각을 지녔다. 따라서 손의 따뜻함, 두께, 부드러움, 건조하거나 축축함, 섬세하거나 거친 정도 등에는 다양한 느낌의 정보로 당사자의 성향과 상태를 나타내는 정보가 담겨있다. 그러나 우리는 손의 감각을 살리는 데에는 잘 신경을 쓰지 않는 편이다. 손가락을 자주 움직여 주고 다양한 손짓을 가져보면 손에서 느껴지는 감각은 뇌를 각성하는데도 도움이 되며 실제 손이 한결 부드러워지고 따뜻해지며 감각이 섬세해진다.

### 손 감각 살리기

손가락을 접었다 폈다한다. 손가락과 손목을 돌려준다.

손가락을 골고루 마사지 한다. 깍지를 끼고 비벼준다.

손가락에 힘을 빼고 손을 털어준다.

손가락으로 다양한 움직임을 가져본다.

호흡과 함께 손목, 손가락을 움직여준다.

두 손을 벌리고 좁히면서 호흡을 한다. 두 손을 올리고 내리면서 호흡을 한다.

두 손바닥을 이마와 간격을 두고 얼굴과 가슴 쪽으로 천천히 내린다.

### 배

배의 감각은 몸 전체의 감각을 좌우하여 유연성, 뱃심, 탄력이 있을 때 건강한 몸매와 균형 있는 자세가 나온다. 배의 감각은 상체를 이완시켜주고 섭취한 음식을 잘 소화시켜 신진대사를 원활하게 해준다. 그리고 따뜻한 배는 허리를 부드럽게 하며 다리로 이어진 신경과 혈액순환이 원활해져 다리를 굳지 않게 한다.

배와 허리 운동

좌우로 허리를 돌린다.

천천히 앞으로 숙인다, 뒤로 젖힌다, 옆으로 기운다.

좌우로 틀어주기, 누워서 윗몸 일으키기, 두 다리 올리기

앉아서 무릎을 60도정도 굽히고 천천히 좌우로 틀어준다.

가슴 쪽으로 무릎을 당긴다.

단전호흡을 한다.


다리

허벅지와 종아리는 일상에서 걷거나 서 있는 동안 늘 신체의 하중을 늘 받고 상체를 지탱하고 있기 때문에 근육의 힘이 필요하면서도 또한 잘 뭉치기도 한다. 그래서 평상시나 운동을 할 때 갑자기 쥐가나 고통을 겪기도 한다. 그런데 이를 풀지 않으면서 계속하다 보면 오금이 강해져 상체를 다리 쪽으로 숙일 때 당기고, 이로 인해 잘 숙여지지 않으며 근육을 풀기가 어렵게 된다. 다리는 배와 이어져 배심이 발휘되는 곳이다. 근력을 키워주는 운동은 필요하지만 별도로 스트레칭과 마사지를 하여 유연성을 유지하면서 배와 허리, 다리를 함께 풀어주면 좋다. 운동전후나 평상시 종아리를 움직여주고 손으로 근육을 풀어주면 종아리가 부드러워지면서 부피도 빠진다.


허벅지

허벅지는 우리가 걷고 움직일 때 항상 움직이고 상체를 받치고 있어 다른 부위에 비해 근육이 크고 힘이 있다. 그러나 상대적으로 근육에 힘이 항상 가 있다 보면 그 부위가 잘 뭉쳐있어 풀려고 하지 않

는다. 상체를 젖히거나 숙일 때 허벅지의 근육이 늘어나게 되는데 이 부위가 유연하지 않으면 움직임의 범위가 넓어지지 않게 된다. 그래서 허벅지 스트레칭과 마사지를 하여 풀어 줄 필요가 있고 이 부위가 뭉치게 되면 종아리에도 부담을 주게 되어 굵어지며 쥐가 나기 쉽고 발에 힘이 잘 미치지 않게 된다.

### 허벅지 풀어주기

앉아서 한쪽 다리를 접고 한 쪽다리는 앞으로 편 상태에서 발목을 안쪽으로 당기면서 상체를 숙인다. 앉은 상태에서 한쪽 다리는 뒤로 뻗고, 다른 쪽 다리는 앞으로 무릎을 접어 다리가 지면에 눈과 수평되게 닿도록 한 후, 손을 내려 허리를 폈다가 상체를 무릎과 발목사이로 숙이면서 팔을 쭉 펴 허벅지 근육을 늘려준다. 손으로 허벅지와 아래쪽 박근을 풀어준다.

### 종아리 풀기

손가락으로 뭉친 부위를 확인한 후 그 곳을 풀어준다.

앉은 상태에서 무릎을 구부려 옆으로 누이고 두 손으로 종아리를 풀어준다.

엄지손가락으로 종아리 가운데를 눌러가며 풀어준다.

정강이뼈 앞쪽의 골을 따라 무릎까지 누르면서 풀어준다.

두 다리를 잎으로 뻗은 상태에서 발목을 안으로 구부리고 밖으로 제쳐준다.

앉은 자세에서 두 손으로 발끝을 잡고 서서히 무릎을 펴준다.

운동을 하기 전 발목을 당기고 제치며 종아리 부위를 움직여준다.

따뜻한 물에 종아리를 담근다.

### 발

발을 보면 건강이 보인다는 말이 있다. 발이 차고 붓고 뻣뻣하면 전신의 신진대사가 원활하지 않다. 손끝 발끝은 말초신경과 말초혈관이 있는 부위인 만큼 전신이 원활히 순환되는지 알 수 있는 부위이다. 그래서 발가락을 자주 움직이고 발바닥을 자극하는 것이 좋다.

### 발 감각 깨우기
발가락과 발뒤꿈치로 걷기
발바닥을 지면에 힘 있게 접촉하며 걷기, 뛰기
발가락 벌려주기, 당기기, 돌리기, 주무르기
발가락 오므리고 펴주기
발가락 사이 마사지하기
발바닥 골고루 누르며 풀어주기
발등을 손바닥으로 눌러준다.
손가락 끝으로 발등의 뼈 사이를 눌러준다.
상대를 엎드리게 하여 서로의 발바닥을 발로 밟아준다.
명상과 단전호흡을 하여 손과 발을 따뜻하게 한다.

이상의 몸 읽기와 감각 깨우기는 의식주처럼 몸으로 살아가는 최소한의 기본적 수행이며 삶의 방식이다. 틈틈이 자신의 몸을 느껴가며 움직이면 저마다의 고유한 방식을 깨워갈 수 있으며, 필요할 때마다 스스로 해소해가는 소박한 몸짓으로 일상에서 심신의 건강을 유지할 수 있나.

# 7. 나는 무엇을 깨달았나?

## 삶에 깨침이 있다

나를 느낀다

하루를 지내다보면 명상이 기다려진다. 눈을 감고 마음을 내리면 어떤 느낌들이 올라오는지, 오늘 있었던 일들이 과연 어떻게 정리되는지 궁금해서다. 우리는 눈을 뜨고 살아간다. 그리고 눈을 감고 잠을 자고 그러다보면 웬만한 감정은 풀리고, 잘 풀리지 않은 것은 생각이 떠오르게 된다. 일상에서 이 생각 저 생각이 떠오르고, 잠을 자면서 꿈을 꾼다. 꿈 내용이 거슬리기도 하고 기분이 좋기도 하고 이 꿈은 뭘까? 생각도 해 본다. 이렇게 우리는 눈을 뜨고, 감으면서 의식의 상태를 접한다. 그것이 감정으로 생각으로 감각으로 이미지로 나타난다. 그러나 자신을 자신에게, 자신의 몸의 느낌에 완전히 내맡기지는 않는 편이다.

그러면 자신은 무엇일까? 생각하는 자신과 생각이 일어나고 사라지는 몸의 현상, 자신과 자신은 결국, 몸이며 몸의 현상이다. 그래서 나눠져 있으면서도 나눠져 있지 않다. 생각은 몸에서 일어난 것으로 생각이 일어나게 한 몸의 상태가 있다. 그래서 몸의 기분이 달라지면 생각도 달라지고 생각이 달라지면 몸의 느낌이 달라지기도 한다. 몸의 느낌에 전적으로 나를 내맡겨 보자.

자신에게 자신을 내린다는 것은 참 평화롭고 아름다운 것이다. 우리는 늘 자신을 비우고 내리면서 깊은 휴식인 잠을 잔다. 단 하루라도 거르면 분명 심신에 부담이 온다. 이렇게 저절로 잠들 정도로 우리는 자신을 내리는 삶을 일상에서 하고 있지만 의식의 차원에서는 깊은 휴식의 상태를 잘 인식하지 못한다. 그리고 잠을 잘 때는 의식의 차원에서 특별히 생각을 하지 않지만 의식이 깬 상태에서는 잠을 잘 때처럼 마음을 잘 내리지 못한다. 이 잠과 깨어 있는 상태를 동시에 생각해 본다면 몸은 잠을 자는 것처럼 긴장이 사라진 이완상태에서 깨어있는 의식의 상태를 느껴보는 것은 자신에게 자신을 내리는 출발이 된다. 자신을 내리는 시간을 통해 나를 내적으로 느끼게 된다.

몸을 편하게 한 다음, 마음을 내리면 생각이 떠올라진 배경, 만들어진 상황이 떠오른다. 이는 감정, 기분, 이미지, 감각이기도 하다. 이 현상을 붙잡지 않고 차분하게 내리면 배경들이 희미해지면서 전혀 다른 생각과 이미지가 선명하게 드러나기도 한다. 그래서 생각은 고정된 것이 아니라 상황에 따라 자신의 반응에 따라 새로워진다. 나를 느끼는 것은 나와 내 주변에서 일어난 현상을 관하여 저절로 깨쳐지는 과정으로 몸의 섬세한 초감각이 발휘되어 심신의 모든 현상을 감지하고 인지한다.

마음의 상태뿐만 아니라 하루의 일과와 관계된 자신의 눈, 머리, 목, 어깨, 허리, 배 등 신체의 상태도 감지되어 피곤해 있는지 힘이 빠져 있는지, 굳어있는지 등을 구체적으로 느낄 수 있다. 그러면 자연스럽게 휴식과 이완, 움직임, 마사지 등으로 풀어야겠다는 행동을 취할 수 있으며 익숙한 일상에서는 저절로 이루어지게 된다. 나를 만나는 비움에 나를 맡기는 것은 스스로를 치유하고 살리고 다시 깨어나게 하는 생명체험의 시간이다. 난 몸 스스로에 맡겨 정리하는 명상의 시간을 좋아한다.

## 몸을 스스로 푼다

나는 20여 년간 사회단체와 기관, 직장 그리고 대학과 작은 소모임 등에서 개인과 공동체의 몸살림을 지도하여 왔다. 그간의 일관된 시각은 우리 인간이 지향하는 영성, 깨침, 건강, 자기실현, 행복, 사랑, 관계소통 등의 삶의 가치가 개개인의 몸을 통해 실현된다는 것이다. 그리고 과거의 풀리지 않는 감정들은 몸에 누적되어 몸의 안 밖으로 부정적 현상이 나타난다. 몸은 누구나 감각을 다양하게 발현하고 느낄 수 있는 구체적인 체험의 장이지만 개인의 경험이 다르듯이 몸에 대한 인식 또한 큰 차이를 보인다. 경험의 차이는 삶의 희로애락뿐만 아니라 삶 자체를 결정짓기도 한다.

몸살림 지도과정에서 사람들에게 몸이 어떠십니까?

물어보면 의외로 몸에 대한 부정적인 기억들을 언급하는 경우를 접한다. 넘어져서, 다쳐서, 굳어서, 탈나서, 아파서 등 우리가 일상에서 겪는 내용이거나 다친 시간이 오래 지났거나, 이미 좋아졌는데도 불구하고 아픈 경험이 기억으로 남아 지금의 몸의 상태처럼 말한다. 또한 자신이 불편한 것을 자기 스스로가 풀 수 있다는 생각을 하기가 어렵고 아픈 기억은 쉽게 사라지지 않는다는 것을 실감한다.

S대학원 최고위과정 MT를 가는 버스에서 수강생들에게 몸이 많이 불편한 분이 있느냐고 물어봤더니 어느 한분이 20년째 팔이 잘 올라가지도 않고 뒤로도 못 젖힌다고 하였다. 이 때문에 참 고생을 많이 했다고 하면서 양 한방을 번갈아 가며 수없이 다녔지만 낫지 않았다고 하였다. 팔의 움직임의 폭이 좁은 이유를 한가지로 단정 지을 수는 없지만 많은 경우 움직일 때 더 이상 가지 못하게 걸린 부위가 있다. 그 부위는 아픔의 강노가 가장 크고 또한 뭉쳐있어 움직여보거나

만져보면 확인된다. 그 때, 전신에 힘을 빼고 뭉친 부위를 부드럽게 움직이거나 손으로 풀어주면 예상외로 효과를 보는 경우가 많다. 결린 부위를 찾아내는 것이 관건이지만 이를 발견하고 풀어주면 아주 쉽게 해결되기도 한다. 불편한 부분을 느껴보고 그 부위를 움직여보며 스스로 풀어보자. 알고 나면 쉬운 일이 의외로 많다.

반려동물과 지내다보면 하루에도 몇 번씩 스트레칭을 하는 모습을 본다. 분명 배운 적이 없었을 그들은 누가 가르쳐주지 않아도 펴고 굽히고 비틀고 부비고 몸이 알아서 하고 있다. 이처럼 우리 인간도 자연스러운 몸의 느낌 차원에서 스스로 알아서 몸을 풀어주는 것이 극히 자연스러운 현상이다. 그러나 자기가 알아서 하는 것은 왠지 틀린 것 같고 잘못한 것처럼 여기기도 한다. 그러나 운동같이 보이지 않는 간단한 동작도 매일 꾸준히 하면 특별한 동작을 배우는 사람들보다도 건강관리가 잘되어 있는 경우를 종종 보게 된다. 스스로 하는 것은 누가 가르쳐주는 것 보다 자발적인 느낌이 크기 때문에 필요한 시점에 적절한 부위를 자극해주어 그 운동효과는 크다고 할 수 있다.

멋들어진 동작과 헬스장에서 운동을 잘하는 것도 건강에 도움이 되지만 집에서 목을 돌려주고 틈틈이 어깨를 돌려주고 허리를 좌우로 비틀어주고 팔을 뒤로 제쳐주는 몇 동작만 스스로 하더라도 머리가 맑아지고 가슴과 어깨가 유연하고 펴진 느낌을 갖게 되어 한결 가벼운 상태를 느끼면서 일과를 보낼 수 있게 된다.

몸을 움직이자. 움직이고 싶은 대로 목, 어깨, 가슴, 배, 허리, 다리, 팔 움직여 보자. 스스로의 움직임이 몸과 마음을 가볍게 한다.

스스로 살리는 몸의 비결이다.

### 삶의 깨침은 나의 반성이다

누군가가 '깨쳤다'는 경우를 보면 세상이라는 큰 틀에서 볼 때는 처음으로 깨달은 것이 아니라, 그 사람이 지금에야 비로소 안 경우가 많다. 깨침의 내용은 이미 세상에 있다. 그래서인지 나 또한 수련을 하면 할수록 '나만 몰랐던 것이 너무나 많다'는 것을 실감한다. '미안해', '죄송합니다'는 인간관계에서 상식적인 것이다. 부드러운 말을 하고 상대를 배려하는 마음, 경청하는 것은 아주 기본적인 것이다. 그런데 자신이 하는 것이 특별하다 생각하면 이런 것이 시시하게 느껴질 수 있다. 그래서인지 간혹 수련가나 종교지도자들을 접할 때 그들의 부드럽지 않은 모습에 다소 당황스럽기도 하다.

수련을 열심히 하면 뭔가 특별한 깨침이 있을 줄 알았지만 내가 소홀했던 것, 올바로 경험하지 않았던 것을 다시 일깨운다. 세상의 사람들이 이미 알고 있는 것을 이제야 늦게 안 것이다. 알고 나면 뭐든지 간단하고 쉬운데 모를 때는 주변에서 아무리 얘기를 해줘도 모르는 경우가 많다. 그래서 '깨져봐야 안다'고 '내버려 둬라'는 말을 어른들이 곧잘 하시곤 하나보다. '본인이 스스로 겪고 알아야지', 그러다 보면 아는 길로 가는 경우도 있고 그렇지 못한 경우도 생기지만 깨침은 분명 자신에게 달렸다.

삶은 깨달음의 여정이라는데 공감한다. 그래서 주변 사람들의 얘기를 귀담아 듣게 된다. '있을 때 잘해'라는 유행가의 가사처럼 상대방의 얘기를 존중하면서 따뜻하게 대했어야 하는데 그렇지 못한 적이 많았다. 학교 다닐 때는 반성문을 써오라고 하면 자존심이 상해서 반성하는 마음 없이 형식적으로 썼던 경험이 있는데 수련을 하면서 진정한 반성을 하게 된다. 지난 일을 되돌리지 못하는 것이 인생이지만 반성을 하면서 더욱 좋은 마음으로 사람들을 위하며 살려고 한다. 세상 사람들이 더 가까이 느껴진다. 늘 새로 사는 느낌이다.

### 스스로 치유한다

치유를 위한 행동은 무엇인가?

어머니가 암에 걸렸을 때 방사선의 후유증으로 백혈구 수치가 급속하게 떨어져 면역력이 좋지 않은 상황에 놓여 있었다. 목과 입안이 크게 부어 어머니는 S대학병원에 가자고 했지만 난 받아드리지 않았다. 외부의 균과 싸우고 있었기에 꼭 극복할 수 있다고 확신했기 때문이었다. 그래서 난 어머니에게 "그렇게 자신이 없으면 여기에서 죽으세요"라는 불효막심한 말까지 내뱉었다. 지금 와서 생각하면 정말 심한 말이지만 그 당시는 병원 치료의 부작용으로 몸이 약해져 있는 터라 다시 병원을 의존하기보다는 가족의 돌봄과 함께 어머니 스스로 힘을 내셔야 할 때였다. 난 어머니가 힘을 내실 거라 믿었기 때문에 북돋는 차원에서 그 말을 하였다. 어머니는 살려고 하는 의지가 안에서 '욱'하고 올라오는지 회복의 몸부림을 쳤다.

우리는 아프면 스스로 치료할 수 없다는 나약한 생각에 쉽게 빠진다. 자신의 몸에 대해서 믿는 바가 없고 경험이 부족하고 시도해본 적도 없다. 그래서 자신이 없다. 접하지 않은 미지의 세계에 어떤 판단을 할 것인가? 무엇이든지 경험한 사람과 경험하지 않은 사람의 인식과 행동에는 차이가 크다. 그래서 어려움이 있을 때 먼저 경험한 사람의 얘기를 들으면 도움이 되는 경우가 많다. 몸의 차원에서도 병균을 한번 물리쳐 본 몸은 균에 대한 면역이 생긴다. 한 번의 경험은 참 중요하다.

'우리가 경험해보지 못해 겪는 것이 인생사 아니겠는가?'

걸음마를 배울 때 넘어지기를 여러 번 하지만 한 번 스스로 일어서면 그때부터는 홀로 서기가 어렵지 않다. 우리는 밥을 먹고 잠을 자고, 울고, 웃고, 직장에 출근과 퇴근, 걷고 앉고 반복되는 일상의 생활은 잘한다. 그러나 이런 간단한 것도 사실 처음부터 잘한 것은 하나도 없다. 처음에는 낯설고 익숙지 않고 불안하다. 몸이 아프고 불편한 것도 알고 나면 자기로부터 기인한 것이거나 그렇지 않더라도 의외로 자신이 스스로 관리할 수 있는 부분이 많은데 이를 느껴보거나 거기까진 생각이 미치지 못해서 힘들어하는 경우가 많다. 한번 자신에게 시도해 보면 어떨까?

머리가 아프면 생각을 가볍게 편하게 한다. 그런 느낌으로 머리를 차분하게 하고 움직이고, 어깨가 뻐근하면 힘이 들어가는데, 이때는 '움직여주지 않았구나'라는 생각을 하면 된다. 그래서 어깨에 힘을 빼고 부드럽게 동작의 범위를 점차적으로 크게 움직이고, 가슴이 답답할 때는 숨을 깊게 들이쉬면서 가슴을 펴주는 것, 허리가 불편하면 허리를 좌우로 돌려주고 허리를 숙이거나 뒤로 젖히는 움직임을 쉽게 해 볼 수 있다. 아픔이 느껴지는 즉시 이런 기본적인 것을 하느냐 안하느냐는 아주 큰 차이가 난다. 치유는 아주 쉽고 간단한 데서 출발할 수 있다. 자신의 마음을 느끼는 명상, 몸을 푸는 움직임, 기운을 살리는 호흡은 자신을 치유하고 살리게 한다.

치유를 나로부터 시작하자.

### 평범한 삶을 느낀다

'싸우지 말고 사이좋게 지내라'는 말은 어릴 때부터 웃어른들로부
터 들은 '평범한' 말이다. 자주 듣는 말이지만 이렇게 사는 것은 말처
럼 쉽지는 않다. 인간관계에는 힘의 논리가 작용하기 때문이다. 상대
가 나를 흥분하게 하거나, 피해를 줄 때 성인군자가 아닌 이상 편안
해 질 수 없다고, 사이좋게 지내기가 힘들다고 흔히 말한다. 그런데
주변에는 흥분하지 않고 차분하게 말하는 사람도 있다. 아예 흥분조
차 하지 않는 사람도 많다. 상대방이 어떻게 말하거나 행동해도 차분
하게 마음을 추스르며 말할 수 있는 사람도 있다. 평범한 사람은 안
정된 사람이다.

그러나 난 수련을 하면 할수록 평범한 삶이 의미가 있다는 것을 재
차 깨닫게 된다. 수련은 필요한 사람이 하는 것이다. 왜냐하면 평범
한 생활, 안정된 생활을 하는 사람은 수련을 할 필요를 느끼지 못한
다. 평범한 사람은 심각하게 살 필요가 없다. 싸우지 않고 인간관계
잘하고, 가족과 오순도순 즐기면서 살아간다. 굳이 수련이라 한다면
이런 사람에겐 최소한의 몸의 감각에 관한 가벼운 수련이 좋다. 그러
나 '지극히 평범하게 살아온 사람'은 평범함의 가치를 잘 모르기도 한
다. 사회는 평범한 사람에게 가치를 인정하고 배려하여 발전시켜가
도록 하기보다는 이용하려 한다. 주변에서 뭘 하라고, 하자고 요구를
한다. 좋은 게 있다고 유혹을 한다. 그래서 소비자가 되고, 회원이
되고, 신도가 되고, 지지자가 되고, 추종자가 되기도 한다. 특별한
가치를 언급하며 상품을 팔아내는 것이 자본주의 사회의 미덕이 되
어 수련의 세계에서도 특별함을 부각하여 현혹시키는 경우도 많다.
이를 따르다 보면 외부의 손길이 어느덧 자신의 행동에 어떤 영향을

미치는지 잘 모르게 되기도 한다.

반대로 평범한 삶에서 비켜선 경우에는 삶의 과정에서 주변과 가치의 차이로 갈등이 벌어진다. 주변에 저항이 생기고 주변이나 자신에게 문제가 있다는 것을 알게 되어, 같은 삶을 계속해서 그대로 이어갈 수가 없게 된다. 이를 극복하기 위한 새로운 길을 찾는다. 수련을 하고 도를 닦고, 종교생활을 한다. 그러나 여기에서 지향하는 내용에 큰 가치를 두다 보면 의식화되고 전문화되고 마치 특별한 모습, 특별하고 대단한 사람으로, 착각하기 쉽다. 그래서 문제의식으로 출발했던 초심의 마음은 멀어져 순수성 보다는 획일화되고 자기 권력화되고 세력화되어 자연스러운 아름다움은 사라진다.

평범하지 못해서 출발한 삶은 평범한 삶으로 와야 하고 평범한 생활에서 평범하지 않은 삶으로 산 사람은 그 지평에서 평범한 안정감을 다시 되찾아야 한다. '나는 평범하게 살기 싫어', '아 이제는 평범히 살고 싶다', 특별함과 평범함은 모두 우리의 자연스러운 모습이며 성장해가는 삶의 과정, 그 순간들이다. 저마다 간단하지 않은 우리 삶의 순간에 심호흡을 하며 내 몸의 안정감을 느껴본다. 돌고 돌면서 사는 게 인생이려니와 그 또한 평범한 삶이다.


자신의 마음을 헤아린다

사람과의 관계에서 감정이 몹시 상할 때는 대부분의 경우가 자신이 상대를 상하게 한 것보다 상대가 나를 무시하거나 기분 나쁜 언어와 행동을 취했다고 생각할 때이다. 그리고 사적인 것은 덮어두거나 공개적으로 사람들에게 꺼내려하지 않으며 또한 스스로 떠올리기도 쉽지 않다. 나의 경우에도 몇 번의 감정을 추스르기가 힘든 때가 있었다. 아무리 명상을 하고 수련을 한다고 하지만 감정이 안 좋을 때는 이미 감당하기 힘든 선을 넘긴 것이다. 인간관계에 있어 상대방은 자기 뜻대로 되어 주지 않는다. 그럴 때 문제를 풀기는커녕 감정을 추스르기조차 참 힘들게 된다. 포기를 하고 싶어도 감정은 자극으로 남아 쉽게 지워지지 않는다. 명상을 하려해도 집중이 안 되고 가슴을 치고 어루만지고 소리를 질러보고 해도 감정이 가시지 않는다. 자신의 가치, 나름의 잣대에서 벗어나 도저히 용납이 안 되기도 한다. 그러나 역으로 자신이 상대에게 한 행동에 대해서는 심각하게 생각하지 않는다. 자신에 대해서는 스스로 용서하고 관대하지만 상대에 대해서는 쉽게 용서하지 않으며 집착한다. 의식의 차원에선 비운다, 깨어있다 표현을 하고 그런 느낌을 갖지만 막상 실생활에서 부딪치는 경우에는 깨어 있기 힘들다. 그런 경우는 대개 경험하지 못한 데에 원인이 있어, 삶에서 깨치지 못한 내용은 깨지게 마련이다. 그렇지 않으면 병이 되고 정신적인 문제가 야기될 수 있다. 그래서 한동안은 혼돈의 과정을 가질 수밖에 없다. 이 생각 저 생각, 풀려는 몸부림의 과정은 불안하게 보이지만 이 과정을 통과하지 않고 문제에서 벗어나기는 쉽지 않다.

지난 삶에 의해 우리가 괴로운 것은 그 당시의 불편했던, 힘들었던, 화났던 기억이 부정적인 감정으로 남아있기 때문이다. 감정의 강도가 크기 때문에 기억이 지워지지 않고 남아있게 된다. 남아있는 감정은 현재진행형의 감정으로 지금의 나를 힘들게 하여 현재의 삶을 놓치고 과거에 시선이 가 있게 된다. 피할수록 끊임없이 되풀이 된다.

그러므로 지금 바로 할 것은 나를 깨어 있지 못하게 하는, 나를 불편하게 하는 사고와 감정을 푸는 데 있다. 이를 풀어야 사신의 삼재

능력이 더욱 발휘되어 문제의 본질을 없애는 의식이 떠오르게 된다. 안 좋은 상태에서 답을 찾으려하면 찾기 힘들다. 찾을 수 있는 상태가 이루어지지 않았기 때문이다. 마치 싸움에서 서로 흥분되어 있을 때는 대화가 되지 않고, 그 상태에서 말을 하다 보면 나중에는 내용보다도 자존심으로 확대되어 싸움이 커지는 것과 같다. 서로가 평정된 상태가 있어야 실마리를 풀 수 있는 대안이 나온다.

삶의 부정적인 느낌을 사라지게 하는 것은 자신 스스로를 수술하는 것이고 토해내는 것이다. 삶의 내용은 경우에 따라 감당하기 어려운데 그럴 경우 주변의 강요나 일방적 시각으로 다루는 것은 위험하다. 그리고 스스로가 이를 꺼내려고 자꾸만 떠올리는 노력 또한 감당하기 어렵다. 우리가 장기에 이상이 있으면 도려내는 수술을 하는 경우가 있다. 이 때 꼭 마취를 하여 수술할 때 아픔을 느끼지 않게 신경의 감각을 차단한다. 이처럼 자신의 과거의 삶을 표현할 때는 아픔을 감당할 수 있는 평화로운 상태, 아픔을 헤아릴 수 있는 분위기가 선행되어야 한다. 그것은 자신을 사랑하는 마음에서 출발한다.


자신을 사랑하는가?


자기를 사랑하는 것은 자신의 생명, 몸, 마음을 사랑하는 것으로 이 몸에 아픈 감정을 두지 않는 것이다. 특히나 병이 걸린 상태에서 평화롭지 못한 마음인 흥분, 화, 미움의 부정적인 감정은 필히 극복해야 한다. 부정적인 마음이 병을 생기게 한 원인이 된다고 할 때 마음을 풀고 기분을 살리는 것은 치유에 직접적인 영향을 미친다. '감정에 목숨을 걸지 말라'는 말처럼 감정에 사로잡혀 있으면 그것은 자신의 건강을 해치는, 자신을 죽이는 독이 된다.

물고기를 손으로 잡으려 하면 펄떡이며 온 몸으로 저항하며 달아나듯이 이미 살아있는 몸은 가두어지기를 거부한다. 자아에 사로잡히고 감정에 가두어지는 몸은 아프다. 병에 걸린 것은 이를 방치하여 허용한 것이다. 그러나 다시 저항하려는 자신은 감정인지, 자아인지, 몸인지 혼돈스러워 해결하려고 힘을 줄수록 올가미처럼 더욱 쪼아온다. 사로잡힌 자아가 몸의 주체일 수는 없다. 이때 향하고 있는 힘을 빼고 지금의 상황을 있는 그대로 본다. 자신을 있는 그대로 보는 순간 명쾌해지고 명쾌해지면 평화로워진다.

지금 자신의 심장을 헤아려보자.

'나는 평온하다', '나의 가슴은 안정되어 있다'는 마음을 느낀다. 그리고 '나를 사랑한다', '나의 몸은 깨어 있다', '나의 머리는 비워있다', '나의 몸은 따뜻하다'는 느낌을 가진다.

인생에서 가장 소중한 것은 살아있는 자신의 몸이 아닌가? 힘들수록 자신을 사랑하자. 병이 걸리기 전, 감정이 상하고 삶에서 아픈 일들을 겪기 전, 마냥 즐겁고 웃는 얼굴 또한 아직 내 안의 어딘가에 소중하게 간직되어 있다. 이 몸이 유연하고 감각이 깨어 있게 하기 위해서 지금의 감정을 넘어서 딱딱해진 마음을 벗어던지고 다시 어린아이처럼 자유롭고 자연스러운 느낌, 움직임을 회복하여 말랑말랑한 마음을 느끼고 표현하는 삶의 그림을 그려보자. 상한 감정이 쉽게 풀리지 않은 혼돈의 과정을 겪더라도 자신의 마음을 헤아리며 풀려는 노력은 분명 감정에서 벗어나게 하며 또한 자연스럽게 깨침도 따르게 된다.

### 깨침은 사랑의 마음이다

깨침은 분명 자신이 깨지는 사건이다. 이 전후가 전혀 다른 깨인 상태는 자기초월적이며 내적평화를 갖는다. 그것은 지적 이해, 앎의 깨달음이 아니라 나라는 자아가 단박에 깨져 나의 안과 밖의 경계가 없어져 하나의 세상이 된다. 삶의 현장은 준비와 계획으로만 살 수 없다. 깨침은 내적인 자기 죽음으로 사고의 차원에서 이루어진 것이 아닌 삶의 현장에 있다. 삶의 막힘에서 깨침은 죽음을 받아드리는 죽음의 순간이기 때문이다. 이 죽음은 예상할 수 없는 것이며 깨침을 향한 죽음도 아니다. 관계적이고 상대적이기 때문에 예상치 못한 일들이 벌어지고 자신의 뜻과는 다르게 세상이 전개되기도 한다. 그리고 삶의 현장에서 비켜서 무슨 깨달음을 얻겠는가? 무엇을 깨치는가? 그것은 삶과 세상이다. 그래서 어떻게 살아가느냐? 무슨 마음으로 살아가느냐는 가장 인간적인 물음으로 그 근원적인 깨침은 생명으로 빚어진 우리의 몸에 평화라는 내면이며 사랑이라는 그 품이다.

'사랑의 마음은 구체적으로 몸에서 전해진다.' 2010년 3월 호주 시드니의 한 산부인과 병원에서 미숙아로 태어난 쌍둥이 중에 한 아이가 몸의 이상으로 의사가 응급처치를 했지만 회복되지 않아 사망선고를 받았다. 쌍둥이의 부모는 마지막 작별을 위해 죽은 아이를 맨가슴의 품에 안았는데 몇 분후 어머니의 품에서 이 아이는 호흡이 돌아왔고 소생되었다. 포근한 사랑의 품에서 따스한 살결의 기운이 전해지는 이 사랑의 품은 '캥거루 케어'라는 이름으로 전 세계에 알려져 미숙아 케어시스템에 변화가 시도되어 건강회복에 큰 도움이 되고 있다. 특히 저체온증 예방으로 신생아 응급의료시설이 따로 갖추어 있지 않은 저소득국가의 신생아 사망률을 현지히 줄이는 데 놀라운 효과를 보이고 있다. 또한 이 효과는 신생아뿐만 아니라 이 마음을 품고 케어를 하는 어머니도 자존감이 향상되어 정서적인 안정, 삶의 의미와 보람과 건강향상에도 도움이 된다. 어머니의 사랑의 품, 그 몸은 바로 우리의 몸으로 우리는 어머니의 사랑의 마음을 이미 갖고 있다. 이 마음으로 자신을 품으면 자신의 몸은 따뜻해지며 보다 안정되고 사람들을 더욱 존중하는 마음이 생긴다.

기적이라고 하는 신비한 일들은 모두 이미 우리 몸이 하고 있는 일들이다. 몸은 이미 몸을 낳고 생명은 이미 생명을 살리고 있다. 몸을 낳는 일에 참여하여 그 기쁨을 얻고 있고, 생명이 만들어지며 살리는 일에 우리는 이미 참여하고 있다. 생명을 체험하면 된다. 우리는 생명을 위하여 다른 것을 첨가하기보다 스스로인 몸으로 몸을 감싸 안으면 되는 일이다. 자신을 안아주고 존중해주고 상대를 안아주고 존중해 준다. 이 세상의 문제는 결국 사람들을 존중하지 않은 우리 자신들의 이기심이 문제가 아닌가? 무엇을 위한 마음, 삶이 아니라 인간 본연의 마음을 느끼고 회복하는 것이다. 사랑을 한다, 너를 위한다, 나를 위한다, 하나님을 향한다, 깨달음을 향한다는 모든 마음을 내릴 때 내적으로 자연스럽게 향하는 마음이 사랑으로 확인된다.

나와 이 세상의 평화와 사랑을 위한 삶은 자연스러운 인간 본연의 마음이며 존재이유이다. 누구나 어머니의 사랑의 품, 자궁에서 생명이 시작되었고 어머니의 따뜻한 젖가슴에서 생명과 사랑의 따뜻한 기운을 받고 자랐다. 이 따뜻한 사랑의 마음은 이제 우리의 몸이다. 몸은 나의 믿음이며 사랑이다. 우리는 이 사랑의 마음으로 살아가고 이 마음을 위해 산다. 나의 믿음은 몸의 믿음, 사랑의 믿음으로 이 믿음이 나를 진정 깨치게 하고 치유케 한다.

## 권력화된 나를 내리고 동심을 깨운다

세상에 나와 있는 여러 수련들, 종교수행과 건강법들, 그리고 그 지도자들, 수행자들, 수강생들, 운동하는 사람들을 접하면서 그들은 각기 자신과 사람들을 위해서 활동하고 내용을 선보인다. 그러나 그들을 접할 때 몸이 곧 삶의 주체이고, 깨침과 종교이며, 치유, 건강의 주체란 인식이 약함을 실감한 적이 많다. 오히려 자기를 꽉 붙잡고 사는 우리를 발견했다. 우리는 우리에게 피해를 주는 대상에 대해서는 가만히 있지 않는다. 저항하고 싸우고 자신의 생각과 감정을 표현한다. 그러나 정작 자신의 몸은 어떻게 대하고 있는가? 왜곡된 생각이 몸을 지배하려들고 있다.

1980대 전후는 군사정권이 총칼과 방망이를 앞세워 시민의 자유로운 인권을 짓밟는 시기로 폭력이 세상의 권력이었다. 억압하는 권력과 맞서 저항하여 독재의 벽을 깨트렸던 우리의 양심의 방향은 이제 자신의 내부를 향하고 스스로를 성찰하여야 한다. 어느새 자기 내면을 억압하는 독재 권력이 되어버린 자신이, 나와 우리 그리고 세상을 억압하고 있다는 것을 다시금 깨쳐야 한다.

현대인을 말할 때 흔히 정신없이 살아간다고 한다. 사회적 일, 자신의 욕구실현, 자신의 생각과 감정 등에 잡혀 우리는 무엇이 되려하고 끊임없이 다른 역할을 수행해야 한다. 나를 느끼는 시간, 자신으로부터 깨어 있어 보는 시간이 없다. 신체적으로 큰 병이 나야 비로소 자신을 돌아보는 시간을 갖는다. 외부의 가치가 좋으면 좋을수록 빠지기 쉽고 자신 스스로의 멋은 사라지고 내가 아닌 모습을 띠게 될 수도 있다. 이제 권력화 된 나의 자의식을 내리고, 외부에 가있는 시선을 나의 내면으로 돌려 나와 몸을 느껴보자. 지금 니의 몸에는 그 출발의 순수인 자연의 몸, 동심이 있다. 우리 안에 있는 동심을 깨워 몸이 스스로 춤추는 나의 해방을 맛보자. 자연스럽고 깨어 있는 삶은 자유롭고 창의적인 어렸을 때의 동심을 회복하는 것으로, 우리가 지닌 소중한 정신적인 가치가 아닐까? 권력을 떨치고 동심을 깨우자.

## 몸 수련은 사고를 예방한다

94년 서울 봉원동 안산에서 동료와 등산을 마치고 주차한 곳에 왔는데 차들이 많아 차 방향을 돌릴 수 없어 후진으로 좁은 주택가 급경사 내리막길을 갔다. 그런데 갑자기 브레이크가 제동이 되지 않아 속도가 빨라지면서 순식간에 주택의 지붕을 덮치는 대형사고가 날 뻔한 적이 있었다. 길은 곡선으로 이루어진데다 차는 가속도가 붙어 길 따라 내려가기도 어려웠고 순식간에 밑으로 내려가 주택지붕이 차 아래로 보였다. 그리고 밑에는 길이 양쪽으로 나눠져 있어 집 담벼락과 부딪칠 수밖에 없는 아찔한 상황이었다. 난 브레이크가 고장 났다는 것을 인지하는 순간, 동요 없이 운전을 하면서 의식을 내리는 명상상태를 유지하고 있었다. 그리고 주택들이 차 아래로 보이는 순간 차 뒤편 오른쪽을 길옆 담에 붙이라는 메시지가 내 안에서 제시되었다. 그리고 아주 짧은 시간의 간격이었지만 차를 담에 붙여 조용히 차를 세울 수 있었다. 브레이크가 고장이 났다는 것을 알고 차를 무사히 세울 때까지의 시간은 단 몇 초의 간격이었다.

그렇다면 어떻게 이런 행동을 하게 됐는가? 무엇이 순간적인 명상을 하게 한 것인가? 묘한 느낌이지만 분명 이 일을 내가 처리 했지만 내가 했다는 것 보다 몸이 알아서 답을 냈다는 느낌이 더 든다. 왜냐하면 브레이크가 고장 났다는 것을 몸에서 감각적으로 인지했고 그 순간 어떻게 할까를 먼저 생각하지 않고, 바로 의식을 내리는 명상이 순간적으로 이루어지더니 자연스럽게 답이 내 안에서 올라왔다. 차는 아주 조용히 세워졌고 같이 동행한 친구와 난 한동안 차안에서 말없이 가만히 있었다. 의식이 잠시 어떤 상태에 있었는지 운전할 때 느낄 수 없었던 묘한 흥분이 시간이 좀 지나 일어났다. 차를 세운 것이 신기하기도 하고 사고를 상상하니 놀라지 않을 수 없었다. 차에서 내리는데 오른쪽 타이어가 벽에 강하게 밀착되어 지면에서 20~30cm정도 올라가 있었고 오른쪽 담벼락에는 검은 타이어자국이 한 20m정도나 있었다. 타이어가 벽에 물리면서 조용히 차가 세워진 것이었다. 아무 말 없던 친구는 한 마디 했다. "어떻게 된 거야?"

지금도 그때를 생각하면 아찔한 전율이 느껴진다. 명상은 있는 그대로 보는 즉답의 방식이다. 사고를 직감하는 그 순간,

'마음이 동요를 하냐?'
'침착하냐?'

에 따라 해결의 실마리가 달라질 수 있다. 어떻게 할까를 논리적으로 생각했다면 아주 짧은 순간에 답이 나오기 어려운 상태에서 복잡하기도 하지만 끔찍한 생각부터 들었을지도 모르겠다. 오랜 시간 명상을 해 온 경험들이 몸에 배어 몸이 알아서 나의 의식이 알아서 답을 낼 수 있는 상태를 만든 것이다. 몸에 운동감각이 있으면, 갑자기 넘어지는 일이 생겨도 다치지 않게 민첩한 동작이 자연스럽게 나오는 것처럼 말이다. 꾸준한 명상과 단전호흡 그리고 감각을 깨우는 몸의 움직임은 사고를 대처하고 또한 예방한다.

## 몸의 감수성을 살리자

몸의 감수성은 '느껴지는가?'의 문제이다. 스스로의 평화가, 상대방의 고통이, 사회의 현실이, 자연의 실상이 일상에서 내 몸의 구체적 사건으로 와 닿는가? 대학교 3학년, 어느 수업시간에

"민주주의는 무엇이라 생각하느냐?"는 교수의 질문에
"민주주의는 내안의 평화와 사랑의 마음으로 사람들을 위한 삶의 실천입니다"라고 대답한 적이 있다.

우리가 민주주의와 생명운동을 부르짖지만 생활에서의 구체적인 실천에 있어서는 소홀해지는 경향이 있다. 또한 수련과 종교단체의 지도자들은 일상적인 가치와 동떨어진 어떤 높은 경지가 있는 것처럼 미화해 말하는 부분이 많았다. 일상생활에서 사람들의 삶을 느끼고 소통을 하려면 자신의 선입견에서 벗어나 몸에서 드러나는 평화로운 마음과 시선이 있을 때 상대의 마음을 느낄 수 있다. 사람의 내적 가치보다 우월적 위치에 두는 이념, 종교, 수행은 또 하나의 권력으로 개인의 존엄성을 존중하지 않을 뿐만 아니라 삶을 왜곡시킨다.

우리에게 제시된 수련이나 종교가치 보다 자신을 느끼는 몸의 감수성이 궁극적인 영성이며 깨침이다. 몸의 감수성은 이념도 아니며 고정된 감각도 아니다. 삶 속에서 세상을 접하며 구체적인 체험으로 드러나기 때문에 이를 감지하기 위해서는 기본적으로, 습관적으로 자신을 비우지 않고는 접할 수 없다. 자신을 비운다는 것은 생명을 느끼는 것으로 우리의 관념, 가치, 습성, 믿음, 권력 등에서 벗어나는 것이다. 어떤 앞선 가치로 생명을 대하면 생명 스스로의 느낌을 놓친다. 생명은 스스로의 느낌, 자각 자체이다.

자연의 모습은 그 자체가 아름답고 멋있다. 사람도 역시 자연의 모습으로 몸의 감각이 살아있을 때 아름답다. 이 자연의 모습은 인위적으로 만들 수 없는 것이기에 가급적 그대로의 보존이 중요하다. 자연의 몸인 사람의 경우에도 누구나 몸을 느낄 수 있고 몸의 감수성은 인간으로서 발휘되는 모든 영역, 행위의 근원이기도 하다.

　몸은 스스로를 느끼는 자발적 성향을 지녀, 그 감수성을 존중하고 깨워야 한다. 종교 활동과 수행, 운동, 의식주의 생활, 관계와 일 등 모든 몸의 행위는 항상 감수성과 연관된다. 그래서 이 감수성은 외부의 대상이나 가치에 맞추기보다 자연적이며 자발적으로 온전하게 발휘되어야 조화로운 심신으로 생활이 안정된다. 몸의 감수성은 상대를 이용하고 상품화하는 변질된 감성이 아니라 몸의 깊은 곳에서 우러나오는 생명의 울림이다. 몸의 감수성이 왜곡되고 변질되거나 약하면 우리 몸이 활동하는 사회 전반으로 많은 문제를 야기 시킨다. 순간순간 우러나오는 양심의 소리를 멀리하고 자신의 야욕을 위해 상대를 억압하고 수단화하며 폭력을 정당화하여 성폭력 또한 상습화한다. 스스로 눈을 가린 지금의 몸의 문제들이다.

　우리는 감각보다 깨달음을, 하느님을, 수행을 더 고귀한 것으로 높은 것으로 봐 왔다. 몸의 영성을 살리는 것은 종교의 궁극점이기도 하다. 나무와 꽃들이 멋있고 아름답게 피어 있고 동물들이 맘껏 즐기는 자연의 모습은 그 자체가 신의 얼굴이다. 생명의 몸, 자연, 우주보다 위대한 것은 세상 어디에도 없다. 그러기에 자연의 몸, 우리를 느끼고 살리는 것은 도이며 영적인 것이다. 몸에서 자연의 감각이 살아나면 저절로 영성과 깨침, 건강은 자연스럽게 다가온다. 몸은 이미 깨쳐 있고 그 자체가 영성이기 때문에 몸을 잘 자각하는 감수성이 필요하다. 그 감수성을 살려주는 기본으로는 스스로를 보고 세상을 바로 보는 명상과 움직임에 대한 자각, 아랫배로 숨 쉬는 호흡이다. 그런데 호흡을 단지 방법의 차원이나 건강의 차원, 이완의 차원에서 행할 때는 의미가 약할 수 있다. 그렇기 때문에 '숨'의 의미를 분명히 인식하고 내 삶의 고유한 영역이 나의 가슴으로, 나의 몸의 현실로 와 닿아 실감하여야 한다. '숨'은 나를 살리는 일상의 숨이고 모든 나의 관계와 체험과 상태를 함께하며 우주와 내가 밤낮으로 늘 평생 생명을 교류하고 있기 때문이다.

　이 '숨' 쉼의 과정에서 비움과 충만, 생명의 폭발이 일어난다. 이 자기로부터의 생명력의 각성이 일어났을 때 우러나오는 용기와 양심의 행동은 삶에서 자연스럽게 일어난다. 인위적으로 하려고 하면 깨어있지 못하며 자신을 뛰어넘을 수 없다. 생각이 자신의 내적 느낌을 방해하여 차단하기 때문이다. 그래서 수련은 반복의 의미가 있다. 물방울이 계속 돌에 떨어지면 돌이 파이듯이 숨을 느끼다보면 자아는 비워지고 초월되어 집중은 자신도 모르는 사이에 일어난다. 그러기에 계속한다. 생각이 사라질 때까지이다. 숨 쉼을 통한 몰입처럼 생각, 감정, 움직임도 계속 의식을 내리고 접하다 보면 여기에서도 새로운 깨침이 일어난다. 생각이 어떻게 일어나고 사라지는가를 깨닫는 것, 감정이 일어나고 사라지는 것, 몸의 감각이 일어나고 사라지는 것에 대한 깨침은 나의 몸에서 일어난다. 모든 관계가 나의 몸의 작은 움직임에서부터 시작되는 것이다. 인생의 희로애락 또한 여기서 시작되고 다시 돌아온다. 잘 느낄수록 삶을 누리며 잘 느끼지 못할수록 삶은 짐이 된다. 자신을 비우고 몸을 느끼자. 이 느낌은 몸의 감수성, 생명의 감수성, 인생의 감수성으로 내면을 대면히는 깨침이다.

## '행동하는 양심'은 시민주권의 바람이다

우리는 느끼는 대로 말하는가, 행동하는가? 역사 속에서 우리는 안중근 의사와 같이 나라를 구하고자 목숨을 거는 열사들을 높이 평가하고 일제에 협조한 이를 친일파라 하여 분명하게 비판을 가한다. 그러나 폭력적 권력에 분개하여 저항하거나 협조하고 침묵하는 양상은 일제에서만 국한 되어있는 것이 아니라 우리 사회에서 가장 흔한 모습이며 특히 참견하지 않으려 침묵하는 경향은 더욱 심해 일상의 뉴스로 거론된다. 지하철에서 남성이 여성을 성추행을 하는 현장을 보거나, 거리에서 누군가 폭행을 당하고 있는 상황에서도 이를 말리려는 사람은 흔치않고 대부분 자신의 몸을 사리고 현장을 애써 피한다.

어느 워크숍에서 강사가 성희롱 발언을 하여 이를 공식적으로 문제제기한 적이 있있는데 오히려 제기한 나를, 문제를 일으키는 이상한 시선으로 보기도 하고, 현장에서 상한 감정을 가진 사람들이 많았지만 대부분은 감정을 드러내지 않고 침묵으로 일관하거나 남성들과 일부 여성은 좋게 넘어가자고 하는 모습을 보고 직장에서 성희롱을 당한 피해자가 이를 거론하는 것은 쉽지 않겠다는 것을 실감했다. 직장에서 성희롱을 당해 본 경험이 1번 이상 있는 수치는 70%를 상회하는데 법적으로 제기하는 경우는 1% 정도인 것으로 보더라도 대부분 느끼고 있지만 말하지 않고 행동하지 않고 그냥 넘어가는 게 우리의 현실이다. 우리의 삶 자체가 권력의 관계 속에 있다.

1987년 여름 고향인 제주도 월정에 내려갔을 때, 도에서 일방적으로 우리 마을 바닷가 근처에 분뇨처리장을 건설하겠다고 하여 마을주민들이 북제주군청에 항의하러 간적이 있었다. 그러나 그곳에 가보니 항의하러 간 마을사람들은 저리장을 유치하는 깃이 월정을 발

전시키는 것이란 군수의 말을 오히려 듣고 있어, 난 군수를 향해

"우리가 여기에 온 것은 군청사업 얘기를 듣고자 온 것이 아닙니다. 처리장을 세우지 말라는 것입니다. 월정주민의 생존권을 막는 건설을 중단 하십시오"라고 말했다. 그리고 주민들에게는

"우리 정신 차려야 합니다. 분뇨처리장은 월정에 전혀 도움이 되지 않습니다. 더 이상 월정바다는 우리가 생각하는 바다가 아닙니다. 똥물이 바다에 가는데 좋겠습니까?"

"여기 공무원들 얼굴을 보셨지요, 하얗지요? 우리는 밭과 바다에 나가 땀 흘리고 검게 얼굴이 그을리며 일을 하는데 책상에서 일하는 사람들 우리의 사정을 얼마나 알겠습니까? 우리 마을 앞바다는 생활 터전입니다. 우리가 꼭 지켜야 합니다."

군수는 자리에서 뜨고 시위는 평화로운 가운데 힘차게 진행됐다. 우리는 생존권 보호의 차원에서 시위를 하러 군청에 왔지만 마을지도자들은 그간 처리장 건설을 적극 반대할 수 없었다. 이 사업의 특성상 사업의 문제를 알고 있었지만 군청의 정책에 반하는 주민들의 의견을 적극적으로 개진하지 못하였을 것이다.

며칠간 시위를 이끌며 제주도 전체에도 시위사실이 알려지면서 방송에도 보도되어 이 문제가 확산되어 갔다. 시위를 주도하는 주민들은 대부분 여성들이었고 남성들은 옆에서 구경하는 독특한 상황이었다. 아마 여성들이 물질을 하다 보니 바다 오염에 더욱 민감할 수밖에 없었을 것이다. 난 그간 서울에 살아서인지 제주도 여성들이 생활력이 좋다는 말을 들어도 실감나지 않았는데 바로 눈앞에서 여성들

의 적극적인 행동을 보고 참 대단하다는 걸 느꼈다. 내 주변에는 항상 고모와 숙모가 걱정이 되어서인지 함께 해주었다. 시위3일째 난 군청에서 주민 대표로 참가하여 군수를 비롯하여 제주도 권력기관장과 관계자들과 회의가 있었다.

자리에 앉았는데 별다른 얘기가 없이 잠시 침묵이 흐르고 내가 먼저 말을 꺼냈다.

"이 시위를 풀 수 있는 방법은 분뇨처리장 건설 계획 취소입니다. 주민들의 생존권과 관련되어 있는 만큼 꼭 취소해 주십시오."
"만약에 받아드리지 않으면 시위장소를 제주시 중앙로로 옮겨 제주도 도민에게 분뇨처리장 문제를 알리는 운동을 펼치겠습니다."

얘기가 끝나고 참석한 기관장들이 소곤소곤 대화를 나누더니 군수가 말했다.

"그렇게 합시다, 제 임기에는 세우지 않겠습니다." 이에 난
"그러면 직접 주민들께 말하세요"라고 하니
"주민들 모두 강당에 모이게 하세요"는 것이었다. 순간 나는 다시 말했다.
"그렇게 할 수는 없고 군수님만 주민들 모인 장소로 가면 되지 주민을 오라고 할 수는 없습니다." 이에 군수는 "그럼 그렇게 하지요"
"군수님, 한 가지 부탁드리겠습니다. 주민들이 마을에 무사히 갈 수 있도록 버스를 준비해 주십시오."
"네 알겠습니다."

난 그 당시 20대 중반이라 젊은 나이고 참석자들은 제주도 치안책임자였지만 두려움은 없었고 그들도 편하게 대해주었다. 그리고 별다른 이견 없이 바로 해결되었다. 회의장을 나왔는데 군수는 내게 와 "한마디 물어봅시다. 나와 같은 황씨인데 제주도는 족보가 같은 거 알지요, 아버지 성함이 뭐요. 같은 종씨끼리 이럴 거요?"라고 하였다. 같은 종씨였지만 전혀 개의치 않았다.

그들도 주민들이 반대하는 것을 추진하기는 쉽지 않았을 것이다. 난 주민들의 뜻을 대신한다는 마음 한 가지였다. 우리는 흔히 자신이 느끼는 양심대로 솔직하게 표현하면 되는데 지레짐작으로 피해를 당한다는 생각을 떠올리기도 한다. 연행되거나 불이익을 당하거나 후의 일을 미리 생각하여 두려움을 가지거나 불안한 상상을 먼저 하면 위축된 몸의 상태로 이어져 양심 있는 행동을 하지 못한다. 그리고 군인, 경찰, 검찰 등을 연상하면 겁부터 먹는 경우가 있는데 그럴 필요가 없다. 또 이외로 잘 풀리는 경우도 많다. 자신이 양심에 비추어 옳다는 것을 그대로 표현하는 것은 극히 자연스러운 것이며 가장 힘이 있다. 법에서 다투는 일 또한 이를 근거로 전개하는 것이며 어떤 사람들이라도 소통이 가능하다.

권력은 법집행의 권력기관과 공무원, 지역지도자들과 연합되어 있어 일의 추진은 속전속결로 나갈 수 있는 동력을 지니지만 마을의 주민들의 의견은 무시되거나 이런 권력을 상대로 문제제기하는 것은 여러모로 취약하다. 그리고 주민들의 입장을 대변하고 마을의 안정과 생존권 보호에 앞장서야 할 마을 지도자들은 권력의 관계에 놓여 있어서인지 적극 나서지 못하는 문제가 있다. 권력을 가진 자들이 개인들의 양심을 비틀어 몸의 소리를 막고 있는 현실이다. 그리고 정책이 추진되는 과정에 민주적 절차가 무시되고 개발논리의 강압적인 추진은 지금도 흔한 일이고 반대한다는 것은 매우 어려운 일이지만, 양심은 그런 상황일수록 발휘되어야 한다. 우리는 역사에서 절대 권력은 결국 무너지고 마는 상황을 가까이서 접했다. 권력자에 모였다가 권력이 사라지면 다시 다른 권력자에게 모이는 현상은 우리의 인생처럼 쳇바퀴 돌듯이 현재에도 진행된다.

최근 정부가 제주도 '강정마을'에 해군기지건설을 강행하고 있는데 논란이 많다. 제주도는 세계 최초로 유네스코의 생물권보전지역, 세계자연유산, 세계지질공원 인증 등 3관왕에 등극할 만큼 자연생태의 보존과 함께 평화의 이미지를 가지고 있었는데 이번 군사기지건설로 동북아의 군사 분쟁지역으로 전략될 우려를 낳고 있다. 그간 정상적인 절차를 무시하고 군사적 팽창과 긴장 조성의 내막은 덮고 개발논리란 사탕발림과 겉으론 자주국방을 내세우고 있지만 그 이면에는 미국이 중국의 패권전략을 견제하기 위한 군사요충지를 확보하려는 의도를 엿볼 수 있다.

자연은 그 자체로 생명의 온전함과 평화로움을 지니고 있으며 우리의 몸 또한 우러나오는 내면의 소리와 움직임을 허용할 때 자유와 평화의 축제를 삶에서 이룰 수 있다. 현재 강정마을을 평화로운 축제로 지키려는 시민들에게 가해지는 정부의 밀어붙이기식 공권력 강행처리는 우리의 자연과 몸의 평화를 깨뜨리고 시민주권을 억압하는 폭거이다.

정부는 나라의 최고 권력의 중심이며 세상에는 군사적, 경제적 가치와 정당성을 주장하는 집단이 있는가 하면 환경과 평화의 가치로 접근하는 시민과 단체가 있다. 여기에는 삶의 가치와 철학, 이해관계, 권력 간의 세력유지 등 이면의 모습들이 깔려있다. 그러나 이러한 관계 이전에 우리 몸에서 우러나오는 양심의 소리는 단순하며 내 삶의 자연스러운 고백이다. 권력에 대하여 자신이 어디에 붙는 것이 유리한지를 계산하는 태도는 양심을 가리고 시민들의 바람을 왜곡하게 한다. 진정한 평화는 내면의 우러나옴을 즉각적으로 표현하고 행동하는 데에서 출발한다. 말하지 못하고 행동하지 못하는 것은 옳지 못한 외부의 권력에 대하여 자신을 지킬 수 없는 권력에 기생하는 치명적인 패배주의가 되고 익숙해지면 자신을 모두 장악해 버려 무감각한 사람이 되어 이러한 과정은 반복되고 더 커다란 폭력을 낳는다. 그래서 결국 무엇이 나이고 내가 아닌지 길을 잃어버리기 쉽다.

양심은 몸의 솔직한 느낌이 발현된 마음으로 늘 생활과 함께 한다. 양심은 별다른 큰 용기나 의식이 아니다. 몸의 솔직함이다. 몸의 내적인 솔직함은 우러나오는 마음으로 그 자체로 안정되어 있다. 그래서 난 몸 안에 믿음이 있다는 마음을 가지고 산다. 자신의 조그만 느낌에도 관심을 기울여 우러나오는 자기 목소리를 가져보는 것, 분노와 함께 분노가 해소되어 사라지는 체험은 우리 몸을 지탱하는 중요한 부분이며 사회의 몸을 건강하게 하는 필수 영양분이다. 이러한 몸의 일상에 익숙해지면 또 다른 자신인 상대방의 느낌을 쉽게 알아 쉽게 소통할 수 있고 억압된 정서에 의해 감정에 이끌려 폭력으로 표현하는 일방적 상태는 사라진다. 몸의 논리는 복잡한 모든 것을 단순하게 한다. 모든 것에 우선하기 때문이다.

이미 정리된 생명의 사고에 믿음을 갖고 우러나오는 양심의 소리는 시민주권의 바람이다.

### 사회를 알 때 나를 알고 나를 알 때 세상을 안다

우리는 자신의 생각에 익숙해져 있어, 자신의 틀로 세상을 본다. 이 사회에 대해서 아는 것 같지만 막상 구체적인 상황을 접하면 '세상을 참으로 몰랐구나' 라는 사실을 깨우치는 경우도 많다. 몇 년 전, 한국양성평등교육원에서 성희롱예방교육전문 강사과정을 수강했다. 교육을 받기 전에는 내가 성희롱을 했다는 것은 전혀 상상할 수 없었다. 그런데 지난 날 성희롱을 했다는 사실 뿐만 아니라 잠재된 성희롱, 무의식적 성희롱, 습관성 성희롱 등이 내게 있다는 것이 느껴지면서 교육을 받기를 잘 했구나, 교육을 시킬 전문 강사가 되는 것도 중요하겠지만 그 이전에 내가 인식하지 못했던 사실을 자각할 수 있었던 것이 큰 보람이었다.

피해를 겪은 상대의 얘기를 들으려하지 않고 자기 식으로 '나는 문제 없어, 나는 괜찮다'는 것은 자기합리화를 넘어 자아도취이다. 우리는 살아가면서 자기 식으로 생각하는 것에 익숙해져 상대방을 진정 모르면서 아는 척하고 또한 상대방에 대해서 판단하기 쉽다. 나 역시도 그간 여성의 삶에 관심을 갖고 여성을 위한 사회운동으로 조금이나마 보람을 갖고 있었지만 양성평등, 성희롱예방, 성매매예방교육 강사과정을 통해 새롭게 인식되는 내용이 크고 많았다. 예를 들어 성매매여성종사자들은 우리와 별개의 사람으로 인식하기 쉬운데 실상은 우리의 여동생, 누이이다. 똑같은 소중한 사람들로서 폭력의 사회에서 희생된 우리의 가족들이다. 부모와 형제자매가 이들을 억압하고 폭력을 가하고, 도저히 집에서 가족들과 지낼 수 없어 폭력에서 벗어나고자 가출로 이어지며, 이 사회의 성매매조장세력들의 폭력과 술수로 결코 원치 않았던 삶을 갖게 된다. 주변에서 이처럼 겪는 사람들의 처지, 실상을 제대로 인식하는 것은 나를 보다 인간답게 한다. 성매매여성이 문제의 주체가 아니라 인권을 유린하는 성매매업자, 조장세력, 구매자들이며, 보다 근본적으로 이 사회의 가부장적인 성차별의 시각과 여성들의 사회진출이 가로막혀 있는 사회구조, 낙후된 여성복지, 성폭력의 문화가 원인이다.

우리 주변에서 일어나는 사회의 문제를 보자.

자살문제, 가정과 학교에서의 폭력문제, 생활고의 문제, 학생들의 등록금문제, 성폭력의 문제, 인간관계의 갈등, 각종 질환, 성 평등의 문제, 환경파괴와 오염 등 수없이 많은 문제들이 있다.

생각만 해도 복잡하고 저 많은 문제를 어떻게 풀어갈 것인가?

이처럼 사회에서 일어나는 문제들이 많지만 여기에서 공통적인 것은 결국 사람의 문제이며 몸의 문제로 직결된다. 이 많은 문제를 몸이 겪고 있다. 수없이 많은 문제의 몸의 현장들, 여기에서 겪고 있는 당사자들은 지금 얼마나 고통스럽고 힘든 생활을 하고 있겠는가?

이 몸이 놓인 환경들은 사람마다 차이가 있다. 이 차이는 평등하지 못한데서 기인하기도 한다. 우리가 누릴 수 있는 교육과 직업, 사회적 혜택 중, 기회와 조건, 결과에서 평등하지 않은 경우가 많다. 권력과 자본이 특정 집단에게 편중되어 있는 독점체제로 빈부의 격차가 심화되고 사회참여의 기회 또한 불평등한 양상을 띠는 복잡한 사회문제에서 기득권 속에 안주하거나, 자신 외에 관심을 가질 수 있는 여유가 없기 때문인지 우리들이 겪고 있는 삶의 문제를 직시하지 못한다.

우리는 자연과 몸이 겪고 있는 실상을 외면하면서 산다.

4대강 개발로 자연의 모습이 파괴되고 있지만 우리는 그 모습을 잘 모른다.

성폭력의 현장, 자살하는 사람들의 갈등의 현장을 우리는 잘 모른다.

우리가 소고기, 돼지고기, 닭고기, 개고기를 맛있게 먹지만 동물들이 겪고 있는 비참한 사육과 죽임의 현장은 외면한다.

생활고에 시달리는 사람들의 삶의 현장을 우리는 잘 모른다.

질환에 걸린 사람은 너무나 많지만 병이 걸리는 생활에 대해서는 우리는 살 모른디.

학교에서 학생이 교사로부터 폭력을 당할 때의 모습을 우리는 살 모른다.

예술인들의 무대와 작품 뒤편에 생활고, 복지와 건강의 사각지대에 놓여있다는 것을 우리는 실감하지 못한다.


이 세상을 겪으며 살고 있어도 크게 문제시 하지 않는다. 대부분 그냥 지나친다. 이슈가 되어도 잠시 뿐이다. 우리들 일상의 현장에서 벌어지는 갈등들, 화가 치밀고, 싸우고, 미워하고, 자녀들을 때리고, 윽박지르고, 무서운 분위기를 만들어 가출하게 하고 감정들이 편하지 않다. 이렇게 사회의 문제와 우리들이 겪는 일상들을 언급하는 것은 개인들의 삶과 건강, 수련, 치유가 모두 하나이며 우리는 서로 연결되어 있기 때문이다. 우리가 수련과 건강에 대해서 관심을 가지고 있지만 사회와 인간의 문제를 외면하고 있고, 우리가 사람이면서도 사람에 대해서 잘 알지 못하고, 자기에게 관심이 있는 만큼 타인에 대한 관심은 늘 부족하다. 수련은 나를 알고자 하는 것과 동시에 인간을 알고자 하는 것이며 인간에 대해 관심을 갖는 것이다.

잘못된 사회는 결국 건강한 사람들에 의하여 변화되고 잘못된 사회가 무너지는 것처럼 잘못된 나 자신의 성취도 무너질 수 있다. 주변에 보면 건강관리도 나름대로 잘하고 사회적 성취도 어느 정도 이룬 사람이 갑자기 병원에 입원했다는 소식을 접할 때가 있다. 전혀 아플 것 같지 않았던 사람이 아프면 놀라게 되는데 철저히 자기관리를 잘 해왔다는 것은 어쩌면 스스로가 좀 긴장된 삶을 갖지 않았나하는 생각도 갖게 된다. 사회에서는 자신의 가치를 분명하게 하면 그것이 멋으로도 보이고 자신감 있게 보이게도 하지만 이 세상은 늘 변하고 가치도 변한다.

사회는 늘 변화 속에 있고 또한 개인도 변화의 흐름에서 온전한 삶의 흐름을 갖는다. 사회와 자신과의 관계는 결코 분리될 수 없으며 개개인들의 의식이 모여 여론이 형성되고 사회를 변화 시킨다. 그래서 사회는 사람들의 문화와 의식이 반영되고 공유하는 열린 광장이다. 특히 모바일 시대를 맞아 개인들이 느끼는 세계는 즉각적으로 공유되는 열린 공간에 우리는 살고 있다. 그래서 개인과 사회는 분리되지 않고 우리의 문제를 공유하고 함께 풀어간다.

자신의 문제는 사회의 문제이면서 사회의 문제는 자신의 문제와 직결되어 있다. 그래서 세상과 나를 아는 것은 서로를 아는 길이다. 세상을 모르면서 자신을 알 수 없고 또한 자신을 모르면서 세상을 결코 알 수 없다. 그런 의미에서 자신의 문제를 사회화하는 의식은 건강한 모습이다. 그리고 사회의 문제를 자신의 몸의 문제로 인식하는 것 또한 나를 알아가는 참된 수련의 길이다.

시대마다 권력을 지닌 세력들이 주인이라 잠시 착각할 수 있다. 하지만 이 사회를 이끌어가는 새로운 문화와 의식은 늘 시민 개개인에 의해서이고 나 한사람의 막힘을 뚫는 열기가 바람을 일으킨다.

나와 사회를 깨우사.

삶은 혼돈과 불안이다, 혼돈과 불안에서 자신의 꽃을 피우자!

높은 데서 떨어지는 물처럼, 자연은 단순하여도 세세한 물줄기의 방향과 흐르는 모양은 미리 알 수가 없다. 삶은 단순하여 알 것 같다가도 복잡한 미궁 속에 빠지면 대낮이지만 컴컴하다가 실마리를 찾으면 언제 그랬느냐는 듯이 금세 밝아진다. 삶의 자연스러운 과정이지만 이러한 과정이 반복되면 새옹의 말(塞翁之馬)처럼 좋은 것도 나쁜 것도 정해진 것이 없다는 것을 알게 된다. 아무리 지금까지의 가치가 옳다고 알았어도 깨어지면 새로운 가치가 피어난다. 단단한 코코넛 열매를 망치로 써온 사람이 어쩌다 깨어져서 고소한 물을 발견하면 새롭게 기뻐할 것이며 어두움 또한 앞이 보이지 않아 불편할 수 있지만 은하수와 반딧불은 컴컴할 때 잘 드러난다. 오늘날 우리 사회는 한치 앞도 알 수 없는 혼돈의 사회라고 쉽게 밀하는 때가 되었다. 처참한 각종 사건과 사고, 질병, 재해들이 일상사가 되어버린 요즘, 하루를 살아가는 우리에게 꼭 필요한 열쇠는 뭘까?

혼돈의 시대라면 혼돈을 살아가는 감수성이 요구된다. 이를 위해서는 혼돈을 부정적인 것으로 보는 우리의 불안, 강박증부터 이해하여야 하고 이를 이용하며 오랫동안 억압해왔던 권력의 속성과 문화적 틀에서 깨어나야 한다. 자신을 얽어매고 있는 사회적 관습과 개인을 존중하지 않는 문화를 깨고 나와야 한다.

'혼돈'하면 '불안'이 떠오르는가? 그렇다면 혼돈의 감수성은 약한 섯이다. 우리는 늘 분명한 가치와 정확한 결정을 내리려고 노력한다. 그러나 지나친 분명함, 정확함은 불안의 강박증에 기인한다. 모든 사물은 제자리에 있어야 하고 정리 정돈되어 있어야 하는 것만을 하나의 가치와 이상으로 삼는다면 그러한 정서에서는 조금 삐뚤어지거나 이상한 형태는 용납하기 어렵다. 이러한 이상과 가치를 내세운다면 이는 끊임없이 깨지고 나타났다 사라지는 자연계에는 가당치않은 인위적인 환상이다. 요즘처럼 시도 때도 없이 내리는 빗줄기에 무너지는 산사태와 도시홍수 등은 이러한 환상에서 기인한 인재이다. 이러한 눈에 보이는 인재의 이면에는 우리의 사고와 습관이 있다. 일률적인 개발지상주의와 이분법적으로 가르는 사고는 다양한 사고의 방식을 용납하지 않는 획일화된 잣대를 만들고 그 영역에서 벗어나지 않으려 애를 쓴다.

획일화된 질서에 이어진 권력 안에서 부와 안정을 보장받으려고 노력하는 우리 사회가 실제로는 더욱 불안하고 위험한 사회일 수 있다. 때때로 우리는 개인을 불안하고 이상한 존재로 취급하여 개별화된 인간을 좋아하지 않는다. 특히 한국은 사람자체보다 외적요인을 더 중시하는 풍토로, 튀는 것을 용납하지 않거나 이상한 것으로 치부해 비난하고, 국적, 출신, 나이, 성별, 직업, 유명세 등 외적인 잣대로 사람을 평가하거나 별 내세울게 없으면 무관심하여 외면하는 등 개인 자체를 있는 그대로 봐주고 존중하거나 쉽게 인정하지 않는 사회분위기가 팽배해있다. 누구나가 자유롭게 자신을 표현하고 무엇이든지 도전하며 당당히 자신을 외치는 것이 당연한 것인데 어찌된 일인지 조금만 다르면 공격하고 깎아내리며 자신을 솔직히 드러내지 않으며 위축되어있다. 새로운 창조적인 도전보다는 기존에 인정받고 있는 안전한 길을 선택하고, 자신의 깊은 곳에서 우러나오는 목소리보다 대체적으로 많은 사람들에게 묻어가는 소리를 내며, 분명하고 확실한 것을 보장해준다는 소리에는 근거도 없이 솔깃하게 듣고 달려간다. 혼돈의 시대에 이는 불안이 만들어낸 안전한 환상일 뿐이다.

이러한 환상 속에서는 실제의 감수성을 익힐 수 없으며 가장 확실한 덕목인 용기와 자신감을 불러일으킬 수 없다. 완전하지 않은 자신의 모습을 인정하고 자주 표현하며 부족함을 당연하다고 여겨야 한다. 그러기 위해서는 불완전하고 조금 서툴더라도 자기를 맘껏 표현하는 문화를 포용하고 권상하는 우리가 되어야 한다.

혼돈이라 일컫는 과정은 삶의 통과의례처럼 건너야 하는 과정이고 내가 있는 지금의 여기가 늘 그렇다. 삶을 가만히 들여다보면 혼돈의 일상은 늘 출몰한다. 그러나 이를 어떤 가치로 빨리 결정 지우려들 때 혼돈은 갈등으로 증폭되고 생각지 않던 사고로 이어질 수 있지만 오히려 내가 생각 못하는 새로운 과정으로 이해할 때 능동적으로 참여할 수 있으며, 지나면 새로운 가치가 피어난다. 혼돈과 불안은 삶의 과정이며 깨어 있음으로 향하는 미결정된 상태이다. 나 자신이 그렇고 자연과 이 세상 모두가 혼돈과 불안에서 비켜나 있지 않다. 그 안에 자연의 질서와 여유, 자기다움이 있다. 부정적이거나 긍정적인 판단의 입장에서가 아닐 때 혼돈과 불안은 깨어 있음으로 이어져 있다. 이완의 여유로 깨어 있다는 것은 혼돈의 삶을 대하는 감수성이다. 그러한 정서에는 자유롭고 풍요로운 여유와 항상 새로운 발상이 준비된다. 혼돈과 불안에 빠져 그 안에 있는 것이 아니라 사라졌다 생겼다하는 삶에 살아가는 맛이 있다. 결국 혼돈과 불안은 나를 자유롭게 한다.

몸을 사리고 자신을 가두는 문화를 깨자. 모든 이가 스스로 자신의 몸을 살리자.

혼돈과 불안에서 여유로움으로 자신의 꽃을 피우자!

소중한 한사람, 그 근원은 '사랑과 허공' 그리고 '관계'

이 책을 쓰면서 박사학위논문을 쓸 때가 회상되어진다. '마음을 깨치는 몸'이란 주제를 쓰면서 나의 지난 삶이 하나하나 스쳐지나가, 펑펑 눈물이 여러 번 그냥 터진 적이 있었다. 몸은 진정 내 삶의 역사가, 아픔과 기쁨이 고스란히 담겨져 있다. 마음은 포장하지만 몸은 생명 그 자체로 숨기지 못한다. 마음이 이를 숨기고 있을 뿐이다. 아주 작은 시골, 전기와 수도가 없던 그 곳에서 몸이 느꼈던 스스로의 느낌이 그간 내가 접한 어떤 것보다도 소중하다는 것을 논문을 쓸 때나 지금이나 분명하게 확인된다. 그러나 그것은 나의 개인적인 것이 아닌 우리 모두에 해당되는 내용이다. 본래 나, 어린 생명의 몸으로 자연 그 자체로 지내는 시기가 있었지만 우리는 어떻게 존중받고 지냈는가? 또 지금 그렇게 지내는가? 어떻게 존중하는가? 이는 한사람의 평생에 영향을 미친다.

십자가가 온천지를 비추고 병원의 건물은 웅대하고 학교와 대학은 곳곳에 자리하고, 집집마다 방송이 나오고, 신문이 날아들고, 각종 기관과 단체에다, 정치인, 종교인, 교수, 의사, 예술인 참 이 사회는 실로 규모가 크고 찬란하다. 그러나 아파하고, 괴로워하고, 슬프고, 화나고, 병들고 죽어가도 결국 죽는 사람은 한사람 개인인데 끝까지 그 한사람의 아픔을 해결 못하고 온갖 고통 뒤에 흙을 덮는다. 멋들어진 화려함 뒤편에 한 삶의 얼굴이 있다. 이들은 자신으로 부터나 사회로부터 존엄함이 소외되어 생명력을 잃어간다. 내 주변에 이 한사람을 모르니깐 사람 전체를 모른다. 사람이 그저 대상이요, 객체고, 소비자, 권력자일 뿐이다. 한 사람이 성장과정에서 거쳐나가야 했던 집단인 가정, 학교와 군대 그리고 직장, 사회에서 경험한 것은 권력이다. 권력을 가진 자들은 한 사람을 억압하고 자기들의 말을 따르기를 바란다. 어디를 가든 그들이 주체이다. 오히려 자신에 가려 자신이 주변에 상처를 준 것은 분명하게 인식 하지 못하며 권력을 붙잡고 산 삶은 인간성을 가려 자신의 눈빛을 사람들이 알고 있다는 걸 모른다. 말을 해도 모른다. 그래서 우리는 한 사람을 모르고 우리를 진정 살리는 내면의 바라봄을 모르고 세상에 사과나무를 심으려 한다.

오랜 세월 수련을 해서 알게 된 것은 소위 외부의 영성, 정신세계는 지나가는 하나의 과정일 뿐이다. 그 세계에 들어가 열심히 임하다 보면 그것은 허상에 사로잡힌 비현실자가 되어 버리기 십상이다. 자신을, 자신의 삶을 꿰뚫지 않고 덮어두고 하는 모든 구원과 방법은 결국 눈가림이며 무의미하다. 자신을 뚫고 들어가지 않으니까 수련을 외치고 영성과 기도를 외쳐도 그것은 결코 수련도 영성도 기도도 아니다. 자기로부터 변화하지 않으면 퇴원하여도 늘 환자요, 새 생명의 출발이 아니다. 수련과 영성, 기도는 외부로 향하여 붙잡는 것이 아니라 내면에서 깨어나는 삶의 과정이며 모습이다. 반성 없이 자기가 자기에게 피해주고 상대에게 피해준 것을 주변사람도 다 아는데 본인만 모르면서 영성을 부르짖는다고 와 닿지 않는다. 잘난 사람이 많은 이 땅에 한사람을 해결 못하는 것은 모두 이 때문이다.

난 한 사람, 지금까지 삶의 한 가운데서 나를 던져 깨지고 깨쳐오면서 우리의 시선이 개인의 마음 속 깊이 가있지 않다는 것을 실감했다. 사람의 막힘을 푸는 건 니의 마음이 형성되기 전의 생명 그 자체인 때로 가야 한다. 그 내면의 여행을 통해 사랑으로 자신을 위로하고 자신 스스로가 치유의 길을 가져야 한다. 마음의 불안을 없애려 향했던 걸음을 잠시 멈추고, 나를 느껴보자. 스스로 자기를 열고 나의 여행을 떠나자. 이 여행은 나의 내면의 만남이다. 자신의 내면에서 드러나는 모든 현상을 외면하는 것이 아닌 그대로를 만나는 것이다. 나의 삶의 길을 역으로 들어가 보자. 그간 삶에서 마주했던 사람, 경험들, 생각들이 비춰지는 내안의 삶의 스토리가 담긴 영화를 띄우자. 영화의 내용은 이미 내 안에 다 준비가 되어있다. 그저 보고 느끼기만 하면 된다. 그 영화가 혼돈스럽고 고통이 따르고 제자리에 멈추어 꿈적하지 않을 지라도 피하지 말아보자. 때론 필름이 느리게 돌아가고 멈추더라도 돌아갈 때를 기다리자. 가슴이 울컥하고 가슴이 답답하고 흥분되는 장면이 떠오르더라도 피하지는 말자. 그간 나를 불편하게 했던 사람들이 하나하나 등장하여 내 마음을 건드려 감정이 복받쳐 올 때 진정 자신을 사랑하는 마음을 가져보자. 사랑 자신을 던졌던 그 마음, 이제 자신의 가슴을 편하게 하는 헤아림의 손으로 가슴을 어루만지자. 이 영화감상은 가장 빠른 깨침의 길이며 자신은 그저 가만히 그 안에서 있는 그대로를 접할 뿐이다. 생각이 너무나 많이 떠오르든 감정이 요동치든 그저 한번은 딱 대면하자. '힘든 것도 인생이다.' 이 몸이 진정 사랑이기에 내 안의 아픔을 그대로 두지 말고 나의 삶으로부터 내가 해방되는 길을 걷자.

　나의 시간이 역으로 한 살 한 살 내려간다. 내가 경험하고 마주했던 삶의 현상들이 하나하나 지나갈 때 거기에 내가 사라진 동심을 만나고 걸음마의 어린 아이를 만나고 어머니의 품 안에서 젖을 빨던 시간을 만나고 어머니의 자궁의 따뜻한 바다에서 움직이는 생명의 몸을 만나고 아주 작은 사랑의 난자와 정자를 만나고 사랑의 연인을 만나고 그 연인이 서로 전혀 모르는 세상을 만나고 사람들이 텅 빈 하늘 아래에서 살아가는 한 사람 한사람을 만나고, 서로 전혀 몰랐던 없음의 세계 거기에서 살아가는 사람들이 보인다.

　그 사람들 틈에
　어! 내가 있다.

　나의 있음은 없음의 세상에서 시작되고 그 없음은 또한 지금의 나이다. 나를 찾아 떠났던 나는 결국 없음의 나를 만나고 이 없음의 나는 지금 있음의 나가 되어 새롭게 깨인 무와 사랑으로 여기에 있다. 결국 나는 한 사람, 한 사람의 뿌리가 한 사람, 전혀 알 수 없는 모르는 다른 한 사람을 만나 한 사람이 되고, 그 한 사람이 다시 한 사람을 만나 이어온 이 생명, 이 몸이 나이다. 내가 존재하기 전 서로가 전혀 몰랐던 한 사람, 한 사람 그 내가 없는 그 없음이 바로 나의 내면과 이어진 허공이며 그 허공에서 살아가는 우리 한사람들은 내가 아니면서 또한 나의 뿌리이다. 그 내가 없는 그 없음의 허공에서 '번쩍 눈을 뜨니' 내 앞의 허공이 안과 밖이 이어진 허공이며 여기 있는 내가 나의 내면에서 사라져 세상에 흩어진 허공이 되어 그 세상에서 사는 사람들이 나이며 이 나를 느끼는 나는 세상에 흩어진 사람인 한 사람이다. 그리고 나는 다시 그 한 사람이 되어 모르는 한 사람을 만나 새로운 한 사람을 보낸다. 우리 한사람은 결국 텅 빈 하늘아래에서 전혀 몰랐던 사람들이 만나 생명 본래의 사랑에 의해 존재한 것처럼 허공과 시랑 그리고 우리들의 '관계'가 우리의 근원이다.

　한 사람은 이미 관계된 몸이기에 '스스로의 관계'를 잘하자.

## 관계가 나와 너를 죽이기도 살리기도 한다

전혀 몰랐던 사람들과 인연이 되어 친구, 연인, 부부가 되고 학교와 직장의 동료와 선후배가 되고 이런 저런 일로 우리는 사람들과 관계를 갖는다. 관계에서 영향을 주고받으며 같이 웃기도 하고 행복을 나누기도 하고 서로 미워하고 싸우기도 한다. 사회의 관계에서 서로가 도움을 주고받지만, 도움을 준다는 말에 사기를 당하기도 하고 도움을 준다는 말로 사기를 치기도 한다.

그리고 사랑의 감정을 느껴 상대를 당기기도 하고 사랑의 표현에 상대에게 빠지기도 한다. 자신의 가치를 상대에게 씌우려하고 자신의 허한 가슴을 상대를 통해 채우려하고 자신이 믿는 가치에 의해 상대에게 빠지기도 한다. 우리가 삶에서 겪는 갈등, 아픔, 병은 대부분이 '관계'에서 비롯된다.


전혀 몰랐던 사람,
그 사람들과의 관계가
자신의 삶을 송두리째 앗아가고
상대의 삶을 송두리째 무너뜨린다.

자신에 빠져 상대에 빠져
나를 위해 너를 위해 빠진 삶
나를 잃고 너를 잃고 우리를 잃어버린다.
관계는 진정 우리를 살리기도 하지만 죽이기도 한다.


대형병원의 어린이병동에 가보면 어린아이들이 삭발한 모습이 눈에 띤다. 백혈병에 의해 항암제치료를 받으면서 머리가 빠진 것이다. 장애를 안고 태어나거나 출생하자마자 심장병으로 혈액이 잘 돌지 않아 얼굴이 하얀 경우도 있다. 출생한 한 아이, 한 사람은 이미 독립된 개체이전에 이미 관계 맺어진 존재로 이어져있고, 한 사람, 한 사람의 관계 영향 하에 있는 '관계의 몸'으로 스스로 관계를 떠나 존재할 순 없다. 이렇게 관계에 의해 태어나 일방적으로 주변의 영향을 받으며 자신의 정체성이 만들어지지만 또한 혼란을 겪게 되기도 한다.

대부분의 아이가 부모의 손길에 키워지지만 편부모 가정에서 자라기도 하고 친척의 손에, 키울 사람이 없으면 고아원에서 키워지기도 하고 일부는 외국의 각지로 입양되어 보내지기도 한다. 또 극단적인 경우는 천이나 신문에 싸여 버려지기 까지 한다. 이렇게 한 사람의 운명은 주변과의 관계에 의해서 삶이 시작된다.

우리는 어른이 되어서도 어렸을 때의 영향이 고스란히 자신의 몸에 자리 잡아 자신의 마음과 감정을 붙들어 매기도 한다. 어린 시절의 성장과정에서 관계는 거의 무방비상태에서 이루어져 숱한 폭력과 폭언을 들으며 자라는 현상들이 우리 주변에서 벌어지고 있다. 또한 자신이 이루지 못한 꿈을 자녀에게 투사하는 삶의 프로그램을 짜 자녀를 그 안에 가두곤 한다.

이러한 일방적 행동이 자녀를 얼마나 힘들게 하고 그 삶에 지대한 영향을 미치며 급기야는 병의 원인이 되어 생명을 잃을 수도 있다는 것을 인지하지 못한다. 내가 아는 한의사가 9살 난 여자아이의 암을 치료하러 가는데 동행하자고 해서 어느 가정집을 방문한 적이 있었다. 그 아이를 보는 순간 참 똑똑하게 보였다. 방안에는

그 아이의 어머니가 있었는데 아이는 엄마를 향해 격앙된 소리로
욕을 자주 했다.

"엄마가 이렇게 만들었어"
"나를 죽게 했어"
"나 아프다 말이야"
"학교 가서 애들하고 놀고 싶다고"
"이 나쁜X아"

이 말에 엄마는 나쁜 말을 한다고 야단을 쳤다. 엄마는 자기 딸이
전에는 욕을 전혀 하지 않고 착하고 인사성 밝고 예의가 아주 좋았는
데 병이 생긴 후부터 이런다고 하였다. 이 아이는 다니는 학교에서
전교 1등을 줄곧 해 온 만큼 공부도 잘 했다. 그런데 머리가 어지러
워 검사를 하였더니 뇌암 진단이 나와 병원 치료를 받게 된 이후로
학교에 가지 못했고 퇴원해서는 집안에 누워있게 되었다.

난 직감적으로 '모녀의 관계'에 무슨 문제가 있다는 생각에 한의사
에게 사연을 듣고 정리한 것은 아이의 아버지는 정부의 요직에 있고
어머니는 이 아이를 통해 자신의 꿈과 가치, 만족을 얻으려한다는 것
이다. 전교 2등이 되거나 성적이 100점에서 1점만 내려와도 용납하
지 않았고, 항상 반듯하게 모범생의 태도와 말, 예의범절 확실한 자
기식의 완벽함을 아이에게 투사하고 있었다. 자신을 내 세울게 없어
서, 아니면 자신이 원하는 이상을 실현하지 못해서인가? 자녀에게
가해진 엄마의 욕심은 결국 어린 아이 스스로의 생명을 감당할 수 없
을 정도까지 암으로 응어리가 되어, 숨 막힌 감정을 욕으로 자신의

상태를 몸의 죽음으로 보여주고 있었다. 그러나 그 순간에도 엄마에게 향하는 욕의 의미를 아는지 모르는지 아빠, 엄마는 이를 외면하고 있었다. 암의 원인이 자신이란 생각을 하면 내가 죽일 놈, 그건 아니지, 그러면 어떻게 살아, 나도 살아야지. 이 모두 자신의 입장으로 자신의 분신인 자녀가 죽음의 기로에서도 진실한 생명의 소리를 들으려 하지 않는 부모, 생명살림의 기회를 놓치고 있다. 먼저 경험하고 나이가 많은 어른들과 아이들의 관계에서는 아이가 절대적으로 피해를 받을 수 있다. 아이가 부모에게 피해를 줘봐야 어른과는 비교할 수 없다. 아이를 자신의 멋대로 때리는데 아이가 한번이라도 부모나 선생을 때리면 세상에 기사가 난다.

사람들과의 관계에서 자신의 비워진 욕구를 채우려고 자신의 자녀나 사회에서 마주한 착한 사람을 자신의 가슴 안에 가둬 인정을 취하려는 사람의 문제가 있다. 스스로 깨어 있지 못한 사랑의 불안이 마치 야생의 꽃을 꺾듯이 자신의 품에 두려한다. 이 세상의 많은 남자들이 자신들보다 어린 여성들을 자신의 성적경험, 지위, 부, 권력을 갖고 많은 여성들의 삶을 농락한 경우가 벌어져왔지만 역으로 여성의 경우도 많아지고 있는 게 지금의 세태이다.

자신보다 덩치가 큰 나무보다 예쁘고 여린 꽃과 잎사귀를 골라 따듯이 사람들의 관계에서도 자신이 마음대로 할 수 있는 착한 사람, 예쁜 사람에게 접근한다. 자신을 보고 자신의 의도를 잘 아는 사람에게는 접근하지 않고 순진한 사람을 잡으려한다. 이러한 권력관계의 접근은 한 사람의 삶을 한 순간에 무너뜨릴 수 있다.

달콤한 사랑의 말과 느낌, 부드럽고 다정한 분위기, 자신을 인정해주는 섬세한 배려, 유머러스한 대화 등을 이끄는 사람에게 우리는 호감을 갖는다. 그 호감은 때론 나의 깊은 내면에 사랑의 파장을 일으키기도 하여 자연스럽게 상대에게 빠져들기도 한다. 이 세상이 여성과 남성으로 이루어져 있지만 우리는 연애와 사랑의 감정에 대해서 잘 알지 못하여 그런 감정에는 아예 담을 쌓고 살거나 빠져버리곤 하여 결국 연애의 경험이 많은 사람에게 마음을 여는 경우가 많기도 하다. 그러나 남녀관계에서 벌어지는 갈등의 현 주소는 작게는 아픈 만큼 성숙해진다고 하지만 상상하기 힘들 정도로 생사를 넘나들고 사무친 상처의 아픔이 있으며, 사람에 대한 신뢰가 완전히 깨져 대인공포증, 우울증 등 정신질환에 시달리기도 한다. 그리고 가정이 심각히 파괴되어 자녀 또한 심적 장애를 안고 살기도 한다. 사랑으로 시작된 관계가 갈등으로 상대를 죽이거나 스스로 생명줄을 끊는 이 무서운 관계, 믿었던 사랑이 깨지거나, 갈등의 과정에서 빚어지는 현실의 삶에서 비켜서기 또한 쉽지 않다.

진정 사랑이란 감정이 얼마나 위험할 수 있는지를 깨닫게 한다. 이기적인 사랑의 욕구로 사람의 마음을 건드리는 건 자칫 한 여성, 한 남성에 그치지 않고 특히 어른들의 관계에 의해서 일방적으로 겪어야 하는 어린 자녀는 가슴에 씻지 못한 상처를 남겨 인생을 좌우한다. 우리가 모르는 사람을 만나 처음에 좋은 감정으로 시작된 출발이 병으로 상처로 끝나는 삶의 모습은 이 모두 사랑의 마음에서 비롯된다.

어느 한 사람이 배우자에게 소리 지른다.

"당신이 내 인생을 망쳤잖아"
"저런 인간, 저 웬수한테 내가 넘어가더니 그땐 내가 미쳤지"
"이 병 걸린 거 다 저 인간 때문이야"

"얼마나 나를 힘들게 했어"

"나 죽게 됐다고"

"보기도 싫으니깐 제발 제 눈에서 사라져"


암 환자의 가정에 병문안을 가보면 부부가 다정하게 서로 위안이
되는 대화를 하는 경우도 보지만 부부사이가 극단적으로 틀어져 격
한 감정의 표현을 하는 상황을 접할 때도 있다.

다들 사랑으로 만나 달콤한 연애를 하고 결혼을 하여 자신들의 아
이를 낳지만 이 세상의 누구의 관계보다도 최악의 관계로 치닫는 경
우가 벌어지고 있는 게 우리들의 자화상이기도 하고 삶의 이면이기
도하다.


사랑에 빠지지 말자.

사랑에 자신을 던지지 말자.

사랑에 빠지게 하지 말자.


이 생명, 스스로 안정되고, 깨어 있을 수 있는 한 사람의 마음을
건드려 스스로를 깨지게 한 관계에서는 내가 하려는 사랑보다 한 사
람 그 자체를 존중하는 사랑이 진정 사랑의 관계이다. 자신의 마음에
집중하게 하고 자신 안에 가둬 스스로를 잃게 하는 사랑은 이기적이
며 파괴적인 것으로 그것은 아름다운 관계가 아니다. 스스로 깨어 있
지 못한 삶의 관계는 자신과 상대의 동심을 잃게 한다. 그래서 나 한
사람, 너 한 사람을 존중하여 스스로의 깨어 있는 삶을 가질 수 있도
록, 자기다움이 손상되지 않도록, 자기에 빠진 감정으로 함부로 상대

를 건들지 말아야 한다.


'진정 서로를 살리기도 죽이기도 하는 관계,
 우리는 어떻게 관계할 것인가?'


모르는 사람들이 만나 하나를 이루게 하는 사랑의 감정, 어떤 고정
된 감정도 무너뜨리고 아무리 어두운 과거라도 잊게 하는 감정 그러
나 자신의 삶과 자신을 잃어버리게 하고 눈을 멀게 하는 생리를 갖고
있다. 만남은 서로가 관계없던 사람이 관계를 맺는 순간이다. 지금
내 앞의 사랑 역시 사랑이기 이전에 서로 몰랐던 관계가 전제되어있
고 없음의 상태가 간직된 있음이다. 관계의 순간마다 내면의 과정을
주시하자. 감정의 이면을 보고 관계의 과정 전체에 깨어 있는 마음을
함께 지키자.

스스로의 깨어 있음이 사랑이며 관계이며 깨침임을 분명히 자각하
자. 내 안의 관계를 온전히 하는 자기사랑의 자리에 상대의 사랑을
넣지 말자. 한 사람을 진정 존중하자.

그리고 스스로 자기다움을 찾는 시간을 존중하자. 있는 그대로를
존중하자.

스스로의 사랑이 진정 아름다움이란 걸 깨닫자.

지금 내 앞에 깨어 있는 관계를 가져보자.


'빠지지 않고 빠지게 하지 않는 그런 사랑을 하자.'

## 네가 있지만 '없다'

내 눈앞에 있는 사람, 분명 있지만
'없다.'

우리가 사람들과의 관계에서 문제는 만남 자체라기보다는 상대에 대한 자신의 생각과 감정, 감각에 있다. 이것은 때론 집착의 형태를 띠어 벗어나기 힘들고 반대로 감정이 식고 감응도 없어지면 상대는 자신의 생각에서 벗어나 있게 된다. 그래서 관계에서 우리가 가까운 사이가 되고, 가족의 관계라도 상대에게 집착하지 않고 무관심하지 않는 '있지만 없고', '없지만 있는' 관계를 생각해보면 한결 사이가 여유로워진다. 서로가 감정이 이입되다보면 그 자체가 갈등을 만들어 그로인해 겪는 고통이 크다. 서로가 사이가 안 좋아져서 미워하고 만나기도 힘들어지는 경우가 있다. 특히 가족 관계에서 부모와 자식관계, 부부, 연인관계는 갈등이 자주 반복되면 그로인해 겪는 서로의 고통은 각자의 삶에 부정적인 영향이 미쳐 자신이 하고자 하는 일이나 꿈을 실현하는데 뿐만 아니라 사회의 관계에도 영향을 미친다.

그러면 관계를 어떻게 할 것인가?

그것은 아주 간단한 '상대와 나에 대한 존중'이다. 그 존중은 각자가 스스로의 삶, 의미 있는 삶, 원하는 삶을 스스로 선택할 수 있는 자기결정권을 존중하는 것이다. 여기에서 서로가 대화를 나눌 수 있고 서로의 도움을 분명 나눌 수 있다. 그러나 여기에 전제된 기본은 스스로에 의한 삶이 되도록 '상대에 대한 비움'을 가지고 있어야 한다는 것이다. 존중은 비운 마음이다. 누구든지 자신의 삶은 스스로가 깨치려하는 경향을 자연스럽게 갖고 있다. 머리가 비워있지 않은 상태에서, 스스로 느끼지 않는 상태에서 주변에서 가깝다고 친하다고 제시되는 내용은 소화가 안 되며 사람이 다르기 때문에 또한 취향이 다를 수 있다. 그리고 우리가 사랑을 하고 아무리 친하다고 하지만 어떤 부분들이 서로 통하는 것이지 50년 함께한 부부라도 상대에 대해서 모르겠다는 말을 하기도 한다. 특히 남녀의 사이에는 성적관계가 차지하는 부분이 커, 때로는 관계를 결정짓는 결정적 요인으로 작용하다 보니 감각이 앞서 있고 의식은 뒤따라와 시간이 흐르면서 사고의 갭이 커지고 갈등의 골은 깊어지기도 한다. 성은 집착성이 크기 때문에 성관계로 관계를 결정짓는 것은 갈등의 시작일 수 있다. 아무리 사랑하는 사이라 해도 24시간 붙어있을 수 없고 똑 같은 생각을 할 수 없다. TV를 볼 때도 서로를 보지 않으며 화면도 따로 느낀다. 먹는 것도 각자의 입으로 들어가고 화장실도 따로 간다. 잠을 잘 때는 서로에 대한 생각을 내려놓아야 수면을 취할 수 있다. 서로 공감하는 느낌은 소중하지만 상대가 없이 지내왔던 시간들이 익숙한 본래의 일상이었다. 순간으로 올라 온 사랑의 감정에 상대와 자신을 모두 던지거나 던지게 하는 삶은 자연스럽지도 않고 숨 막히게 한다.

　통한다, 하나다, 사이좋다,
　우린 이런 사이야

라는 가치에 서로를 묶지 말자. 자기 스스로도 자신을 잘 모르고 생각이 늘 일정하지 않고 이런 저런 생각이 나고 생각이 깨지기도 하는데 서로가 서로에게 빠지면 빠질수록 서로가 깨어 있지 못하다는 것을 분명 깨칠 필요가 있다. 그래서 서로가 아는 사이, 사랑하는 사이라는 것에 무리하게 올인 하지 말고 서로를 그대로 두면서 스스로의 자연스러움이 잘 발휘되도록 스스로의 시간을 존중하자. 헤어짐과 만남을 동시에 가질 때 헤어짐과 만남이 없는, 헤어짐과 만남이 있는, 깨어 있는 자연스러운 관계를 갖게 된다. 자연과의 관계는 만남과 헤어짐이 반복되는 일상으로 만남이 곧 헤어짐이다. 만남 속에 이미 헤어짐이 있는 깨어있는 순간이 있다. 자연을 인위적으로 손질할 때 자연 스스로의 멋은 파괴된다. 자연은 그 자체로의 멋으로 스스로 살아있다. '있는 그대로 나둠'의 관계는 스스로의 멋이 있고 그 관계 또한 매력이 있다. 만남과 헤어짐이 자연스럽고 처음부터 이를 인정하자. 그럴 때 관계는 깨어있게 되고 스스로의 충만과 나눔의 자유로움이 있다.

서로의 관계의 이름에서 벗어나자. 본래 관계의 용어가 없었던 사이에 이름이 붙으면서 우리는 이름이 관계의 벽을 만들고 갈등이 시작된다. 아버지, 어머니, 자녀, 부부, 시부모, 며느리, 남편, 마누라, 선생님, 학생, 상사, 직원 이 숱한 이름들이 사람자체의 순수성을 가린다. 나의 누구, 누구의 나 이전에 서로가 몰랐던 스스로의 존재를 먼저 인식하고 함부로 건드려 손에 넣으려 하지 말자.

누구로 불리는 나와 너 이전에 없던 존재로 만난 나와 너, 지금 만나는 사람은 본래 몰랐기에 없음이며 만남이며 또 헤어짐이고 없음이다.


"네가 있지만 '없다'를 깨닫자."

# 몸 깨침 15가지 – 몸살림의 바람

　살다보면 자신의 의도와 관계없이 겪는 일들이 많다. 만나고 헤어지고 싸우고 화해하고 아프고 낫고 모두 경험의 연속이다. 내 자신이 특별히 몸에 관심을 갖게 된 것 또한 이 같은 삶의 과정 속에서 전혀 몰랐던 체험과 초월된 세계를 몸을 통해 구체적으로 접했고 또 이를 통해 삶의 변화가 있었기 때문이다. 그 경험은 20대 때 삶의 막힘으로 인해 심장이 멈출 것 같은 상황에서 이를 받아드리는 경험이 내게 있어 큰 몸의 체험이 아닌가 싶다. 그 체험은 세상과 사람을 보는 시선을 달라지게 했으며 나의 삶을 근본적으로 바뀌났다.

　세상과 나는 하나라는 사실, 나의 시선으로 세상을 보기에 나의 상태에 따라 곧 나의 세상이 비쳐지게 된다. 이 나의 시선이 사라지는 순간, 보지 않았던 내면의 세계가 나에게 다가왔고 사람뿐만 아니라 이 자연의 동식물은 그 자체가 존엄한 생명의 영성으로 다가왔다. 우리의 의식, 사고, 감정은 몸을 떠나 있는 것처럼 착각할 수가 있다. 자신의 몸이 아프고 병들어가도 우리의 의식은 다른 곳을 향하고 있어 왜 아픈지, 인지 못하는 경우가 많다. 몸에서 떠난 삶은 세상 사람들이 겪는 아픔을 알지 못하고 자신과 상대의 몸과 영혼이 아프다는 것을 자각하지 못하며 자아에 빠진 삶으로 살아왔고 또 그렇게 살아간다.

　몸을 보자, 몸을 느끼자, 그럴 때 살아 있다는 사실이 얼마나 사건적인 것인지, 우리가 행동하는 몸짓이 얼마나 큰 기쁨이며 행복인지를 깨달을 수 있다. 우리의 삶에서 몸이 곧 깨침인 몸 깨침의 순간을 몸살림 수련의 바람으로 본 글을 갈무리하고자 한다.

　몸이 있고 삶에서 깨침은 이미 내 앞에 다가와 있다.

```
┌─── 몸 깨침 15가지 ───────────────────────────────┐
│                                                 │
│  1  몸 안에 평화가 있다.                          │
│  2  몸은 삶의 주체이다.                           │
│  3  몸은 양성이다.                               │
│  4  세상을 변혁시키는 생명력은 몸 안에 있다.        │
│  5  몸을 믿자.                                   │
│  6  몸은 영적이며 정신적이고 자존적이다.            │
│  7  몸을 통한 초의식과 깨침의 일상을 갖사.          │
│  8  병의 치유는 몸의 자각에 있다.                  │
│  9  제 명을 다하고 가자.                          │
│  10 몸을 둔하게 하지 말자.                         │
│  11 화 미움 집착을 몸에서 없애자.                  │
│  12 사회 문제는 나의 깨침과 관계된다.              │
│  13 활동하자.                                    │
│  14 수행과 채식은 창작의 근원이며 마음의 복지는 우리를 살린다. │
│  15 몸의 동심으로 살자.                           │
│                                                 │
└─────────────────────────────────────────────────┘
```

## 1. 몸 안에 평화가 있다

사람을 만날 때면 안녕하세요? 라는 인사를 한다. 안녕은 편안하냐는 뜻이 담겨져 있어 마음과 생활의 안정은 삶의 가장 기본이 되는 가치이다. 마음이 안정되지 않으면 인간관계뿐만 아니라 자신의 건강을 해치고 하는 일도 잘 풀리지 않게 된다. 그러면 편안하지 않은 마음의 상태는 무엇일까? 그것은 살아온 삶, 지금의 인간관계, 하는 일, 경제적인 것, 건강 상태와 관련되어 우리는 몸을 통해 감정을 느끼게 된다. 인생에서 접하는 다양한 관계, 경험들은 몸이란 실존이 있어서이며 지나간 오래 전의 경험인데도 지금의 불편으로 느끼는 것은 몸에 지나간 감정이 아직 남아 있어서이다. 바로 이때 몸의 상태를 바꿀 필요가 있다.

그것은 자신을 내적으로 대면하는 과정을 통해서 마음의 상태를 변화시킬 수 있다. 불편한 감정은 몸에서 느꼈고, 기억된 것이기에 눈을 감고 다시 몸에 힘을 빼면 편안한 느낌을 가진다. 불편한 감정으로 긴장했던 몸의 부위에 힘을 빼고 편하게 있다 보면 풀어야 할 내용은 자연스럽게 올라온다. 이때 올라오는 내용들은 그대로 두고 마음은 더 밑으로 내려간다는 느낌을 가진다. 그리고 '나는 편안하다', '나는 편안하다'는 마음을 가지면서 더욱더 몸에 힘을 빼고 의식을 밑으로 계속하여 내린다. 처음에는 잘 안 되는 경우도 생기는데 조금씩 느끼다 보면 의식은 내려가고 마음이 편해지는 상태를 체험하게 된다. 마음을 편하게 갖는 것은 지난 감정들을 녹이는 과정이다. 그리고 미래에 대해서도 불안을 판단하지 않고 지금의 안녕 상태를 느끼는 것이다. 몸에서 느껴지는 편안한 느낌은 일상에서 그대로 반영되어 여유가 생기게 된다. 몸을 이완하고 휴식하고 명상을 하는 시간은 몸 안에 평화가 드러나는 시간이다. 긴장을 유발하는 행위를 멈추면 원래의 고요로 돌아간다. 불필요한 긴장이 사라지면 동시에 불편한 감정도 해소되기에 이를 생활화한다면 한결 평화로운 삶을 갖게 된다.

## 2. 몸은 삶의 주체이다

우리는 몸이다. 누구나 몸의 존재이며 몸을 통해서 삶을 갖기에 몸이 삶의 주체이다. 우리는 몸에서 의식과 감정, 감각이 나타나면서 상호 인간관계를 맺는다. 그래서 인간이 누리고 겪는 모든 것은 몸에서 비롯되고 일어난다. 그러기에 우리가 몸을 어떻게 인식하느냐와 관계없이 몸은 스스로의 감각을 늘 표현하고 있으며, 감각이 억압될 때는 몸의 균형이 깨져 이상(異常)을 드러낸다. 재밌고, 즐겁고, 놀고, 환희에 찬 모습들, 사랑하고 배려하는 따뜻한 마음, 슬프고, 외롭고, 아프고, 힘든 모습 등은 한결같이 몸의 현상이다. 그리고 우리가 공부하고, 아이디어를 내고, 창작을 하고, 예술의 감성을 표현하는 것, 치유가 일어나는 순간 또한 몸의 행위이다. 종교행위, 수련 등 인간의 모든 행위는 몸과 몸짓에서 한 뼘도 비켜나 있지 않다.

그런데 우리는 몸에서 일어나는 사고와 감정을 몸과 분리하여 역으로 몸을 통제하고 조절하려 들어 주객의 입장을 취하고자 한다. 그래서 자신의 의식을 고정된 자아로 인식하는 입장에서 벗어나 몸을 느끼고 내적인 감성과 몸의 메시지를 존중할 때 심신의 조화를 가진다. 몸 자체가 의식이며 정서, 감각이기에 몸 스스로가 삶을 전일적으로 인식하여 상황에 따른 현상을 드러낸다. 몸은 삶의 주체로 자아의 사고에 묶인 것이 아닌 생생한 삶의 순간을 자각한다. 그래서 사회와 개인의 문제는 '몸의 상호 주체성'을 존중하지 않은 데서 문제의 근원이 있다. 몸을 객체와 대상으로 취급할 때는 개인의 인권은 존중되지 않을 뿐만 아니라 상호소통보다는 대립적 관계가 된다. 건강과 사회소통, 삶의 질을 향상시키기 위해서는 몸이 주체라는 인식에서 스스로 또한 더불어 개인의 자기다움을 존중하는 데서 비롯된다.

### 3. 몸은 양성이다

모든 인간은 여성과 남성의 관계를 통해 출생한 존재로 우리의 몸은 여성성과 남성성이 내재해 있으며 세상도 여성과 남성으로 이루어져 있다. 그래서 우리의 건강한 삶과 함께 이 사회가 평화롭게 발전하기 위해서는 개인의 몸을 통해서나 사회적 관계에 있어서 양성이 존중되고 균형 있게 발휘되어야 한다. 어릴 때부터 여자와 남자를 인위적 가치기준으로 갈라 성격을 다르게 규정하여 남자애들에게는 세상의 주인으로 자리매김하는 가치를 심어주고 여자애에게는 예쁘게 보이는 것을 강조하여 세상을 이끌어갈 주체의식을 약화시키는 것은 우리를 불행하게 한다. 온전한 삶은 한쪽으로 치우친 가치가 아니라 관계를 존중하는 상대성의 가치이다. 내 안에 있는 양성은 인간의 본질로서, 어느 한 쪽으로 치우치지 않고 이를 조화롭게 발휘하는 것은 내적으로 정서적인 안정과 감성을 풍요롭게 하며 모든 관계에서도 상대를 존중하여 어느 일방으로 흐르지 않는 과정을 중시한다. 상대의 의견을 존중하면서 동시에 자신의 의사 또한 상대에게 적절하게 표현하는 능력은 상호존중의 동료의식과 평등한 사고로 민주적인 시민의식이다.

사회를 향한 남성들의 성공의식 저변에는 앞만 보고 가는 수직문화, 집단과 줄서기 문화가 짙게 깔려 있기도 하여, 내적인 정서는 등한시된 채 자신의 심리상태가 어떤 상태인 줄도 모르게 된다. 그리고 제2의 성을 암암리에 요구받아온 여성은 스스로 이 세상을 향해 자신의 이상을 펼치는 것에 대해 상대적으로 위축되어 있게 된다. 더욱이 한국 사회의 높은 남성의 벽에 부딪히게 되어 좌절하게 되고 포기하게 된다. 몸에서 느끼는 정서적인 감수성과 몸과 몸 간의 사회성은 서로 이어진 공존의 가치로 양성이 서로 균형을 이룰 때 자기다움을 통한 사회성이 잘 발휘된다. 몸은 양성의 존재이다. 우리는 여성과 남성이 함께 몸을 통해 깨우치는 감수성으로 이 사회의 주체임을 인식하여 상호존중하고 양성평등의 삶을 가질 때 우리 자신뿐만 아니라 이 사회도 보다 건강할 것이다.

## 4. 세상을 변혁시키는 생명력은 몸 안에 있다

우리는 자신만을 생각한다면 나약하다고 생각할 수 있다. 그래서 우리의 의사를 표현할 때 집단의 힘을 빌리기도 하고 여럿이 함께 하기도 한다. 그러나 진정한 자신감은 집단의 힘에서 있는 것이 아니라 스스로에게 있다. 인류의 역사를 통해 사회의 변혁은 개인의 역량에 의해 빌휘된 경우가 많다. 사회의 문제는 개인과 집단, 문화에 의해 형성되어 구체적으로 개개인들에게 영향을 미치게 된다. 또한 한 개인이 온몸으로 부딪히며 느낀 삶의 내용은 새로운 발상으로 이 사회를 꿰뚫는 문제의 본질과 나갈 방향을 제시할 수 있는 능력을 가진다. 개인의 발상에 의해 새로운 문명이 발달하고 사회를 개혁시키기도 한다. 그러므로 개인들의 창의적인 사고와 이를 시행할 수 있는 행동의 근원은 개인의 내적의식과 생명력에 기인하여 나라와 흥망성쇠는 지도자의 식견과 집단의 이념에 의해 좌우되고 기업의 성패는 한 개인의 발상에 좌우되기도 한다. 그리고 우리의 일상에서 느끼는 생각과 이에 따른 행동은 자신의 삶을 좌우하고 생사까지 결정한다. 자아에 빠져 자신과 주변을 죽이는 경우도 있고 죽음을 각오하고 대의를 위한 행동은 나라를 구하기도 한다.

그러므로 세상을 변혁시키는 생명력은 평화로운 마음에서 우러나오는 발상이며 생명의 기운이다. 세상과 나의 관계에서 일어나는 갈등과 사고, 또한 발휘되는 행동에 대해서 내 안과 밖에서 이를 확인하는 과정을 통해 자신을 깨쳐가야 한다. 생명력은 숨과 이어져 마음을 모아 아랫배로 깊게 호흡하면 내적 기운이 모이고 나의 의식과 정서, 감각을 새롭게 하며 나를 깨운다. 세상과 자신을 있는 그대로 보는 시야를 갖고 우러나오는 양심을 숨에 담아 마음을 다하는 깊은 호흡으로 삶의 생기를 품는다. 나에게 비친 세상의 문제를 내 안에서 풀어 세상이 내 안에 있고 내가 세상에 있는 관계의 인식을 통해 이 세상과 내가 새로운 바람, 변화의 바람과 함께 하는 깨어 있음을 느낀다. 해가 뜨고 지는 것처럼 세상과 나는 변화와 새로움 속에 있다. 나의날숨과 들숨은 자연스러운 변화와 새로움을 여는 길로 깨어 있는 삶과 세상을 움직이는 생명력이다.

## 5. 몸을 믿자

자신감(自信感)은 스스로를 믿는 것으로 이는 몸을 믿는 것이다. 몸은 제한되지 않은 의식과 정서, 감각으로 나타나지만 우리가 자신이라고 의식하는 사고는 제한적이다. 자신의 사고를 붙잡아 이를 믿는 자신이 아니라 사고에서 벗어난 믿음이다. 붙잡은 사고에서 벗어나 있을 때는 우리는 상대의 의견을 귀담아들을 수 있고 상대가 어떤 생각, 어떤 감정에 있는지를 알 수 있으며 사고의 폭도 넓어져 창의적으로 대할 수 있다. 비워 있다는 것은 긴장하지 않은 것이며 어떤 사고를 붙잡고 있는 것이 아닌 몸을 믿는 상태이다. 여유로운 상태에서 몸이 알아서 사고하고 말을 하고 행동을 취한다는 것은 얼마나 멋있는가. 몸을 믿자. 자신의 몸을 믿어 자신의 사고를 비워 안에서 우러나오는 의식에서 행동하면 자신과 상대를 존중하게 된다. 내 안에서 우러나오는 마음은 새로운 변화를 가진다. 자신에게 빠져 있는 것이 아니라 자신을 깨트리고 깨지는 것을 두려워하지 않으며 그것이 자신을 깨어 있게 하는 과정이란 믿음을 가지게 된다. 내가 편하고 자신에게 좋은 마음은 상대에게도 그대로 전해진다. 상대에게 전하려고 할 필요가 없다. 이심전심으로 통한다.

고정되어 있는 사고와 가치, 무조건적 믿음은 오늘날 사회문제의 핵심으로, 몸을 떠나 있는 어떠한 사상적 이념이나 종교적 믿음은 위험할 수 있고 자신도 모르게 배타적이며 폐쇄적일 수 있다. 모든 이들의 존재 자체인 몸에 대한 믿음은 모든 종교의 궁극으로 자신을 비우고 반성하며 집착에서 벗어나고 굳어진 감각을 깨우는 보편의 삶이다. 몸보다 우선하여 내세우던 자신을 내려 이미 몸에 있는 내면의 평화로움, 깨어 있는 의식으로 문제 상황의 틀을 뛰어넘을 때 다시 생기를 느끼는 과정과 열려있고 깨어 있는 몸의 상태를 확인하는 것이 나를 믿는 과정이다. 이 믿음은 이미 나를 구원하고 있는 몸의 신학이다.

### 6. 몸은 영적이며 정신적이고 자존적이다

인간에 의한 파괴의 손길이 가있지 않은 자연의 모습은 그대로가 아름답고 신성하기까지 하다. 오직 인간의 사고, 욕심이 자연과 우리를 망친다. 자신들의 이기심이 자연의 몸을 죽이고 관계를 황폐화 시킨다. 자연은 그 자체로 우리에게 생명의 기운과 맑은 마음을 느끼게 한다. 그래서 우리가 여행을 떠날 때 자연의 산과 바다로 가장 많이 가지만, 우리 몸이 곧 자연으로 생명의 아름다움이 있으며 또한 몸을 통해 초월된 의식, 창조적인 발상, 영적인 체험을 한다. 영적인 것은 생명이 아름답게 피어나는 것으로 그 안에 영혼이 깃들어 있다. 그래서 우리의 몸은 신성한 존재이며 정서가 깃들어 있고 깨어 있는 의식이 내재되어 있는 영적, 정신적 존재이며, 스스로 존재하며 스스로 느끼는 존엄하고 유일한 존재이다. 밝은 햇살, 깨어 있는 하늘, 시원한 바람, 나무, 강, 바다, 꽃, 동물, 사람 등 자연 그대로의 모습은 그 자체가 영성이다.

몸을 떠난 영적이고 정신적인 것은 우리의 사고, 관념으로 생각의 유희이다. 인류의 불행은 몸을 떠난 이념들, 국수주의, 우익, 인종주의, 종교관, 지역색깔론, 반공이데올로기, 성차의 시각 등이 원인으로 작용되어 민족을 말살하고 주변 국가를 침략하는 등 잔혹한 만행을 저질렀고 개인을 억압하여 왔으며 현재도 이러한 갈등은 지속된다. 이러한 문제는 결국은 생명의 문제로 생명과 몸에 대한 배타성, 정신의 우월성이 차별과 적대시 현상을 빚는다. 그러므로 인류와 이 사회의 갈등의 문제는 자연과 인간의 몸을 존엄하고 자존적이며 정신적이며 영적으로 바라볼 때 상호존중의 문화가 형성된다. 몸은 결코 상대적 비교의 우열 대상이 아니며 생명의 존엄 그 자체로서 모든 가치의 기반이며 궁극적 목적이다. 어떤 가치보다 하위에 있지 않다. 이 사회가 몸의 가치를 외면하는 불행한 역사를 되풀이하지 않기 위해서는 정치, 경제, 사회문화, 교육, 의료 영역에 있어서 몸에 대한 새로운 인식과 함께 우리 스스로 몸의 각성이 요구된다. 나부터 몸의 영성을 소중히 여길 때 타인의 몸도 소중하게 인식하게 되며 배려하게 될 것이다.

### 7. 몸을 통한 초월의식과 깨침의 일상을 갖자

마음과 의식은 몸의 작용이다. 몸이 곧 의식이며, 마음이며, 감각이며, 생명인 것으로 깨침 역시 몸을 떠나 어디에도 없다. 깨침은 언어나 방법에 있지 않고 살아 있는 몸에서 구체적인 체험으로 확인된다. 몸에 일어나는 의식과 정서, 감각이 막히지 않고 평화롭고 열린 깨어 있는 상태일 때, 맑게 갠 하늘과 햇빛, 시원한 바람의 투명한 느낌처럼 세상이 선명하게 드러나는 깨어 있음을 확인할 수 있다.

우리의 의식은 고정되어 있지 않고 초월성을 지닌다. 다만 자신의 의식을 붙잡아 고정화하여 이를 통해 안정을 취하고 자신감을 가지려 하다 보면 몸과 마음이 굳어지게 된다. 무장되어 있지 않은 사람, 척하지 않는 사람이 무리한 생활을 하지 않는다. 스트레스에 노출되어 심신이 가볍지 않은 상황에서는 정신도 맑지 않게 되어 생각이 잘 정리되지 않곤 한다. 그래서 평상시 심신의 휴식을 느끼는 시간을 가지고, 또한 틈틈이 깊은 명상을 하여 내적으로 의식이 초월된 초월의식상태와 안정된 마음이 내재되도록 일상화할 필요가 있다. 마치 음식을 섭취하고 활동을 하고 다시 섭취하는 반복적인 일상처럼 의식도 외부적 활동과 일상을 보내면서 사용하기에 다시 의식을 충전해야 한다. 이 충전의 과정에서 막힘과 불편한 심신을 이완시키면서 깨침의 과정을 갖고 또한 의식과 감정을 초월하여 내적인 충만 상태를 가진다. 그래서 깨침과 초월의식은 특별한 수련이나 경지가 아니라 일상에서 심신 상태를 정화하는 과정이다. 불편한 원인을 깨고 지난 삶에 매이지 않는 깨어 있는 의식 상태를 갖는 것이 깨침과 초월의식의 삶이다.

### 8. 병의 치유는 내 몸의 자각에 있다

병은 우리를 불안하게 한다. 자신이 위축되면서 큰 탈이 나지 않을까 조바심이 생기기도 한다. 그러나 몸은 잠재력이 무궁무진하여 이미 초감각, 초의식이며 초월적인 힘을 발휘할 수 있다. 우리의 몸은 기계적이거나 물질적이거나 수동적인 차원에 결코 머물지 않은 나답게 살고자 하는 의식과 정서, 감각의 본질로 몸은 스스로를 치유하는 능력이 있다. 다만 우리의 사고와 감정, 행동이 이를 막을 뿐이다.

어머니가 암에 걸렸을 몸에 깃든 사랑의 마음을 보고 사랑으로 살 때 병은 치유된다는 것을 깨칠 수 있었다. 그리고 병은 한 개인의 문제이면서 관계의 문제이기에 자신의 삶과 자신의 성격을 헤아려 열린 마음으로, 자연의 곡식, 채소, 해조류를 섭취하고 자연의 기운을 느끼면서 밝게 생활할 때 몸은 아픔에서 치유로 변해가는 것을 분명히 체험했다. 자신의 몸은 병과 치유의 현장으로 병을 치유하는 주체라는 것을 자각해야 한다. 자신의 몸은 자신에게 익숙해 있다. 언어, 음식, 습관, 걸음, 행동 등 자신에게 익숙한 것은 이미 몸의 상태가 되어 있다. 그래서 다른 사람처럼 살 수도 없고 타인이 자신에 대해서 분석을 하더라도 자신의 세세한 몸의 감각, 기분까지 알기는 어렵고 어디까지나 의식의 차원에서 접근하는 것이다. 그리고 병의 원인이 자신과 자신의 생활이 연관되어 있는 경우에는 외부에서 제시되는 방법만으론 자신을 변화시키기 힘들다.

병은 사전에 징조가 있다. 그 징조의 주변에는 분위기가 연관되어 앞으로 일어날 일을 예감하는 것은 그 징조와 분위기를 감지하는 것이다. 일은 갑자기 벌어지는 것이 아니기 때문이다. 이 분위기를 잘 감지하기 위해서는 섬세한 몸의 느낌을 접해야 한다. 자신의 내면과 대화를 통해 자신 안에서 자각되는 깨침은 치유의 문을 연다. 우리가 불안할 때, 아플 때 살던 곳을 떠나 자연으로 가고자 하는 마음은 자신이 겪었던 상황에서 벗어나 자신을 편하게 내려놓고 싶은 것이다. 자연 속에서 자연스럽게 심신이 이완되고 욕심, 이기심, 분노가 사라지며 마음과 사고가 넓어진다. 벗어나 봐야 새롭게 느끼는 것처럼 내 의식이 만들어지기 전의 상태인 내면으로 깊게 내려가 내면의 자연을 만날 때 나를 깨어나게 하는 자연은 나의 안과 밖으로 이어져 그간의 막힘이 하나씩 풀어져 가고 삶의 메시지가 내 안에서 제시된다. 병이 몸의 메시지인 것처럼 치유의 메시지도 몸에 있다. 몸을 느끼며 살자.

## 9. 제 명을 다하고 가자

우리가 제 명을 다하고 저세상으로 갈 때는 여한이 없을 것이다. 유일한 존재로 이 세상에 태어나 원치 않는 죽음을 겪는 것은 자신과 주변에 불행한 것이다. 내 안에 부정적인 감정은 독이라는 것을 우리는 안다. 기분은 몸의 면역과 관련되어 있어 건강과 직결된다. '사소한 감정에 목숨을 걸지 말라'는 말처럼 마음은 넓게 열린 마음으로, 머리는 어떤 대상이나 가치에 집착되어 있지 않은 비움으로 '깨침의 삶'이 중요하다. 성격의 변화는 정말 쉽지 않다. 그러나 그것이 목숨과 관련 있고 자신과 주변의 사람들과 삶의 행복, 건강과 관련이 있다면 부드럽고 여유 있는 평화로운 성격으로 바꿀 필요가 분명히 있다. 여유가 있을 때는 몸의 시스템이 원활하게 돌아가지만, 여유가 없거나, 안 좋은 감정을 오래 갖고 있거나, 내적인 흥분의 강도가 크면 생체리듬은 손상을 입게 된다. 안 좋은 감정을 속으로 억누르며 표현하지 않는 것이 아니라, 감정을 있는 그대로 보고 안에서 감정이 사라지도록 마음을 순화시켜 거기에서 풀림의 깨침을 갖는다.

그리고 자신의 감각에 대한 새로운 전환이 필요하다. 우리는 건강을 위해 운동을 하고 몸에 좋다는 음식에는 관심을 갖지만 몸의 감각을 느끼는 것은 성적인 것과 연관시켜서인지 부정적인 생각을 하기도 한다. 우리를 여성, 남성이라고 칭하는 것처럼 성은 생명이며 마음이며 감각이다. 그러므로 성은 자신의 양성을 잘 발휘하는 통합적인 감각으로 부드러움과 힘의 균형을 가져야 한다. 맘껏 몸을 누리고 사랑으로 나누자. 그래서 심신과 인간관계, 여가, 취미, 사회적 보람 등이 삶에 조화를 이룰 때 자연스러운 건강이 이루어지며 제 명을 다하는 삶이 된다.

## 10. 몸을 둔하게 하지 말자

몸의 감각이 깨어 있고 살아있을 때는 기분이 좋다. 몸이 둔한 것은 뻣뻣하고 부드럽지 않으며, 차고, 균형이 틀어져있거나 비만하고 움직임이 자유롭지 못한 상태이다. 살아있는 몸의 감각은 젊음과 삶의 활력이 있으며 보기에도 좋다. 몸이 둔할 때는 요통, 견비통, 근육통을 겪기도 하고 무엇보다 몸에 자신이 없을 뿐만 아니라 대인관계에서도 자신감이 떨어질 수 있다. 그리고 성인병에 걸릴 확률이 높아지며 심한 경우는 몸으로 인한 스트레스에 의해 정서적인 문제도 나타나기도 한다. 대부분의 사람들이 삶에서 중요한 것이 무엇이냐? 는 질문을 던지면 건강과 경제, 가정화목 등을 꼽는다. 그리고 건강을 잃으면 모든 것을 잃는다는 것 또한 알고 있다. 그래서 건강관리에 많은 관심을 갖기도 하지만 운동을 한다, 수영을 한다, 워킹을 한다 등 '한다'에 초점을 맞추다보니 몸을 세세하게 느끼지 못한다. 같은 운동을 하더라도 느끼면서 하는 움직임은 심신을 조화롭게 한다. 그럴 때 둔하지 않는 몸의 감각이 깨어난다. 몸의 감각을 깨어 있게 하기 위해서는 목, 어깨, 허리, 팔, 다리 등을 깨우는 스트레칭과 활력 있는 움직임이 필요하며 몸의 모든 부위가 둔해지지 않도록 세부적인 움직임을 가져야 하며 움직일 때 이를 섬세하게 자각하는 것 또한 중요하다.

움직임의 자각은 뇌를 각성한다. 운동을 열심히 하는데 병이 생기는 경우가 있다. 신체의 물질적인 차원에서만의 움직임은 뇌를 깨어 있게 하지 않는다. 이완과 깨어 있는 의식이 움직임과 함께 할 때 심신이 조화로운 건강을 얻을 수 있다. 몸의 움직임을 무시한 수행이나 각성이 없는 움직임은 한쪽으로 편중된 조화롭지 못한 수행이다. 마음수양과 운동을 힘께 할 때 심신의 감각이 한결 조화롭게 깨어난다.

## 11. 화, 미움, 집착을 몸에서 없애자

어떤 감정에 사로잡혀 있을 때는 자신의 삶과 관계를 해치게 된다. 그래서 우리가 상대와 관련되어 있는 부정적인 감정이나 집착은 스스로가 불편한 것으로 이는 상대방에게 투사되어 풀려고 할 때는 서로가 힘든 상황에 놓이게 되고 상처가 깊어지기도 한다. 내용에 따라서는 상대방에게 분명한 표현을 할 필요가 있을 때가 있지만 이 또한 자신의 평정심이 받쳐줄 때보다 잘 전달될 수 있다. 우리는 작은 감성 하나로 서로가 헤어지거나 더 큰 감정으로 확대되는 경우가 생긴다. 사람에 따라서는 화와 미움 그리고 집착을 품고 살기도 한다. 이러한 감정을 지속해서 갖다 보면 심장과 뇌에 무리가 오고 혈액순환에도 장애를 일으킬 수 있어 마음을 잘 다스리지 않으면 갑자기 쓰러질 수도 있다. 화가 나는 것은 일어난 것이지 자기가 원하는 것은 아니다. 화가 나는 상황이라도 화를 관하면 화가 사라진다. 자신의 화를 그대로 주시하고 최대한 느껴보는 것은 매력적이기도 하다. 화가 나더라도 화에 빠지지 말고 '내가 화나고 있구나'를 인식할 때 화가 가라앉게 되는 것을 알기 때문이다. 이를 느껴볼 때 상대방의 화도 잘 느낀다. 그러면 자신의 화와 타인의 화가 화로 느껴지지 않게 되면서 내용이 잘 드러나 비치고 화의 이유가 사라진다. 화를 이해하면 여유가 생긴다. '화가 난다', '화를 냈다'고 할 때의 상황에는 내적인 화의 감정과 신체에서 나타나는 물리적인 현상이 있다. 그러나 이 현상의 이면을 들여다보면 화가 일어나기 전과 후, 화를 느끼기 전과 후의 경계라인이 있다. 그 라인은 화가 일어날 수 있는 배경과 외부의 자극에 대한 반응으로 이어지기도 한다. 이 '화'가 일어나기 전후의 경계를 주시하고 배경을 느낄 때 화를 조절할 수 있는 감각이 생긴다.

## 12. 사회 문제는 나의 깨침과 관계된다

사회는 '관계의 몸'이다. 서로의 힘이 균형을 이루는 사회는 건강한 사회로 성숙한 관계가 그 기반이다. 성숙한 관계는 스스로의 몸을 돌보는 문화에서 비롯되어 스스로가 귀하면 상대방의 몸 역시 그렇다는 것을 누구나 알 수 있기 때문이다. 사회와 개인의 인간관계는 힘의 논리가 작용되고 있고 힘의 양상은 어느 사회나 잠재된 문제이며 또한 현재 진행형인 문제이기도 하다. 집단이 권력이 되고 스스로를 보호하고 세력을 확장하고자 하는 성향은 집단의 힘의 굴레를 만든다. 또한 집단의 힘은 이 무리에서 벗어나 있는 개인들에 대해서는 배타성을 보이며 대립과 저항의 양상을 띠게 되고 여기에서 사회적 갈등이 유발된다. 우리가 개인적으로 수련을 임한다 하더라도 결코 힘의 논리에서 벗어나 있지 않다. 그러므로 개인의 입장에서 수련을 통한 깨어 있음은 맑은 하늘 아래의 산 정상에서 느끼는 깨어 있음에 머물러 있지 않다. 세상과 나를 이어서 생각할 때 분리되지 않으며 이미 사회적인 영향 속에 있는 나 자신의 성향을 알 수 있다. 그래서 사회문제의 근원은 결국 개인의 사심에서 출발하여 관계의 권력으로 이어지는 고리와 과정으로 깨달아야 한다. 그리고 나의 몸이 관계의 몸으로 이어져 개인적인 두려움을 넘어설 수 있는 삶의 의미, 양심, 용기, 행동이 있을 때 다시 사회와 나를 넘는 깨침을 확인하게 된다.

세상과 나를 대우주, 소우주라 칭한다. 그것은 우리 안에 우주와 세상이 있다는 것으로 나를 깨달으면 세상을 깨닫는 것으로 연결된다. 그리고 개인적인 것이 정치적이며 사회적인 것이다. 나의 깨침은 세상의 깨침이 되고 세상의 깨침은 나의 깨침이 된다.

## 13. 활동하자

활동(活動)은 움직이며 행동하는 것으로 삶을 위한 적극적인 의미가 담겨 있다. 한국에서 경제위기가 일어났을 때 많은 사람이 직장을 잃어 심한 스트레스를 겪었다. 그렇지만 어려운 상황을 극복한 것은 우리 국민 모두가 고통을 감내하면서, 국민의 정부와 국민이 합심한 적극적인 행동이 있었기에 가능했다. 우리가 일한다는 것은 생존적인 차원에서부터 자신의 삶의 보람, 자아실현과도 연결되어 있어 일이 없을 때는 놓인 상황에 따라 심각성의 차이가 크다.

일이 없이 취미생활을 하는 것이 삶의 보람과 여유가 있는 생활이라 말하는 사람도 있고, 일이 없으면 당장 죽는다는 말을 할 사람도 있다. 그리고 직장 생활을 통해 자신의 능력을 충분히 발휘하고 월급으로 가정을 잘 꾸려가면서, 틈틈이 가족과 함께 여과도 즐기는 사람이 있는가 하면 직장의 과로나 스트레스에 의해 병이 생기기도 하고 생을 끊기도 하고, 직장이 없어서 생을 끊는 경우도 있다. 이처럼 일은 사람에 따라서는 자신을 살리기도 하고 역으로 피해로 다가오기도 한다. 그러므로 일을 할 때는 심신이 무리하지 않도록 하여야 하고 무엇보다 자신을 살리는 활인심(活人心)이 있어야 한다. 우리는 태어날 때부터 한순간도 멈춤 없이 이미 많은 일을 하며 살고 있고, 살아 있는 것 자체가 이미 신성한 일을 하고 있는 것이다. 배고프면 밥을 먹고, 저녁이 되면 휴식의 잠을 자고 주위를 살피고 정보를 취합하는가 하면 숨 쉬며 다가오는 때를 기다리기도 한다. 괴로운 나날중에도 지금껏 지나온 몸의 역사를 보면 모두 나를 살리는 일로 가능하여 밥그릇을 닦는 것부터 쉴 방을 청소하며 움직이는 것까지 모든 것이 나를 보살피는 생명 활동이다. 그러므로 활동은 자신의 몸과 마음이 잘 살아나게 하는 것으로 외부의 일에만 빠져 자신을 망치게 하는 것이 아니다.

일을 하거나 사회적인 활동을 하는 것은 자신의 기운이 발휘되는 것이다. 발휘하는 것은 몸의 의미를 스스로 되찾는 과정으로 그 자체로 생명력이 있다. 마음의 안정을 유지하면서 내적 기운이 받쳐주면 존재하는 것만으로도 깊은 만족을 느끼며, 일과 활동에 의욕이 생기고 자신이 원하는 활동을 가질 수 있다. 그렇기 때문에 일이 잘 안 풀릴 때는 몸의 기분을 바꿀 수 있는 등산, 걷기, 뛰기, 스트레칭, 명상, 단전호흡 등의 움직임을 시도해보면 마음도 달라지고 활동의 힘이 생긴다. 활동은 몸의 기분에서 시작된다. 충전하며 활동하고 활동하며 보람을 갖자. 그리고 활동하지 않는 휴식 또한 그 자체로 의미가 있는 활동이다.

## 14. 명상과 채식은 창작의 근원이며 마음의 복지는 우리를 살린다

스티브 잡스가 세상을 떠났다. 그를 추모하는 열기는 전 세계에 퍼져갔다. 그에 대한 평가가 다양하게 거론되고 있지만 그는 우리에게 미친 영향이 크다. 많은 사람들은 인류 역사에 영향을 끼친 세 개의 사과로 이브와 뉴턴의 사과와 함께 애플의 로고인 사과를 꼽는데 주저하지 않을 정도이다. 매킨토시, 아이팩, 아이폰, 아이패드 등 세상의 라이프스타일을 변혁시키는 제품을 꾸준히 내놓았고 지속 가능한 기업 애플을 탄생시켰다. 기술과 인문학의 조화로운 결합을 통해 예술의 감수성과 상상력을 생활 속에서 쉽게 접하게 하였다. 그의 이러한 업적 이면에는 젊었을 때부터 동양의 수련문화에 관심을 가져 선불교를 수행히었고 인도에서 7개월간의 생활을 통해 내적인 직관의 깨달음 세계를 접하고, 채식을 한 그의 삶이 있었다. 그러나 많은 사람들은 그의 천재적인 창의성을 높게 평가하고 있지만 명상과 채식의 가치에 대해서는 잘 모른다. 명상과 채식은 분명 창작의 근원이라 할 수 있다. 왜냐하면 여기에는 비움이 있기 때문이다. 자신의 심신을 비우지 않고는 수행과 채식을 할 수가 없고 창작은 비움에서 잘 발휘된다. 비틀즈와 리차드 기어가 동양의 명상을 접했고 아인슈타인, 클린턴, 브룩 실즈, 톰 크루즈, 브래드 피트 등은 세상에 알려진 채식가들이다. 동양의 수행에서 명상과 채식은 기본이며 핵심이다. 구원의 상징인 붓다, 예수는 명상과 채식의 일상에서 인류애를 싹 틔웠다. 이제 명상과 채식은 인류를 구원하는 생명운동의 실천이다.

명상과 채식의 생활은 비움에서 영혼을 꽃 피우고 삶의 창의성이 살아난다. 어떤 가치에 사로 잡혀 있거나 힘을 주고 있으면, 접하는 세계는 좁아질 수밖에 없고 여유가 없어 창의적인 것은 상상할 수 없게 된다. 명상과 채식을 즐기며 이를 거듭하는 일상은 복잡하고 불편하며 미숙한 것들을 삶에서 걷어내고 곧바로 진실을 드러나게 한다. 애플의 군더더기 없는 단순하면서 편리하고 정교한 제품은 비움과 찰나(속도)의 만남이다.

그리고 그의 죽음과 관련하여 암치료를 제때하지 않고 대체의학으로 사망하게 되었다고 하는 기사가 나온다. 병원에서 치료하였지만 사망한 경우는 이루 헤아릴 수 없는데 병원적인 방법을 취하지 않았다는 것만 문제시하는 것은 온당하지 않다. 췌장암은 암중에서도 5년 생존율이 우리나라의 경우 7.6%로 가장 낮은 데도 잡스는 암 진단 후 7년을 살았다. 잡스가 진단받은 암이 췌장암 중에 예후가 나은 섬세포암 임을 감안하더라도 결과가 나쁘다고 할 수 없다. 처음부터 병원의 방법을 택했다고 했을 때 7년 생존은 현대첨단의학의 치료로 전력을 다한 결과라는 말이 나올 만한 수치이다. 적어도 수치상으로만 보더라도 잡스가 병원외적인 방법을 선택한 것은 자신의 병 치료를 위해 최선을 다한 모습이다.

　다른 한편으로는 잡스의 죽음을 보면서 한국의 40~50대의 높은 사망률이 떠올려진다. 비켜갈 수 있는 스트레스를 무시한 체 성공신화만을 추켜 세우고, 성공을 향하게 하는 우리의 사회풍토가 과연 바람직한 현상인가를 자문하지 않을 수 없다. 마음의 평화와 건강을 해치면서 일과 사업에 집중하게 하거나, 스스로 빠져들어 병들거나 죽음에 이르는 사회현상은 이제 개인과 사회뿐만 아니라, 외적성장에 눈멀어 태고의 자연과 개개인 희생을 담보하는 국가의 문제이기도 하다. 자연스러운 강 주변을 인위적으로 파헤쳐 콘크리트로 시설물을 만들고, 강줄기의 모습을 강제로 바꾸고 땅을 파 뱃길을 만드는 것은 지금 우리의 국토를 스스로 해치고 있는 꼴일 뿐 아니라 그 아래에는 40~50대 자신을 돌보지 못하고 달려가는 죽음의 레이스가 있다. 가리개로 가린 경주마를 타고 채찍질 하는 주인은 누구이며 어디로 달려가는가? 이제 번지르르한 환상에서 그만 깨어나야 한다. 몸의 생명을 파괴하고 달려가는 것은 공멸의 길이다.

　자연 그대로의 생명이 잘 발휘될 때 겉과 안이 온전하다. 있는 그대로의 모습인 자연의 땅, 하늘, 물, 동식물을 사랑하고, 내적인 안정, 감수성, 의식이 발휘되고 이러한 명상의 생활이 존중될 수 있는 사회풍토, 내면의 복지가 요구되는 시점이다. 마음의 복지, 그 삶의 지평에서 스스로를 헤아리고, 서로 헤아려주는 시민의 꿈을 향해 이제 우리는 나가야 되시 않을까?

## 15. 몸의 동심으로 살자

동심은 어린이의 마음으로 어린 시절 누구나 순수하고 맑았던 때가 있었다. 그러나 이 자연스러운 동심이 가정과 학교, 사회에서 존중되지 않거나, 요구하는 가치에 따르다 보면 어느새 우리 자신도 모르게 인위적인 모습을 갖게 된다. '계집애가', '사내 녀석이', '공부해라', '복장이 뭐냐', '말 안 들어', '놀다가 아무죽도 못 쓰는 XX 될래', '출세하라'등 우리는 성장과정에서 주변으로부터 수없는 요구와 때로는 끔직한 비난을 들으면서 살아왔다. 그러면서 자신을 느끼는 나다운 삶보다는 상대방에게 맞추는 이중적인 삶을 갖게 된다. 그래서 자연스러웠던 자신의 모습이 비틀리게 되어 솔직하지 않게 되고, 불안정하게 되고, 자아심이 강해지거나 또는 위축되게 된다.


'동심으로 돌아가자'


이것은 진정한 깨침이다. 해맑은 어린이의 미소, 천진성은 우리 인간이 가장 아름답게 활짝 핀 상태이며 살아있는 영성이다. 그것은 하느님의 영성, 붓다의 깨침, 무위자연의 도가 삶에 실현된 그대로의 모습이다. 기도와 선, 도, 예술, 치유의 궁극의 지향점은 동심의 회복에 있다. 동심의 회복은 몸이 동심이 되는 것이다.

어린이처럼 놀 줄 알고, 어린이처럼 부드럽고 감각이 깨어 있는 몸과 마음을 회복하여 몸을 통한 깨어 있는 나로서 살아보자, 희로애락을 넘어 희로애락 이전인 동심으로 살자.

# 에필로그

1.

몸살림은 몸이 형성되는 순간부터 시작된다. 몸 스스로가 살림을 이미 하고 있다. 그러기에 몸살림은 몸 자체가 살림이지 몸을 떠난 어떤 방법이 따로 있는 것이 결코 아니다. 몸살림은 몸 스스로가 발휘되도록 우리의 의식이 외부에 사로잡히지 않고 몸을 느끼고 자각하는 것이다. 그 자각은 느끼려하는 것이 아닌 자연스럽게 느껴지는 것으로 나의 비움에서 시작된다.

명상은 자연스러운 것이다. 가만히 있으면 명상이 저절로 이루어진다. 단 눈을 감고 오랜 시간 가만히 있는 게 어려울 수 있다. 이를 넘어가는 과정이 명상이다. 생각과 감정, 장면, 기억들이 올라올 때 어떻게 하느냐가 관건이지만 이때 이를 피하지도 붙잡지도 말며 대응하지 않고 자신은 그대로 있다. 자신 안에서 스스로 해결된다는 자연스러운 믿음이 필요하다. 나를 믿지 않으면 나를 대신하는 것을 찾게 되고 그러면 자신은 자신에게서 멀어지게 된다. 잘하려고 하는 것이 아니라 잘하려는 것을 내려놓고 어떤 방법도 없이 자신의 내면을 맞이하는 것이다. 이 대면은 가장 아름다운, 자기에 대한 사랑이며 치유이다. 우리가 이 비움의 대면을 통해 깨침의 확인을 하지 않기에 너무나 많은 수련, 대체요법, 종교의 네온사인이 이 세상에 비친다. 이 대면은 수련과 종교, 대체요법, 치유의 가장 기본이며 출발선이다. 자신을 인지하지 않으면서 건강을 바라고 깨침을 바랄 수 있 겠는가? 스스로 살린다는 믿음과 확인은 너무나 쉽고 어디에서든 바로, 언제든, 늘 함께하는 몸에서 이루어진다.

  자신을 믿는 것은 자신의 생명과 몸을 믿는 것이다. 이 믿음이 있 으면 자신은 치유되고 내 안에서 깨침이 구체적으로 확인된다. 그것 은 세상의 무엇과도 바꿀 수 없는 깨침의 근원이다. 나를 깨우는 명 상은 장소에 구애받을 필요가 없다, 어디에서든 가능하다. 대학 때 남대문 시장, 청계천 전자상가, 대학로의 사람이 많은 데서도 명상을 했다. 외부 환경에 신경 쓰지 않을 수 있다면 조용한 자연에서든, 주 위가 시끄러운 도심에서든 아무 상관이 없다. 스스로 자신이 내적으 로 향하는 마음은 그 자체로 안정되면서 강력한 힘을 지닌다.

  수련은 자기 자신에게 묻어있는 외직가치, 과거의 부정적인 상들 을 지우고 자신이 맑게 깨어나는 것이다. 그래서 수련은 잘하려고 하 면 할수록 잘 안 되기도 한다. 왜냐하면 잘한다는 것에 이미 외적인, 인위적인 내용이 담겨 있기 때문이다. 눈을 감고 있으면 내용이 저절 로 올라온다. 자신의 모습이 올라올 때 이를 계속해서 만나는 것이 다. 피하지 않고 만날 때 거기에서 자연스러운 깨침이 일어난다. 호 흡은 일상에서 늘 하고 있는데, 또 어떤 '호흡을 어떻게 하라는 것인 가?'라는 의문이 생길 수 있다. 무슨 방법을 제시하면 그것은 자연적 인 것에서 멀어진다. 몸 자체가 이미 방법으로, 호흡을 잘한다는 것 은 저절로 이루어지는 호흡을 느끼는 것이다. 편한 상태에서 느껴지 는 호흡에 마음이 가다보면 자신을 살리고 깨우는 호흡이 저절로 이 루어지게 된다. 호흡에 마음이 가지 않고 방법을 쫓다보면 그것은 호 흡방법에 집힌 의식이며 그것은 수련이 아니라, 욕심이며 오히려 몸을 망칠 수 있다.

어떤 이는 수련을 해서 임독맥(任督脈)과 소주천(小周天), 대주천(大周天)을 연다고 하고 어느 지점까지 뚫렸다고도 한다. 이미 몸은 기운이 돌고 있는데 무엇을 뚫고, 무엇을 연다는 것인가? 분명하다고 하는 수련들은 대체로 허상이며 위험한 발상일 수 있다. 기운이 내 몸 속에서 돌고 있는 것을 느끼면 된다. 의도적으로, 억지로 기운을 움직이려는 상상과 허상은 몸의 자연성을 해치게 되고 결국은 자신의 몸을 존중하지 않는 셈이다.

그리고 아픈 경우는 몸이 우리에게 메시지를 준다고 인식해야 한다. 아프다는 것은 아프게 살지 말라, 몸에 대한 잘못된 생활과 사고를 우리가 하고 있다고 우리에게 말하고 있는 것인데 많은 경우, 우리는 이 메시지를 놓친다. 탈이 났으니 이것을 지운다, 없앤다는 생각에 사로잡혀 아픈 몸에서 비롯된 병을 미워하게 된다. 게다가 스스로의 생각과 감정에 의해 생명의 줄을 끊기도 한다. 병은 자신이 살아 온 삶의 표현이다. 이를 잘 헤아리면 더없이 좋은 깨침이 일어난다. 아프거나 특정한 병을 겪고 있다는 것은 자신을 깨칠 수 있는 좋은 기회이다.

몸살림은 모든 자연이 스스로 한다. 이 '한다'라는 것을 확인 하는 것, 느끼는 것, 기회를 갖는 것이다. 우리는 항상 움직인다. 이 움직임을 느끼면 바로 깨달음이 온다. 그런데 스스로 느끼는 것을 피하고 외부에 누군가가 정해준 내용을 따라가는 것에 몸을 맡긴다면, 그 외부는 끝이 없다.

난 이 책에서 '동심을 회복하자'고 하였다. 외부에서 덧씌운 틀이진, 나라는 의식이 나다니기 전의 시간까지 되돌아가 사랑의 마음으로 스스로를 헤아리자. 그간 외부의 공격, 자극, 구속, 환경에 의해 '나'가 형성된 삶의 과정을 짚어 지난 과거로부터 초월되고 벗어나 내면의 평화로움과 자기다움의 나를 느끼고 살리자.

## 자존감을 존중하자

**특히 이린아이의 자존감이나.**

어렸을 때 받은 자존감의 상처는 그 대가가 너무나 크다. 자기 자신뿐만 아니라 이 세상에 상처를 남길 수 있다. 자존감이 존중받은 삶은 평화롭고 신명나는 삶이며 자신을 믿는 자기다움의 삶이다. 몸은 늘 상처받은 동심을 회복하려고 한다. 알고 나면 쉽다 너무나 쉽다. 그것은 자신을 믿는 것, 아니 몸을 믿는 것이다. 몸을 믿고 사는 것은 종교와 도와 수련의 핵심이며 신을 부르짖는 것도 아니요. 깨침을 외치는 것도 아니다.

몸살림은 아무것도 하지 않는 것에서 출발한다.

이는 외부적인 방법이나 이론에 몸을 맞추고 따라가지 않는 것을 의미한다. 단 몸을 인지하는 것이다. 몸이 움직이고 호흡하고 생각이 떠오르고 사라지는 것을, 감정이 생기고 없어지는 것을 느껴본다. 그러면 자연스러운 깨침이 생긴다. 내면에서 자각하는 몸의 감수성이 몸살림 수련의 시작이다. 사람들은 호흡과 명상, 깨침에 대해선 잘 모른다거나 어렵다고 생각한다. 그러나 우리는 이 모든 것을 할 수 있는 몸의 능력을 갖추고 이 세상에 태어났다. 잠을 자면서 명상하고, 숨을 쉬고 늘 움직이고 있으며 마음도 조절한다. 이미 체화된 호흡과 내재된 명상을 자각하지 않고 외부에서 찾다 보니 깨칠 수 없는 것민 골라서 하는 꼴이 되어 버렸다. 난 수련에 대한 깨침이나 병 치유에 대해서, 외부의 수련이나, 누구의 지도나, 책에서 해결된 것이 아니었다.

사람과의 관계에서 막힘이 와서 이 막힘을 그대로 느꼈다. 그 느낌이 나의 내면을 향하게 하였고 막힘이 순간으로 없어지면서 내 안이 열렸다는 것을 체험으로 확인하였다. 외부의 어떤 방법이 이를 가능하게 할 수 있는가? 삶의 현장이 없는 데 인위적으로 뭘 만들겠는가? 만들면 만들수록 혹세무민(惑世誣民)하게 된다. 세상을 망치고 사람을 망치게 하는 이기적인 발상이다. 이 세상에는 수련의 방법들이 많다. 자신의 깨침으로 만날 때는 도움이 되기도 한다. 결국 스스로의 깨침이 있을 때 상대의 수련방법도 알게 된다. 자신을 모르면 어떤 것도 알기 쉽지 않다.

어머니가 암에 걸렸을 때 난 어떻게 해야 할지 몰랐다. 아니 방법은 많았지만 진정 암이 무엇인지, 어떻게 해결해야 할 지 눈앞이 캄캄했다. 그것은 어머니를 진정으로 대면하지 않고 보지 않고 어머니가 걸린 암에 대해서만 생각했기 때문이다. 어머니 존재자체가 암이 아닌데 온통 암에 집착하여 이를 해결하려고 외적인 것에서 방법을 찾으려고 하다 보니 답이 없었다.

결국, 외부에서 답을 찾지 못해 캄캄한 벽에 맞닥뜨렸을 그 순간, 비로소 어머니를 보게 되었다. 어머니는 사람이란 걸, 마음이란 걸, 사랑이란 걸 깨치게 되었다. 오랜 세월, 나를 낳아주고 키워준 어머니인데 어머니를 마음으로 보지 않은 것이다. 우리가 만나는 사람을 사람이라 진정 느끼면서 존중하면서 살고 있는가? 아니 마음이란 걸, 사랑이란 걸, 생각해본 적이 있는가?

마음을 수없이 말하지만 상대방의 마음을 진정 느끼려 한 적이 있는가? 자신을 진정 비우고 상대방의 마음을 느껴본 적이 있는가? 종교적이든, 수련의 경지에서의 깨달음이든, 현대적 첨단의 의료 방식이든 몸의 문제를 분명하게, 확실하게 해결할 방법은 없다. 그러나 우리의 몸은 어떤 무엇보다 완벽에 가깝다. 왜냐하면 이 세상을 이미 살고 있기 때문이다. 자신의 인위적인 의식이 크고 내용이 분명할수록 몸의 자각체험은 차단된다.

생각이 내적 느낌을 차단하고 소설하려 하기 때문에 초월된 의식, 감각을 느끼지 못한다. 그것은 나의 내적 미지의 세계에 대한 두려움이기도 하다. 어떻게 되지 않을까하는 두려움 때문에 손에 잡히는, 보다 안전하고 분명해 보이는 내용을 믿으려고 한다. 바로 이것이 나를 스스로 억압하는 자기 독재가 될 수 있다. 자신을 믿지 않고 외부를 믿기에 자신은 건강하지 않게 된다. 오늘날의 반생명적인 몸의 문제는 몸의 믿음에서 해결의 실마리가 있다. 이 믿음이 있을 때 우리 주변의 수련, 종교, 대체요법, 의료, 정치, 경제, 문화, 예술 모든 것이 새롭게 살아나며 분명 우리도 살아난다. 몸은 가장 신성하고 존엄한 생명이기 때문이다.

몸을 믿자. 삶을 느끼자. 인생을 새롭게 보자. 몸을 무시하고 등한시 했던 우리의 시선을 바꿔 몸을 통한 삶의 터닝 포인트를 가져보자. 그래서 나를 초월하고, 간직하고 있던 생명력을 폭발하여 신명의 춤을 추자.

뻥 뚫린 내 안과 밖의 '깨어 있는 하늘',

그것이 바로 우리 앞에 '펼쳐진 세상'이다.

2.
난 뭘 깨달았나?

없다.

나의 양심에 삶을 던졌고
사랑의 막힘을 받아들여
내 안에서 내적 하늘과 사랑과 평화를 얻었다.
그리고 아픔을 겪으면서 깨쳐왔다.

겪지 말아야 했던 것을 겪고 겪음이 없었던 시간으로 돌아간 것 같다.
그동안 깨친 것은 내가 원한 것이 아니며 의도했던 것도 아니다.
삶의 겪음을 극복하고자 저항하고 수련하고
누군가에게 힘이 되고자 했을 뿐이다.
깨침은 늘 지나간다.

그래서 깨침은 없다.
깨침에 대한 많은 얘기를 했지만
붙잡을 수 있는 고정된 것이 아니기 때문이다.
다시 깨침을 떠올려보면
단, 어린 시절의 마음을 회복하는 것
깨침의 핵심이 아닐까.

지난 시간을 회복하지 않고 뭘 깨닫겠는가?

자신의 모습
이를 확인하지 않고 살겠는가?

눈을 감으면 올라오는 지난 감정이 남아있는데
아파오는데
이를 씻지 않고 뭘 바라겠는가?
뭘 붙잡겠는기?

지난 내 아픔을 헤아리지 않은 자기 자신이
진정 누구를 위할 수 있겠는가?
자기를 헤아리지 못하고
스스로 위로 하지 못하는 나에게
수련의 경지가 있겠는가?
깨침이 있겠는가?
건강이 있겠는가?

사랑, 만남, 아픔, 미움, 분노, 상처
나를 붙들어 하늘을 가린다.
분노는 다시 세상을 포용하고 나를 열게 한다.

마음의 아픔이 세상의 아픔보다 더 큰 것을
아픔에서 벗어남이 수련의 깨달음보다 더 큰 것을
나를 진정 깨치게 한다.
닦아내고 다시 씻는다.

눈물로 자신의 마음과 몸을 씻는다.
자신의 아픔을 눈물로 위로 한다.
스스로 흘리는 눈물
씻는 만큼 편하고 자유롭다.
씻는 만큼 돌아간다.

돌아가자!
어린 시절은 부부가 있고 연인이 있고 친구가 있고
간호사가 있고 의사가 있고 대통령이 있고
나쁜 놈이 있고 좋은 놈이 있고 악당이 있고 천사가 있고
세상의 모든 것이 다 있다.
겉으론 싸우기도 하지만 마음 안에서는 싸우지 않는다.
여유와 충만이 있다.
희로애락 이전의 마음
깨인 마음이다.

자유로운 동심은 그 자체가 깨어 있다.
그래서 깨침을 모른다.

주변에 얽매이지 않고 집착하지 않고 현혹되지 않고 뽐내지 않는다.
우리 모두는 생명의 빛, 생명의 보석
닦으면 모두 빛이 난다.

아픈 세상이 나에게서 사라진다.

아픈 나도 사라진다.
달빛이 참 밝다.


비움에서
세상과 내가 드러난다.
세상도
나도 비움이다.
그러기에 세상이 부는 바람을 느끼고 지나가고
나의 바람이 세상에 불며 지나가고
바람은 한 곳에 멈추지 않으며 나타났다 사라지기를 반복한다.


풍류


아!
우리의 문화구나
동심어린
풍류의 세상


눈을 뜬다.


그간 내 생각이 깨어 있지 못했을 뿐
　　　　　　　　몸은 이미 깨어 있다는 걸.

3.

올 11월 말에 대학로에 있는 소극장에서 출연배우들의 추억을 담은 이두성 연출, 장우재 작 '오해는 당신을 춤추게 하지'라는 공동창작극 공연무대에 서봤다. 연극무대에 서 본건 작년에 이어서 두 번째인데 전문배우는 아니고 몇 년 전부터 연극에 취미를 가져 시민연극교실에서 처음 연극을 접하게 됐다. 자신이 하는 분야가 무엇이든 한 우물을 10년 이상 파면 전문가가 된다는 말이 있는데, 몸 수련에 오래전부터 관심을 갖고 공부하고 가르쳐 왔지만 점점 내가 해온 내용들은 사라지고 어렸을 때의 동심처럼 가벼운 느낌이 보다 가까이 다가온다. 그리고 수련이란 것이 결국은 보다 인간적인 마음을 가지고 사람들과 마음을 편하게 나누는 것이라는 생각을 하게 되다보니 연극이 하고 싶어졌다. 그리고 연극은 바로 순간순간 깨지고 깨칠 수 있는 과정이 더더욱 매력적이다.

삶에서 그 누가 내게 뭐라 하며 전반적으로 나를 건드려 주겠는가? 목소리가 어떻다, 움직임이 어떻다, 표정이 어떻다, 시선이, 감정이 등 몸으로 표현되는 모든 것이 연극준비의 과정에서 바로 언급되는 내용들이다. 수련에서 가장 핵심인 '깨짐'이 구체적으로 연극에서 일어나고 있다. 연극은 대사가 아니라 말이기에 등장인물이 되어 살아있는 표정, 움직임, 말, 감정처리의 몸짓이 나와야 한다. 사람들이 등장하는 상황에 대한 이해, 상대와 자신이 어떤 감정에 있고 이를 어떤 느낌으로 말하고 행동하는가? 등 연극의 기본적 내용이 내겐 수련의 과정으로 다가와 나를 내리고 적극적으로 깨지고 배운다는 심정을 가지게 된다.

그런데 작년 연말에 책 작업과 연극준비의 과정이 겹치다보니 내 머리 속에는 온통 책과 관련된 내용이 늘 머리를 돌아 연극준비에 올인 할 수 없었다. 연극공연은 다가오는데 책 원고 마무리 시기와 공연 일정이 똑같이 겹쳐 상대배역이나 스텝들에게 누가 되고 나의 연기력이 답보상태에서 진전이 없어 헤매게 되었다. 그래서 공연 열흘 전에 출판사에 연락해서 사정을 말하고 원고 넘기는 날짜를 공연 끝난 후로 연기하였다. 책 쓰는 것을 접으니깐 그제야 내 연기대사들이 늘 머릿속에 맴돌면서 그 안에서 '말'이 만들어지고 삼성을 입히고 걸어가면서 지하철 안 어디에서도 중얼중얼 거리게 되었다. 아! 뭘 하려면 올인 할 필요가 있다는 걸 실감했다. 그렇게 되니 한결 대사를 외우고 감정을 잡는 것이 저절로 내 안에서 일어나고, 새로운 느낌들이 올라와 한결 편하고 즐거웠다. 그렇게 연기가 안 되던 것이 주변 일을 내려놓고 부터는 연기력이 보이기 시작하여 주변에서도 약간 놀라워하면서 '무대체질이구먼' 이란 말을 듣기도 하였다.

사실 난 그동안 준비를 제대로 못했지만 또한 속으론 무대에 서는 것 보다 같이 연극반의 사람들과 소통하는데 의미를 두었다. 다들 개성이 뚜렷하고 대부분 여성들이 많았는데 시민연극교실의 성격도 그렇지만 서로 사이좋게 지내보자는 마음으로 전면에 나서는 것보다 참여한 모든 사람 각자가 존중되고 보람을 느낄 수 있도록 하는데 공연의 목적을 더 가지게 되었다. 그래서 캐스팅과정에 평소 잘 드러나지 않았던 사람도 적극 추천하였다. 결국은 모두들 밝게 피어나는 한 사람, 한사람 모습들이 감동적이었으며 또한 가장 극적으로 드러나는 역할을 젊은 사람이 맡았는데 너무나 놀라울 정도로 빠른 시간 안에 자기배역을 소화해냈고 순수하고 감동 있게 연기를 하여 주변을 놀라게 했다. 마치 봄에 새싹이 필 때의 맑고 순수한 느낌은 기성연

기자와는 또 다른 느낌이 있다.

이와 다른 경우로, 수련지도에서 만난 50대중반의 여성이 있었는데 처음 봤을 때는 표정과 온몸이 굳어있어 놀란 적이 있다. 그런데다 대화를 해보니 스트레스 강도가 이만저만이 아니었다. 그리고 그동안 어떤 수련단체에서 오랫동안 수련도 하고 지도자로 활동을 하였다는데 수련에 관해서 대화를 해보니 현실과는 괴리가 있었다. 그가 말하는 스트레스는 가족관계인데 내가 보기엔 주변의 문제라기보다는 본인이 삶을 주체적으로 살지 못하는 데 있어보였다.

이것은 수련으로 해결될 문제가 아니라 보다 자신을 사랑하고 보람을 느낄 수 있는 활동이 필요하다고 여겼는데 딱 적합한 것은 진학이었다. 대략 일 년 정도를 준비하여 박사과정에 진학하게 되었는데 하루가 다르게 변해가는 것을 느낄 수 있었다. 50대 중반의 나이에 대학원 박사과정에 간다고 하니 그의 주변 친구들이 의아해하면서 뭘 하려고 하냐는 반응도 있었지만 진학 후 부터는 그녀로부터 집안얘기는 들을 수 없고 대만에서 발표한다, 무슨 행사에 참석한다, 글을 쓰고 있다는 등 자신을 펼치는 활동 이야기가 주를 이룬다. 몸도 전과는 확실히 다르게 부드러워졌고 몸 훈련 지도자로 활동 할 정도가 되었다.

위의 두 사람은 자신의 느낌을 표현하는 삶을 통해 새로운 삶의 활력을 느꼈고 변화된 자신에 기쁜 웃음을 짓고 있다. 표현할 수 있는 기회를 주기 위해서 자신을 내려 상대를 존중하여 시킴의 말에 의해 변화되는 것이 아니라 스스로의 표현에 의해서 좋아지는 것이 인간적이다. 나 역시 이번 연극공부의 과정을 통해 내가 연극을 못한다는 사실을 분명하게 인식하고 배움의 자세에서 접근을 하니까 주변에서 내게 많은 조언과 배움을 주었다. 모르는 것은 단원들에게 물어보고 연습하면서 연극도 배우니깐 현장감 있게 몸으로 터득되는 게 많았다.

"대사를 100번 정도 읽고 완전히 습득해라."
"거울을 보고 대사를 말하면서 표정을 잡아라."
"한 자리에 서 있지 말고 동선을 가지면서 연기하라."
"목소리의 높낮이의 변화를 줘라, 말의 속도와 간격을 감 잡아라."
"긴장하지 말라."
"대화하듯 해라."
"자신감 있게 해라."

가르치는 데 익숙하여 긴장하지 말라는 말을 자주 하는 내가 도리어 긴장 하지 말라는 얘기를 듣는 등, 참 살아있는 현장의 소리, 수련의 맛이 났다. 사실 사람들이 내게 지적을 하든 가르치든 좀 솔직하게 표현하는 목소리를 듣고 싶은 마음이 내심 있었다. 그래서 이 연극과정에서는 나를 내리고 임해보자는 마음을 갖다보니 깨닫는 게 많았다. 우선 사람들이 다가온다는 것이고 솔직한 자신으로 나를 대해 주었다. 그리고 공연이 끝나서 작은 카드에 '다그쳐서 미안해요'라는 글귀가 여러 장에서 보였다. 난 그들에게 감사한 마음을 전하는데 미안하다니 그 만큼 우리는 인간적으로 가까운 사이가 되었다. 지금은 서로를 이해하는 분위기에서 연극을 기쁜 마음으로 끝내고 삶의 동료가 되어 어울리며 지낸다.
　사람들은 나름대로 자신의 가치를 가지고 사람들을 대한다. 그리고 속된 말로
　'썰을 까며' 산다.

'비운다', '깨진다' 말하지만 이것도 말뿐이지,

'자기 자신이 뭘 깨지냐?'

'무엇에 깨지냐?'

'누구 앞에 깨지냐?', '깨져 봤냐?'

구체적으로 들어가 보면 거기에는 나름 포장이 있다. 우리가 깨끗한 얼굴, 화장으로 꾸민 얼굴로, 맛있고 멋있게 보이는 음식을 먹고, 예술작품을 감상하지만, 더러워진 얼굴을 매일 세수하고 또한 뱃속도 꼭 비워야 한다. 이처럼 우리가 자신을 꾸미고 사는 이면에는 있는 그대로의 자기가 있다. 예수와 노자를 거론하고 종교지도자, 영성지도자를 거론하고 명상과 수련을 거론해도 그 이면에는 항상 솔직한 자신의 모습이 있다.

우리가 이 사회에 메시지를 던지는 사람의 대부분은 이 사회의 기득권자이고 한마디로 잘난 사람들이 대부분이다. 그렇기 때문에 그들에게 가려진 우리의 한사람을 봐야 한다. 세상에 자신 있게 내민 얼굴들, 이 세상은 그들을 위한 세상이 아니라 그들이 보는, 그들을 보고 있는 한 사람들이 세상의 주체이다. 이 세상에 이름 붙여진 정치인, 공직자, 기업인, 종교인, 수련지도자, 의사, 교수와 교사, 예술인, 신학자, 지도자 등 모든 것이 권력이고 모두 다 자기중심에 있다. 이들이 진정한 삶의 메시지를 꽃 피우기 위해서는 세상에서 자신을 내려 한사람이 삶의 주체가 되도록 밑거름이 되어야 한다. 한 사람이 삶의 주체가 될 때 깨인 나와 너 우리, 사회가 된다.

한 사람은 우리들이면서 깨침의 핵심이다. 우리가 삶에 가장 영향을 주고받았던 관계도 결국 한 사람이다. 인생에서 만나는 사람이 여럿이겠지만 다 다른 사람들로 한사람, 한사람마다 사연이 있고 관계의 깊이가 있다. 그러나 우리가 삶에서 이 한사람의 만남을 얼마나 깨쳐 왔는가? 우리 인류의 역사는 관계의 역사이다. 그 과정에서 솔직한 사실을 기술하고 거기에서 삶의 교훈을 얻는다. 그러나 이것이 개인들의 삶으로 가면 묻혀 지기 싶다. 과거라고 치부해버리고

'골치 아프게 생각할 필요가 뭐있어'

라고 무시한다.

그래서 과거의 삶에서 자신에게 괴롭고 뭔가 잘못된 것, 자신이 저질러 놓은 것은 이면에 버려둔다. 그래서 우리는 진정 깨치기 힘 드는지 모른다. 자신은 잘났고 상대는 자신을 위한 대상이 되어 자신을 포장해줄 사람을 원한다. 자신에 의해 아픈 사람은 아랑곳하지 않고 자신이 내세우는 가치가 아름답다고 한다.

무엇이 진정 아름다운가?

한 번도 진정 '깨지지' 않고, 한 번도 진정 자신을 '내리지' 않고, 한 번도 진정 자신을 '반성하지' 않고, 한 번도 진정 개인을 생각해보지 않고, 상대로 인해 자신이 힘들어지면 피한다. 그래서 우리가 나이가 들면서 내세운 게 많고 직책을 가지고 있고 종교를 언급하고 영성을 언급하고 수행을 언급하고 생태를, 생명을 자꾸 언급하다 보면 한사람에게서 멀어지기 쉽다. 그 한사람이 결국은 자기 자신으로 자신을 깨어 자신과 개인의 아픔을 치유하기 힘들어진다. 그래서 세상

에 대한 가치는 스스로 자신을 잘 정화시키고 삶의 역사에서 내 양심을 씻는 것과 함께 해야 한다. 이 세상에 아픔과 기쁨이 공존하듯이 자신의 그림자와 빛 또한 솔직하게 보고 느껴, 자신으로 인한

'아픈 영혼 위에서 춤추는 자가 되어서는 안 된다.'

그러므로 인생의 아름다움은 명상과 영성이 강조된 아름다움이 아니라 자신을 반성하고 깨지는 과정을 통해 자연스럽게 드러나는 아름다움이어야 한다. 자신이 향하는 아름다움이 아니다. 한 사람에 의해 아름다움이 아닌 추함으로 밝혀지는 그런 포장이 되지 않도록 한 사람을 깨치는 우리가 됐으면 한다. 그것은 자신이며 만나 온 사람. 만나는 사람이다. 왜냐하면 한 사람이 소중하니깐...

우리 모두는 한사람 '나'이다.

한 사람의 눈망울
드러난 표정
뛰는 가슴, 쉬는 숨,
그대로의 모습
느낌들

그 이면에
아름답고 깨어 있는 동심이 살아있다.

4.

순수한 동심을 간직한 소년은 도시로 오면서
자존감을 지키려고 자신을 억압하려는 권력에 저항했고,
모르는 세상을 그대로 믿을 수 없어
자신 안에서 떠오르는 삶의 길을
스스로 깨치고 확인하고자 여행을 떠났다.

세상의 열림과 막힘의 바퀴를 돌며
한사람, 한사람을 만나고
깨지고 깨어나고, 그렇게 한걸음, 한걸음 걸어가다
걸음이 멈춰지고 뒷걸음 처질 때,
깨질 때,
아! 거기서,

그간 멀어졌던 동심이 느껴진다.
따스한 봄에 피어나는 말랑말랑한 연녹색의 잎사귀,
맑고 순수한 삶의 초심,
그것은 이미 비워진 충만한 생명력이고 자연의 동심으로
우리의 삶과 함께 이어져 있다.

깨침은 본래 있었어,
ㄱ 자체였는데 힘들게 살아온 삶,
깨치고자 한 삶은 결국 동심에서 멀어진 삶,
동심을 존중하지 않는 우리와 세상의 관계에 있었어.

그리고 자존감을 지키고자 꽁꽁 묶은데 있었던 거였지.
억압은 또 다른 억압을 낳아, 받고 주게 되면서
상대를 묶고 또한 스스로를 묶었던 거야.
이제 비로소 자신을 내려 본 느낌이 가까이서 잡힐 듯 다가온다.
그 비워지는 자리에
아이가 여유로운 미소를 짓고 있다.

천진난만한 아이,
그 동심은 생명, 영성, 깨침 그 자체,
선의 십우도 열 번째, 본래로 돌아온 그냥의 일상.
사랑, 신, 신명이며 신의 마음, 자연, 동물 본래의 마음이다.
태어난 본래의 마음

그 아이가 말한다.

나를 잊지 마. 느껴 봐.

난
너야.

동심으로 나와 우리를 깨우고 살리며 나와 너, 우리와 사회의 벽을
허물자. 그리고 펼쳐진 세상을 함께 누리고 가꾸자.

# 미주(참고문헌)

1) 실천지는 내맡김의 상태에서 체득하는 앎의 양식으로 대상과 내가 일체가 되어 깨어있는 자각이 이루어지며 이 과정에서 암묵적 지식이 일어난다. 어린아이가 두발로 서는 순간의 웃음, 만루 홈런 찬방에 의한 역전승을 기두는 순간의 벽산 삼농은 '지금 바로 여기'에서 내가 깨치는 실천지의 체득이다(김정명(2005), 체육철학연습, 명지대출판부)

2) 반퍼슨, 『몸 영혼 정신』, (송봉호, 강영란 역, 서광사, 1985).

3) 대한성서공회, 『성경전서』, 1993, 성덕인쇄사.

4) 반퍼슨

5) 요한네스 힐쉬베르거

6) 제승도, 「영혼과 육체로서의 인간이해」, 1998, 장로회 신학대학원 석사학위 논문.

7) 요한네스 힐쉬베르거, 『서양철학사』, 강성위 역, 1999, 이문출판사.

8) 반퍼슨

9) 요한네스 힐쉬베르거

10) 프리초프 카프라, 『새로운과학과 문명의 전환』, 이성범 외 1역, 1985, 범양사.

11) 앞의 책

12) 앞의 책

13) 크리스 쉴링, 『몸의 사회학』, 임인숙 역, 2000, 나남.

14) 앞의 책

15) 한국여성철학회, 『여성의 몸에 관한 철학적 성찰』, 철학과 현실사.

16) 크리스 쉴링

17) 앞의 책

18) 사라 네틀턴, 『건강과 질병의 사회학』, 조효제 역, 1997, 한울.

19) 미셸 푸코, 『성의 역사』, 문경자 · 신은영 역, 1990, 나남.

20) 크리스 쉴링

21) 앞의 책

22) 윤호녕, 『주체 개념의 비판 - 데리다, 라캉, 알튀세, 푸코』, 1999, 서울대 출판부.

23) 윤호녕

24) 김상일, 『현대물리학과 한국철학』, 1991, 고려원.

25) 쟈크 데리다, 『해체』, 김보현 역, 1990, 문예출판사.

26) 마단 사럽, 『데리다와 푸코, 그리고 포스트모더니즘』, 임헌규 역, 1991.

27) 리차드 아피냐네시, 『포스트모더니즘』, 이소영 역, 1996, 이두.

28) 듀에인 슐츠, 『성장 심리학』, 이혜성 역, 1996, 12쇄, 이대출판부.

29) 앞의 책

30) 앞의 책

31) 앞의 책

32) 앞의 책

33) 앞의 책

34) 앞의 책

35) 이진수, 『한국 양생사상 연구』, 1999, 한양대 출판부.

36) 앞의 책

37) 김봉주, 『현대과학에서 본 氣·易』, 1999, 충남대출판부.

38) 앞의 책

39) 유화영, 『혜명경』, 이윤희 역, 1992, 여강.

40) 앞의 책

41) 장춘셴(張春申), 『하늘과 사람은 하나다』, 이정배 역, 1991, 분노.

42) 마루야마 도시아끼, 『기란 무엇인가』, 박희준 역, 1989, 정신세계사.

43) 이진수

44) 앞의 책

45) 앞의 책

46) 김봉주

47) 장입문, 『기의 철학』, 김교빈 역, 1992, 예문지.

48) 주홍성, 『한국철학사상사』, 김문용 역, 1993, 예문서원.

49) 주홍성

50) 박희병, 『한국의 생태사상』, 1999, 돌베개.

51) 주홍성

52) 앞의 책

53) 최한기, 『기측제의』, 민족문화추진회

54) 앞의책

55) 미조구찌 유우조 외 2, 『중국사상문화사전』, 김석근 외 2 역, 2003, 민족문화문고.

56) 이진수

57) 김봉주

58) 앞의책

59) 한국사상사연구회

60) 주홍성

61) 앞의책

62) 김상일, 『화이트헤드와 동양철학』, 2001, 서광사.

63) 크리스티안 노스럽

64) 이돈화(1982), 『신인철학』, 천도교중앙총부.

65) 스바는 자기 자신, 아디스타는 거주 처를 뜻한다.

66) 크리스티안 노스럽, 『여성의 몸 여성의 지혜』, 홍성환 역, 한문화, 2000.

67) 앞의 책

68) 스와미 사티야난다, 『쿤달리니 탄트라』, 박광수 역, 1998, 양문.

69) 크리스티안 노스럽

70) 사티야난다 사라스와티

71) 앞의 책

72) 앞의 책

73) 앞의 책

74) 정태혁, 『요가의 복음』, 1980, 까치.

75) 앞의 책, 요가수트라 3 - 42.

76) 한겨레, 「2008년 암생존율 59.5% 2015년에 67% 노린다」, 2011. 7. 25.

77) 한겨레, 2010년 사망원인 1위 '암', 2008. 12.

78) 반퍼슨, 『몸 영혼 정신』, 송봉호, 강영안 역, 1985, 서광사.

79) 최서영, 「보완대체의학의 현황과 발전방향」, 2002, 한국보완대체의학개발원.

80) 미국상원영양문제특별위원회, 『잘못된 식생활이 성인병을 만든다』, 윤태진 역, 2001, 형성사.

81) 제레미 리프킨, 『육식의 종말』, 신현승 역, 2002, 시공사.

82) 앞의 책

83) 국제사면위원회, 1989.

84) 이종찬 편저, 『서양의학의 두 얼굴』, 1992, 한울.

85) 사라 네틀턴, 『건강과 질병의 사회학』, 조효제 역, 1997, 한울.

86) 이반일리히, 『병원이 병을 만든다』, 박홍규 역, 1987, 형성사.

87) 사라 네틀턴

88) 앞의 책

89) 노컷뉴스, "내 암을 분석하라" 의사의 눈물...새 폐암 유전자 찾아, 2011. 11.

90) 칼 사이몬트

91) 이영숙, 『암은 정복된다』, 1999, 제이르포.

92) 노만 커즌즈, 『희망, 웃음과 치료』, 이정식 역, 1992, 범양사.

93) 린다와스머 스미스, 『몸과 마음의 관계』, 박은숙 역, 1999, 김영사.

94) 칼 사이몬트, 『마음의 의학』, 박희준 역, 정신세계사, 1990.

95) 한겨레신문, 투사 · 지식인 · 아버지…그 절절한 흔적들, 2012.1.

96) 노만 커즌즈, 『희망, 웃음과 치료』, 이정식 역, 1992, 범양사.

97) 버니S.시걸, 『사랑 의술 기적』, (황보석 역, 2002, 이레).

98) 이종찬

99) 조영란 외 저, 『몸』, 한길사, 1999, 서울.

100) 칼 사이몬트.

101) KorMedi, 「'마음의 암' 이겨야 암 생존율 높아진다」, 김미영 기자, 2008. 11. 18.

102) 스티븐 A.로젠버그, 『암의 신비를 푼다』, 이정영 역, 1993, 고려원.

103) 김지하, 『생명과 자치』, 1996, 솔.

104) 장택희, 『살림의 논리』, 2000, 녹색평론사.

105) 김 경, 「생태여권주의에서 바라본 한국의 생명론 – 여성성 원리에 대한 비판을 중심으로」, 1999, 한림
대학교 대학원 석사학위 논문.

106) 현경, 『결국은 아름다움이 우리를 구원할 거야』, 2002, 열림원.

107) 정재훈, 「신명으로서의 숨」, 2008, 명지대학교 대학원 박사학위논문.

108) 금인숙, 『신비주의』, 2006, 살림.

109) 신동아, 「대해부 단월드」, 2010, 신동아.

110) 김인곤, 「한국의 수련문화 30년」, 1999, 정신세계원, 9월호.

111) 메릴린퍼거슨, 『의식혁명』, 정성호 역, 1982, 민지사.

112) 정재훈(2009), 「청소년! 그 푸르고 맑은 몸의 권리」, 청소년문화포럼.

113) 앞의 책

114) 가스똥 바슐라르, 『공기와 꿈』, (정영란 역, 이학사, 2000)

115) 홍공일, 「기학에 대한 기독교적 비평 – 기에 대한 하나님 입김적 대응」, 1994, 총신대 신학대학원, 석사
학위 논문.

116) 이은경, 『풍류』, 2000, 보고사.

117) 앞의 책

118) 이진수

119) 황정현, 「몸을 통한 주체적 자아 찾기 – 여성의 몸살림 운동」, 2000, 성신여대여성학연구소.

120) 중앙일보, "아이 학원 어쩌나, 도시락은 어쩌나" … 여성암 환자 85%가 화병 증세, 2011. 03.

121) 황정현

# 부 록

## 1. 몸살림을 함께 하면서

성재훈(몸살림가)[*]

92년인 것으로 기억되는데 황선배의 단칸방 옆에 조그만 공간을 만들어 그곳에서 수련생을 받으려고 손수 나무에 글을 넣어 간판을 함께 만든 때가 생각난다. 나무를 파고 나서 완성된 글을 흰색, 초록, 파랑, 빨강 여러 색을 구상하였는데 이유는 황선배가 예대출신이어서도 있지만 필체나 색깔에 있어서도 어떻게 하면 사람들이 보다 자연스럽게 내용을 알 수 있을까 여서였다.

당시 오랫동안의 고시준비 중 두통이 심해 수련단체를 찾아 호흡을 배우다가 오히려 더욱 답답하고 숨찬 증상이 생겨 찾아온 사람이 있었다. 그러나 방문할 때마다 아무것도 하지 말고 그냥 쉬도록 하여 점차 심신의 안정을 찾아 새로운 직장까지 얻게 되었는데 그분에게 수련은 부담 없는 평범한 삶의 가치를 재인식하는 과정이었을 것이다. 주변의 사람들이나 암 때문에 회복의 길을 찾는 사람들에게도 또한 마찬가지로 어떤 특별한 방법을 제시하기보다 스스로 부담 없는 휴식과 평범한 삶의 가치를 소중히 여길 것을 권하였다. 한 사람씩

---

[*] 경기고, 동국대 물리학과, 명지대 석-박사과정 몸학, 동양수련, 건강관리, 동작치료 전공 석박사학위논문 「숨깨침」, 「신명으로서의 숨」을 펴냈고, 그간 몸살림 활동을 해오며 현재 명지대 겸임교수로 사회단체 등에서 몸의 교육과 개인과 공동체의 몸실림 워크숍을 지도하며 성희롱, 성매매예방전눈강사로도 활동하고 있다.

만나서 서로 눈을 마주하며 대화를 시작하고 불편한 부분을 하나씩 말하거나, 움직이고 호흡을 해보고 풀어 가는데 혹 앞서가지는 않았는지 모든 과정이 충분히 자연스러웠는지, 그 사람의 작은 몸짓과 표현에서 어떤 섬세한 단서를 포착할 수 있었는지, 이제 스스로 해나갈 수 있는지, 다음 방향을 무엇으로 이끌어 가면 좋을지 등에 대해서 수련생이 집으로 돌아가면 방안에서 또는 근처 공원에서 유모차를 끌면서 하루 종일 매일매일 함께 밥 먹고 얘기하던 시절이 있었다. 그 후 수련생이 몸이 좋아지면 한결같이 무엇을 지도받아서 좋아졌다기보다는 자신들이 스스로 마음을 내어 이렇게 해서 좋아졌다는 말을 듣는 것을 기쁨과 보람으로 생각하였다.

　당시 수련단체들의 방법과 지도자들은 자신의 내용을 절대시하던 때였고 주로 홍보하고 소개하는 책들이 많아 사람들은 수련세계의 감각적 내용들을 처음 접하고 놀라며 맹종하거나 또는 아예 단절하는 등 적절한 비판 인식을 갖기가 어려웠고 모든 단체들이 사람들에게 관심을 갖기보다는 자신의 방법에 사람들을 맞추는 데에 지도자와 수련생 모두 익숙하고 그 밖의 선택은 없다고 생각하는 것 같았다. 몸살림 수련을 지도하거나 배우는 데 있어서는 스스로의 깨침을 중요시 하여 특히 지도할 때에는 수련생이 스스로 선택하여 이행할 수 있는 기회를 항상 바탕에 늘어놓으며 자연스러운 과정을 갖도록 말하곤 하였는데 이 부분은 수련하는 사람이 스스로의 자발적 태도를 유지하며 자신감을 갖는 계기가 되곤 하였다. '몸살림'이라는 용어는 그러한 현장의 지도하는 과정에서 자연스럽게 형성된 말로서 수련의 현장과 우리다운 삶을 묘사한 스스로의 깨침을 말한다. 누구로부터의 깨침은 결국 수련의 길이 아니며 누구나 몸은 그 자체가 고유하여 사람에 방법을 맞추어야지 방법에 사람을 맞출 수는 없는 것이기 때문이다. 방법만을 쫓는 앞뒤가 뒤바뀐 오늘날 몸교육의 실정에서 수련주체와 몸적 눈높이를 맞춘 지도법은 오늘날 몸을 교육하는 모든 영역에서 다시 한 번 생각해 보아야 할 문제이며 꼭 필요한 일이다.

황선배를 처음 만난 것은 어떻게 살 것인가 몸부림치던 87년쯤으로 학교에서 처음 만나 수련과 삶을 이야기하고 그 후 지금까지 함께 활동을 하고 있다. 당시 나는 그의 삶을 듣고 크게 공감하여 스스로 나 자신을 직시하고 불편한 부분을 돌아보기 시작했다. 그 후 삶을 정리하는 과정에서 스스로 내가 곧 몸이고 생명이며 사랑이란 체험을 통해 어떠한 생각과 사고 이전에 이미 몸이 있다는 사실이 크게 다가와 자기다운 삶을 열어가는 계기가 되었다. 이미 몸인데 몸을 다시 아는 체험은 새삼스러운 일로 사람들은 모두 이미 그렇게 살고 있다는 것을 뒤늦게 안 것이다. 나는 내 몸을 오해하였다. 숨쉬고 있는데 숨쉬고 있는 줄을 몰랐고, 움직이면서도 움직이는 기쁨을 몰랐으며, 화가 나도 표현할 근거를 찾았으며, 삶에서 이루어지는 모든 것을 부정하려들었다. 몸은 항상 부족하고 열등하며 뭔가 깨달아야 하는 것을 존재의 필요조건처럼 생각했던 것이다. 내가 생각하기에 몸이 존재하는 것이 아닌데 이미 몸으로 존재하는 생명을 오해한 것이다. 생명을 낳고 기르는 일이 바로 살리는 일이고 생명을 살아가는 자체가 큰 배움이고 보람인데 다른 무엇을 찾아다닌 것이다. 어리석은 일이다. 생명의 오해를 풀며 나는 이 모든 삶에 다시 감동하게 되었다.

누구나 몸을 떠나서 살 수 없다는 간단한 이치는 오늘날을 살아가는 매우 귀중한 가치로 떠오른다. 숨 쉬는 몸의 깨침, 우리가 흔히 하고 있어 관심을 두지 않는 몸의 고유한 영역을 다시 만나는 일은 우리에게 깃들어 있는 영성을 만나고 생명을 가꾸고 그 실천에 참여하는 일이다. '모든 것이 헛되다'라는 말처럼 자신이 몸인 것을 부정하고 시도하는 모든 것은 한 치도 쌓을 수 없는 무의미함의 연속이다. 나와 상관없는 배움, 사람과 분리된 정책, 생명을 시험하는 의료, 서로 나누지 않는 경제, 사랑이 없는 종교 등 모두 몸의 실상에서 출발하지 못한 헛된 사고이며 그 안에서는 자신이 생명인 줄 모르는 죽음의 문화가 있을 뿐이다. 몸살림이라 하여 몸을 강조하는 이유는 모든 존재 스스로가 몸이고 생명인데 몸은 경시되어 그만 생명이 사라지고 있기 때문이다. 몸이 곧 생명이고 사랑이며 바로 자신인데 이를 떠나 다른 것을 우선시하는 것은 모두 헛되다. 지금 숨 쉬는 몸은 바로 우리 모두가 살아가는 생명의 길이며, 그 숨은 몸이 되어 삶을 이루어가는 생명의 감수성이다. 몸살림은 모든 배움의 기초를 다시 몸으로 돌리고 생명과 자연을 생활에서 수행하는 삶의 방식이다.

삶은 누구에게나 특별하고 또한 누구도 돌이킬 수 없다. 그러나 너무나 많은 사람들이 소박한 자기의 본 모습을 뒤로한 채 다투고 질주하다 너무도 빨리 죽어가고 있고, 주변을 위해 자기를 방치하며 자기 소리 한번 못하고 사라지는 것은 너무 슬픈 일이다. 사회적으로 죽음의 문제, 몸의 문제는 더욱 심각해지고 있고 이러한 때에 몸에 대한 열린 정보, 생명체험이 바탕이 된 보편타당성을 갖춘 정보를 만나는 것은 꼭 필요한 일이다. 그러나 체험한 사람들은 개인적인 주장에 그치는 경우가 많고 소통하는데 어려움을 갖는 경향이 있어 개인적 체험과 의식을 보편적 삶의 의미로 풀어내는 것은 이 시점에서 매우 중요한 일이다. 황선배의 글이 반갑고 기쁘다.

황선배와 함께 몸살림의 길을 걸어가며 어느덧 이십여 년, 강산이 두어 번 바뀐다. 처음 어느 지하철역에서 긴 이야기를 나눌 때나 지금 책의 원고를 만나며 또한 그간 생계를 위하여 다른 일을 한 적이 없고 항상 한길을 가며 한결같이 하는 그의 말은 지금 내 앞의 한사람을 알면 모두를 안다는 것이다. 무엇보다 사람에 관심을 갖고 솔직한 나를 보자는 말이다.

나는 지금 어니쯤에 있는가? 삶이 지칠 때 그 아래에서 올려오는 나의 숨소리를 들어본다. 모든 것을 내려놓고 소박한 몸의 바람을 마주한다. 삶에서 피어나는 눈물의 미소를 배운다.

산책길을 거닐다 공원 벤치에서 따스한 햇살을 맞는다. 대자연에 펼쳐진 초록에서 흙 묻은 무를 한입 깨물어본다. 내안에 깊은 숨을 들이 키고 하늘을 올려보며 숨을 크게 뿜어본다. 숨 쉬는 것은 파도가 들어오고 나가는 것처럼 대자연이 숨 쉬는 것이며, 골목의 어린아이들 웃음소리와 새소리, 바람소리에 눈을 들어보면 모든 사람이 존엄한 느낌으로 가득하여 이미 서로 나누고 있다.

서로의 생명을 묘사하고 여는 일, 반가워하며 반성하고 나누는 일. 서로 춤추고 사랑하는 일.

지금 여기서 숨을 느껴보자. 몸을 다시 만나자. 그리고 생명에 동참하자.

## 2. 나의 부모 치유사례 기사

'늙음도 삶의 일부' 깨닫는 게 건강비결

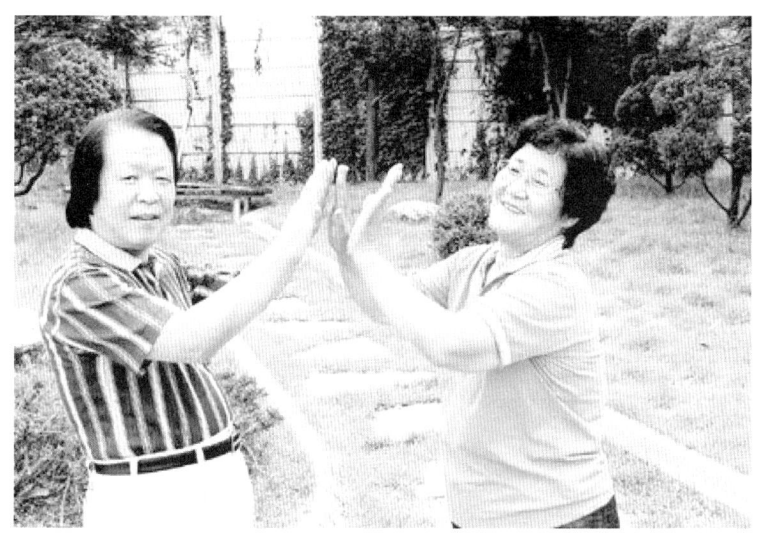

황문준(70)·김숙자(71·여) 씨 부부는 병원이 낯설다. 나이가 들면서 사람들은 몸이 조금만 찌뿌드드하면 병원부터 찾는다. 특별히 아픈 데가 없어도 이 병원 저 한의원을 다닌다. 하지만 황씨 부부는 건강은 스스로 지키는 것이라 생각한다. 최근 황씨가 운동을 하다 발목을 삐어 치료받은 것을 빼면 두 사람은 병원에 가는 일이 거의 없다.

나이가 들면서 찾아오는 노환을 두 사람은 자연스럽게 맞고 있다. 병도 삶의 일부라고 여긴다. 다만 건강을 위해 자신이 할 수 있는 일을 정성껏 한다. 꾸준한 운동, 채식 위주의 식사, 그리고 마음을 편안하게 갖기 등이다.

두 사람의 건강법이 똑같지는 않다. 황씨는 매일 새벽 5시 30분에 일어나 손바닥과 주먹으로 아랫배를 1천 번 두드린다. 아들이 가르쳐 준 운동이다. 소화가 되지 않아 3개월 전부터 시작했다. 안방에는 숫자를 놓치지 않기 위해 1부터 10까지 숫자를 써 붙여 놓았다. 100번까지는 1을 쳐다보고, 101번부터는 2를 바라보며 배를 두드린다.

"처음에는 배에 멍이 들었습니다. 사흘째 멍이 사라지고 지금은 소화에 문제가 없어요." 6시부터는 불경을 읽는다. 신자는 아니지만 마음의 평화를 위해서다. 기도도 한다. '만사가 잘된다. 좋아진다. 건강해진다'라는 말을 속으로 되뇐다. 아령, 팔굽혀펴기, 목운동 등도 틈나는 대로 한다.

"집에서 죽겠다", 퇴원한 뒤 맘 놓으니 암 극복한 아내
독학으로 디스크 고친 남편……"즐겁게 살자"는 생각이 보약

김씨는 5시쯤 일어나 부근 석관고등학교 운동장을 걷는다. 걷기를 마친 뒤에는 이웃 주민과 함께 음악에 맞춰 에어로빅을 한다. 친구들 모임에도 가고 등산도 자주 한다. 장보기는 운동과 나들이를 겸해 경동시장까지 간다. 가능하면 집에 있지 않으려 한다. 운동보다 "마음 편히 대범하게 생각하는 것"을 건강의 비결로 든다. 식사는 콩, 좁쌀, 수수 등 잡곡을 섞은 밥과 야채를 많이 먹는다. 반찬은 싱겁게 하고 된장과 청국장을 자주 먹는다. 생선은 먹지만 고기는 거의 먹지 않는다.

두 사람이 건강에 신경을 쓰게 된 것은 병을 앓고 난 뒤부다. 부

인 김씨는 암을 앓았다. 1991년이었다. 시어머니를 모시고 병원에 가다 자궁에서 피가 나와 동네 병원을 거쳐 큰 병원에서 정밀 검사를 받았다. 자궁암 3기. 담당 의사는 수술도 불가능한 상태여서 방사선 치료를 해보자고 했다. 입원 뒤 1개월 동안 3차례 방사선 치료를 받았다. 더 이상 치료가 불가능했다. 백혈구 수치가 떨어진 뒤 올라오지가 않았다. 임파선이 붓고 입안이 바짝 말라 말도 제대로 못했다.

"자고 나면 같은 병실에 있던 사람이 사라지는 겁니다. 죽은 거지요. 죽어도 집에서 살다 죽고 싶었습니다."

의사의 반대를 무릅쓰고 퇴원했다. 임파선이 부은 것은 몸이 외부 자극에 반응할 정도로 아직 몸에 생명력이 남아 있다는 뜻이니 집에 가서 다른 방법을 찾아보자는 아들의 말도 힘이 됐다. 1년밖에 살지 못한다는 의사의 말과 달리 김씨는 지금도 건강하다. 퇴원한 지 1년 뒤 죽기 전에 이민 간 딸이 사는 하와이에 놀러 갔다 사돈의 권유로 병원에서 진단을 받았을 때 암세포가 없어졌다는 말을 들었다. 돌아와서도 병원에는 가지 않았다. 처음 종합검사를 받을 때 힘들었던 기억 탓에 "그냥 이대로 살다 죽겠다"라고 마음먹었기 때문이다. 지금까지 살아 있는 이유는 그도 모른다. 추측할 뿐이다.

그는 22살에 시집와 젊어서 남편을 잃은 시어머니 아래서 혹독한 시집살이를 했다. 시어머니가 당뇨를 앓자 병구완도 그의 차지였다. 좋다는 데가 있으면 어디든지 모시고 갔다. 그런 힘든 생활을 말대꾸 한마디 못하고 살았다. 남편과 자녀도 위로가 되지 못했다. 자궁암을 진단받은 뒤 처음으로 시어머니에게 "저는 평생 어머니께 사랑만 드리고 살았는데 저는 언제 죽을지 모르는 병에 걸렸어요"라고 대들었다고 한다. 시어머니, 남편, 자녀 모두 그런 그를 보듬어주고 지난날에 잘못한 일을 빌었다.

"아프니까 가족들의 사랑도 받고, 그때는 죽어도 여한이 없다고 생각했어요. 마음의 상처가 병이 됐고, 아플 때 가족들의 사랑을 받으면서 병이 나은 것 같습니다."

황씨도 목 디스크로 고생했다. 붓글씨를 써서 가족을 부양해 온 그는 15년 전쯤 오른쪽 어깨와 목에 마비가 왔다. 혈압도 높았다. 붓글씨를 쓰면서 한쪽 팔을 혹사시킨 탓이었다. 그는 독학으로 붓글씨를 배워 박정희에서 노태우까지 역대 대통령의 취임식 초청장과 정부기관의 각종 담화 그리고 각급 기관의 상장과 초청장 등을 붓글씨로 썼다. 병원에 입원해 치료를 받았으나 차도가 없었고 나을 기약도 없자 퇴원해 집에서 혼자 치료를 했다. 책을 뒤져 침과 부항도 스스로 놓고 언론에 보도되는 치료법 가운데 혼자 할 수 있는 방법은 대부분 시도해보면서 병을 고쳤다. 지금도 언론에 나오는 건강법은 꼼꼼히 챙겨 직접 해본다.

"사는 동안은 쓸데없이 근심 걱정하지 않고 즐겁게 살자고 생각합니다." 두 부부의 건강비결이다.

출처: 한겨레신문 | 2005.08.03, 글·사진 권복기 기자.

# 3. 몸살림 수련일지 모음

## 1) 명지대 교양 단전호흡 수강생 수련후기

2011. MS, 디지털미디어

여태까지 대학에 들어와서 나는 누구인가에 대해 생각해 볼 기회가 없었다. 스스로가 여유롭지도 못했고 항상 잘해야 한다, 완벽해야 한다는 생각을 가지고 있었다. 대학을 들어오기까지는 좋은 성적을 유지해서 좋은 대학에 가야 한다는 압박감이 나를 짓눌렀고, 대학에 들어와서는 등록금을 내주시는 부모님을 실망시켜 드리지 않기 위해 학점에 연연하는 삶을 살아왔다.

2011. JW, 국제통상

당당하고, 자기 자신의 생각을 줏대 있게 말할 수 있어야 한다는 말이 가장 와 닿았다. 나는 항상 나의 생각을 그렇게 줏대 있게 주장해 온 적이 별로 없다. 나 자신을 사랑하고 당당해본 적도 별로 없었다. 정말 한 학기 동안 나의 생각과 나의 신념이 조금씩 바뀌고 그러면서 나의 행동도 많이 바뀌었다는 것을 느낀다.

2011. HR, 미술사학

수업시간에 자기 자신을 돌아보고, 타인에 대해 관심을 가질 수 있는 활동을 많이 했다. 내 얼굴을 거울로 보고 바라본다든지, 걷는 자세를 관찰한다든지, 옆 사람의 얼굴의 특징을 말해 주는 것들이다. 그동안 내가 나 자신에게 무관심하였고, 다른 사람의 얼굴도 잘 살펴보지 않았다는 것을 반성하는 계기가 되었다. 지금까지 내가 거울을 보고나 사진을 찍는 것을 좋아하지 않았다. 내 얼굴은 어떻게 생겼고, 어떤 표정을 하고 있는지, 잘 보려고 하지 않았다. 하지만 이는 나를 바라보지 않고 소중히 여기지 않았던 행동이었다. 또 다른 사람을 이미지화해서만 기억했지, 그 사람의 눈이 어떻고, 코가 어떤지에 대해서는 오래 알던 친구도 그 모습을 선명하세 기억하지 못한다. 이 수업을 통해, 동작이나 자세도 많이 배우긴 했지만 가장 크게 얻어가는 것은 나와 주위 사람들에 대해 관심을 기울이고 생각해주는 것이라고 생각한다.

2011. CL, 경영학부

단전호흡 수업을 들으면서 망가져 가던 내 몸의 소중함을 깨달은 것이 가장 큰 기쁨이 된 것 같다. 처음 수업을 들을 때 만해도 솔직히 동작 하나하나 하는 게 자꾸 웃음만 나오고 이게 뭔가 했었는데 지금 와서는 누구보다도 열심히 한 동작 한 동작 내 몸을 느끼면서 만들어 가려는 나를 발견한다. 내가 지금까지 대학생활 3년을 통틀어서 학문적인 것 외에 '인생에서 중요한 것이 무엇인가'라는 것에 대해 제일 많이 고민하게 만들어 준 수업인 것 같다.

단점호흡 수업을 들으면서 많은 사람을 알았고, 인사와 얘기도 나누고 계속 이런 관계를 유지해 나가고 싶다. 대학수업에서 팀 프로젝트 외에 수업에서 만난 사람들과 이렇게 인사하고 얘기하고 한다는 것이 쉬운 일이 아니다. 모르는 사람은 그냥 '난'도 아니고 사실 '적'에 가깝다고 느끼기 때문에 다른 수업에서 같은 강의를 듣는 사람들끼리는 서로 눈도 잘 안 마주치고 삭막하기 짝이 없다. 단전호흡 수업에서는 다른 사람들의 호흡도 내가 느낄 수 있고 '자기 표현하기'는 모르는 사람이지만 그 사람을 알 수 있고 친근하게 느낄 수 있다는 것이 가장 큰 장점인 것 같다.

나의 솔직함을 그대로 표현하기에는 나보다 남을 먼저 생각하고 시선을 의식하는 것을 먼저 고쳐야 할 것 같다. 평생 살아가면서 나를 100% 다 알 수 있을지는 모르겠지만 나를 더 이해하고 느끼려고 노력할 것이다. 그동안 나는 나에 대해 가졌던 무심함이 얼마나 컸었는지를 느꼈기 때문에 다른 누구도 아닌 '나'에 대해 제일 관심을 갖고 나를 진정으로 사랑할 수 있는 내가 되고 싶다.


2011. GN,

본래 나는 굉장히 성격이 급하고 다혈질적인 성격이다. 그래서 작은 일에 쉽게 흥분하고 자주 우울해지곤 한다. 이러한 성격 때문인지 손발이 매우 차고 소화도 잘 안 되고……결국 지난 9월 한의원에서 '화병'이라는 진단까지 받았다. 그 이후 나는 나 자신을 돌아보게 되었는데 그것이 교양수업 단전호흡을 신청하는 계기가 되었다. 수업을 들으며 나는 누구인가, 나는 지금 무엇을 원하는가, 내가 잘 하는 것은 무엇이고 못하는 것은 무엇인가라는 아주 기본적인 질문에 스스로 답하기 시작했다. 남한테 보이는 것만 중요시하고 정작 나를 돌아보지 않았던 나에게 아주 큰 변화였다. 수업을 통해 가장 크게 변한 것은 아마도 '타인을 의식하지 않는 것'이 아닐까 한다. 타인을 의식하지 않고 나에게 집중하며, 기를 배출하기보다 안으로 쌓음으로써 성격이 더욱 여유로워지고 부드러워졌다. 나의 장래 희망은 대중들에게 정보를 전달하고 소통해야 하는 '아나운서'이다. 그야말로 보이는 직업인 것이다. 지난 세월 동안 나는 긴장도 참 많이 하고……그러다 보니 정작 알맹이는 없는데 카메라에 어떻게 보일까만 생각해 왔다. 그러나 지금은 다르다. 남을 의식하지 않기 때문에 '정보전달'에 모든 신경을 쏟아 역할에 충실할 수 있게 된 것이다.


2011. JJ
'모든 감정 위에 서 있기'
내가 단전호흡 강의를 들으며 깨우친 많은 것 중 가장 감사하고 소중하게 간직하고 싶은 것이다. 나의 모든 감정에 솔직해지고 그 감정을 이해하고 보듬어 주는 방법 말이다. 나는 감정이 다양하다. 좋게 말하면 다양한 것이고 나쁘게 말하면 기복이 심하다. 그래서 쉽게 화를 내고 쉽게 후회하곤 했다. 주변 사람들과 감정이 좋지 않을 때는 그 화를 어떻게 풀지 몰라 혼자 많이 속상해하는 편이다.

대학 졸업반이라 취업을 하기 위해 여러 군데 원서를 제출해보고 면접도 보러 다녔다. 원서를 받아주지 않는 곳도 있었고 면접에서 자존심이 상한 적도 있어 자신감을 잃어 갔다. 어느 회사건 자신에게 당당하고 자신을 잘 표현하는 사람을 원했을 거다.

마음을 가다듬고 내가 원하는 회사에 원서를 냈는데 서류가 통과됐다면 면접에 나오라는 연락을 받았다. 면접까지는 3일이 남았다. 그런데 면접 전날 오랫동안 사랑했지만 헤어져야 할 사람에게서 집 근처에서 잠깐 보자는 연락이 왔다. 몇 번의 거절 끝에 그는 돌아갔고 나는 핑핑 울었다. "넌 예전이나 지금이나 도움이 안 돼, 왜 하필이면 오늘 내 마음을 흔들어 놓니, 그때 떠났으면서 이제 와서 왜 이러는 건데……"등등 수많은 생각이 머릿속을 헤집어 놓은 듯했다. 면

집 준비는커녕 잠도 오지 않았다. 예전 같았으면 나는 집 앞 편의점에 가서 소주를 사왔을 거다. 하지만 그럴 수 없었고 그래서도 안 됐다.

그때 갑자기 교수님이 하신 말씀이 떠올랐다. 예전에 사랑했던 분과 막힘이 있었을 때 명상을 하며 그 사람을 놓으니, 그 사람이 오더라라는 말이 생각났다. 집안 공기는 너무나 건조하고 탁해서 머리가 더 아프고 이성적인 생각을 못할 것 같아서 집 앞 버스 정류장으로 갔다. 밤 12시가 넘는 시간이어서 버스를 기다리는 몇몇 사람뿐이라 꽤 한산했다. 눈을 감고 복식호흡을 했다. 눈을 감아도 계속 흐르던 눈물이 얼마쯤 지났을까, 서서히 멈추고 마음이 편안해지는 것을 느꼈다. 약간은 서늘하지만 충만한 달빛을 품은 여름 공기가 내 몸속에 가득 차는 느낌을 받았다. 어느새 버스를 기다리던 몇 명의 사람들, 분주히 달리던 자동차 소리, 모든 것이 느껴지지 않고 온전히 나 혼자 있는 듯한 느낌을 받았다. 주변에서 해방되어 나 자신에게만 집중하고 있었다. 신기하게도 나는 그렇게 몇 년 동안 힘들게 방황했던 그의 주변을 벗어나고 내일 있을 면접의 중압감에서도 해방되는 기분을 느꼈다.


2011. DH, 디지털미디어

처음에 단전호흡을 시작할 때는 '지루하겠다'라는 생각을 했는데, 내 생각과는 정말 다르게 활동적이고 즐거운 시간이었다. 일주일 내내 다른 과목들에 치이고 사람관계에 치이고 멀고 먼 길을 통학하느라 스트레스를 왕창 받고 너무너무 피곤한데, 이 시간만큼은 몸도 마음도 편안했다. 이것도 수업인데 무의식중에 이 시간은 '쉼'과 '내려놓음'의 시간이라고 생각하게 되었다. 단전호흡이라고 해서 가부좌

틀고 앉아서 명상하는 걸 생각했지만 그것은 단순하고 일차적인 생각이었다. '몸이 이완되고 편안해지면 자연스레 단전으로 호흡이 된다'라는 깨달음을 얻었다. 별말 아닌 것 같지만 나는 이 깨달음이 엄청난 것이다. 뭐를 하려면 뭐를 배워야 한다는 통속적인 생각에서 벗어나 시각을 달리해서 바라볼 수 있는 나의 인식을 바꿔준 계기였다. 사실 이게 단전호흡할 때만 적용되는 것이 아니었다. 실제로 나는 생각이 변화를 얻었고, 내가 추구하는 것에 목매달며 스트레스받는 과거와는 달라졌다. A를 추구하는 것은 변함없지만, 그를 위해 B를 시도하고 C를 경험하면서 내 삶이 풍부해지기 시작했다. 그리고 이제는 무엇이든 '즐겨보게' 되었다. 지난날의 내 어깨의 짐들이, 오늘날의 내 발밑의 디딤돌이 되어가는 것이었다.

사실 요즘 나의 몸 상태는 최악이다. 2일 앞으로 다가온 공연, 코앞의 시험과 과제물들……잠잘 시간도, 그 좋아하는 드라마 볼 시간도 없이 바쁘게 살고 있다. 하지만 그것들을 즐긴다고 생각하면서 정신적인 고통은 몸의 피로에 비례하지 않았다. 생각을 바꾸고 마음이 편해지니까, 바쁜 와중에도 여유가 생겼고, 여유를 가지니까 그동안 보지 못했던 것들이 보이기 시작했다. 앞만 보고 달리느라 몰랐던 내 손에 쥐어진 소소한 행복들과 풍경들이 눈에 들어오기 시작한 것이다. 학술관 옥상에서, 그날 바람을 느끼고 햇살을 느끼면서 그 기분을 상기시키곤 한다. '아……! 하고 너도나도 당연하게 여겼던 것들을 여유롭게 느끼다 보니 너무나도 소중한 것이 된 것이다. 요즘의 나는 소소한 것에 행복을 느끼고, 바쁜 가운데 여유를 느끼는 사람이 되어가고 있다.

2011. MJ, 국제통상

지금까지 들어왔던 다른 교양수업과는 수업을 듣고 난 후의 느낌이 많이 다르다. 매시간 시험에 나올 부분을 놓칠세라 걱정했던 것과는 다르게 일주일 중에 수요일 2시간은 나 스스로가 걱정 없이 자유를 만끽할 수 있는 시간을 가질 수 있어서 매우 만족스럽다. 그로 인해 여태 가져보지 못했던 '나'에 대해 집중할 수 있는 계기가 되었다. 그동안의 나는 생각보다 내 몸을 소홀히 대해 왔다는 것을 알았다. 비록 처음 수업을 들을 때의 '다이어트'라는 결과의 근처에는 다가서지 못했지만, 매 순간마다 내 몸과 마음이 어떤 상태이며 '이완된 상태'가 필요하다는 것을 느낄 줄 알게 되었다. 이전의 나는 조금 우울함을 느끼는 상태였으며, 학업과 취업준비에 대한 스트레스에 혼자 사는 외로움까지 가중되어 매일 밤 눈을 감고 누워 있어도 몇 시간 동안 잠들지 못하는 불면증 증세가 어느 정도 있었다.

매일 틀에 박힌 학교－집 생활 속에서 전혀 나아질 기미가 없었다. 하지만 교양단전호흡 수업을 들으면서 평소에 무의식적으로 스스로 억압해왔던 '나'를 조금씩 풀어나갔으며, 처음에는 그 상황이 익숙하지 않아서 눈치를 보게 되었지만 종강을 앞둔 지금은 그 상황을 마음껏 즐길 줄 알게 되었다. 그래서인지 약 2달 전부터 조금씩 변화가 생겼다. 아무리 졸린 수업이라도 나는 멍~해질 뿐 절대 잠이 오지 않았다. 그런데 내가 수업 시간에 꾸벅꾸벅 졸고 있는 날이 생겼다!! 그리고 밤에도 편안하게 아무리 길어도 30분 내로 잠드는 것 같다. '놀랍다!' 자는 도중에 이유 없이 몇 번씩 깨는 것은 아직 조금 남아 있지만 점차 나아지고 있다. 수업을 같이 듣는 3명의 같은 과 친구들과도 서로 호흡을 맞춰가며 웃어볼 수 있는 시간을 많이 가지고 나니 더 가까워질 수 있게 되었다. 인간관계에 대해 허무함을 느끼고 있던 터라 고민이 많았는데, 이런 고민도 조금은 해결되고 외로운 것도 많이 해소되었다.

2011. JY, 경영정보

나는 몸이 약해서 그런지 병에 잘 걸리고 손과 발, 아랫배가 차가웠던 내가 지금은 손과 발에 열을 느낄 징도로 몸에 기의 순환이라는지 치의 순환이 잘 이루어진다는 것을 느끼고 있다. 이 수업을 듣기 전의 나였더라면, 기대할 수 없었던 일일지도 모르겠다. 첫 번째로 내가 이 수업에서 느끼고 얻은 것이 있다면 세상과 자연과 사람들 사이에서 소통하는 법이다. 그저 혼자서도 잘 살고 자연환경을 느끼면서 살고 있다고 생각했는데 수업시간에 체험했던 학생들과 기의 교류가 정말 신기했다. 이런 부분에서는 전혀 생각지도 못하고 있었는데 내 몸이 그런 기운을 느끼고 있다는 것을 발견하고 얼마나 놀랍던지, 단전호흡이 단전호흡이란 호흡에만 국한된 것이 아니라 그런 기운을 느끼고 느낀 것들을 내 몸이 기억하고 그 기운들을 아랫배에 모으는 것이다.

두 번째로는 이 수업을 통해 내 몸을 자유롭게 느낄 수 있었다. 수업 시간에서만큼은 내가 하고 싶은 대로, 비록 교수님의 지도 아래에 있지만 나는 이 시간만큼은 해방된 나를 느낀다. 손과 발을 자유롭게 움직이고, 평소에 느끼지 못했었지만 이 수업을 통해 어디가 아프고 어디가 유연해지고 있는지 몸의 기분 상태를 느끼게 되었다.

## 2) 명지대 교양 우슈와 기공반 수련일지

2008. YH. 법학과

이번 수업을 통해 제일 먼저 나의 반응 속도가 빠르다는 것을 느꼈다. 교수님께서 나의 눈을 보면서 반응 속도가 빠른 것 같다고 하면서 자신이 반응하는 느낌을 바라보는 여유를 가지라고 하셨다. 그때는 그 말이 '그냥 그런가 보다, 내가 원래 성격이 급하긴 하지'라고 생각만 했지 고치려는 생각은 해보지도 않았다. 느린 것보다 빠른 것이 낫다고 생각했었으니까. 그런데 그 생각을 바꾸게 되었다. 휴강인 줄 알고 돌아간 그날이 휴강이 아니었던 건 알았을 때 조금만 신중하고 조금만 천천히 행동했더라면 그런 경솔한 판단을 하지 않았을 것이고 생각했기 때문이다. 교수님이 말씀하셨던 나에게 있는 빠름이 신속함이 아닌 경솔함이 될 수도 있겠다는 깨침을 얻는 순간 나는 조금씩 천천히 행동하려고 노력하고 있다. 물론 지금까지 살아온 습관이 빠르게 고쳐지진 않겠지만 노력하면 조금씩 나아질 거라고 기대한다.

그다음으로는 나의 내면에 관심을 갖게 된 것이 수업을 통해 변한 모습이다. 지금까지 살면서 성적, 친구관계, 재정적인 문제, 먹을 거, 운동, 악기에 대해 생각하고 시간을 투자하고 행복해하고 슬퍼하고 화내고 기뻐한 적은 많지만 내가 무슨 생각을 하고 무엇을 머릿속을 차지하고 있는가에 대해서는 고민한 적이 없었다. 내면을 바라볼 만한 여유가 없었다. 아니 그렇게 해야겠다는 생각 자체를 해본 적이 없다고 말하는 것이 정확한 이유일 것이다. 그래서 이 수업에 더 애착이 갔고 즐겁게 참여했다. 외면은 내면이 드러난 모습으로 내면을 바라보는 것은 자신을 바라보는 것이라고 교수님의 말씀, 그 어디에서도 듣지 못했던 어쩌면 듣고도 와 닿지 않아 흘려버린 이야기일지 모르는 이야기였다. 아무튼 단전호흡 수업을 통해 내 속에 있는 생각들을 바라보면서 내려놓아야 할 것들을 내려놓게 되었다. 예전에는 성적이 가장 큰 고민이었는데 지금은 사랑이다. 눈을 감고 가장 먼저 떠오르는 생각이 그것이기 때문이다. 사랑을 하면 원래 그 사람 생각이 제일 많이 나는 거라고 사람들은 말한다. 그러나 교수님은 사랑은 집착이 될 수 있는 것이라고 말씀하셨다. 그 말이 맞는 것 같다. 그리고 사랑에 대한 생각 때문에 내가 해야 할 일을 제대로 하지 못하는 경우가 종종 있다. 사랑은 조절할 수 없는 것이라 생각하지만 사랑 때문에 방해될 때 그것을 극복할 수 있다고 생각한다. 그래서 요즘 머릿속에서 마음속에서 부담이 되는 사랑하는 마음을 내려놓으려고 노력하고 있다. 또한 자기 전에 떠 있는 생각들이 없어지도록 명상을 하고 나면 마음이 편안해져 다음 날은 하늘 일에 지붕이 잘된다. 자기 자신에 대해 더 알게 되고 살피게 되는 시간을 갖게 돼서 기쁘고 그렇게 해야 된다는 것을 배우게 돼서 좋았다. 자신뿐만 아니라 마음이 여유를 갖고 주변을 둘러보게 된 것도 감사한다. 예전에는 경치를 둘러보는 것을 좋아했던 나지만 대학에 와서는 하늘 보기, 나무 보기 등 이런 것들을 잊었다. 그런데 요즘에는 주변 자연경치를 자주 둘러보게 되고 아름다운 풍경을 보고 한 번씩 웃곤 한다. 이렇게 웃을 수 있는 것도 참 좋다.

2008. H.S, 중어중문학과

그동안의 나의 삶을 돌아보면 일상생활에 쫓겨 자주 스트레스를 받고 그럴 때마다 보통 술에 의지했던 적도 있고, 그냥 잊으려고 영화를 본다거나 TV를 보는 게 주였는데 이제는 지친 내 몸에 위로 차원이랄까 크게 숨을 들이마시고 내뱉으면서 호흡의 움직임도 느껴보려 애도 써보고 가끔씩 바깥에 나올 때는 하늘을 보는 습관도 생겼는데 맑은 파란 하늘을 보면 눈의 피로도 풀리는 것 같고 가슴이 뻥 뚫리는 것 같은 상쾌함을 느끼는 경험도 자주 하게 된다. 무엇보다도 자리에 앉아 두 손을 모으고 정신을 집중할 때면 느껴지는 무언지 모를 따뜻한 기운이 나의 몸 전체를 스쳐 지나가는데 그때의 기분은 몸이 뜨는 기분이랄까, 아무튼 가벼워짐을 느끼기도 했다. 또한 교수님께서 자신의 몸을 관찰하라고 하신 말씀이 생각나 틈틈이 머리, 눈, 코, 입, 허리, 목, 손, 발 등을 살펴보는데 나는 눈이 자주 떨림을 느꼈고 뒷머리와 목이 당기는 느낌, 목과 허리를 돌릴 때면 뚜두둑 하는 소리가 자주 나고 손과 발이 차고 노란 것을 보면 혈액순환이 되지 않는 것 같다. 그래서 더욱더 심신의 수련이 필요한 것 같다.

2008. BM. 영어영문학과

수업시간을 통해 몸의 변화를 느낄 수 있다. 제일 크게 변화한 것은 몸이 유연해진 것이다. 워낙에 유연하지 않았던지 항상 온몸에 무엇인가가 걸린 듯이 뻐근했었다. 하지만 매 수업시간의 수련을 통해 목도, 허리도, 머리도 유연해짐을 느낀다. 수업시간에 교수님은 말하셨다. 수련할 때는 '마음을 비워라', '생각 없이 하라'가 처음엔 그게 잘되지 않았다. 자꾸 주위를 의식하게 돼서 몸을 움직일 때도 뭔가 부자연스러웠다. 그러다 마음을 한번 비워보자 하는 마음으로 움직였다. 그러니 정말 편안하고 내 몸이 자연스레 움직이고 있었다. 머리도, 손도 덩실덩실 움직이고 있었다. 수련을 하면서 손이 따뜻해졌다. 가만히 앉아 집중하여 두 손을 모았다, 폈다 하면 두 손안에 자기장이 생겼다. 손을 벌리려 하면 손안의 무엇인가가 잡아끌어 당기는 느낌, 정말 신기했다. 그래서 내가 잘못 느끼고 있는 줄 알았지만 그것은 수련과정 중 하나라는 것을 알게 되었다. 자기장이 생긴 두 손안은 마치 내가 작은 손난로를 들고 있는 것 마냥 뜨거웠다.

2008. BH, 영어영문학과

사람의 숨이란 극히 자연스러운 것이고, 우리가 의식하지 않아도 계속해서 일어나는 것이라고 생각이 들었다. 그와 동시에, 사람의 생각 또한 그 숨처럼 지극히 자연스럽게 흘러가는 것이 당연하다는 생각이 들었다. 이러한 생가 덕분에 단전호흡 수업시간에 들어올 때마다 하는 생각은 자연스럽게 내 생각을 떠오르는 대로 흘려보내자는 것이다. 시냇물은 자연스럽게 막힘이 없이 흐른다. 둑이 없다면 말이다. 그렇다면 시냇물처럼 자연스럽게 흘러야 하는 내 생각이, 나의 강박감이라는 이름의 둑에 막혀 있지는 않았는가? 이런 생각과 함께 하나둘씩 마음의 고민이 사라지지는 않더라도 더 이상 나를 예전처럼 괴롭게 하지 않는 것을 체험했다. 맨 처음 명상을 하고 숨을 들이쉴 때에는 나의 고민 고민도 한숨짓고 더 괴로워져서 중간중간 계속해서 눈을 뜨고 명상을 멈추곤 했다. 하지만 무언가 소박하지만 나름대로 깨침을 얻으면서 이젠 숨을 쉴 때에 정말 편안한 감정을 느낄수 있게 되었다. 편안한 생각이 들어서 편안해지는 게 아니라, 생각이 정말 자연스럽게 떠오르고 언제 떠올랐느냐는 듯이 사라지는 과정을 통해 나를 옭아매던 무언가가 없어진 느낌에 편안해졌다. 아마도 진정한 숨이 무엇인지를 통해 내 마음을 다스리는 법을 조금이나마 깨달았다고 해야 할까, 처음 이 느낌을 느꼈을 때의 그 희열을 아직도 잊지 못한다. 그때의 느낌을 생각해보면 아직도 입가에 희미한 웃음이 떠오른다. 단전호흡 수업을 통하여서 내가 얻은 가장 큰 수확은 바로 편안함이 아닐까. 과거에는 사소한 실수 하나까지도 마음에 담고 후회하고 괴로워하였지만, 이제는 자연스럽게 흘려보낼 수 있고 흘려보내는 과정을 통해 실수나 잘못 등을 웃으면서 보낼 수 있을 것 같다. 길지 않은 시간이었지만, 왠지 조금은 커버린 것 같다는 생각이 든다.

2008, WS, 인문학부

졸업 전에 단전호흡을 듣게 되어 나에겐 더 없는 좋은 기회였다. 대학 4년 동안 내가 원하는 과목을 수강하는 것이 이번이 처음이다. 사실 비싼 등록금을 내고, 듣고 싶은 과목을 못 듣는 현실에 너무 화가 난다. 4학년이 되어서야 먼저 수강신청이 가능해서 이번 단전호흡을 듣게 되었다. 사실 처음에는 기대했던 것만큼의 몸의 변화를 느끼지 못했다. 그러나 미약하게나마 내 몸이 조금씩 변화하는 것을 느끼게 되어 신기하고, 수업 때 만 잠깐 하는 것이 아니라 오랫동안 꾸준히 노력해서 나를 깨우고 싶다. 처음에 다른 사람 시선과 나를 남과 비교해서 힘들었다. 그러나 교수님의 말씀대로 나를 알아가려고 노력했다. 내가 무엇을 위해 살아가고, 누구에게 잘 보이려 노력하지 않아도 되는 귀중한 나만의 시간을 가지려고 집중했다. 앉아서 양손을 닿을 듯 말듯 벌렸다 모았다를 반복하는 동작에서는 마치 모아지는 양손 사이에 무엇인가 있어서 내 의지 대로가 아닌 몸의 氣를 느겼다. 예전에 가슴으로 숨을 쉴 때는 짧은 숨을 쉬게 되어 불안감과 초조함을 자주 느꼈었는데 들이쉬는 숨을 아랫배까지 보내고 내쉴 때는 머리까지 나간다고 느끼면서 호흡을 하니깐 머리가 한결 맑아지고 마음의 안정을 느꼈다. 항상 공상에 사로잡혀 집중력이 떨어졌는데, 수업을 통해 단전호흡을 배운 후부터는 집중력이 향상되어 전보다 책상에 앉아 있는 시간이 길어졌다. 확실히 머리가 맑아진 것을 느낀다.

이번에 실연을 겪게 되어 너무 힘들었는데, 어느 분이 '사랑을 한 만큼 많이 아파해라, 이러한 것이 사랑을 한 상대방에 대한 예의다'라고 하셨다. 많이 아팠다. 단전호흡은 내가 너무 힘들 때 유일하게 슬픔을 잊고 오히려 나를 돌아보도록 했다. 나를 버리는 것이 아니라, 나를 더 사랑하게 만들었다. 오로지 나만 생각했다. 나의 몸, 나의 가치관, 나의 숨, 생각 등등……단전호흡 시간은 의식하지 않고 그냥 몸 가는 데로 흔들어보고 자유로운 시간이었다. 자유로움 그 자체였다. 수업을 통해 몸살림을 알게 되어 기쁘고, 좋은 기회였다고 생각한다. 몸살림 카페를 보니 답답한 강의실이 아닌 탁 트인 자연 속에서 자연의 氣를 느끼는 것을 보고 부러웠다. 우리는 그렇지 못해서 조금은 아쉬웠다. 현재 나의 위치는 내 인생의 1/4지점에 서 있다고 생각한다. 단전호흡은 내가 헤쳐나갈 세상에 대한 두려움을 없앨 수 있는 강한 여유로운 자신감을 주었다. 더 이상 두려워 피하는 겁쟁이가 아닌 마음의 평안과 정서적 안정감으로 승리할 수 있는 지혜로운 사람이 되었고, 앞으로도 더 수련하여 몸과 마음이 하나 되고 더욱 건강한 사람이 되도록 노력할 것이다.

## 3) 경동대 생활요가 수강생 수련일지

2008. 11. JH.

요가를 배우고 있는 요즘 느끼는 감정, 그중에서 사랑 감정과 그러한 마음은 왜 생겨났는지를 생각해 본다. 내 마음속에 느끼고 있는 대부분의 감정은 누군가를 간절히 원하고 사랑하는 사람을 향한 애정이었다. 내가 맨 처음 사랑을 시작한 건 짝사랑이었고 두 번째도 그러했다. 그렇게 난 내 마음이 누군가를 향해 움직이듯, 나의 행동까지는 움직이지 못했다. 혹시나 들킬까 조마조마하며, 아닌 척 모른 척 딴청을 피우고 언제나 그 주위만을 맴돌다, 나의 사랑이 늘 그랬듯이 나 혼자 시작하고 나 혼자 끝을 맺는 식이었다. 그런데 아이러니하게도 나는 대학교에 오기 전까지 누군가가 나에게 사랑으로 다가오려고 하면 뒷걸음치고 도망가듯 피했다. 사랑을 원하지만 정작 그 기회가 오면 벅차고 부담스러웠기 때문이다. 처음, 인연이 되어 좋은 감정으로 만난 첫 남자 친구를 생각하면 지금도 가슴이 찡하게 아프다. 그 아이는 사랑을 받는 법은 알았지만 주는 법을 몰랐다. 난 나에게 주어진 이런 사랑의 기회를 어떻게든 붙잡고 싶었고, 나의 방식대로 그 상황을 극복하고 싶었다. 지금은 그게 무리였다는 걸 알고 있다. 하지만 그때에는 모든 게 처음이라 말 한마디도 조심스러웠고 항상 불안한 상태였다. 맏이로 태어나서 늘 잘해야 한다는 압박감 때문에 긴장하고, 초조하고 불안정한 나의 마음과 정신 상태는 나 스스로가 나에게 스트레스였고, 이러한 상황은 나를 외롭게 하여 오히려 자신감을 상실하게 했다. 사랑에서도 나는 나에게 자신감이 없었고 늘 부족하다고 느꼈다.

지금 시각이 흘러 또 다른 사랑을 하고 있지만, 언제나 그렇듯 과거에 내가 '이러지 말아야지' 하고 다짐했던 것들을 금세 망각하고 만다. 새로운 사랑을 할 때는 새로운 환경과 상황에서 때때로 부작용이 따르게 된다. 그런 사랑 앓이를 하며 더욱 성숙한 인연을 만들어 가는 것이지만, 아직 시작한 지 얼마 안 된 그와 나은 요즘 들어 자주 어긋나고 서로에게 보이지 않는 상처를 주고 있다. 보이는 상처는 치료가 가능하지만, 보이지 않는 상처는 서로가 어루만져 주지 않으면 아물지 않는다. 내가 지금까지 사랑을 하면서 가장 중요하다고 생각하는 것은 서로에 대한 믿음, 그리고 말하지 않아도 교감할 수 있는 것이다. 점점 빠지면 빠질수록 헤어 나올 수 없는 것이 사랑이고, 다른 사람에게 나의 마음을 내어주는 것이 사랑이다. 이제는 적당히 사랑하고 적당히 쉬어가는 것도 알법한데, 마음과 몸이 따로 논다. 사랑을 하면서 지독한 외로움을 앓고 있는 내가 요즘에 관심 있는 건 이런 나의 마음을 딴 곳에 집중할 수 있도록 하는 것이다. 그렇지만 다 소용없는 짓이다. 이런 생각 자체가 무의미한 것이다. 애초에 조건 없는 사랑을 하고 내 마음을 비우고 편하게 생각했다면 나 스스로가 괴롭지는 않았을 것이다. 어리석게 늘 기대하고 실망하는 걸 반복했었다.

요가를 배우면서 집중하는 시간이 그나마 나에게 마음을 비우고 편하게 해주었고 조금의 여유를 가질 수 있었다. 모든 것에 도전하고 실패해도 다시 일어설 수 있는 혈기 왕성한 때인 만큼 나도 이제는 나에게 자유를 주고 싶다. 나는 내가 얼마나 소중한 존재인지를 망각하고 살았다. 그래서 나 스스로를 사랑할 줄도 몰랐고 사랑하는 법도 몰랐다. 내가 얼마나 숭요한 존재인지 이유를 따지거나 근거를 찾기보다는, 존재하는 자체가 의미 있는 것이라는 것을 이제야 조금씩 알아가고 감사하며 살고 있다. 남자친구는 일하면서 학교에 다니기 때문에 외부에서 받는 스트레스가 많은 거라는 걸 알고 있다. 항상 시간에 쫓기고 잠에 쫓기다 보니 나의 마음을 헤아려 줄 시간조차 쉽게 내어지지 않았다. 그것이 서운했고 가슴 아팠다. 계속 조금씩 쌓아두다 보니 자주 싸우게만 되고 해결은 되지 않았다. 요가를 배우면서 내가 조금씩 마음의 여유를 찾고 자유롭게 생각하게 되었고, 이것이 남자친구에게도 도움이 될 것 같았다. 요가를 하고 나서 일지를 쓰면 남자친구에게 자주 이야기해 주었고, 같이 있는 시간에 서로에게 상처가 되지 않도록 마음을 비우고 하고 싶은 말이나 메시지를 예쁜 포스트 밑에 적어 대화를 하였다. 이것은 효과가 있었고 분명히 우리는 서로의 마음을 조금씩 헤아리는 법을 배웠다.

나는 사랑받고 있고, 언제나 사랑을 줄 수 있는 것을 알게 해준 요가 시간을 소중하게 생각하면서 지금까지 솔직한 나의 이야기를 조금이나마 적어보았다. 나의 마음을 자유롭게 적어보니 금방 써내려갈 수 있었다. 나중에 이러한 좋은 기회가 또 찾아온다면 다른 친구들에게도 권유하고 싶다.


2008. 11. JJ. 마음은 외적으로도, 내적으로도 나타난다.

나는 잔디밭에서 수업했던 날을 기억하고 있다. 모두가 둥그렇게 모여서서 손을 잡고, 강강술래를 하듯 돌다가, 다시 뒤로 갔다가, 서로 주무르고 지압해주고, 눈을 감았을 때 어떤 소리가 들리는지 체험했던 시간이었다. 오토바이 소리, 새소리, 지나가는 사람들의 말소리, 자동차 문 닫는 소리, 바람이 잔디를 스치는 소리 등등 눈을 감으니, 한꺼번에 정말 많은 소리를 듣고 있다는 사실을 실감했다. 내 앞에서 나와 대화를 하고 있는 사람의 말소리 이외에도 이렇게 많은 소리가 함께 들리고 있다는 것을, 알고는 있었지만, 평상시에는 생각해보지 않았던 것이다. 사소한 일이든 아니든 무언가에 고도의 집중을 하면 언제나 경험하지 못했던 것들을 체험하게 된다. 경험이 없던, 새로운 일을 한다는 것은 이런 의미에서 꽤 유익하다고 보인다. 새로운 경험을 하기에 앞서 거창한 준비는 필요하지 않은 것 같다. 요가를 생각하면 몸과 마음의 관계를 하나로 본다는 점에서 그 이미지를 사람으로 치자면, 후덕하고 인자함이 넘치는 마음이 풍요로운 사람을 떠올리게 된다. 요가 수업을 마치며, 나는 후덕하고 인자함이 넘치는 그런 사람을 떠올리며 여유로운 삶을 가지려 한다.

2008. 11. DH

깊이 반성을 하게 된다. 그동안 내가 갖고 있던 생각들과 오늘 교수님께서 말씀하셨던 내용들에서 과연 나는 요가를 하나의 수단으로 생각하지 않았는가? 교수님 말씀대로 참 일반적이고 정석의 내용들로 스스로를 관찰하지 않았는가? 하는 그런 생각들 말이다. 조금씩 아주 조금씩 느끼고 있었던 것들이기 하지만 다시 한 번 느끼게 된다. 눈을 감고 가만히 소리를 들었고 또 다른 움직임들에 대해 느끼게 된다. 전엔 알 수 없었던 아니 알고 있다 하더라도 느끼지 못해 잊고 있었던 것들 아주 소중한 자연의 힘들을 그렇게 느끼게 된다. 그동안 얼마나 각박하게 살아왔는가? 이기적이고 배태적인 삶을 살아왔는가? 하늘이 주신 하나님께서 선물하신 가장 아름다운 선물인 그 자연을 얼마나 멀리하고 왔는가? 난 오늘 내 속에서 나오는 숨소리와 전혀 들리지 않는 공기소리를 듣는다. 바람의 움직임과 내 숨의 움직임 또한 알게 되었다. 물론 요가시간이 아니라면 더 늦게 알았을 터, 요가가 바로 수단일수도 있지만 결국 스스로가 느끼게 되버린 그 모든 것들이 너무나 좋다. 또 기다려진다.

다음엔 얼마만큼의 소중한 시간들이 나를 찾아올지 아니 또 그 작은 것 들이 모여 날 어떻게 변화시킬지 기대된다.

## 4) 몸살림 수련생 수련일지

95.10.2 긴장되거나 스트레스를 받지 않은 맑은 상태로 깨어 있으면서 점차 나의 몸과 마음을 평화로운 상태로 재구성한다. 나의 오랜 습관적인 긴장감과 조바심은 사라지고 평온함이 찾아왔다. 끊임없이 나 자신에게 이완과 지금 이 순간을 즐기라고 일깨우며 점차 편안하고 맑은 느낌에 익숙해지기 시작했고 좀 더 쉽게 그 느낌을 가질 수 있었다. 나의 선생님은 아무 짐도 지지 않은 듯이 살아가라고 충고한다. 이러한 새로운 깨침과 자신을 평화로운 상태로 만들 수 있는 능력은 나에게 소중한 경험이며 깊은 경지의 행복감으로 나를 이끈다. 나의 평온함이 전혀 약함이나 침체됨 없이 민감하게 깨어 있음은 놀라운 일이다.

95.10.4 내가 나의 수련선생님의 몸살림 수련방법에 대하여 좋게 생각하는 것은 그것이 고정된 것이 아니고 열려 있어서 그가 수련하는 사람들의 필요에 잘 반응한다는 것이다. 그는 모든 접근방식을 환영하여 사람이 스스로의 존재와 가깝게 할 수 있게 하고 맘과 몸을 통일된 실체로서 예민하고 자각할 수 있게 하며, 사람이 모두 가지고 있는 내적인 힘을 환생시키는 것이다. 내가 선생님에게 경청하고 그의 수련과 치유에 대하여 설명을 들을 때마다 나는 새로운 것을 배우고 그것을 더 깊이 이해하게 된다. 내가 이러한 방향으로 생각하기 시작하였을 때 나는 더욱 강하고 더욱 정력적이며 일할 수 있는 능력을 더욱 갖추게 되었다.

96.1.31 명상은 나의 마음을 고요하게 하고 불의와 싸우는 나의 일과 방향을 더욱 선명하게 보여준다.

1996.2.10 오늘의 몸살림 강의 내용은 가벼운 운동과 각자 "삶의 주체"로서의 존재감과 건강과 치유에 대한 토론이었다. 선생은 우리의 의견을 이끌어내며 매우 고무적인 강연을 하였는데 그것은 적합한 순간에 에너지를 끌어내고 발견하는 필요성 즉 '순간을 잡아라'라는 내용이었다. 이것은 전적으로 긍정적인 접근방식 즉 타인의 의지나 결정에 자신을 맡기는 것이 아닌 미래의 자기 자신을 향해 자신의 느낌이 이끄는 대로 적합한 기회를 놓치지 않도록 준비하는 것이나. 그가 말한 것들은 대부분 내 내면의식에 있던 것들이지만 나의 존재를 느끼고 나의 행동과 의식을 연결시키는 데 도움이 되었다. 그것은 마치 내면의 치유자와의 만남을 통해 나 자신을 치유하는 것과도 같았다. 나는 좀 더 강해지고 행복해지고 용기가 많아지고 또 활기 있어졌으며 희망적이고 나의 일들을 훨씬 더 즐기며 할 수 있게 되었다. 나는 나의 근본적인 행복한 본성을 깨닫게 해주고 표현하며 또 그것을 통해 남들에게도 행복을 줄 수 있게 된 것을 감사하게 생각한다.

96.2.15 요즈음 나는 지상천국에 들어간 듯하다. 나는 어디 가나 춤을 출 것 같이 느껴진다. 나는 지하철 타는 플랫폼에서 흥얼거리며 노래한다. 전에는 그런 용기를 가지지 못했었다. 내가 준비하고 내가 지향해서 움직였던 것을 실현하는 데 필요한 촉진을 준 결정적 시기에 몸살림과 연결되었다. 나의 행복은 나의 잘못된 개념에 의하여 봉쇄되었었다. 그것은 내가 행복하기 위해서는 일정한 조건을 성취해야만 한다는 생각이었다. 나는 이미 내가 선택한 일을 통하여 행복의 기빈을 가지고 있있다. 이세는 나의 삶에 대한 접근에 있어서 몇 가지의 거친 곳을 평탄하게 하고 있을 뿐이다.

96.4.27 나의 몸살림 그룹회원들은 나의 존재를 아주 아름답게 밝

혀주었다. 오늘 우리는 선생님과 함께 보통 때와 같이 우아한 몸 운동을 하였다. 이것은 심호흡과 일치하였다. 그리고 그는 우리에게 몇 가지 자기 방어술을 보여주었다. 나는 육체적 공격의 가능성 앞에서 항상 약하고 무력하게 느꼈기 때문에 이것들을 잘 배우고 싶다. 이 선생은 항상 통찰하고 경청하고 우리 각자가 그의 지시에 어떻게 반응하는가를 인지하며 같은 동작을 지루하게 반복하지 않고 항상 새로운 동작을 새롭게 가르친다. 우리는 항상 우리의 실제 생활상황과 경험을 이야기한다. 그는 여기에 참여하여 제안을 제시하면서 고유한 문제에 봉착한 자를 돕는다. 우리는 서로 도와 해방되고 강하며 현명하여지게 한다. 사람들은 요즈음 나의 얼굴이 좋아졌다고 말해준다. 나는 내가 몸살림 친구들과 시간을 보내는 것이 나를 행복하게 한다고 말한다. 그들과 함께 있을 때 나의 진정한 자아는 긍정되고, 자양분을 섭취하며, 격려를 받고 해방된다. 나의 자아실현을 위한 노력은 강화된다. 그래서 나는 신앙, 희망, 살아 있는 즐거움을 얻게 되었다.

96.5.22 나는 내 존재의 새로운 높은 경지에 진입한 것 같다. 즉 나는 나 자신과 세계를 더욱더 긍정적인 입장에서 본다. 그리고 이전보다 더 즐거움과 희망의 깊은 감성을 느끼게 된다. 나의 일과 결합하면서 공포를 극복할 수 있는 내적 힘을 최근에 발견함과 꿈을 실현하기 위한 실행은 나를 온전하게 하고 생동하게 하였다.

96.8.10 우리는 물과 바람연구소에서 잊을 수 없는 이틀을 보냈다. 우리 자신을 자연 속에 담그고 푸른 하늘 아래서 체조하고 땅에 누워서 별들로 가득 찬 밤하늘을 바라보며 신선한 공기를 심호흡하며 기 춤을 추면서 지냈다.

96.8.25 어제 나는 밖에서 맨발로 서늘한 풀을 밟고 기공을 수련하였다. 나는 더없이 행복함을 느끼면서 자연과 직접 접촉하면서 나의 손과 발로 풀밭을 애무하면서, 개미로 하여금 내 다리 위에 기어다니게 하면서, 허리 뒤 운동을 하면서 하늘에 절하고 자연의 기를 호흡하였다. 나는 나의 삶의 스타일을 평화롭게 새로이 하면서 나의 기력 명상기술과 태도를 가지고 스트레스에서 거의 자유로워지고 머릿속의 스트레스를 제거하게 되기를 원한다. 나는 항상 나의 마음과 몸이 잘 조율되기를 원한다.

96.9.18 나는 나의 친구에게 말했다. 내가 기공경험에서 얻은 가장 중요한 것은 내가 나의 숨어 있는 내적인 힘을 언제나 불러낼 수 있다는 인식이다.

96.9.29 우리기 함께 등산한 후 어젯밤에 나는 나의 기공 팀이 나를 도와 내가 전보다 더 충만하고 더 자유로워지게 하였음을 감사하였다. 나에게는 참으로 신비하다. 우리는 서로 깊은 감촉을 가지게 되는데, 이는 심호흡, 체조, 상처와 긴장을 푸는 마사지, 현상을 함께함으로써 얻게 된다. 어찌 됐던 나는 오랫동안 느끼지 못했던 활기를 느낀다. 어젯밤 수련생 중 한 사람이 따뜻하고 사랑 어린 손으로 나의 등과 발, 다리 등을 마사지해 주었다. 난 그분에게 당신은 능력 있는 치유의 손을 가졌다고 말했다.

96.10.27 가평의 수련 장소에서 가졌던 지난 이틀 동안은 아주 좋았다. 우리는 맛있고 영양가 있는 채식식사를 즐겼다. 그리고 휴식을 취했다. 그리고 체조하고 명상하였다. 그리고 서로를 마사지하여 주었다. 그 다음 날 새벽 아침 우리는 밖에 나가 언덕을 걸었다. 좀 추었지만 우리는 땅에 앉아서 명상하였다. 우리는 그 시간 전체를 추위

를 이기는 명상으로 보냈다. 그러나 그 과정에서 내가 발견한 것은 내가 심호흡에 집중하면서 나의 아랫배에 힘을 주고 나의 몸을 통하여 따뜻한 기력이 흐른다고 생각하면 실제로 나는 따뜻함을 느끼게 된다는 것이었다. 우리 선생님은 우리가 더욱 활기차고 자신 있으며 활동적이 되도록 도왔다.

(영국회의에서:) 나의 기 수련은 내가 관중 앞에서 강연할 때 가지는 긴장을 다룰 때 동시에 홀로 생각할 시간도 없이 바삐 짜인 일정을 견디는 데에서도 긴장을 다룰 수 있는 좋은 도구가 된다. 나는 어디서나 심호흡을 할 수 있었다. 그러면 즉시 긴장이 이완되었다.

97.1.18 내가 얼마나 더 긍정적이 되고 강하여진 것을 보면 놀랠 일이다. 나는 이러한 새로운 경지를 유지하고 싶다. 몸살림 선생님은 말씀한다. 모든 것은 힘과 연관되어 있다. 인간 존재는 힘이다. 우리는 각자 힘을 가지고 있고 그것을 적극적으로 또는 소극적으로 사용한다. 당신은 사람들을 움직일 수 있는 힘을 가지고 있다. 이것은 나는 항상 무기력하다는 생각에 대한 도전이다.

97.2.7 나는 왜 분노를 느끼는가? 그 이유는 이렇다고 생각한다. 내가 새로운 방향으로 움직여 가고 싶지만 그럴 수 없기 때문이다. 나의 선생님은 심호흡을 하고 나의 기력을 모으라고 하였다.

97.2.17 요즘 나는 긴장완화가 부족하다. 나를 긴장하게 하는 것은 걱정으로 해결할 수 없는 것을 걱정하는 것이다. 나는 나의 기 선생이 한 친구에게 심호흡, 긴장 이완, 마음-감정-기력의 연관성과 함께 깨우치는 강연을 실시한 것에 대하여 찬사를 하였다. 그는 마음의 평화와 고요한 심장이 만사의 열쇠요 심호흡과 기력구축의 기반이라고 하였다. 또 하나의 중요한 가르침: 우리는 육체적으로 우리

몸을 감성화하여야 한다. 그러면 우리는 깨우쳐 있고 우리 몸과 그 모든 세포를 자각하게 되고 그리하여 우리의 환경과 우리 자신과 다른 사람에 대하여 민감하게 된다. 내가 총체적으로 깨어 있으면 나는 나의 위장이 긴장할 때 즉각 알게 되고 나의 눈의 과용으로 흐리어지는 것을 알 수 있고 오래 의자에 앉아서 다리가 아플 때 할 수 있고 지속적인 필기와 컴퓨터 타자로 인한 목덜미의 쥐남을 알 수 있다. 그러면 나는 내 몸과 감정의 각 부분에 집중하면서 긴장을 이완하고 몸을 펼치며 원활한 혈액 순환을 위한 운동을 하고 하던 프로젝트나 다루던 문제를 떠난다. 나는 빠른 발걸음의 걷기를 한다. 선생님은 내 친구에게 말했다. "당신은 환경과 주위를 당신에게 맞게, 당신을 반영하도록, 당신의 진정한 자아를 표현하도록 창조하시오." 즉 당신이 아닌 환경에 무기력하게 적응하지 마시오라는 이야기이다. 활동하여 존재를 위한 당신 자신의 분위기를 창조하시오.

97.7.24 나는 몸과 마음이 모두 건강함을 느낀다. 숨쉬기와 명상, 운동과 이완 그리고 나의 몸과 정신적 느낌에 대해 자각하는 연습 등을 통해 훨씬 더 건강해지고 있다. 나는 내가 무언가에 집착하거나 나의 정신적 성숙을 방해하는 치료에 대해 좀 더 자각할 수 있게 되었다. 나는 나의 느낌에 반향되어 나타나는 타인의 느낌에 좀 더 민감해졌다. 삶의 굴곡을 걱정 없이 받아들이고 무엇보다 자신에 대해 좀 더 자유로워졌다. ─즉 타인이 어떻게 생각할지에 대해 걱정하지 않고 내가 생각하는 것을 말하고 내가 행하고 싶은 대로 행하게 되었다. 다른 사람이 어떻게 생각하느냐에 대하여 불안하지 않다. 이것은 나의 해방이요 나의 진보이다.

# 4. 몸살림의 모습들

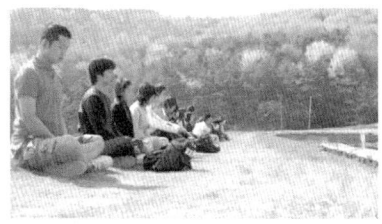

야외에서 명상하는 대학생들

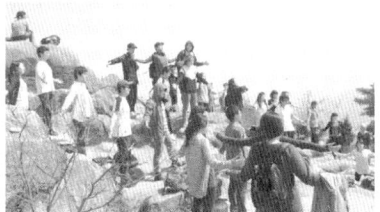

북한산에서 자연의 바람을 느끼며
단전호흡을

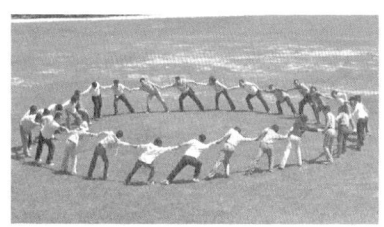

직장인 몸 살리기 워크숍

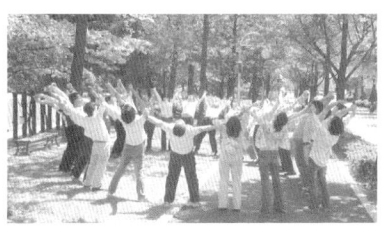

가슴을 활짝 펴고 왜!

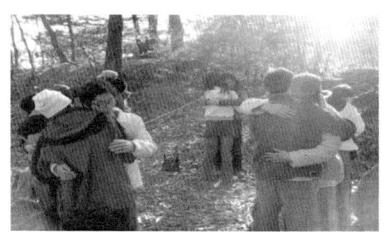

자연에서 포옹명상을

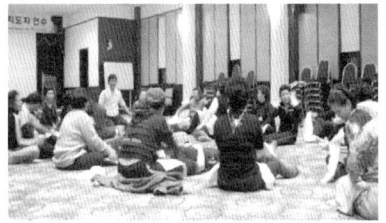

여성의 몸살리기 Healing Touch 워크숍

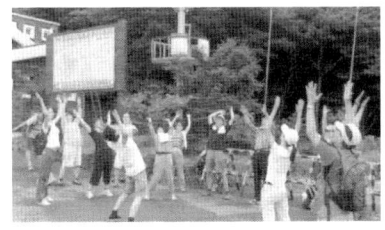

'생명을 활짝 펼치고'
시민활동가들과 한라산에서

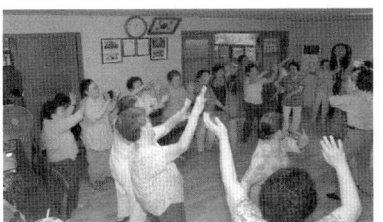

어르신들과 신명나는 기체조를

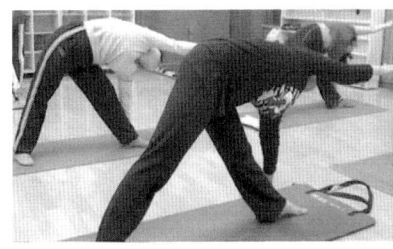

여성기관에서 요가 하는 수강생들

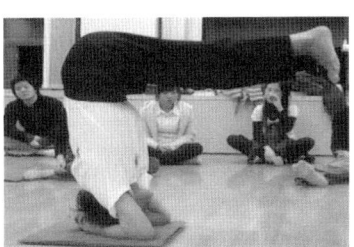

요가 수업

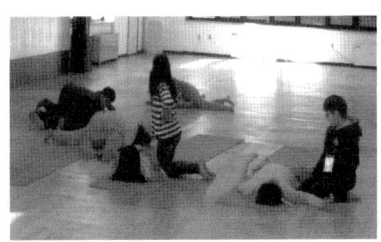

어린이 몸살리기

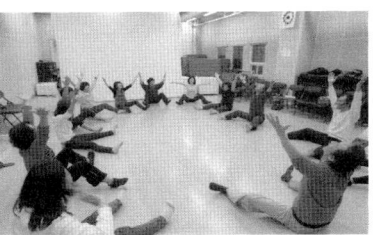

와~ 가슴을 제치고 바닥을 치고 기분 up

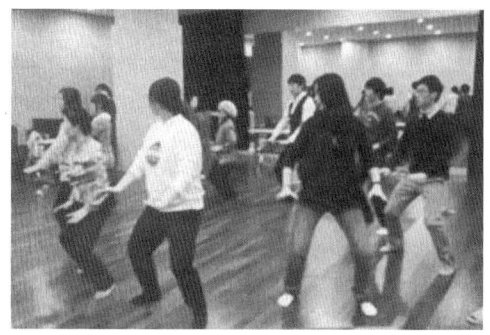
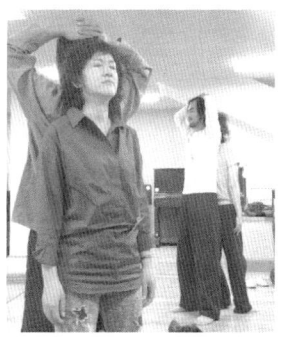

명동예술극장 시민연극교실에서 태극권을          등을 맞대고 서로 이완하기

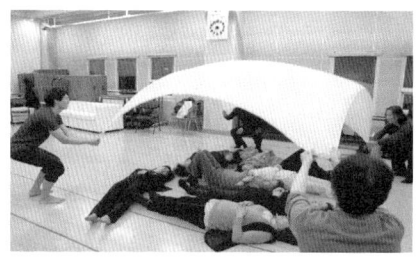
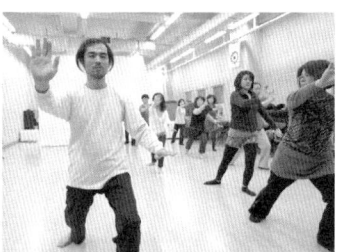

노란하늘에 살포시 담기는 우리~          태극권으로 바디 밸런스

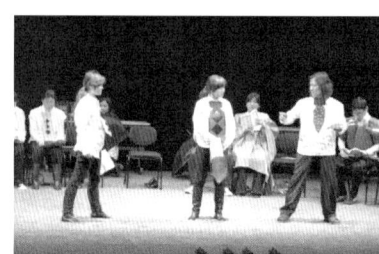
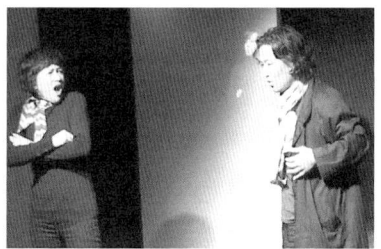

시민연극교실에서 연기 몸짓을          창작극 '오해는 당신을 춤추게 하지'
중에서

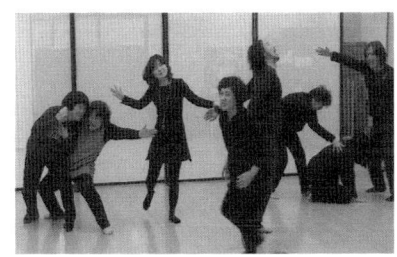

이야기가 있는 움직임 조각상 만들기

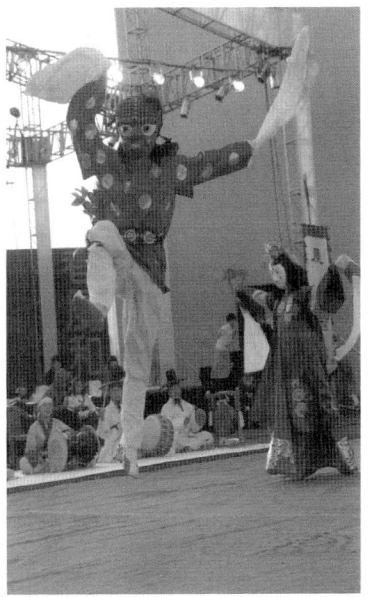

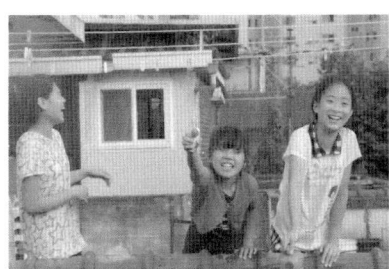

여름날 이웃 아이들과 물장난을

얼~쑤~ 우리의 몸짓. '봉산탈춤'

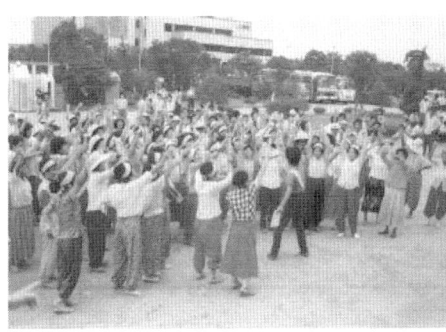

'삶의 터전을 지키기 위한 몸짓' 87년 제주도 월정
고향 주민들과 함께

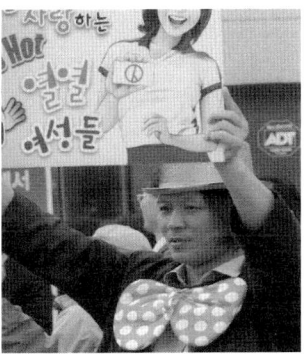

깨어 있는 시민의 바람을 느끼며

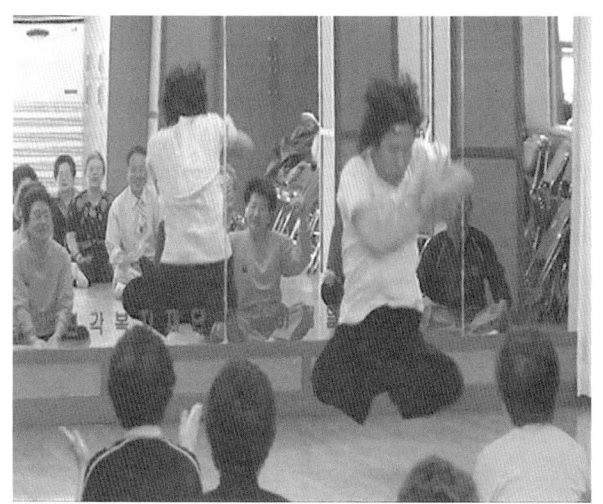

가부좌상태에서 쿤달리니 발공을

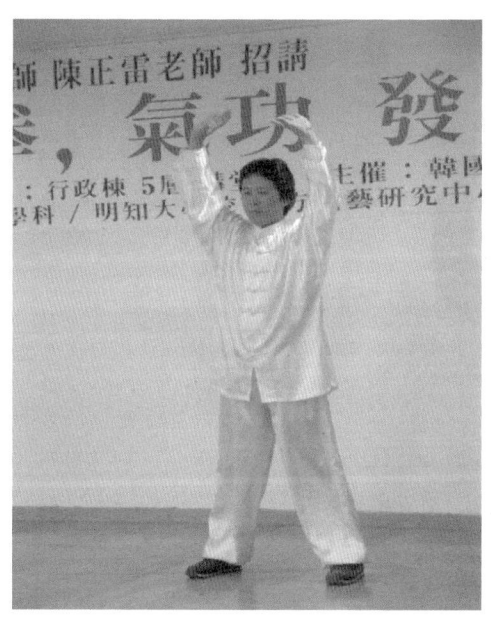

한중 태극권, 기공 발표회에서 시연을